高等卫生职业教育创新教材
供护理类专业用

护理学基础

第3版

主　编　吴丽荣　张春梅

副主编　周　萍

编　者（按姓氏笔画排序）

　　　　吕怀娟　刘　颖　孙　靖　纪忠红　吴丽荣
　　　　邹晶莹　张欢欢　张春梅　林　婕　周　萍
　　　　姚　娟　倪瑞菊　涂丽霞　黄文娟

人民卫生出版社
·北京·

版权所有，侵权必究！

图书在版编目（CIP）数据

护理学基础/吴丽荣，张春梅主编. —3 版. —北京：人民卫生出版社，2022.7（2023.7重印）

ISBN 978-7-117-33350-4

Ⅰ.①护… Ⅱ.①吴…②张… Ⅲ.①护理学-医学院校-教材 Ⅳ.①R47

中国版本图书馆 CIP 数据核字（2022）第 125944 号

人卫智网　www.ipmph.com　医学教育、学术、考试、健康，购书智慧智能综合服务平台

人卫官网　www.pmph.com　人卫官方资讯发布平台

护理学基础
Hulixue Jichu
第 3 版

主　　编：吴丽荣　张春梅
出版发行：人民卫生出版社（中继线 010-59780011）
地　　址：北京市朝阳区潘家园南里 19 号
邮　　编：100021
E - mail：pmph @ pmph.com
购书热线：010-59787592　010-59787584　010-65264830
印　　刷：三河市潮河印业有限公司
经　　销：新华书店
开　　本：787×1092　1/16　印张：31
字　　数：774 千字
版　　次：2016 年 8 月第 1 版　2022 年 7 月第 3 版
印　　次：2023 年 7 月第 2 次印刷
标准书号：ISBN 978-7-117-33350-4
定　　价：116.00 元

打击盗版举报电话：010-59787491　E-mail：WQ @ pmph.com
质量问题联系电话：010-59787234　E-mail：zhiliang @ pmph.com
数字融合服务电话：4001118166　E-mail：zengzhi @ pmph.com

前 言

《护理学基础》教材为"江苏省高校品牌专业建设工程——护理品牌专业"推进教育教学改革成果之一，自2016年出版后，受到了广大师生和读者的好评。2017年本教材入选"江苏省高等学校重点教材立项建设项目"，2019年进行了修订再版。为了更好地推进健康中国行动，适应临床护理实践的不断变化，我们对第2版教材进行了修订。

本次教材修订在对第2版教材使用情况进行全面调研的基础上，对教材内容进行了更新、充实和修改，同时对配套课件和习题进行了修订，充分体现科学性、系统性、实用性和先进性的特点。与第2版教材相比，本次重点修订了以下5个方面内容：

1. 根据高职学生的学习特点，将一些晦涩难懂的相关理论内容适当修改，如罗伊适应模式、循证护理的实践程序、护理伦理学基本原则等内容，完善了肠内营养制剂等内容，使教材简明易学。另外，更新了健康的概念，增加了葡萄糖耐量试验饮食和基于互联网的新型健康教育方法。

2. 依据国家关于医疗机构消毒、灭菌质控标准和医院隔离规范等内容的最新文件修订了常用化学消毒剂使用方法、医院废物的处理、隔离区域的划分和隔离的种类及防护措施；根据临床常见中毒情况，对各种毒物的灌洗溶液和禁忌药物进行了修订和补充。

3. 为了与临床护理实践相接轨，增加了一些新技术，如防护服和防护面罩的使用、轴线翻身法等操作；调整教材内容，将临床常用的护理技术从附录中放到教材主要内容中，如输液泵的使用；删除了临床护理实践中部分不常用的技术，如开放式膀胱冲洗、动脉注射法、细胞色素C过敏试验等；并对灌肠法、导尿术等技术操作步骤进行了优化和完善，培养学生的临床思维能力。

4. 增加了部分彩色图片，如各种输液器、红外线体温计、静脉留置针等图片；同时对部分照片或线条图进行了完善，如胃管测量、电动吸引器、简易呼吸器等。

5. 为了拓宽学生的知识面，了解临床护理实践新进展，知识拓展中增加了高流量氧疗、医用控温毯、肿瘤热疗、静脉输液器的分类、外周静脉导管的分类等内容。另外，为了培养学生护理职业认同感、自豪感，增加了历年国际护士节的主题、献血相关知识等内容。

限于编者的能力和水平，教材中难免有疏漏和不妥之处，恳请同仁和读者惠予指正。

编者
2022年8月

目 录

第一章 绪论 ·· 1
 第一节 护理学的形成和发展 ·· 1
  一、国外护理学的发展 ··· 1
  二、我国护理学的发展 ··· 4
 第二节 护理学的基本概念、任务和范畴 ······································ 6
  一、护理学的基本概念 ··· 6
  二、护理的任务 ·· 8
  三、护理学的范畴 ··· 9
 第三节 护理服务的方式 ··· 10
  一、个案护理 ·· 10
  二、功能制护理 ··· 10
  三、小组护理 ·· 10
  四、责任制护理 ··· 10
  五、整体护理 ·· 10

第二章 护士与病人角色 ·· 12
 第一节 角色理论 ·· 12
  一、角色概念 ·· 12
  二、角色特征 ·· 12
  三、角色转变 ·· 13
 第二节 护士角色 ·· 13
  一、传统护士角色 ·· 13
  二、现代护士角色 ·· 14
  三、护士的权利与义务 ··· 15
 第三节 病人角色 ·· 16
  一、病人角色的特征 ··· 16
  二、病人角色的适应 ··· 17
  三、病人的权利与义务 ··· 18
 第四节 护患关系 ·· 19
  一、护患关系的概念和特征 ··· 19
  二、护患关系的基本模式 ·· 19

三、护患关系的形成 …… 20
　　四、建立良好护患关系对护士的要求 …… 21

第三章 护士的素质和行为规范 …… 22
第一节 护士的素质 …… 22
　　一、思想道德素质 …… 22
　　二、科学文化素质 …… 23
　　三、业务素质 …… 23
　　四、心理素质 …… 23
　　五、身体素质 …… 23
第二节 护士的行为规范 …… 24
　　一、护士的语言行为规范 …… 24
　　二、护士的非语言行为规范 …… 26

第四章 护理学的理论基础 …… 33
第一节 系统理论 …… 33
　　一、系统的概念及分类 …… 33
　　二、系统理论与护理 …… 34
第二节 需要理论 …… 35
　　一、需要的五个层次 …… 35
　　二、需要理论与护理 …… 36
第三节 压力与适应理论 …… 37
　　一、压力 …… 38
　　二、适应 …… 40
　　三、压力与适应理论与护理 …… 40
第四节 生长与发展理论 …… 42
　　一、概述 …… 43
　　二、性心理发展理论 …… 44
　　三、认知发展理论 …… 46
　　四、心理社会性发展理论 …… 46
第五节 护理理论 …… 48
　　一、奥瑞姆自理理论 …… 48
　　二、罗伊适应模式 …… 49
　　三、纽曼保健系统模式 …… 51

第五章 护理工作方法 …… 54
第一节 护理程序 …… 54
　　一、概述 …… 54
　　二、护理程序的步骤和内容 …… 55
第二节 循证护理与批判性思维 …… 63

一、循证护理 ··· 63
　　二、批判性思维 ··· 65
　附 5-1　NANDA-I 244 项护理诊断（2018—2020） ······································ 67
　附 5-2　常用医护合作性问题 ··· 75
　附 5-3　护理诊断内容举例 ··· 76

第六章　健康教育 ··· 88
第一节　健康教育概述 ·· 88
　　一、健康教育的基本概念和意义 ·· 88
　　二、健康教育的相关理论与模式 ·· 90
　　三、护士在健康教育中的作用 ··· 95
第二节　健康教育程序和质量控制 ··· 95
　　一、健康教育程序 ·· 96
　　二、健康教育的质量控制 ·· 97
第三节　健康教育的内容和方法 ·· 98
　　一、健康教育的内容 ··· 98
　　二、健康教育的方法及选择原则 ·· 99
　　三、健康教育的注意事项 ·· 101

第七章　护理实践中的伦理与法律法规 ··· 102
第一节　护理伦理与实践 ·· 102
　　一、护理伦理学概述 ·· 102
　　二、护理伦理学基本原则 ·· 104
　　三、护理职业道德规范 ··· 105
　　四、护理实践中的伦理学问题及处理 ··· 106
第二节　护理法律法规与实践 ··· 108
　　一、法律概述 ··· 108
　　二、护理相关法律法规 ··· 109
　　三、护士执业资格 ··· 110
　　四、医疗事故与护理差错 ·· 111
　　五、护理实践中的法律问题 ··· 114
　　六、护理实践中法律问题的防范 ··· 116

第八章　我国的卫生保健服务体系 ·· 118
第一节　我国卫生保健服务体系的组织机构 ·· 118
　　一、卫生服务体系 ··· 118
　　二、卫生保障体系 ··· 119
　　三、卫生监督与执法体系 ·· 120
第二节　我国城乡卫生保健服务体系 ··· 120
　　一、城市医疗卫生保健体系 ··· 120

二、农村医疗卫生保健体系 …………………………………………………………… 120
第三节　医院 ……………………………………………………………………………… 122
　　一、医院的概念和任务 …………………………………………………………………… 122
　　二、医院的种类 …………………………………………………………………………… 123
　　三、医院的组织结构 ……………………………………………………………………… 123
第四节　门诊和急诊 ……………………………………………………………………… 124
　　一、门诊 …………………………………………………………………………………… 124
　　二、急诊 …………………………………………………………………………………… 125
第五节　病区 ……………………………………………………………………………… 127
　　一、病区的设置和布局 …………………………………………………………………… 127
　　二、病区环境 ……………………………………………………………………………… 128
　　三、病床单位设备 ………………………………………………………………………… 129

第九章　病人入院和出院护理 …………………………………………………………… 132
第一节　病人入院护理 …………………………………………………………………… 132
　　一、入院程序 ……………………………………………………………………………… 132
　　二、病人入病区后的初步护理 …………………………………………………………… 133
　　三、病床单位的准备 ……………………………………………………………………… 134
　　四、分级护理 ……………………………………………………………………………… 139
　　附 9-1　拆床单法 ………………………………………………………………………… 140
第二节　病人出院护理 …………………………………………………………………… 141
　　一、出院前的护理 ………………………………………………………………………… 141
　　二、出院后的护理 ………………………………………………………………………… 141
第三节　病人运送法 ……………………………………………………………………… 142
　　一、人体力学在护理工作中的应用 ……………………………………………………… 142
　　二、轮椅运送法 …………………………………………………………………………… 145
　　三、平车运送法 …………………………………………………………………………… 147
　　四、担架运送法 …………………………………………………………………………… 150

第十章　医院感染的预防和控制 ………………………………………………………… 152
第一节　医院感染 ………………………………………………………………………… 152
　　一、医院感染的概念和分类 ……………………………………………………………… 152
　　二、医院感染发生的条件 ………………………………………………………………… 153
　　三、医院感染发生的主要因素 …………………………………………………………… 154
　　四、医院感染的预防和控制措施 ………………………………………………………… 154
第二节　清洁、消毒和灭菌 ……………………………………………………………… 156
　　一、基本概念 ……………………………………………………………………………… 156
　　二、清洁法 ………………………………………………………………………………… 156
　　三、消毒灭菌的方法 ……………………………………………………………………… 157
　　四、医院日常清洁、消毒、灭菌工作 …………………………………………………… 164

五、消毒供应中心工作 ·· 165
第三节　无菌技术 ··· 166
　　一、相关概念 ·· 166
　　二、无菌技术操作原则 ·· 166
　　三、无菌技术基本操作法 ······································· 167
第四节　隔离技术 ··· 178
　　一、概述 ··· 178
　　二、隔离种类及防护措施 ······································· 180
　　三、隔离技术操作 ··· 182

第十一章　舒适与安全 ·· 194
第一节　休息与活动 ·· 194
　　一、休息 ··· 195
　　二、活动 ··· 199
第二节　卧位 ·· 202
　　一、卧位的分类 ··· 203
　　二、常用卧位 ·· 203
　　三、变换卧位法 ··· 207
第三节　病人的安全 ·· 211
　　一、概述 ··· 211
　　二、影响病人安全的因素 ······································· 212
　　三、病人安全的评估与防范 ···································· 213
　　四、保护具的应用 ··· 214
第四节　护士安全与职业防护 ··································· 219
　　一、相关概念 ·· 219
　　二、职业损伤危险因素 ··· 219
　　三、防护措施 ·· 221

第十二章　清洁护理 ··· 224
第一节　口腔护理 ··· 224
　　一、口腔的评估 ··· 225
　　二、口腔的清洁护理 ·· 225
第二节　头发护理 ··· 229
　　一、头发的评估 ··· 230
　　二、头发的清洁护理 ·· 230
第三节　皮肤护理 ··· 235
　　一、皮肤的评估 ··· 235
　　二、皮肤的清洁护理 ·· 236
　　三、压疮的预防与护理 ··· 239
　　　附12-1　指（趾）甲护理 ···································· 245

附12-2　给便盆法 ··· 245
第四节　晨晚间护理 ··· 247
　　一、晨间护理 ··· 247
　　二、晚间护理 ··· 247
　　三、卧有病人床整理法及更换床单法 ················· 248

第十三章　生命体征的评估及护理 ·················· 252
第一节　体温的评估及护理 ·· 252
　　一、体温的产生与调节 ·· 253
　　二、正常体温及生理变化 ·· 254
　　三、异常体温的评估及护理 ···································· 254
　　四、体温的测量 ·· 257
第二节　脉搏的评估及护理 ·· 262
　　一、正常脉搏及生理变化 ·· 262
　　二、异常脉搏的评估及护理 ···································· 263
　　三、脉搏的测量 ·· 264
第三节　呼吸的评估及护理 ·· 265
　　一、正常呼吸及生理变化 ·· 265
　　二、异常呼吸的评估及护理 ···································· 266
　　三、呼吸的测量 ·· 267
第四节　血压的评估及护理 ·· 268
　　一、正常血压及生理变化 ·· 268
　　二、异常血压的评估及护理 ···································· 268
　　三、血压的测量 ·· 269

第十四章　营养和饮食护理 ···································· 276
第一节　概述 ·· 276
　　一、人体对营养的需求 ·· 277
　　二、饮食、营养与健康的关系 ································ 277
　　三、饮食、营养与疾病痊愈的关系 ······················ 278
第二节　医院饮食 ·· 279
　　一、基本饮食 ·· 280
　　二、治疗饮食 ·· 280
　　三、试验饮食 ·· 281
第三节　一般饮食护理 ··· 282
　　一、营养状况的评估 ·· 282
　　二、病人的饮食护理 ·· 284
第四节　特殊饮食护理 ··· 286
　　一、肠内营养 ·· 286
　　二、肠外营养 ·· 291

第十五章 排泄护理 ... 293

第一节 排尿护理 ... 293
一、排尿的评估 ... 293
二、排尿异常病人的护理 ... 296
三、与排尿有关的护理技术 ... 297

第二节 排便护理 ... 304
一、排便的评估 ... 304
二、排便异常病人的护理 ... 305
三、与排便有关的护理技术 ... 307

第十六章 冷热疗法 ... 315

第一节 热疗法 ... 315
一、热疗的目的 ... 315
二、热疗的禁忌证 ... 316
三、影响热疗效果的因素 ... 317
四、热疗技术 ... 317

第二节 冷疗法 ... 324
一、冷疗的目的 ... 324
二、冷疗的禁忌证 ... 325
三、影响冷疗效果的因素 ... 325
四、冷疗技术 ... 326

第十七章 药物疗法 ... 331

第一节 给药的基本知识 ... 331
一、药物的种类、领取和保管 ... 331
二、给药原则 ... 332
三、影响药物疗效的因素 ... 334

第二节 口服给药法 ... 335

第三节 注射法 ... 337
一、注射原则 ... 338
二、注射用物 ... 338
三、药液抽吸法 ... 339
四、各种注射法 ... 341

第四节 雾化吸入疗法 ... 352
一、超声波雾化吸入法 ... 352
二、氧气雾化吸入法 ... 354
三、手压式雾化吸入法 ... 356

第五节 局部给药法 ... 357
一、滴药法 ... 357
二、皮肤给药法 ... 360

三、舌下给药法 ………………………………………………………… 361
　　附 17-1　集体肌内注射法 …………………………………………… 361
　　附 17-2　微量注射泵的应用 ………………………………………… 361

第十八章　药物过敏试验 …………………………………………… 363
第一节　概述 ………………………………………………………… 363
　　一、药物过敏反应的特点 ……………………………………………… 363
　　二、药物过敏试验的重要性 …………………………………………… 364
第二节　青霉素过敏试验 …………………………………………… 364
　　一、青霉素过敏反应的机制 …………………………………………… 364
　　二、青霉素过敏反应的临床表现 ……………………………………… 365
　　三、青霉素过敏性休克的急救措施 …………………………………… 366
　　四、青霉素过敏反应的预防 …………………………………………… 367
　　五、青霉素皮试液的配制 ……………………………………………… 367
　　六、青霉素过敏试验法 ………………………………………………… 367
第三节　其他药物过敏试验 ………………………………………… 368
　　一、头孢菌素(先锋霉素)过敏试验 …………………………………… 368
　　二、链霉素过敏试验 …………………………………………………… 369
　　三、破伤风抗毒素过敏试验 …………………………………………… 370
　　四、普鲁卡因过敏试验 ………………………………………………… 371
　　五、碘过敏试验 ………………………………………………………… 371

第十九章　静脉输液和输血 ………………………………………… 373
第一节　静脉输液 …………………………………………………… 373
　　一、静脉输液的原理和目的 …………………………………………… 374
　　二、静脉输液的常用溶液及作用 ……………………………………… 374
　　三、常用静脉输液部位 ………………………………………………… 375
　　四、常用静脉输液法 …………………………………………………… 375
　　五、输液速度与时间的计算 …………………………………………… 385
　　六、常见输液故障及排除法 …………………………………………… 386
　　七、常见输液反应及防护 ……………………………………………… 387
　　八、输液微粒污染及防护 ……………………………………………… 389
　　九、输液泵的使用 ……………………………………………………… 390
　　附 19-1　密闭式颈外静脉输液法 …………………………………… 391
　　附 19-2　经外周静脉置入中心静脉导管输液法 …………………… 393
　　附 19-3　密闭式中心静脉输液法 …………………………………… 394
第二节　静脉输血 …………………………………………………… 394
　　一、静脉输血的目的和原则 …………………………………………… 395
　　二、静脉输血的适应证和禁忌证 ……………………………………… 395
　　三、血液制品的种类 …………………………………………………… 396

四、静脉输血法 ·· 398
　　五、常见输血反应及防护 ······································ 402

第二十章　标本采集 ·· 406
第一节　概述 ··· 406
　　一、标本采集的意义 ·· 406
　　二、标本采集的原则 ·· 407
第二节　常用标本采集法 ··· 407
　　一、血液标本采集法 ·· 408
　　二、尿标本采集法 ··· 413
　　三、粪标本采集法 ··· 416
　　四、痰标本采集法 ··· 418
　　五、咽拭子标本采集法 ··· 420

第二十一章　病情观察和危重病人的抢救与护理 ············ 422
第一节　病情观察 ·· 422
　　一、病情观察的方法 ·· 423
　　二、病情观察的内容 ·· 423
第二节　危重病人的管理与护理 ································ 426
　　一、抢救工作的组织管理与抢救设备管理 ················ 427
　　二、危重病人的支持性护理 ·································· 428
第三节　危重病人的常用抢救技术——吸氧法 ············ 430
　　一、供氧装置 ·· 430
　　二、吸氧方法 ·· 431
　　三、氧疗监护 ·· 436
　　附 21-1　氧浓度、氧流量及供氧时间的相关计算 ······ 437
第四节　危重病人的常用抢救技术——吸痰法 ············ 438
　　一、吸痰装置 ·· 438
　　二、吸痰方法 ·· 439
第五节　危重病人的常用抢救技术——洗胃法 ············ 440
第六节　危重病人的常用抢救技术——人工呼吸器使用法 ··· 445

第二十二章　临终护理 ·· 449
第一节　概述 ··· 449
　　一、临终关怀 ·· 449
　　二、死亡的定义和标准 ··· 451
　　三、死亡过程的分期 ·· 451
第二节　临终病人及家属的护理 ································ 452
　　一、临终病人的生理变化及护理 ···························· 452
　　二、临终病人的心理变化及护理 ···························· 453

三、临终病人家属的护理 ································· 454

第三节　死亡后护理 ····································· 455
　　一、尸体护理 ··· 455
　　二、丧亲者的护理 ···································· 457

第二十三章　医疗和护理文件的记录 ················ 459

第一节　医疗和护理文件概述 ·························· 459
　　一、医疗和护理文件记录的意义 ···················· 459
　　二、医疗和护理文件记录的要求 ···················· 460
　　三、医疗和护理文件的管理 ························· 460

第二节　医疗和护理文件的书写 ························ 461
　　一、体温单 ··· 461
　　二、医嘱单 ··· 463
　　三、出入液量记录单 ································· 465
　　四、特别护理记录单 ································· 466
　　五、病区交班报告 ···································· 467
　　六、护理病历 ·· 468
　　附23-1　体温单(范例) ······························ 469
　　附23-2　长期医嘱单(范例) ························ 470
　　附23-3　临时医嘱单(范例) ························ 471
　　附23-4　出入液量记录单(范例) ··················· 472
　　附23-5　特别护理记录单(范例) ··················· 473
　　附23-6　病区交班报告(范例) ······················ 474
　　附23-7　入院评估表(范例) ························ 475
　　附23-8　住院评估表(范例) ························ 476
　　附23-9　压疮评估护理记录单(范例) ·············· 477
　　附23-10　疼痛评估记录单(范例) ·················· 478
　　附23-11　坠床跌倒风险评估单(范例) ············· 479
　　附23-12　深静脉血栓(DVT)Autar评分单(范例) ··· 480

参考文献 ··· 481

第一章

绪　论

学习目标

1. 掌握现代护理学的发展过程及各自特点，护理学的四个基本概念，护理的任务；掌握整体护理的概念和内涵，各种护理服务方式的优缺点。
2. 熟悉南丁格尔对近代护理学的贡献。
3. 了解国外护理学的形成和我国护理学的发展概况。
4. 能够灵活运用整体护理理念为病人服务。

护理学（nursing science）是以自然科学和社会科学为基础的生命科学领域中的一门综合性应用科学，主要研究增进、维护和恢复人类身心健康的护理理论、知识、技能及其发展规律。其内容、任务与范畴涉及影响人类健康的生物、心理和社会的各个方面，通过应用科学的思维方法对护理现象和护理问题进行整体的认识，以揭示护理的本质及其发展规律。

第一节　护理学的形成和发展

护理的产生始于人类生存的需要，护理学的发展与人类文明进步密切相关。了解护理学的发展过程有助于提高对护理本质的认识和理解，更好地满足社会对护理服务的需求，增进人类健康水平。

一、国外护理学的发展

自从有了人类，就有了生、老、病、死等问题，人类为解除或减轻自身疾病和痛苦而需要护理。护理学的发展经历了漫长的历史时期，因此不同时期的护理有着不同的历史特色。

（一）国外早期护理

埃及是世界上最古老的文明国家之一，古埃及人已经能够应用各种草药、动物及矿物质制成膏、丸等制剂来治疗疾病，同时也有了对伤口进行包扎、止血、催吐、灌肠以净化身体等护理技术。

在古希腊，被誉为"医学之父"的希波克拉底创立了体液学说，提出疾病不是鬼神作怪，将科学精神引入了医学，并强调了护理对疾病康复的重要性。

印度早期的医疗及护理相关资料中记载了类似现在的内科、外科等疾病的治疗与护理，提出产妇的护理应重视个人清洁卫生和室内空气新鲜。当时，在医院工作的护士大多是男性，他们必须具备勤劳、身体健康、富有献身精神、具有照顾病人的技能等条件。

古罗马时期，当时的人们非常注意环境和个人卫生，如供应清洁的饮水、修建浴室等，同时也注重人的保健，如修建大型的体育场所，这些都可以看成是预防疾病及促进健康的早期阶段。

公元初期，随着宗教的兴起，开始了教会对医学和护理 1 000 多年的影响。从事护理工作的人员出于对宗教的博爱护理病人，但没有受过正规的护理训练。

综上所述，国外早期的护理主要是对病人进行身体的护理和安抚，护理的形式主要是自我保护式、互助式、经验式和家庭式。

（二）中世纪的护理

中世纪是宗教神学统治一切的时期，罗马帝国瓦解，连年战乱，疫病流行。随着宗教的发展，欧洲各国建立了数以百计的大小医院，这些医院大多由教会控制。医院条件很差，管理混乱，护理的主要工作是改善医院的治疗环境。公元 1096—1291 年，欧洲一场历时近 200 年的战争导致许多士兵伤病从而刺激了欧洲救护运动的发展，但是救护人员由于缺乏护理知识，又无足够的护理设备，更谈不上护理管理制度，所以伤员病死率很高。

此期护理开始从自助、互助式、家庭式逐渐走向社会化、组织化的服务。

（三）文艺复兴时期的护理

文艺复兴时期（14—17 世纪），由于受文艺复兴、宗教改革的影响，医学得以迅猛发展。在此期间，建立了许多图书馆、大学、医学院校，出现了一批医学家，撰写了第一部科学的人体解剖学书，发现了血液循环的原理等。与医学的迅猛发展相比，文艺复兴时期的护理却仍停留在中世纪时期的状况。

（四）近代护理

18 世纪中叶到 19 世纪，社会发展从整体上改变了护士的角色，导致社会对护士需求的增加和护理工作地位的提高，欧洲出现了许多训练护士的学校。19 世纪中叶，弗洛伦斯·南丁格尔（Florence Nightingale，1820—1910 年）首创了科学的护理专业，护理理论才逐步形成和发展，因此这个时期被称为"南丁格尔时代"。

弗洛伦斯·南丁格尔，英国人，1820 年 5 月 12 日诞生于意大利的佛罗伦萨。南丁格尔出身名门，受过高等教育，博学多才，心地善良的南丁格尔在少女时代就表现出深厚的爱心，经常关心和照顾邻里的病人。长大后对保健卫生和护理怀有浓厚的兴趣，在慈善事业的实际活动中，她深深地感到十分需要训练有素的护士。于是，她亲自去伦敦医学院实地参观，周游欧洲各国，了解护理教育状况。她克服了来自家庭的强烈反对，先后去了德国、爱尔兰和法国进行护士培训学习。回到伦敦后，她将学到的知识用于护理活动中，并从中深刻把握护理本质，重视病人心身两方面的需要，还将自己的经验、体会整理著书出版，强调了护理教育的必要性。

1854—1856 年，英、法、俄之间爆发克里米亚战争。当时英国的战地医院条件极差，管理不善，缺乏护理，在前线浴血奋战的英国士兵，由于得不到合理照料，病死率高达 42%。南丁格尔获悉后，她率领 38 名护士奔赴前线，救护伤病员。在战地医院，南丁格尔千方百计创造条件照顾伤病员，她首先改善医院病房环境卫生，积极做好清洁、消毒工作。她亲自为伤病员清洗伤口，每日深夜提着油灯慈母般地在病房中为伤病员盖被。她想方设法改善饮食，增加伤病员的营养，并倾听伤病员的意见，尽量满足他们的要求，使全体伤病员获得精神上的慰藉，从而加速了疾病康复和伤口愈合。半年后伤员的病死率下降到 2.2%。

经过战场护理实践，南丁格尔深信护理是科学事业，护士必须接受严格的科学训练，而且应是品德优良、有献身精神的高尚的人。1860年,她在英国的圣托马斯医院创建了世界上第一所正式护士学校,提出需要培养脱离宗教而基于人类博爱精神的、在任何困难的条件下都能护理伤病员的训练有素的护士。南丁格尔护士学校首届15名学生后来都成了护理骨干,她们不仅在英国,而且在世界各地创立了一所又一所南丁格尔式的护士学校,传播、弘扬南丁格尔精神。南丁格尔撰写了100余篇论文及论著,其中最有名的是《护理札记》(Notes on Nursing),这本书曾作为各地南丁格尔护士学校的教科书而广泛应用。她还写下了《医院札记》(Notes on Hospitals)及有关卫生统计、社会学、福利等方面的著作。她的思想迄今仍有指导意义,例如:护理既是艺术又是科学;护士应该将时间用来照顾病人,而不是只做清洁工作;预防胜于治疗;护士在护理工作中必须自己酌情决定,但又必须按照医生的医嘱去执行;护士的精神和身体都应该是健康的;护理是一项专业;护士不会有"毕业"的时候,她们一生都要不断地学习;护理的课程应该包括理论知识和实践经验两个方面……

1907年,南丁格尔获英国政府授予的最高国民荣誉勋章。1912年,国际护士会为了纪念南丁格尔的功绩,决定将她的生日即5月12日定为国际护士节。同年,国际红十字会在第九届大会上首次颁发南丁格尔奖章,作为护士的最高荣誉,其后每两年举行一次颁奖仪式,旨在表彰由各国推荐的忠诚于护理事业,并为之做出贡献的优秀护士。通过南丁格尔奖章的颁发,加强了护士间的国际交往,提高了全社会对护理工作的重视。1983年我国护理界前辈王琇瑛代表中国首次获得南丁格尔奖章。

知识拓展

历年国际护士节主题

2022年国际护士节活动主题——护士:引领之声——加大护理投入,尊重护士权益,守护全球健康

2021年国际护士节活动主题——护士:引领之声——展望医疗保健的未来

2020年国际护士节活动主题——护士:引领之声——护理世界健康

2019年国际护士节活动主题——护士:引领之声——人人享有健康

2018年国际护士节活动主题——护士:引领之声——健康是人权

2017年国际护士节活动主题——护士:引领之声——实现可持续发展目标

2016年国际护士节活动主题——护士:变革的力量,提高健康系统的适应性

2015年国际护士节活动主题——护士:变革的力量,高效护理与医疗成本

2014年国际护士节活动主题——护士:变革的力量,重要的健康资源

2013年国际护士节活动主题——缩小差距:千年发展目标

2012年国际护士节活动主题——营造优良执业环境,提供优质护理服务

2011年国际护士节活动主题——缩小差距:增加收入和公平

2010年国际护士节活动主题——优质护理,服务社区:护士引领长期护理

(五)现代护理

自南丁格尔首创了科学的护理专业以来,护理逐步呈现专业化发展。20世纪,护理学进入了迅速发展时期,现代护理经历了以疾病为中心、以病人为中心和以人的健康为中心的三个主要发展阶段。三个阶段的演变,与社会其他科学的发展及所引发的人们在某一特定

时期对健康与疾病的认识程度密切相关。

1. 以疾病护理为中心的阶段（19世纪60年代至20世纪40年代） 20世纪前半叶，随着科学技术的进步，医学科学逐渐摆脱了宗教和神学的束缚，人们认为疾病是由于细菌或外伤侵袭人体后所致的损害和功能异常，把疾病和健康划分为对立的两个方面，没有疾病就是健康，形成了生物医学模式。在这一模式的指导下，一切医疗、护理行为都着眼于疾病，从而形成以疾病护理为中心的阶段，成为指导和支配护理实践的基本理论观点。

以疾病为中心的护理特点是：护理已成为一个专门的职业，护士从业前需经过专门训练；护理从属于医疗，护士是医生的助手，护理工作的主要内容是执行医嘱和护理技术操作，协助医生消除病人身上的"病灶"；护理学还没形成完整的学科体系，但在实践中形成了一套较规范的疾病护理常规和护理技术操作规范。因为忽视人的整体性，导致护理只关心人局部的病症，而不关心患病的人，因而使护理学的研究领域十分局限，束缚了专业的发展。

2. 以病人护理为中心的阶段（20世纪40年代至70年代） 20世纪中叶，人们重新认识人类健康与生理、心理、社会的关系。1948年世界卫生组织（WHO）提出了健康的定义；1955年美国的莉迪亚·海尔（L. Hall）首次提出"责任制护理"的概念；1977年美国医学家恩格尔（G. L. Engel）提出"生物—心理—社会"这一新的医学模式。在这些思想的指导下，护理工作也发生了根本的变革，从以疾病为中心的护理转向了以病人为中心的护理。在护理领域里进一步强化了人是一个整体的思想，应用护理程序全面收集病人的生理、心理、社会等方面的资料，制订相应的护理计划，并对病人实施身心整体护理。

以病人为中心的护理特点是：强调护理是一门独立的专业，护理学通过自身实践和研究，同时吸收相关学科的理论，逐步建立自己的学科理论体系；医护双方是合作伙伴，护士不再是被动执行医嘱，而是按护理程序的工作方法对病人实施整体护理；但是护士的工作场所还仅局限于医院内，服务对象还是以病人为中心，没有涉及群体保健和全民健康。

3. 以人的健康为中心的阶段（20世纪70年代至今） 进入20世纪70年代，由于社会的发展和科学技术的不断进步，传统的疾病谱发生了很大的改变，与人的行为和生活方式相关的疾病，如心脏病、糖尿病、肿瘤、脑血管病等，取代了传染性疾病，成为威胁人类健康的主要问题。1977年，WHO正式提出其战略目标是"2000年人人享有卫生保健"。由于健康观念的转变，享有健康保健成为每个公民的权利，这一目标成为全世界各个国家的健康保健人员的努力方向，对护理专业的发展也起到了极其重要的促进作用。

以人的健康为中心的护理特点是：护理学成为现代科学体系中一门综合自然科学、社会科学和人文科学知识，能独立为人类健康服务的应用学科，体现了护理的四个基本概念，即人、健康、环境和护理。护士具有诊断和处理人类对现存的或潜在的健康问题的反应的能力，在临床护理和护理管理中，系统化地贯彻护理程序；护理服务对象不仅是病人，还应包括健康的人；护理不但服务于个体，还要走出医院，走向家庭、社区和社会，面对所有有健康保健需求的个体和群体。

二、我国护理学的发展

（一）古代护理

我国的传统医学有着悠久的历史，一直保持着医、药、护不分家的状况。许多医学家在治疗和用药的同时都十分重视护理。古人的"三分治七分养"中的"养"指的就是护理活动。

有关护理理论和技术的记载也在古代医学论著中有所体现。如在我国最早的医学典籍《黄帝内经》中,将人体对疾病的自身防御能力称之为"正气",而引起疾病的内外因素谓之"邪气","扶正祛邪"的治疗方法中的"扶"就包含了大量的护理活动。三国时期著名医学家华佗,医术高明,他医护兼任;唐代杰出医药家孙思邈著的《备急千金要方》一书,讲述了隔离知识,还首创了导尿术;明代著名医药学家李时珍所著《本草纲目》是我国的医药宝库。李时珍不仅看病,还要给病人煎药、送药和喂药。

(二)近现代护理

1. 护理专业组织日趋成熟 健全护理学会是发展护理学科的重要保证之一。1909 年在江西牯岭成立中华护士会,曾先后几次更名,1964 年更名为中华护理学会(Chinese Nursing Association,CNA)至今。1999 年中华护理学会被批准为中国科学技术协会所属一级学会,挂靠卫生部(现为国家卫生健康委员会),进一步明确了学会的业务与行政管理。目前中华护理学会作为政府联系广大护理人员的纽带,正在为繁荣我国护理学术活动、推动国际护理学术交流、促进我国护理事业的发展发挥着重要作用。

2. 护理教育体制逐渐完善 1888 年在我国福州成立第一所护士学校,1895 年起在北京、苏州、上海、南京等地陆续开办了护士学校,并趋向于正规的护理教育。到中华人民共和国成立前夕,我国有护士约 3 万名,护士学校 180 所。1949 年新中国诞生后,护理事业迅速发展,1950 年第一届全国卫生工作会议将护士教育列为中等专业教育之一。1984 年卫生部和教育部联合召开全国高等护理专业教育座谈会,要求逐步建立多层次、多规格的护理教育体系。同年,天津医学院率先在国内恢复了五年制护理本科专业,1985 年教育部批准首批八所高校招收护理学本科生。1992 年,北京医科大学被批准为护理学硕士学位授权点。2004 年,北京协和医学院、第二军医大学护理系以独立二级学科被批准为护理学博士学位授权点。目前全国已有数百所高、中等医学院校开设了护理专业,已形成了中专、大专、本科、硕士和博士等不同层次的护理教育体系。

3. 护理专业水平不断提高 随着护理教育层次和科研水平的提高,以及临床医学的发展,护理专业水平有了很大的提高,护理的职能也在扩大、延伸,如器官移植、重症监护、显微外科等专科护理,以及老年护理、家庭护理、中西医结合护理等都得到较快的发展。随着医学模式的转变,护理概念有了新的内涵,以人的健康为中心的整体护理的工作模式,以及护理程序的工作方法逐步被接受,并在护理工作领域里被广泛运用。

4. 护理科学研究日益增强 随着护理学科的发展和护理人员学历层次的不断提高,我国护理科研水平有了明显的提高,护理科学研究在研究范围和内容方面都表现了广域、前瞻和综合特点。与此同时,护士撰写论文的数量和质量也显著提升,并间接地推动了护理学杂志的蓬勃发展。现在全国发行的护理专业期刊有数十种,如《中华护理杂志》《护理学杂志》《中国护理管理》《中国实用护理杂志》等。因此,护理科研工作对护理学科理论体系的完善、临床护理质量的提高起到了很大的推动作用。随着护理高等教育及护理科研的普及化,我国护理界和国际护理界的学术交流活动日益增加和频繁,这些国际交流缩短了我国护理与国外护理之间的差距,进一步推动了我国护理事业的发展。

5. 护理管理体制逐步健全 自 1979 年开始,卫生部加强了对护理工作的管理,颁发了《卫生技术人员职称及晋升条例(试行)》,该条例明确规定了护理专业人员的技术职称分为护士、护师、主管护师、副主任护师及主任护师五级,此举极大地调动了全国护理人员的积极性,护士的地位得到了提高。1982 年,为加强对护理工作的领导,完善护理管理体制,卫生部医政司设立了护理处,负责全国护士的管理,制定有关政策、法规等。1993年卫生部颁发了中华人民共和国成立以来第一个关于护士执业和注册的《中华人民共和国护士管理办法》。1995年起在全国范围内举行"全国护士执业考试",考试合格获执业证书方可申请注册。2008年,国务院颁布实施《护士条例》,从护士的执业资格、权利义务、医疗机构的相关职责等多方面对护理工作进行了规定。这些规定和政策建立健全了护士注册、执业管理制度,使护士管理工作走向制度化、法制化,逐步与国际接轨。

第二节 护理学的基本概念、任务和范畴

随着现代医学模式的发展,在对护理学的认识逐步深化的基础上产生了护理宗旨性的四个基本概念,即人、环境、健康和护理。对这四个概念的研究和描述构成了护理学的基本要素和总体理论框架,直接影响护理学的研究领域、实践范畴和护士的角色功能。

一、护理学的基本概念

(一) 关于人的概念

护理学研究和服务的对象是人(human),对人的认识和对人类健康保健活动的认识是护理理论发展和护理实践发展的核心和基础,它影响了整个护理学概念的发展,并决定了护理工作的任务和性质。现代护理学认为:①人具有生物属性和社会属性,人的生理、心理、社会等因素是互相影响的;②人是一个开放性的有机体,人不断调节自身行为以适应内外环境的变化;③人具有生理的、心理的、社会的多层次的需要;④人包括个体,也包括家庭和社区的群体,既包括患病的人,也包括健康的人。因此,良好的护理应建立在对人的整体性认识的基础上。

(二) 关于环境的概念

人类的生存与发展离不开环境(environment),并与环境相互依存、相互作用。环境是人类赖以生存和发展的社会和物质条件的综合体,包括自然环境和社会环境(外环境),也包括人体内部生理和心理变化的环境(内环境)。环境具有复杂性和可变性。人的一切活动,特别是人的生命活动过程,都是在环境中进行的,环境可以给人以压力,而人是可以适应环境或影响和改造环境的。现代护理观重视人与环境的相互影响,护士应识别环境中影响健康的因素,协助和指导人们提高适应能力,同时创造适于人们生活和休养的环境,以恢复或保持健康。

(三) 关于健康的概念

健康(health)是一个复杂、综合且不断变化的概念,其定义与人类对健康的认知密切相关。1948年WHO把健康定义为:健康,不仅是没有疾病和躯体缺陷,还要有完整的生理、心理状态和良好的社会适应能力。1989年WHO又提出了健康新概念,即"健康不仅是没有疾病,而且包括躯体健康、心理健康、社会适应良好和道德健康",首次将道德健康纳入健康的内容。人生活在自然和社会环境中,其健康受到多种因素的影响,包括个体内环境因素和外界环境因素。维持健康的基本条件是人的多层次的需要得到满足,使机体处于内外环境的平衡和协调状态。

疾病(illness)是人类生活中一种不可避免的现象,现代疾病观认为:疾病是机体身心在一定的内外因素作用下而出现的一定部位的功能、代谢或形态结构的变化,表现为损伤与抗

损伤的整体病理过程,是机体内外环境平衡的破坏和正常状况的偏离或终结。

人的健康与疾病是一种相对的状态,通常同时存在、互相伴随,并形成一个整体的健康与疾病的连续谱(图1-1)。在健康与疾病的连续谱中,一侧以疾病状态为主,表现出症状、体征或伤残,其极端情况为死亡;而另一端以健康状态为主,其极端情况是最佳健康状态。个体的健康就是由不同比例的健康和疾病状态构成的一个整体状态,可表现为不同的层次。通常,一个人几乎不可能在所有时期、所有方面都达到完美健康状态,但却能通过自我调节在健康存在问题的情况下,拥有自己独特的最佳健康和功能水平。因此健康和疾病之间没有明显的界限,每时每刻都在变化,健康和疾病可以在同一个体身上同时并存,而且在一定条件下可以互相转化。

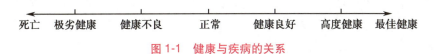

图 1-1 健康与疾病的关系

知识拓展

健康新概念——道德健康

世界卫生组织关于健康的概念有了新的发展,认定健康不仅涉及人的体能方面,也涉及人的精神方面,而精神健康的重要方面即道德修养,其内容包括:健康者不以损害他人的利益来满足自己的需要,具有辨别真与伪、善与恶、美与丑、荣与辱等是非观念,能按社会行为的规范准则来约束自己及支配自己的思想行为。

善良的品格、淡泊的心境是健康的保证,无烦无恼、心理得以保持平衡,而良好的心理状态,能促进人体分泌更多有益的激素、酶类和乙酰胆碱等,这些物质能把血液的流量、神经细胞的兴奋调节到最佳状态,从而增强机体的免疫能力,促进健康长寿。而有悖于社会道德准则的人,其行为会导致紧张、恐惧、内疚等种种心态,这种精神负担必然引起神经中枢、内分泌系统的功能失调,干扰其各种器官的正常生理代谢过程,削弱其免疫系统的防御能力,最终在心境重压和各种身心疾病的折磨下,或早衰,或丧生。

(四)关于护理的概念

随着医学模式的发展及社会所赋予护理任务的变化,护理(nursing)的概念也在不断发展变化。1980年美国护士学会(American Nurses Association,ANA)将护理定义为:护理是诊断和处理人类对现存的和潜在的健康问题的反应。2003年,ANA更新了护理的定义:护理是通过诊断和处理人类的反应来保护、促进、优化健康和能力,预防疾病和损伤,减轻痛苦,并为受照护的个体、家庭、社区及特定人群代言。健康是护理的最终目标,护理自诞生以来,一直顺应人类健康和社会发展的需要,护理的核心内涵包括:①护理是照护,为护理对象提供服务、解决健康问题;②护理是一种艺术;③护理是一种帮助性专业,护士以自己特有的专业知识和技能对病人提供专业性的帮助和服务,满足其健康需求;④护理是一门科学;⑤护理以人为中心;⑥护理是整体的;⑦护理是适应;⑧护理关心的是健康促进、健康维持和健康恢复。

(五)四个基本概念的相互关系

人、环境、健康和护理四个基本概念是密切相关的,缺少其中的任何一个概念,都使护理不能成为独立的科学,且不能成为专业。四个概念的核心是人,人与环境互相依存、互相影响,人类健康与环境息息相关,健康是护理的最终目标,即护理实践是以人的健康为中心的活动,护理对象存在于环境之中并与环境互为影响,健康即为机体处于内外环境平衡、多层次需要得到满足的状态,护理的任务是创造良好的环境并帮助护理对象适应环境,从而达到最佳健康状态。

二、护理的任务

随着社会的发展和人类生活水平的提高,护理的任务也发生了深刻的变化。

1. 促进健康(promoting health) 促进健康是帮助个体、家庭和社区获取在维持或增进健康时所需要的知识及资源。促进健康的目标是帮助人们维持最佳健康水平或健康状态。如护士可以通过健康教育,使人们理解和懂得参加适当的运动有益于增进健康。

2. 预防疾病(preventing illness) 在维持健康的护理活动中,护士通过一系列护理活动帮助服务对象维持他们的健康状态。如教育和鼓励患慢性病而长期卧床的老年病人做一些力所能及的活动来维持肌肉的强度和活动度,以增强自理及自护的能力。

3. 恢复健康(restoring health) 恢复健康是帮助人们在健康状况不佳时,改善其健康状况。如协助瘫痪病人参与他们力所能及的活动,发挥他们体内最大的潜能,使他们从活动中得到锻炼和自信,以利他们恢复健康。

4. 减轻痛苦(relieving suffering) 对病情危重或生命垂危的人要加强症状护理,使临终病人得以安宁地死亡。减轻个体和人群的痛苦是护士所从事护理工作的基本职责和任务。通过学习,掌握及运用护理知识和技能并用于临床护理实践,帮助个体和人群减轻身心痛苦。

🔍 知识拓展

疾病预防

疾病预防是指采取特定行为避免健康受到现存或潜在威胁的过程,包括减少或阻止特定或可预料的健康问题的行为,以及保护现有健康状态的行为等。疾病预防是以健康问题为导向,强调发现健康问题、改善环境和行为及提高身体抵抗力的方法,从而避免健康和功能水平下降。疾病预防可概括为三级水平:

1. 一级预防 又称病因预防,是最积极有效的预防措施,始于疾病或功能障碍出现之前。目的是保持或提高个体、家庭和社区的总体健康水平,从而避免疾病或推迟疾病的发生。如疫苗接种、培养个人卫生习惯、避免致癌物和致敏物等措施。

2. 二级预防 又称发病学预防,它关注已有健康问题人群的健康,或预防并发症和残疾发生。目的在于促进疾病的早期诊断、早期治疗和保健,从而尽可能逆转疾病的病理过程,阻止疾病的进展和限制伤残的发生。如子宫颈癌的筛查、35岁以上成年人定期测血压、空腹血糖等。

3. 三级预防 又称病残预防,主要是针对发病后期进行合理而适时的康复治疗和保健措施。目的是尽可能延缓疾病恶化、减少残障,使病人达到最高的功能康复水平。如适宜活动和体位以预防活动障碍、被动和主动锻炼以预防残疾等。

护理学是为人类健康服务的实践活动,是在满足人的需要和尊重人的权利的基础上,将专业知识、技能与人文关怀精神结合起来,运用科学的工作方法为护理对象提供综合的护理服务。护理学的最终目标是通过护理工作,保护和促进人类的健康,提高全球健康水平。

三、护理学的范畴

护理学的范畴是随着护理实践的不断深入而逐渐发展的,包括理论范畴和实践范畴两部分。

(一)护理学的理论范畴

1. **护理学的研究对象、任务和目标** 它们是护理学科建设的基础,随着护理学科的发展而不断发展变化,但在一定历史条件下具有相对的稳定性。

2. **护理学的理论体系** 护理学的理论体系是护理人员在长期的护理实践中建立和发展起来的,而且随着护理实践新领域的不断拓展,护理理论体系将会日益丰富和完善。

3. **护理学与社会发展的关系** 研究护理学在社会中的作用、地位和价值,研究社会对护理学的影响及社会发展对护理学的要求等。如疾病谱的变化使得健康教育在护理工作中广泛开展。

4. **护理学的交叉学科和分支学科** 随着现代科学的高度分化和广泛综合,护理学与自然科学、社会科学、人文科学等多学科相互渗透,在理论上相互促进,在方法上相互启迪,在技术上相互借鉴,同时护理学自身也在不断细化和深化,形成许多交叉学科和分支学科,如护理伦理学、护理美学、护理教育学、老年护理学、急救护理学等,从而推动了护理学科体系的不断完善和发展。

(二)护理学的实践范畴

护理学的实践范畴包括临床护理、社区护理、护理管理、护理教育、护理研究等。

1. **临床护理(clinical nursing)** 临床护理包括基础护理和专科护理两大类。基础护理包括护理学的基本理论、基本知识和基本技能,是临床各专科护理的基础,护士通过应用其理论知识和操作技能来满足病人的基本需要,如病人清洁护理、饮食护理、排泄护理、实施基本护理技术操作、预防医院感染、临终关怀等。专科护理是以护理学及其相关学科理论为基础,结合临床各专科病人的特点及诊疗要求,为病人进行身心整体护理,如各类疾病的护理与抢救、各种引流管的护理等。

2. **社区护理(community nursing)** 以临床护理、公共卫生学的知识和技能为基础,以整体观为指导,结合社区的特点,深入社区、家庭、学校、工厂、机关,开展疾病预防、妇幼保健、家庭护理、健康咨询、预防接种等工作。通过健康促进、健康维护、健康教育等方式,以改变人们对健康的态度,帮助人们实践健康的生活方式,促进全民健康水平的提高。

3. **护理管理(nursing management)** 运用管理学的理论和方法,对护理工作中的人、财、物、时间等要素进行科学的计划、组织、指挥、协调和控制,以提高护理工作的效率和效果,提高护理服务水平。

4. **护理教育(nursing education)** 护理教育包括学校教育和继续教育。护理学的发展与护理教育是互为影响的,为了适应现代医学模式的转变,满足现代护理工作的需求,护理教育的目标、内容和方法都在不断更新。在接受学校的学历教育后,在护理工作实践中还要开展继续教育,如护理规范化培训,护理新理论、新知识、新技术学习等。

5. **护理研究(nursing research)** 护理学的发展必须依靠护理研究,护理研究是探讨解决护理领域中的问题,促进护理理论、知识、技能更新的护理实践活动。护理研究的内容包括促进正常人健康、减轻病人痛苦、抢救危重者生命、提高临终病人生命质量的护理理论、方法、技术等研究。

第三节 护理服务的方式

为了满足病人的护理需要,提高护理质量及护理工作效率,在临床护理中常根据护理人员的教育水平、工作能力及数量、护理服务的地点及场合的不同,采用合适的护理工作方式。目前临床上常用的护理工作方式有五种。

一、个案护理

个案护理(case nursing)是由一名护士专门护理一个病人,实施专人负责的个体化护理。适用于危重病人或临床教学的需要。这种护理方式的特点是:护士职责明确,可对病人实施全面细致的护理,能建立良好的护患关系,但需要较多的人力。

二、功能制护理

功能制护理(functional nursing)是将病人所需的护理活动,依工作性质分配给护理人员,如护士被分为"办公室护士""治疗护士""巡回护士"等,护理工作的主要内容是完成医嘱和执行各项护理技术操作。这种护理方式的特点是:护士分工明确,便于组织管理,节省人力,工作效率高。但护士工作机械重复,缺乏主动性和创造性,易于产生倦怠;同时由于片段性的护理,较少考虑病人的心理、社会因素,较难掌握病人的全面情况,不利于建立良好的护患关系。

三、小组护理

小组护理(team nursing)是将护士分成若干小组,小组成员由高级、中级、初级护理人员组成,在组长的领导下共同参与并完成一组病人的护理工作。这种护理方式的特点是:能发挥各级护士的职能,小组成员彼此合作,可维持良好的工作氛围;但护士个人责任感相对减弱,护理质量受组长影响较大。

四、责任制护理

责任制护理(primary nursing)是由责任护士和相应辅助护士按护理程序对病人进行整体护理。这种护理方式是以病人为中心,每个护理人员负责一定数量的病人,以护理计划为内容,对病人实施有计划的、系统的、全面的整体护理。责任制护理的特点是:护士责任明确,能全面了解病人情况,可为病人提供整体性、连续性和个体化的护理,护患关系密切,护理人员责任感强,病人安全感增强。但要求责任护士有更高的业务水平,若护士间不了解各自病人的情况,工作繁忙时难以互相帮助,护理人力需求也会大一些。

五、整体护理

(一)整体护理的概念

整体护理(holistic nursing),holistic 源于希腊文,意为"全体论的、以人的功能为整体论的"。整体护理在一些国家和地区又被称为"全人护理"(total patient care)。整体护理是一种是以护理服务对象为中心,以护理程序为基础框架,视护理对象为生物、心理、社会等多因素构成的开放有机体,根据其需求和特点,提供生理、心理和社会等全面的帮助和护理,以解决护理对象现存的或潜在的健康问题,达到恢复和增进健康目标的护理观和护理实践活动。

整体护理的内涵:

1. 护理工作从单纯地对病人生活和疾病的护理,扩展为全面照顾和满足护理对象的生理、心理、社会等方面的需要。

2. 护理的服务对象从病人扩大到健康人,即不只是帮助病人恢复健康,还应包括健康人的预防和保健工作。

3. 护理服务于人的生命全过程,从出生到衰老以至临终各个阶段都需要护理。

4. 护理不仅服务于个体,还要面向家庭、社区,重视自然环境和社会环境对健康的影响。

(二) 整体护理的意义

整体护理的实施,为护理领域带来了一场重大的变革,其意义表现在:

1. 拓宽了护理的服务范围和护士的角色功能 实施整体护理,护士不仅关照病人生理方面的问题,还要照顾其心理和社会问题,因此其服务范围由单纯的疾病护理拓宽到了以"人"为中心的对其身体、心理、社会等方面的全方位护理。在这个过程中,护士不仅是健康服务的照料者,而且还需要成为健康教育者、管理者、研究者等。

2. 有助于建立新型的医护关系和护患关系 在以病人为中心的整体护理实践中,护士与医生相互合作、相互补充,形成新型的合作伙伴关系。病人是护理服务的核心,其思想、行为、感受与情绪等都会受到护理人员的重视,因此护患关系得以加强。

3. 充实和改变了护理研究的方向和内容 整体护理在注重疾病护理的同时,更注重对疾病的"载体"即人的研究,因此护理研究中充实了许多有关人的心理、社会、行为、伦理、道德等方面的内容。

4. 提出了新型护理管理观 要求护理管理者也同样应具有以病人为中心的思想,一切管理手段与管理行为均应以增进和恢复病人健康为目的。因此,在工作中必须重视病人感受,摒弃一些传统的护理管理观念如过多强调整齐划一,过分重视操作本身等。

5. 改变了护理教育的课程设置 要求护士不仅应有疾病护理的能力,而且应有丰富的人文科学知识与沟通交流技巧等。这就要求护理教育的课程设置也应进行调整,如增加有关人的心理、行为、人际交往、环境及社会学等方面的内容。

(吴丽荣)

第二章

护士与病人角色

学习目标

1. 掌握病人角色特征及角色适应，护患关系的概念和特征、基本模式。
2. 熟悉现代护士角色的功能，以及护士和病人的权利与义务。
3. 了解角色的基本理论。
4. 能够遵循护患关系发展规律，针对病人的特点选择适宜的护患关系模式，与病人建立良好的护患关系。

护士与病人角色是护理工作中不可分割、互为影响的角色丛。在医疗护理过程中，护士与病人是两个重要的角色。由于护患双方文化背景、人格特征和社会地位的不同，会在很大程度上影响双方的沟通。因此，护士有必要了解护士与病人的角色，建立和发展良好的护患关系，从而给病人提供必要的帮助，以利于病人全面康复。

第一节 角色理论

一、角色概念

"角色（role）"是社会心理学中的一个专门术语，它源于戏剧舞台上的演出用语。美国学者米德（G. Mead）首先将角色借用到社会心理学中，他认为个人是各种角色的总和，角色代表着对占有一定社会地位的人所期望的行为。角色是指处于一定社会地位的个体或群体，在实现与这种地位相联系的权利和义务中，表现出符合社会期望的行为与态度的总模式。因此，角色为理解人们的行为和态度提供了一种模式。

所有的角色都不是由个人决定的，而是社会客观所赋予的。每个社会角色都代表一套有关行为的社会标准。每个人在社会中的一切行为都与各自特定的角色相联系，社会要求每个人必须履行自己的角色功能。护士角色的形成是源于职业的要求，护士角色有其特有的行为责任和发展过程。

二、角色特征

（一）角色之间相互依存

角色在社会中不是孤立存在的，而是与其他角色相互依存的，即一个人要完成某一角色，必须有一个或一些互补的角色存在。如要执行学生的角色，必须有教师角色的存在；要完成护士的角色,必须有病人角色的存在。这些互补的角色,统称为角色丛。任何角色都是在角色丛中进行功能运作的。

(二) 角色由个体完成

角色行为是由个体来执行和完成的。社会对每一个角色均有"角色期待(role expectation)",如学生必须遵守学生的行为准则;教师必须具备良好的职业道德、职业素质和职业技能等。这种角色期待形成价值体系,经由社会化过程融入每个人的认知系统中,由个体按照"角色期待"的内容执行和完成角色行为。若个人或群体的行为符合角色期待,则社会或群体将能和谐、圆满地共同生活,反之,则导致紧张与冲突。

(三) 复式角色现象普遍存在

一个人在不同的时间和空间里会扮演许多不同的角色,因此复式角色现象在人类社会中是非常普遍的。如一位女性,在家庭中,对丈夫来说,她是妻子,对孩子而言,她是母亲;在医院里,她是护士,可能同时又是某学术团体的成员;在社会上,她是顾客、乘客等。这位女性集多种社会角色于一身,成为一个复式角色。但我们必须明白,在复式角色中,一个人承担的最主要角色是与家庭、职业相关的角色,如护士、母亲、妻子是这位女性最重要的角色。

三、角色转变

每个人在一生中通常承担着多种角色,不同的角色有不同的权利和义务,往往对个体有不同的生理、心理及社会行为要求。当个体承担并发展一种新角色时就会有一个角色转变的过程。角色转变(role transition)指个体承担并发展一种新角色的过程。角色转变是一种正向的成长,是发展过程中不可避免的。在这个过程中,个体必须通过知识的学习、不断的实践,才能逐步了解社会对角色的期望,并改变自己的情感、行为以符合社会对个体新角色的期待,最终有效地完成角色转变。

第二节 护 士 角 色

一、传统护士角色

护理工作自古就有,但长期以来均是医护合二为一,所以,独立的护士角色出现较晚,其发展也是经过了漫长的历史过程。19世纪以前,护理工作主要着眼于解除病人的痛苦。护士不需经过特殊的专业训练,仅凭一颗爱心,照顾着病人、残疾人、儿童和老年人。自19世纪中叶,南丁格尔首创了护士学校,护理学在深度和广度上得到了科学的发展,然而历史上的一些护士形象仍影响着护理专业。

1. **民间形象(the folk image)** 在民间形象中,护士最初的形象是"母亲代理人"。Nurse又可译作妈妈,像母亲哺育儿女一样,护士照料生病的人和老年人。护士最初的这种母亲形象,反映了护士当时帮助和照顾病人的温柔、慈祥的社会影响。

2. **宗教形象(the religious image)** 西方社会在宗教影响下,过去把护理病人认为是教徒的责任,这就是中世纪欧洲不少教会设置医院的原因。强调爱心、仁慈,这种宗教的形象强化和丰富了民间的护士形象,表明了护理是为了爱而不需要正规的学习和训练。

3. **仆人形象(the servant image)** 仆人的形象起源于16—19世纪护理历史上的黑暗

时期。在这个时期,疾病被认为是对罪恶的一种惩罚。从事护理工作被看作像仆人一样。

二、现代护士角色

随着护理学由简单的医疗辅助学科发展为一门独立的学科,护士的角色也发生了根本的变化,由过去类似于母亲、修女、侍女、医生助手的角色发展到受过专门教育、受人尊敬、有专门知识的独立的实践者。当代护士被赋予了多元化的角色,因而履行多重功能。

1. **照顾者(care-giver)** 护士最重要的角色是在人们不能自行满足其基本需要时,提供各种护理照顾,如保持良好的环境、使病人舒适、合理的饮食、呼吸的维持、预防交叉感染、药物的给予、心理的疏导等,帮助病人满足生理、心理、社会各层次需要,直到他们不需要帮助为止。

2. **决策者(decision-maker)** 护士应用护理专业知识与技能,收集病人有关资料,判断其健康问题及原因,做出护理诊断,根据病人的具体情况制订和执行护理计划;并对护理效果进行判断与评价。

3. **计划者(planner)** 护士运用护理专业知识和技能,收集护理对象的生理、心理、社会状况资料,评估护理对象的健康状况,找出其健康问题,并制订系统全面的、切实可行的护理计划,解决病人的健康问题,促进病人早日康复。

4. **教育者(educator)** 随着整体护理的开展,护士需承担健康教育的责任,针对不同人群宣传有关预防疾病、促进健康、有效康复及自我保健的护理知识和技能,指导人们改变不健康的生活方式。同时,具有深厚的护理理论知识、丰富的护理实践经验的护士还要担任教育者角色,培养年轻护士,帮助她们进入护理工作领域,发展其护理专长。

5. **管理者(manager)** 为了顺利开展护理工作,护士有必要对日常工作进行有计划的组织、管理和整体的协调,以合理利用各种资源,提高工作效率,使护理对象获得优质服务。

6. **协调者(coordinator)** 现代护理学要求护士与服务对象、家庭及其他健康专业人员紧密合作,维持一个有效的沟通网,以使诊断、治疗、救助等得以互相协调、配合,保证护理对象获得最适宜的整体性医护照顾。如医师针对病人病情所制订的治疗计划,需要护士协助才能完成;对病人的治疗和康复护理工作还需要医师、营养师、技师等共同完成。因此,护士作为健康协调者要与医院的医务人员多方面合作。

7. **咨询者(consultant)** 护士运用治疗性的沟通技巧,通过解答护理对象的问题,提供相关信息给予情绪支持及健康指导,澄清护理对象对疾病与健康等有关问题的疑惑,使护理对象清楚地认识自己的健康状况,并以积极有效的方法应付及处理问题,提高病人的健康水平。

8. **研究者和改革者(researcher and reformer)** 用科学研究的方法解决护理实践、护理教育、护理管理、护理伦理等各领域的问题是每个护士的责任。如通过研究来验证、扩展护理理论,发展护理新技术,改进护理工作,提高护理质量,促进护理学发展。同时护士还要有改革的思想,在实践中通过应用护理研究成果,不断改革护理服务方式,以推动护理事业的不断发展。

9. **保护者和代言者(protector and advocator)** 护士是病人利益的维护者,当病人(特别是老年、危重、心理障碍等病人)不能表达自己的意愿时,护士有责任解释并采取适当的行动,阻止来自医疗机构成员或医疗机构本身任何不利于病人利益的行为。

> **知识拓展**
>
> **护士的新角色——高级实践护士**
>
> 　　进入20世纪下半叶以来,世界护理进入了一个加速专业化发展的阶段。这种专业化的一个鲜明标志,就是在许多国家如美国、英国、德国、加拿大、澳大利亚、日本等兴起了高级护理实践(advanced nursing practice)活动。这一世界性的崭新的护理实践活动迫切需要具有良好的教育背景、专门的实践能力、较高的决策能力的优秀护士群体,因此在各个领域相继出现高级实践护士(advanced practice nurse,APN)。国际护理协会定义高级实践护士为一名注册护士,拥有深厚的专业知识、复杂的决策能力及扩展临床实务的能力。不同国家因社会背景、社会环境、社会条件和需求的不同,高级实践护士角色的先后发展顺序及工作重点也各异,现阶段高级实践护士常被认为是5种角色的集合,即执业护士(nurse practitioner,NP)、临床专科护士(clinical nurse specialist,CNS)、认定的注册麻醉护士(certified registered nurse anesthetist,CRNA)、认定的助产士(certified nurse-midwife,CNM)、高级个案管理实践护士(advanced practice nurse case manager,APNCM)。高级实践护士实践的特点为:拥有专门的知识和技能、具有临床判断的能力、能熟练地进行自我创造性的护理,以及在工作中具有强烈的探究精神。

三、护士的权利与义务

《护士条例》第三章对护士的权利与义务做了规定,在临床实践过程中有具体要求,体现如下:

(一)护士的权利

1. **对病人的护理权**　护士有维护和保证病人医疗护理权利的实现,促进病人身心健康的权利。在保证病人康复或有利于病情缓解的前提下,护士有医疗护理的自主权,如健康问题的评估、预防保健的护理措施、护理指导及咨询、医疗辅助行为等。任何人不得干预护士正常工作的独立权利,或迫使护士接受不合理要求。

2. **对特殊病人的隔离权**　医护人员有权对某些处于传染期的传染病病人和发作期的精神病病人实行隔离,以免对他人和社会造成危害。

3. **对特殊病人的干涉权**　这是医护人员的特殊权利,是对病人权利进行否定和限制的权利。一般情况下,医护人员的诊治护理权应服从病人的权利要求,但在特殊情况下,医护人员可使用干涉权来限制病人的自主权利,以实现医护人员对病人应尽的义务。医护人员的干涉权常用于以下情况:

(1) 拒绝治疗:病人有拒绝治疗的权利,但这必须是病人清醒、理智的决定,同时必须得到有经验医生的认可。如果病人的拒绝治疗会给其带来严重的不良后果或不可挽回的损失时,医护人员可以在耐心说服、认真解释的前提下否定病人的这一要求。如自杀未遂的病人拒绝抢救,这时医护人员可在家属、单位领导同意后进行抢救处理。

(2) 讲真话:病人有了解自己病情、治疗及预后的权利,医护人员对此应该如实讲清。但如果将真情告知病人可能会影响治疗过程和效果,甚至对病人健康造成不良后果,医护人员为了病人的利益不得不隐瞒真情,这种隐瞒虽然是对病人要求讲真话的权利的干涉,但这是必要的、正确的。

(3) 隐私和保密：病人有权要求医护人员为其保守个人隐私和秘密，但是，当这一要求可能对社会、他人产生危害时，医护人员可使用特殊的权利进行干涉。如病人有自杀意向或患有某些传染病，虽然要求医护人员为其保密，但医护人员应婉言予以拒绝，采取积极有效的措施挽救自杀者，或将传染源立即报告有关部门。

医护人员只能在维护病人健康利益和社会利益的前提下，在特定条件和有限范围内使用干涉权，不可滥用，否则对病人权利的侵犯，是护理道德所不允许的。

4. 维护个人正当利益的权利 如工作、学习进修的权利，获得物质报酬、表彰、奖励和人格尊严、人身安全不受侵犯的权利。

（二）护士的义务

1. 为病人尽职尽责的义务 这是护士最基本的道德义务。竭尽全力为病人做好治疗和护理，维护病人的健康，减轻痛苦，是护士最神圣的使命。任何理由都不应该限制与中断护士的这种道德义务，因为人民的健康、病人的利益是至高无上的，护士为病人尽义务是无条件的、义不容辞的。

2. 为病人解除痛苦的义务 病人痛苦包括躯体和精神痛苦两个方面。躯体痛苦一般可用药物治疗即可解除或加以控制，但心理上的精神痛苦则需要护士以深切的同情心理解病人、关心病人，做好心理疏导工作方能奏效。因此，要全面了解病人，对症下药，尤其是解除病人精神上的负担，是现代护理不容忽视的义务。

3. 为病人解释说明的义务 护士向病人及其家属说明病情、治疗、护理等有关情况，这是对病人知情同意等自主权的尊重。护士的解释要以病人能理解为前提，做到语言准确、通俗易懂。

4. 为病人提供一个最佳的治疗休养环境的义务 要为病人提供一个安静、清洁、舒适的治疗休养环境，使其有一个满意而良好的康复过程。

5. 为病人保密的义务 保密是保护性医疗的重要措施，也是维护病人利益的需要，是护士的一种传统美德。早在两千多年前，希波克拉底就曾说过："凡我所见所闻，无论有无业务关系，我认为应守秘密者，我愿保守秘密。"《日内瓦协议法》也规定："凡是信托于我的秘密，我均予以尊重。"

6. 维护社会利益的义务 护士为病人治疗、护理，帮助病人恢复健康，重返工作岗位继续工作，这本身也是对社会、国家尽了义务。一般情况下，对病人个体尽义务和对社会尽义务是统一的。但在某些情况下，两者存在着矛盾，甚至发生冲突，这时护士应先立足于社会义务，并尽量说服病人服从社会利益。

7. 积极参加公共卫生应急事件救护的义务 护士有义务参与公共卫生和疾病预防控制工作。发生自然灾害、公共卫生事件等严重威胁公众生命健康的突发事件时，护士应当服从县级以上人民政府卫生主管部门或者所在医疗卫生机构的安排，参加医疗救护。

第三节 病人角色

一、病人角色的特征

"病人"这一术语过去常常是指患病的人，也可以说是有求医行为或是正处在医疗护理中的人。但这种说法是不完全的，病人还应包括那些由于受各种条件限制，如工作、经济条件、交通不便等而不能就医的人。所以病人是"由于某些原因引起生理、心理的各种变化或有阳性体征出现而导致个体行为变化且得到社会承认的人"。病人角色可以是暂时的,也可以是持久的或永久的。病人是各种各样社会角色中的一种,著名的美国社会学家帕森斯(T. Parsons)将病人角色(patient role)概括为四个方面:

1. **生病的人免除正常的社会角色所应承担的义务**　免除的程度取决于疾病的性质、严重程度、病人的责任心,以及病人在其支持系统中所能得到的帮助等。医生的诊断是病人角色合法的说明。

2. **病人对其疾病状态是没有责任的**　一个人是否患病不是自己的意志所能控制的,因此对病人所造成的问题没有责任;患病后也不能完全依靠自身的力量去恢复健康,病人需要帮助,也有权利获得帮助。

3. **有恢复健康的责任**　疾病会给病人带来痛苦、不适、伤残甚至死亡,因而大多数人患病后都期望早日恢复健康。社会要求每一个病人都要主动恢复健康并承担应尽的责任,同时为恢复健康作各种各样的努力,如配合治疗、进行适当的锻炼等。

4. **病人应当寻求专业技术帮助**　通常是寻求医生和护士的帮助。在恢复健康的医疗和护理活动中,病人应与医务人员合作,如按照医务人员的要求戒烟、戒酒、服药、休息和配合治疗等;传染病病人有义务接受隔离,以免疾病扩散。

二、病人角色的适应

病人角色适应(role adaptation)是指病人基本上已与病人角色"指定行为"相符合,这是一种最好的结果,有利于疾病的康复。但是病人角色并不是与生俱来的,在大量实践中,当人们从其他角色转变为病人角色,或从病人角色转变为社会角色时,常常在角色适应上出现许多心理和行为上的改变,产生角色适应不良。一般常见的角色适应不良表现如下:

1. **角色行为冲突**　角色行为冲突是指病人在适应病人角色过程中与其原有的角色发生心理冲突,引起行为的不协调,表现为不能安于病人角色,担心工作、家庭等。病人角色行为冲突主要发生于由常态下的社会角色转向病人角色时。因为病前角色所形成的心理过程、状态及个性特征和病人对某种需要的迫切要求等,强烈地干扰着病人对角色的适应,使病人产生心理冲突和行为矛盾。如一位患病的教师,因惦记自己的学生而不能安心治病,造成教师角色与病人角色的冲突。

2. **角色行为缺如**　角色行为缺如是指病人没有进入病人角色,不愿承认自己是病人,不能很好地配合医疗和护理。常发生于由健康角色转向病人角色及疾病突然加重或恶化时,病人自我感觉良好,或认为医生的诊断错误,不但不休息,反而增加活动量,或采取等待观望的态度,认为症状并未严重到需要治疗的程度。这也是病人的一种心理防御表现。

3. **角色行为消退**　角色行为消退是指病人已适应病人角色后,由于某些原因又重新承担起本应免除的社会角色的责任而放弃病人的角色。如一位尚需继续医治的母亲由于孩子需要照顾而毅然出院,担负起照顾孩子的责任。

4. **角色行为强化**　角色行为强化是指病人安于病人角色,对自己的能力表示怀疑,产生退缩和依赖心理。表现为承担原有的社会角色无信心,自觉病情严重程度超过实际情况,安于病人角色行为,依赖性增强,过分寻求帮助。

因此,护士在护理病人的过程中,应注意评估病人的角色适应情况,帮助病人尽快完成角色转变,适应病人角色。

三、病人的权利与义务

(一) 病人的权利

病人的权利(rights of patients)是指病人患病后应享有的合法、合理的权力和利益。

1. 病人有平等享受医疗的权利 任何人患病后,无论其社会地位、教育程度、经济状况等有多大的差异,他们所享受的医疗、护理、保健和康复的权利应该是平等的,医护人员应为病人提供平等的医疗和护理服务。任何医护人员和医疗机构都不得拒绝病人的求医要求。

2. 免除一定社会责任和义务的权利 病人有权根据疾病的性质、疾病的严重程度,要求免除或部分免除正常的社会角色所应承担的责任。如生病时,病人要求医生出具休息证明等。

3. 疾病的认知权和知情同意的权利 在医疗护理过程中,病人有权了解有关自己疾病的所有信息,包括疾病的诊断、检查、治疗、护理、预后等。病人有权在知情的基础上,对治疗、护理等做出接受或拒绝的决定。因此,医护人员应尽可能向病人提供有关信息,在病人接受治疗和护理前,尤其是一些试验性治疗前,应给予充分的说明,包括目的、方法、注意事项、危险性等,当病人拒绝时,应向病人说明拒绝治疗和护理可能对生命与健康造成的后果。对于那些会影响康复信心的诊断结果,根据病人情况,可以采取适当的保护性医疗措施,此时可将有关情况告知病人的重要亲属。

4. 隐私保密的权利 病人在医疗护理过程中,对由于医疗需要而提供的个人各种秘密或隐私,有要求医护人员对其进行保密,并且受到人格尊重的权利。病人有权对接受检查的环境要求具有合理的隐蔽性。由异性医务人员进行某些部位的体检治疗时,有权要求第三者在场。

5. 监督医疗服务的权利 病人有权监督医院对其实施的医疗护理工作。如病人的正常要求得不到满足,或由于医护人员的过失而使病人受到不必要的损害,病人有权要求经济赔偿并追究有关人员的责任。

6. 自由选择的权利 病人有权根据医疗条件或自己的经济状况选择医院、医护人员、医疗护理方案。

7. 有了解医疗费用支配情况的权利 病人有权了解费用实际开支情况,也有权要求解释各项支出的用途。

8. 身体权 病人对自己的肢体、器官、组织拥有支配权,医务人员未经病人同意,不可随意进行处理。病人生前和去世后的身体权都不容侵犯。

(二) 病人的义务

权利和义务是相对的,病人在享有正当权利的同时,也需负起应尽的病人的义务(obligations of patients),对自身健康和社会负责。

1. 积极配合医疗护理的义务 病人患病后,有责任和义务接受医疗护理,和医务人员合作,共同治疗疾病,恢复健康。病人在同意治疗方案后,要遵循医嘱。如患糖尿病后需根据病情控制饮食等。

2. 按时、按数交纳医疗费用的义务 无论以何种方式支付医疗费,病人都有责任按时、按数交付,不可将经济负担转嫁给医院,这是医院正常医疗秩序得以维持的保障。

3. 尊重医护人员的义务 医护人员与病人之间应当相互尊重,不可轻视医护人员,对医护人员在工作中的失误,病人及家属应按正常途径提出并交涉,绝不可打骂、侮辱医护人员。

4. **遵守医院规章制度的义务**　病人要协助医院控制和减少噪声,保持清洁、安静的环境,不吸烟,减少探视人员,遵守医院的作息时间等。

5. **保持和恢复健康的义务**　医务人员有责任帮助病人恢复和保持健康,但对个人的健康保持需要病人积极参与。病人有责任选择合理的生活方式,养成良好的生活习惯,保持和促进健康。

6. **病愈后及时出院的义务**　医院的床位和医疗资源有限,只有及时周转才能保证广大病人对医疗的需求,因而病人病愈后应及时出院。

7. **配合医院进行随访工作的义务**　有些病人出院后,医院还要继续跟踪随访治疗效果,这是医院对病人负责的表现,病人有义务配合随访。

8. **承担后果的义务**　病人有承担不服从医护人员所提供的治疗计划的后果的义务。

第四节　护　患　关　系

在明确了护士与病人各自的角色后,如何有效地发挥角色的功能,就要涉及护士与病人之间的关系,即护患关系。护患关系是健康服务过程中最重要的人际关系。

一、护患关系的概念和特征

(一) 护患关系的概念

护患关系(nurse-patient relationship)是护士与病人为了医疗护理的共同目标而发生的互动现象。在护理实践中,护患关系与护理效果密切相关。因此每一个护士都应处理好这一关系。

(二) 护患关系的特征

1. **护患关系是一种帮助性关系**　护患关系是一种特殊的帮助关系,是护患关系的实质。在这一对关系中,护士是帮助者,病人是被帮助者。护士运用自己的专业知识、技能和人文关怀,通过护理程序这一工作方法来帮助病人分析、确认、满足他们的健康需要,为他们提供有效的护理,使病人达到最佳的健康状态。

2. **护患关系是一种专业性的互动关系**　护患关系建立于护士与病人的互动。这种互动不仅仅局限于护患之间,而是多层面的互动。护患交往中双方都会将自己的思想、情绪、感受、价值观、行为模式、疾病和健康方面的经验等带入关系中,并进一步影响彼此间的交往。

3. **护患关系是一种治疗性关系**　治愈疾病是护患双方的共同目标。从这个意义说,护患关系也是一种治疗性关系。护士作为护理服务的提供者、病人健康方面问题的咨询者和健康教育者,有责任使护理工作达到积极的、建设性的效果,从而起到治疗作用。由于治疗性护患关系中,病人的需要是中心,因而与一般人际关系不同,除个人经验、与健康有关的特殊经验及一般生活经验等因素外,护士的专业知识和技术水平是主要的影响因素之一。

4. **护患关系是一种短暂性的人际关系**　护患关系是在护理活动过程中建立和发展起来的,因此,护理服务是护患关系存在的前提。一旦护理服务结束,护患关系就会随之结束。

二、护患关系的基本模式

1976年美国学者萨斯(Szasy)和荷伦德(Hollander)提出了医患关系的三种模式,即萨斯-荷伦德模式。这种医患关系的模式同样也适用于护患关系。

（一）主动-被动模式

主动-被动模式（activity-passivity model）是一种传统的护患关系模式。此种模式以生物医学模式及以疾病为中心的护理模式为指导思想。其特征是把病人置于被动地位，而护士处于主动的、主导的地位。所有对病人的护理活动，只要护士认为有必要，并不需要经病人同意，病人只有完全服从护士的决定，而不应提出任何异议。这种模式适用于某些难以表达主观意愿的病人，如昏迷、休克、全身麻醉、有严重创伤及精神障碍的病人。此时病人无法参与意见，要求护士发挥积极的能动作用。对于一般病人，这种模式是单向作用，而不是相互作用，虽然护士确实在为病人尽力，但病人是消极被动的、处于被支配的地位，不利于发挥病人的主观能动作用。

（二）指导-合作模式

指导-合作模式（guidance-cooperation model）是以生物-心理-社会医学模式及以病人为中心的护理模式为指导思想。其特征是在护理活动中，护患双方都具有主动性，护士决定护理方案、措施，而病人则应尊重护士的决定并主动配合，向护士提供与自己疾病有关的信息，同时还可以对护理方案、措施提出建议与意见。这种模式适用于病情较重，但神志清醒的病人。此时病人希望得到护士的指导，能发挥自己的主观能动性，积极合作，因而有利于提高护理成效。

（三）共同参与模式

共同参与模式（mutual-participation model）是以生物-心理-社会医学模式及以健康为中心的护理模式为指导思想。其特征是以平等合作为基础，护患双方具有基本同等的主动性和权利，共同参与护理措施的决定和实施，是一种较为理想的护患关系模式。在这一模式中，病人不是被动接受护理，而是积极主动地配合并亲自参与护理活动，护士也能尊重病人的权利，与病人共同商定有关护理措施，体现了护患之间的双向作用。这种模式适用于慢性病病人和受过良好教育的病人，他们对自身健康状况有比较充分的了解，把自己看作战胜疾病的主体，有强烈的参与意识。

三、护患关系的形成

护患关系的形成既遵循一般人际关系建立的规律，又与一般人际关系的建立及发展过程有一定的区别。良好的护患关系形成与发展一般分为三个时期。

（一）初始期

初始期又称观察熟悉期，指护士与病人初期的相互接触阶段。此期的主要任务是护患之间建立信任关系。信任关系是建立良好护患关系中的决定性因素之一，是护理工作的基础。护士通过收集资料了解病人的情况，发现病人的健康问题，制订护理计划；护士与病人接触时所展现的仪表、言行及态度，在工作中体现出的爱心、同情心、责任心等第一印象，都有利于护患之间信任关系的建立。

（二）工作期

工作期又称合作信任期，护士与病人在信任的基础上开始护患合作。此期的主要任务是用具体行动帮助病人解决已确认的健康问题，满足病人需要，达到既定的护理目标。工作中应尊重病人，鼓励参与，充分发挥病人的主观能动性，逐渐达到自理及康复。

（三）结束期

又称终止评价期，护士与病人通过密切合作达到了预期目标后，护患关系将进入终止阶段。此期的主要任务是圆满地结束护患关系。护士应该在完全结束护患关系前做好必要的准备工作，需要进行有关的评价，如护患双方对整个护患关系发展过程的评价，病人对自己目前健康状况的接受程度，对所接受的护理是否满意等，今后病人保持和促进健康的教育计划，同时，征求病人意见，以便今后更好地改进工作。

四、建立良好护患关系对护士的要求

护患关系的质量可以影响病人的健康状态和疾病转归，处于主导地位的护士起着很重要的作用。在建立良好的护患关系时，护士应注意以下几个方面：

（一）保持健康的生活方式和情绪

健康的生活方式和情绪会对病人产生积极影响。护士应学习并保持健康的生活方式，重视自身健康，保持良好的心态、平衡的膳食、适当的运动和休息，维持自身内外环境的平衡；另外，护士还应自觉控制和调整自己的情绪，不把个人情感反应带到工作中，避免不良情绪对病人的影响。

（二）不断提高护理水准和沟通技巧

护士除加强护理专业知识和技能的学习之外，还应不断学习有关美学、心理学、管理学、教育学、传播学等科学知识，利用一切可学习的机会来更新自己的知识结构，以提高自己的专业水准。掌握一定的沟通技巧，与病人进行有效的沟通，从而获得满意的护理效果。

（三）尊重并真诚对待病人

护士应尊重病人的权利和人格，对所有的病人一视同仁，最大限度地调动病人的积极性，鼓励病人积极参与制订护理计划，充分调动其主观能动性，帮助他们达到最佳健康状态。同时，护士应以真诚、热情、友善的态度对待病人，了解发生在病人身上的事，尽量体会病人的感受，使病人感觉到温暖和得到支持，愿意接受护士的帮助。

案例分析题

1. 王女士，63岁。因肢体瘫痪自理困难，护士为使王女士舒适，将她的污单更换为清洁被单。

请问：

（1）护士的主要角色是什么？

（2）该角色的主要工作内容是什么？

2. 李女士，45岁。因急性阑尾炎发作被家属搀扶入院。护士给病人进行入院评估并测量生命体征，病人提到自己有糖尿病，提醒护士不能用葡萄糖水加药。

请问：

（1）这属于哪种护患关系模式？

（2）这种护患关系模式的主要适应对象是什么？

（倪瑞菊）

第三章

护士的素质和行为规范

学习目标

1. 掌握慎独的定义,护士语言行为规范具体要求。
2. 熟悉护士素质的基本内容。
3. 了解素质的相关理论。
4. 能够根据护士语言行为规范和非语言行为规范要求进行相关训练,并按照护士行为规范的要求护理病人。

"护理(nurse)"一词来自拉丁语,意为抚育、保护、照顾。我国护理界前辈钟茂芳女士认为从事护理事业的人是有学识的人,应称之为"士",故提议将 nurse 译为"护士",并沿用至今。由于护理工作的特殊性和神圣性,因此,对护士的素质和行为规范有较高的要求。

第一节 护士的素质

素质(diathesis)是指个体完成工作活动与任务所具备的基本条件与潜力,是人与生俱来的自然条件与后天获得的一系列稳定的社会特点的有机结合体,是人所特有的一种实力。素质原是心理学上的一个专门术语,是指人的一种比较稳定的心理特征。广义的素质包括先天与后天两个方面。先天即素质的自然性的一面,是指人在某些方面与生俱来的特点和原有基础,包括结构形态、感知器官、神经系统、免疫系统等的特点。后天即素质的社会性的一面,是指通过不断的培养、教育、自我修养、自我磨炼而获得的一系列知识技能、行为习惯、文化涵养、品质特点的综合。

护士素质(nurses' diathesis)指护士应该具备的职业素质,是在一般素质的基础上结合了护理专业特性,对护理工作者提出的特殊的职业要求,包括思想道德素质、科学文化素质、业务素质、心理素质、身体素质等。护理工作的对象是人,不仅具有生物属性,还有来自心理、社会等方面的社会属性,有着不同层次的需求,从而决定了护理工作具有特殊性、科学性和艺术性,这就要求护士必须具备较高的职业素质。良好的职业素质是护士从事护理工作的基本条件,也是护理专业发展的必要条件。

一、思想道德素质

护士应热爱祖国、热爱人民、热爱护理事业,对护理事业有坚定的信念。具有自爱、自尊、自强、自制的思想品质；具有高尚的道德情操，正确的人生观、价值观；具有全心全意为人民服务的思想和救死扶伤的人道主义精神；具有正视现实、面向未来的眼光，对自己和事业持乐观态度。勇于创新进取，以饱满的热情投身于人类的健康服务。关爱病人，忠于职守，有较高的慎独修养。慎独（inner concentration）是指在一个人独处无人注意时，自己的行为也要谨慎不苟，为重要的医德修养之一。因为护理工作常常在病人及家属不在身旁或病人意识不清时独自进行，如单独值班、无菌操作、抽吸药液、昏迷病人护理等，因此护理工作最能体现一个人的素质。

二、科学文化素质

为适应医学模式的转变和护理学科的发展，现代护士应具备较高的文化知识水平，具备自然科学、社会科学、人文科学等多学科知识。同时需要掌握一门以上的外语及现代科学发展的新理论、新技术，如计算机运用等。护士具有渊博的多学科知识，不仅拓宽了自己的知识视野，还能更好地把握病人的心理特点，了解病人的各种需要，更好地实施整体护理。

三、业务素质

护士应具有比较系统、完整的专业理论、知识及规范的实践能力，树立整体护理概念，能用护理程序的工作方法独立解决病人的健康问题。掌握基础医学、临床医学基本理论知识是做好护理工作的基础。具有预防医学、营养学、妇幼保健、老年医学、康复医学的基础知识是做好社区护理、家庭护理的需要。具备逻辑思维分析能力、论证能力、创新能力，掌握开展护理科研的基本方法，以及具备查找、评价、应用及创造信息的能力，对护理学科的发展至关重要。应具有独立工作能力，护士经常要独自当班，往往是最早发现病人病情变化的，面对突发事件，护士应做到灵活机智、果断敏捷，针对性强并最大限度地满足病人的需要，并且能做到谨言慎行、井然有序、忙而不乱地完成各项复杂的护理操作。

四、心理素质

心理素质是一个人行为的内在动力。护士应具有良好的心境，保持乐观开朗、心胸开阔、坦诚豁达、情绪稳定。护理工作要求护士具有良好的心理素质，善于调节自己的情绪，保持良好的心态，并以此影响病人的情绪心态，体现护士的爱心、耐心、责任心。护士应通过不断学习及自我修炼等多种方式释放内心的压力、放松心情、调整心态，提高心理素质。

五、身体素质

身体素质是人体活动的一种能力，是指人在运动、劳动、工作与生活等各种活动中所表现出来的力量、速度、耐力、灵敏度及柔韧性等。护理工作的特点决定了护士应具有良好的身体素质，精力充沛，朝气蓬勃，工作有热情、有耐力。护士在平时要注意休养，加强营养，并注意锻炼身体。

护士素质的形成和提高是一个不断学习的过程，因此在临床护理工作中，护士应积极学习，主动锻炼，在实践中不断加以完善和提高，努力成为一名素质优良的护士。

第二节 护士的行为规范

> **情景案例**
>
> 王女士,54岁。医学诊断:急性上呼吸道感染伴哮喘。护士小王在给病人进行输液时,病人拒绝配合小王的操作,护士小王解释半天,病人也不同意,并提出要求护士长来进行输液。护士长经询问后发现,护士小王留长指甲且涂了红色的指甲油,王某不信任护士小王,拒绝小王输液。
>
> **请问:**
> 1. 王某为什么不信任护士小王?
> 2. 你知道护士的仪容仪表有哪些要求吗?

行为(behavior)是生物以其外部和内部活动为中介与周围环境的相互作用。行为规范(behavioral code)是行为的准则、原则等的统称,是对人的行为进行评价的尺度和标准,其目的在于调整人与环境的各种关系。护士行为规范是在长期的护理实践中不断地完善和发展起来的,是指导和评价护士的行为、调节护患关系的准则。就护士的职业特点而言,在遵循人们公认的行为准则、原则中,其言行举止要求更为严格,特别是护士与病人在交往中的言行、举止、眼神、表情、微笑乃至片刻的沉默,都必须注意技巧问题。护士的行为规范分为语言行为规范(verbal norms)和非语言行为规范(non-verbal code),后者包括仪容仪表规范、举止规范。

一、护士的语言行为规范

语言是人与人之间进行感情和信息交流的工具,是一种重要的行为方式。人际交往中约有35%运用语言性沟通技巧。古希腊希波克拉底曾说过:医生有两种东西能治病,一是药物,二是语言。在护理工作中,护士的语言是心理治疗与心理护理的重要手段;反之,若运用不当,语言又可成为导致心因疾病的因素。因此护士必须十分重视语言的学习与修养,在沟通中注意技巧,以体现自身的良好素质,更好地为病人服务。

(一)护士用语的要求

1. 语言的规范性(standardability) 交流双方应使用同一种语言,最好讲普通话,当然也要努力掌握当地方言,以排除或减少交谈中的障碍。护士的语音要正,吐字要准确,且要清晰可辨,交谈中听得懂才能互相交流信息与沟通思想感情。语义要正,在用词方面要朴实、准确、明晰,避免模棱两可,讲话要口语化、通俗化,避免使用病人难以理解的医学术语而产生误解。同时护士在面对病人时注意语调要温和,语气要婉转,语速要适中,特别是和老年病人交谈时语速要慢些。

2. 语言的情感性(emotionality) 语言是沟通感情的桥梁,俗话说"良言一句三冬暖,恶语伤人六月寒",说明语言对情感产生的作用和影响。护士的语言对病人要有情感,这首先取决于护士本身的情感控制。在与病人交谈时往往会不自觉地流露出各种情绪和情感。因此,护士进入工作状态时,必须使自己处于愉快和冷静的心境之中,切不可将家中不愉快的情绪带到工作中。当病人受到疾病的折磨和威胁时,其心理特点就是渴望得到同情和体贴的照顾,这时护士应理解病人的心情,在语言上抚慰病人,在行动上支持病人,并尽力满足病人的需要,从而增加病人对护士的信任,坚定他们治疗疾病的信心。

3. 语言的保护性(protection) 护士应是病人可信赖的人。良好的护患关系是建立在相互理解、相互信任的基础上的,病人在就医时,往往愿意把自己的病因、心愿、要求及生理缺陷和隐私向护士倾诉,而护士则必须注意语言的保密性,特别是病人的生理缺陷和隐私,切不可当新闻传播。病人也有权知道自己的病情及治疗情况,一般情况下,护士应实事求是地向病人解释,但是由于病人对有关问题比正常人敏感,因此护士应根据病人的文化程度、性格特点等而采取合适的方式。如有些癌症晚期的病人,在得知病情后会心理上无法接受,加重思想负担而使病情加重。

4. 语言的礼貌性(propriety) 护士需与来自各方面的人士接触,相互在人格上是平等的,没有高低贵贱之分,要运用尊重病人人格的礼貌用语。符合礼仪要求的日常护理用语有:

(1) 招呼用语:如"您好""请""打搅了""别客气""谢谢""对不起"等。对病人的称谓要有区别、有分寸,可视年龄、职业而选择不同的称呼,不可用床号代替称呼。

(2) 介绍用语:如"您好,我叫×××,是负责您的护士,您有事请找我"。

(3) 电话用语:给对方打电话应做到有称呼,如"请您或请×××接电话"。接对方打来的电话时应自报部门,如"您好,这里是××病房,请讲"。

(4) 安慰用语:使用安慰用语,声音应温和,表示真诚关怀,要使病人听后感到亲切,获得依靠感和希望感,而且感到合情合理。

(5) 迎送用语:病人入院时,护士应主动热情接待,礼貌地了解病人的姓名,并护送病人到床边,热情向病人作各项介绍。病人出院时,护士应用送别的语言与病人告别,给病人以亲切温暖的感觉,但要注意忌讳用语,如"再见""欢迎再来"等。

(二) 护理操作中解释用语

护士在为病人进行各项护理技术操作的同时,都应向病人解释有关该项操作的目的、注意事项、操作方法等,以消除病人的紧张情绪,取得病人的合作。

护理操作解释用语分三大部分:操作前解释、操作中指导和操作后嘱咐。

1. 操作前解释(explanation) ①讲清本项操作的目的;②交代病人应做的准备工作;③简要讲解操作方法及配合要点;④在操作过程中病人会产生的感觉;⑤了解病人对该项操作的态度和愿望。同时,护士要给予承诺,采用熟练的护理技术,尽量减轻操作过程中可能产生的不适。

2. 操作中指导(direction) ①具体指导病人在操作中如何配合,如鼻饲过程中指导病人做吞咽动作;②使用鼓励性语言,增强病人的信心;③使用安慰性语言,消除病人的紧张和不安;④询问病人有无不舒适,观察病人反应。

3. 操作后嘱咐(enjoining) ①询问通过操作是否达到预期结果,病人有什么感觉;②向病人和家属交代必要的注意事项;③感谢病人的密切配合。

二、护士的非语言行为规范

(一) 护士的仪容规范

仪容(appearance)通常是指人的外观、外貌,也是人精神面貌的反映。一个人不同的仪容给人以不同的印象,产生不同的效果。端庄的仪容能唤起病人的美感,增强病人对护士的信任感,能更好地配合各项护理操作。仪容修饰的基本原则是美观、整洁、卫生、得体。护士的职业淡妆以自然美为主,适当地化淡妆以在自然光线下不易观察到化妆的痕迹为尺度。

面部表情(facial expression)是一个极为重要的非语言信息。人的神态和表情对人们所说的话起着解释、澄清、纠正和强化作用,因此它是测量人的情绪的客观指标之一。有研究表明,在人际交往中,信息的表达=7%的语言+38%的声音+55%的面部表情。在面部表情的交流中,最为常用的面部表情是微笑,护士的微笑对病人来说是安慰,也是安全感的来源。

1. **微笑(smile)** 微笑虽无声,但它却可以表达出高兴、欢悦、同意、赞许、尊敬、同情等许多信息。护士的微笑对病人的安抚作用可能胜过十剂良药,受疾病困扰的病人能经常看到护士的微笑,会感到温暖和一派生机,从而增添战胜疾病的信心和勇气。但当病人极度痛苦时,护士则应收敛笑容,眼神含有关怀、同情,切忌表情呆板、厌倦和冷若冰霜。

2. **目光接触(eye contact)** 眼睛被人们称为"心灵的窗户",人们灵魂深处的东西都得以通过这个窗口折射出来。因此目光与其他体态信号相比是一种更复杂、更深刻、更富有表现力的信号,运用不同的目光,可传递不同的信息。如在巡视病房时,用眼神环顾到每一位病人,使之感觉到自己没有被冷落;在倾听时保持目光接触,表示对病人的尊重。

(二) 护士的仪表规范

仪表是指人的风度、服饰。一个人不同的仪表给人以不同的印象,产生不同的效果。病人首先接触的是护士的仪表,端庄的仪表能唤起病人的美感,增强病人对护士的信任感,能更好地配合各项护理操作。

1. **风度(demeanour)** 风度是指一个人的言谈、举止、态度、作风、品德、气质和性格的总称。风度美是一个人在与他人交往中体现出来的一种动态美,是通过日常生活和工作中的言谈、举止、行为、姿态、表情体现出来的。成熟的护士风度,应当是表情自然、落落大方、待人和气懂礼仪;言谈轻声细语,遇事沉着冷静不动声色;情绪稳定,平易近人;动作麻利有条理等。

2. **服饰(dress code)** 服饰是指服装和妆饰。在现代社会,服饰的作用不只是单纯的御寒和遮羞,还有装饰人体美和美化生活的作用,是重要的艺术鉴赏内容之一,也是社会文明的标志之一。护士在工作岗位上必须穿着护士服、戴护士帽、穿护士鞋、佩戴工作牌,这是护理工作的基本要求。

(1) 护士服着装要求:护士服(nurse uniform)是护士工作的需要,同时也是护士职业的特征。护士服不但起到保护病人的作用,也是保护护士健康的措施。护士服的设计应充分考虑护士所从事的职业和身份,适合护士的工作环境,同时与护士的工作能力相适应。因此护士服应是整洁、庄重、大方、适体,衣裙长短、松紧适宜,方便工作。护士的工作服有冬装和夏装之分,款式有裙式和分体式。以白色为主,在不同的科室,如手术室、小儿科、传染科等,可选用不同的色料和式样。如儿科或妇产科的护士穿粉色或小碎花的护士服,手术室护士穿墨绿色的分体式护士服,重症监护室护士穿蓝色的分体式护士服。随季节变化,护士应及时更换,不宜冬装夏用或夏装冬用。衣服上要无油渍、尘污,不应有血迹或碘汞的沾污,有腰带应熨平束好。穿着中要求尺寸合适,衣长过膝,长袖护士服袖长至腕,衣扣、袖扣须扣整齐,禁用胶布、别针代替衣扣,内衣的领边、袖边、裙边不宜露在护士服外面。护士裤的长度站立时裤脚前面能碰到鞋面,后面能垂直遮住1cm鞋帮,夏季穿裙装时应穿浅色或同色内衣,且不外露。护士在工作以外,非上班场合不应穿护士服,以示护士的严谨认真。

（2）护士帽佩戴要求：护士帽(nurse cap)有燕帽和圆帽两种。燕帽像圣洁的光环,纯洁而美丽,是护士职业的象征,凝聚了护士的信念与骄傲,是一种职业的荣誉,更是一份责任感。燕帽边缘的彩色条多为蓝色,是责任和尊严的标志,具有职称和职务含义。一道彩条表示护师、护士长；两道彩条表示主管护师、科护士长；三道彩条表示主任(副主任)护师、护理部主任(副主任)。

燕帽适用于普通工作区,如普通病房和门诊的护士。戴燕帽时,短发要求前不遮眉眼,后不过肩,侧不掩耳；长发要求整齐盘于脑后,发饰素雅端庄。燕帽要求无皱褶并能挺立,戴的位置合适,距前发际4~5cm,在帽后用白色发卡固定于头发上,发卡不得显露于帽的正面(图3-1)。圆帽适用于无菌操作要求比较严格的科室如手术室、隔离病区等。男护士一般戴圆帽。戴圆帽时,要求头发全部遮住,前达眉睫,后遮发际,前不露刘海,后不露发髻,边缝置于脑后,边缘折叠平整。

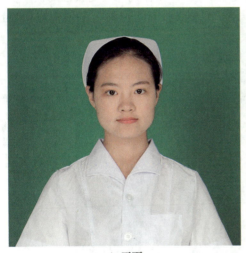
A. 正面

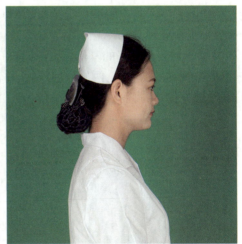
B. 侧面

图3-1　戴燕帽

（3）护士鞋袜穿着要求：护士鞋(nurse shoes)应是白色或乳白色软底、低帮、防滑的平底或小坡跟鞋,凉鞋应不露脚趾,若有鞋带应系好。护士袜以肉色或浅色为佳,袜口不露在裤脚或裙摆的外面,切忌穿破损的袜子。

（4）护士佩戴首饰要求：护士在工作岗位时很多首饰是禁止佩戴的,如戒指、手镯、手链、脚链、耳环等。如果确实想戴,只能戴简单的耳钉、短而简单的项链,但为了方便工作,可以佩戴手表。要及时修剪指甲,长度以不超过手指指尖为宜,不得涂彩色指甲油。

知识拓展

护士服的演变

护士服起源于公元 9 世纪,它象征"谦虚服务人类"。现今护士帽就是由此演变而来,是护士职业的象征,是一种职业的荣誉。真正的护士服装应该起始于 19 世纪 60 年代的南丁格尔时代。南丁格尔首创护士服装时,以"清洁、整齐并利于清洗"为原则。

20 世纪初,护士服陆续在我国出现,传统护士服装为白色。护士服装不但要体现美观、大方、清洁、合体,更应表现出护士的重要地位和沉稳平和的气质。

1928 年,第九届全国护士代表大会时,毕业于北京协和医学院护士学校的林斯馨女士首先提出统一全国护士服装的建议,其标准为简单、易洗、雅观、舒适、庄重,并改变了袖口过大等缺点,使护士操作更为敏捷。

1948 年,中国护士学会规定,护士必须穿白色护士服及戴白帽,护生穿蓝白两色,护理员不得戴帽,不可穿蓝白两色服装。总之,护士、护生、护理员着装有着严格的区分。

随着社会的发展与进步,20 世纪末护士服的设计也变得时尚,在剪裁上会切合身材曲线进行制作,不但能最大限度地展示护士的身姿,还方便日常操作。护士服的款式也越来越多,有连体裙装和分体裤装等。在袖口、领口、腰带、纽扣及口袋等处进行设计,兼具美观和功能。颜色有白、蓝、绿、粉、紫等,其中白色仍然居多,一般同一科室选用同一颜色。

(三)护士的举止规范

举止是一种不说话的"语言",能在很大程度上反映一个人的素质、受教育的程度及能够被别人信任的程度。护士的举止行为可以对病人产生影响,因此护士在工作中应使自己的举止符合护士职业规范。

1. 站姿 站姿是姿势的基础,是保持良好风度的关键。优美的站姿是头正、颈直、下颌内收、双眼平视、挺胸、收腹、两肩外展放松、臀部收紧、双手自然下垂于身体的两侧或相握置于腹前、两腿并拢、两脚前后错步或呈微"丁"字步或"V"字步(图 3-2)。不可依靠在墙壁、

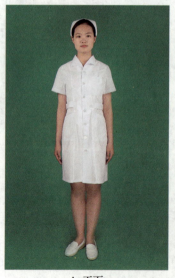 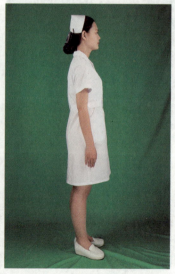

A. 正面　　　　　　　　　B. 侧面

图 3-2　站姿

门框、桌椅边等处。

2. **坐姿** 首先应轻稳地放好椅子,坐前用手将后衣裙整平,坐在椅子的前 2/3~3/4 处,挺胸、收腹、腰板挺直、平视前方、大腿并拢、双膝屈曲、小腿略后收或小交叉、双手合拢自然放在腿上(图 3-3)。体现谦虚、诚恳、娴静、端庄的形象,不可左右扭曲、跷二郎腿。

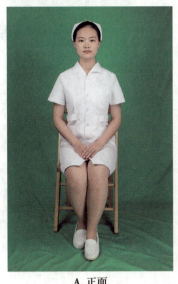
A. 正面

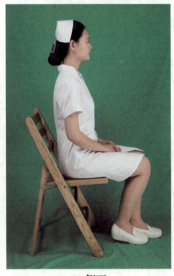
B. 侧面

图 3-3 坐姿

3. **走姿** 应抬头、挺胸、收腹,两眼平视前方,切不可左顾右盼。双手前后自然摆动,注意摆幅不超过 30°,左右脚沿一直线两旁,小步行走。走路要弹足有力,柔步无声,步幅适中(图 3-4)。走路太慢给人以工作松懈的感觉,走路太快,给人以慌张的感觉。在抢救需要快步走时,应注意保持上身平稳,步履轻快有序,肌肉放松舒展自如,使病人感觉工作忙而不乱,产生信赖感。

4. **蹲姿** 下蹲是人由站姿转变为两腿弯曲,身体高度下降的姿势,一般在地上拾物时,需要蹲下。应走到物品一侧,左右脚前后分开,一手捋平后面衣裙的下摆,然后蹲下(后面脚跟稍跷起),捋衣裙的手放于前面腿上,用另一只手拾起地面物品(图 3-5)。

5. **持治疗盘** 双手拇指放在治疗盘(treatment tray)两侧边缘,切忌拇指伸入治疗盘内,四指在下托治疗盘底。上臂自然置于身体侧,屈肘 90°使前臂与地面平行,盘内缘不可触及护士服(图 3-6)。行走时,要保持治疗盘的平稳,不要上下起伏和左右晃动。护士端治疗盘进入病室时应用侧后背推门进入,然后用肘部轻轻关门。切不可用脚来开门或关门。

6. **持病历夹** 入病房时左手轻握病历夹(patient's chart)的边缘,将其置于左前臂内侧,并使病历夹紧贴于腰部,右手自然摆动步入病室。然后按站立姿势,左手轻握病历夹上缘,前臂托住病历夹,使病历夹下缘紧贴腰部且与其成锐角,右手进行书写记录(图 3-7)。当坐姿时,将病历放于桌上,身体稍向前倾,左前臂轻放在病历上,右手进行书写。

7. **推治疗车** 护士使用治疗车(treatment trolley)时,应采用推车而不是拉车的方式。护士站于车后,双手扶车缘两侧,把稳方向,身体略前倾,轻推车沿直线行进(图 3-8)。在行进中,注意保护治疗车上物品,不要碰撞墙壁或房门,进病房时,先将车停稳,用手推开门后再推车进入病房,进入病房后先关上门再推车至床旁。在走廊遇到病人,应侧立,让病人先

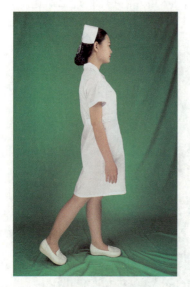
图 3-4 走姿

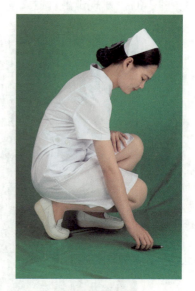
图 3-5 蹲姿

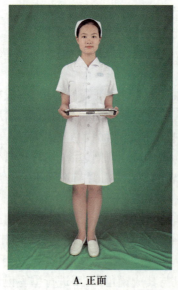
A. 正面

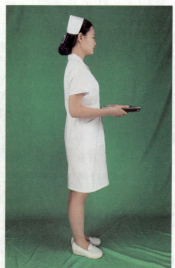
B. 侧面

图 3-6 持治疗盘

第三章 护士的素质和行为规范

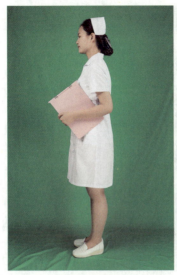

A. 走姿持病历夹 B. 站姿打开病历夹

图 3-7 持病历夹

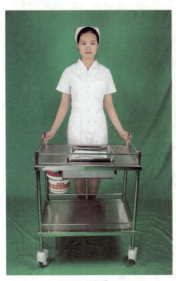
A. 正面

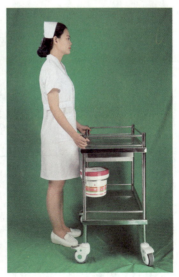
B. 侧面

图 3-8 推治疗车

走,体现文明礼貌的风范。

8. **搬放椅子** 护士侧立于椅子后面,双脚前后分开,双腿屈曲,一手将椅背夹于手臂与身体之间,握稳背撑,另一手自然扶持椅背上端,起身行走(图3-9)。

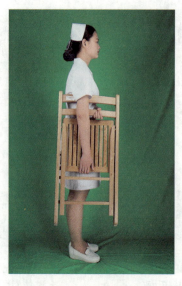

图3-9 搬椅子

(张春梅 张欢欢)

第四章

护理学的理论基础

学习目标

1. 掌握相关概念;掌握需要理论、压力与适应理论、生长与发展理论的理论要点;掌握奥瑞姆自理理论、罗伊适应模式、纽曼保健系统模式的主要内容。
2. 熟悉生长与发展的组成及基本生理规律。
3. 了解护理学相关理论的应用情况。
4. 能够根据不同护理情景选择运用护理理论,并运用护理学相关理论指导护理工作。

护理学的理论是在护理实践中产生并经过护理实践的检验和证明的理性认识体系,是对护理现象和活动的本质和规律性的正确反映。护理学理论的作用在于阐明护理学的本质,解释护理现象及现象间的关系,揭示护理学发展规律,指导护理实践,预测护理活动的结果。现代护理学的理论基础由两部分组成:一部分是应用于护理实践中的相关学科理论,即一般理论;另一部分是由护理理论家自己创建的理论或学说。在本章重点介绍护理学的一般理论和目前应用较普遍的护理理论和护理概念模式。

第一节 系 统 理 论

一、系统的概念及分类

系统作为一种思想,古代就已有萌芽,但作为科学概念的使用,则源于美籍奥地利理论生物学家贝塔朗菲(Bertalanffy)。他提出将有机体当作一个整体或系统来认识的观点,同时在他的倡导下,系统论(system theory)得到广泛应用。

(一)系统的概念

系统(system)是指由若干相互关联又相互作用的部分组成的一个整体,各部分有其独特的目的和功能,但又和其他部分相互关联,共同发挥着整体功能。几个系统可以联合为更大的系统。系统按层次组合,每一系统既是上一个层次的子系统(subsystem),又是下一个层次的超系统(super system),如人是家庭的子系统,家庭是人的超系统,而家庭又是社区的子系统。系统需要通过各子系统之间的相互作用,以及与环境的相互作用不断调整以达到适应环境的目标,即达到整体效应。各系统内部及各系统之间的关系如图4-1所示。

(二)系统的分类

系统按其属性分为自然系统(natural system)与人造系统(artificial system)。自然系统不

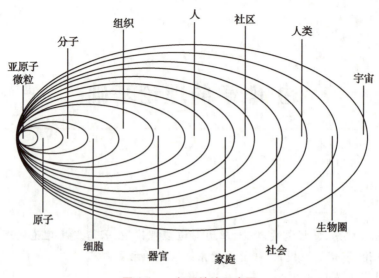

图 4-1 一般系统论示意图

具有人为的目的性和组织性,如生态系统、人体系统;人造系统是人们根据一定的目的组织和创造出来的系统,如医院系统、教育系统等。

系统按其形态可分为封闭系统(closed system)与开放系统(open system)。当系统与环境联系不密切,即很少或几乎没有与环境发生能量、物质和信息交流时,称之为封闭系统;与环境有较多的能量、物质和信息交流的系统,称之为开放系统。开放系统与环境的联系是通过输入(进入系统的物质、信息或能量等)、转换(输入的物质、信息或能量等的改变)、输出(物质、信息或能量等改变后的产物)、反馈(对输出部分进行调节、比较,以引起下一步的作用)来完成的(图4-2)。

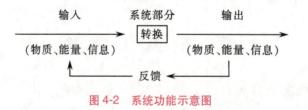

图 4-2 系统功能示意图

二、系统理论与护理

(一)系统理论对人的认识

人是一个由无数子系统所组成的自然系统,是面向外环境的开放系统,与周围环境交换着物资、能量、信息。人体系统活动的基本目标是保持机体的平衡,也就是机体内部各子系统间和机体与环境间的平衡。平衡是健康的基础,人体系统正是借着各子系统如神经系统、循环系统、呼吸系统、消化系统、内分泌系统、泌尿系统等相互分工、相互作用而达到平衡状态。为了维持平衡,人体系统还必须具有适应外在环境改变的能力,这种能力可以使有生命的系统避免受到伤害、减轻损伤、适应压力,以及一旦内环境平衡受到破坏时,可再重新恢复平衡状态。护理的功能就是帮助个体调整内环境,去适应外环境的不断变化,以获得或维持心身的平衡。整体护理就是把每一个人看成一个整体的系统、开放的系统,除了协调和平衡其子系统之间的相互作用外,还要注意更大的超系统的影响和控制,如家庭、社区甚至更大的群体对该机体的影响,只有这样才能使整体系统功能更好地运转。

(二) 系统理论在护理过程中的应用

系统理论的模式框架可以应用于护理临床、护理教育和护理管理。护理过程是建立在开放系统中,并与周围环境相互作用的,在开放式系统模式的框架中,把护理活动纳入了有计划、有顺序、有目的的系统活动,其输入部分为病人原来的健康状况,通过评估、诊断、计划、实施的转换过程,输出经护理后病人的健康状况,最后评价护理效果,以决定护理活动终止或修订后继续运转(图4-3)。在整个护理过程中,护士的素质、有关人员的合作、设备的优劣、信息的时效性和准确性等要素均可影响护理的效果。

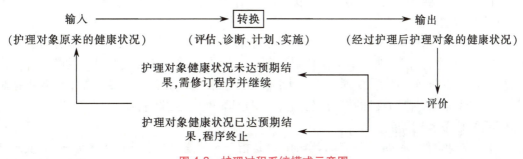

图 4-3 护理过程系统模式示意图

第二节 需 要 理 论

> **情景案例**
>
> 刘某,女,19岁。因面部烧伤留有瘢痕,不愿见人。
> **请问:**
> 1. 病人哪种需要没有得到满足?
> 2. 护士应该如何进行护理?

人类为了生存、生长和发展,必须满足其基本需要。当一个人的基本需要得到满足时,他即处于平衡状态。人的需要是多种多样的,美国心理学家马斯洛(Maslow)的基本需要层次论(hierarchy of needs)认为,人类的基本需要可归纳为五个层次,如图 4-4 所示。

一、需要的五个层次

(一) 生理需要

生理需要(physiological needs)是指维持生存及种族延续的最原始、最基本的需要,包括空气、食物、水、适宜的温度、排泄、休息、运动、性等。生理需要是人类最基

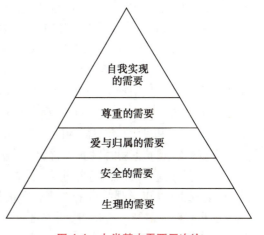

图 4-4 人类基本需要层次论

本、最低层次的需要,是其他需要产生的基础。如果这些需要得不到满足,人类就不会追求高层次的需要。

(二) 安全需要

安全需要(safety needs)是指希望受到保护、免遭威胁,从而获得安全感。包括生命安全、财产安全、职业安全等。

(三) 爱与归属需要

爱与归属需要(love and belongingness needs)是指被他人或群体接纳、爱护、关心,希望和周围人们友好相处,成为群体的一员,希望得到信任和友爱。包括得到和给予两个方面。当生理和安全的需要得到基本满足后,就会产生爱、被爱及有所归属的需要。

(四) 尊重需要

尊重需要(esteem needs)是指个体对自己的尊严和价值的追求,包括自尊和他尊。自尊指个体渴求能力、自信。他尊指个体希望受到别人的尊重,得到认可、重视和赞赏。尊重需要是有价值、有能力的体现,从而产生更大的动力,追求更高层次的需要。尊重需要不被满足,就会失去自信,怀疑自己的能力和价值,出现自卑、软弱、无能等感受。

(五) 自我实现需要

自我实现需要(needs of self-actualization)是指个人的能力和潜能得到充分发挥,实现自我价值,是人类最高层次的需要。

马斯洛认为,五个层次的需要从低到高,一个层次的需要相对地满足了,就会向高一层次发展,越到上层,满足的百分比越少,但层次不是完全固定的。马斯洛还指出,在同一时期内,会同时存在几种需要,各层次的需要相互依赖与重叠。高层次的需要发展后,低层次的需要仍然存在,只是对行为影响的比重减轻而已,每一时期内总有一种需要是占支配地位的。

二、需要理论与护理

(一) 病人的基本需要

人在健康状况良好时,可以由自己来满足基本需要,但患病时,有些需要就不能自行满足。护理的重点就在于当人们无法满足需要时,用护理程序的思维方法和工作方法找出妨碍满足病人需要的问题,并拟订计划,帮助病人满足这些需要。

1. **生理的需要** 患病时,病人的生理需要如无法满足,严重者将会危及生命,如缺氧、水和电解质及酸碱平衡失调、各种营养缺乏、体温失调、排泄障碍、休息和睡眠紊乱、各种急慢性疼痛等,尤其对危重病人,满足其生理需要将是护理工作的重点。

2. **安全的需要** 患病时,病人的安全感降低,感到健康没有保障,寂寞、无助,希望寻求医护人员的帮助,对检查和治疗容易产生疑虑,对医护人员的能力产生怀疑。因此应避免各种物理性、化学性、生物性和心理性的损伤因素。

3. **爱和归属的需要** 患病期间,病人的此种需要尤为突出。希望得到亲人、朋友及周围人的关心、体贴和理解,希望得到医护人员的重视。

4. **尊重的需要** 患病时,病人的社会价值降低或成为他人的负担而使自尊需要得不到满足。因此,护士应有礼貌地称呼病人,听取病人的意见,尊重病人的隐私,操作时注意勿暴露病人的隐私部位,以增强病人的自尊感和被尊重感。

5. **自我实现的需要** 患病时,病人自我实现的需要因能力不及暂时受到影响。护理的功能应该使病人意识到自己还有能力或潜能为自我实现创造条件。

（二）基本需要层次论对护理的意义

一个人的基本需要得到满足时，就能够保持平衡状态。当基本需要得不到满足时，就会出现失衡状态而导致疾病。马斯洛的理论对于护理的意义在于：

1. 帮助护士识别病人未满足的需要，这些需要就是护士应为病人解决的健康问题。
2. 在护理过程中，更好地理解病人的言行，并预测病人尚未表达的需要，以达到预防的目的。
3. 按照基本需要的层次，识别问题的轻、重、缓、急，以便在制订护理计划时排列先后顺序。
4. 护理应该把满足与维护人的各种基本需要作为一种基本功能。一般通过三种方式：

（1）直接帮助病人满足需要，如缺氧者给予氧气吸入，不能由口进食者给予鼻饲等。
（2）协助病人发挥最大的潜能，通过指导帮助，使病人达到最佳的独立状态。
（3）通过卫生宣教、健康咨询等，预防一些基本需要得不到满足的问题发生。

知识拓展

认知与审美需要

马斯洛自提出人类基本需要的五个层次以后，1954年他在《激励与个性》一书中探讨了另外两种需要：认知需要和审美需要。他认为这二者应居于尊重需要与自我实现需要之间。认知需要又称认知与理解的需要，是指个人对自身和周围世界的探索、理解及解决疑难问题的需要。马斯洛将其看成克服阻碍的工具，当认知需要受挫时，其他需要能否得到满足也会受到威胁。审美需要是指个体对美的物质、现象的追求，对行为完美的需要。"爱美之心人皆有之"，每个人都有对周围美好事物追求及欣赏的意愿。马斯洛认为，创造美和欣赏美，是自我实现的一个重要目标，审美需要源于人的内在冲动，审美活动因而成为自我实现的需要满足的必要途径。通过审美活动，包含真、善、美于一身的完美人格形成，审美活动成为人的一种基本的生存方式。生理需要、安全需要、爱与归属需要及尊重需要属于基本需要，认知需要、审美需要和自我实现需要属于成长需要。基本需要的满足依赖于外部提供的条件，满足后可避免疾病。成长需要的激励与满足有很大个体差异性，满足后可获得身心健康并会激发更多的成长欲望。自我实现这一高级需求不仅建立在生理、安全、归属、尊重等基本需求满足的基本上，更以"求知"为前提，以"求美"为过程。

第三节　压力与适应理论

情景案例

陈某，男，39岁，鼻咽癌。放疗后病人出现口腔溃疡。

请问：
1. 口腔溃疡对病人来说是哪种压力源？
2. 护士如何帮助病人应对压力？

每个人一生中都可能经历不同形式的压力,尤其是在目前工业化、商业化、信息化的社会中,压力几乎无处不在,它可使人产生一系列生理上或心理上的反应,导致人体内环境失衡或内环境与外环境之间的关系被破坏,从而导致疾病的发生,如消化性溃疡与高血压病等已明确与压力有关。因此,护士需应用压力和适应的理论,观察和预测服务对象的心理和生理反应,并利用各种护理措施避免或减轻压力对病人的作用,提高病人的适应能力,以维持心身平衡。同时可帮助护士正确认识自身压力,并调节、舒缓、减轻工作中的压力,促进自身身心健康。

一、压力

(一) 压力、压力源及压力反应

1. 压力(stress) 又称应激或紧张,是一个比较复杂的概念,在不同的时期和不同的学科中有不同的解释。心理学家认为压力是一种特殊的情绪,可以用焦虑等反应来描述;而生理学家则用血压升高、心跳加快等生理现象来描述压力。尽管不同的学科对压力有不同的解释与看法,但目前普遍认为,压力是个体对作用于自身的内外环境中的刺激做出认知评价后而产生的一种身心紧张状态。

人的生活中随时会受到各种压力的影响,因此压力贯穿于人的一生,压力的完全解脱意味着死亡。压力对个体具有消极和积极的双重作用。压力可降低个体的抵抗力、判断力和决策力,长期处于压力状态下会引起身心疾病。但压力的挑战不总是有害的,这取决于个体的特质和处境、压力的强度及个体的能力,一定的压力能使个体处于适当的紧张状态,有利于提高其适应能力,是维持正常人体活动的必要条件。如为了适应工作需要而努力学习,这种压力将促进个人的成长。

🔍 知识拓展

压 力

汉斯·席尔(Hans Selye)是加拿大生理心理学家,他于20世纪40年代开始对压力进行了广泛的研究,并著成了理论代表作《压力》。席尔认为,压力是个体对任何需求做出的非特异性反应。当有任何破坏平衡状态的情况发生时,个体总会设法调整机体去适应改变,即努力保持体内的平衡状态,因此,个体面对压力源产生的非特异性反应就是身体对作用于他的压力源所进行的调整。席尔主要从生理角度描述了人体对压力的反应,他认为压力的生理反应包括全身适应综合征和局部适应综合征。全身适应综合征是指机体长期面临压力而产生的一些共同的症状和体征如全身不适、体重下降、疲乏、倦怠、疼痛、失眠、肠胃功能紊乱等。这些症状是通过神经内分泌途径产生的。局部适应综合征是机体应对局部压力源而产生的局部反应,如身体局部炎症而出现的红肿热痛与功能障碍。

2. 压力源 任何能使个体产生压力反应的内外环境中的因素统称为压力源(pressure source)。压力源存在于生活的各个方面,既可以来自个体的内部,也可以来自外部;既可以是躯体的,也可以是心理社会的。一般来说,压力源可分为以下三类:

(1) 一般性压力源:物理性如光、声、电、气体、温度、放射线、外力等;化学性如酸、碱、化学药品等;生物性如各种细菌、病毒、寄生虫等。

(2) 生理病理性压力源:正常生理功能变化,如青春期、妊娠期、更年期改变等;病理性改变,如缺氧、脱水、电解质紊乱、手术、外伤等。

(3) 心理社会性压力源:一般性心理社会因素,如丧失亲人、搬迁、人际关系紧张、参加考试或竞赛、理想自我与现实自我的冲突等;灾难性社会事件,如地震、水灾、战争等。

3. 压力反应　压力源作用于个体时,个体出现的一系列表现称为压力反应(stress response),一般分为生理反应和心理反应两大类。

(1) 生理反应:应激状态下身体主要器官系统产生的反应包括心率加快、血压增高、呼吸深快、恶心、呕吐、腹泻、尿频、血糖增加、伤口愈合延迟等。

(2) 心理反应:包括认知反应、情绪反应和行为反应。

1) 认知反应(cognitive reaction):涉及思维过程方面的改变,轻度压力可以使人的注意力更加集中,学习能力和问题解决能力增加。但随着压力的加重或持续时间的延长,个体的思维能力下降,表现为记忆力减低、思维狭窄、做出选择和决定的能力下降。如术前指导病人如何做好术中配合,病人也很好地掌握了,但当手术真正来临时,病人却很可能难以想起所学的指导内容。

2) 情绪反应(emotional reaction):个体可能会出现紧张、焦虑、情绪不稳定、发怒、自卑、绝望、抑郁等表现。

3) 行为反应(behavioral reaction):表现为无法完成工作、频繁出错、语速增快、做出一些下意识的、无目的的动作等。

(二) 机体对压力的防卫方式

压力源所造成的影响,视个体对压力源的承受能力而定。人们通常通过下列防卫机制抵抗压力,以保护自己。

1. 第一线防卫——生理与心理防卫

(1) 生理防卫(physiological defense):主要是皮肤、免疫系统、营养状况、遗传因素等。如完好的皮肤和健全的免疫系统可抵抗病毒、细菌等压力源的进攻。

(2) 心理防卫(psychological defense):主要是心理上对压力做出适当反应的能力,是自我保护行为。如病人对颈部发现的肿块采取忽视防卫,或对确诊的癌症产生否认防卫等。

2. 第二线防卫——自我救助　个体使用自我救助(self-help)的方法来对抗或控制压力反应,以减少急、慢性疾病的演变。

(1) 正确对待问题:首先进行自我评估,识别压力的来源,采取措施,早期进行处理。

(2) 正确对待情感:人们遭受压力时,可产生焦虑、沮丧、生气等情绪,处理的方法是首先找出原因,然后承认情感并进行合理的分析、排解,恰当地处理好自己的情绪。

(3) 利用可能的支持力量:家庭、社会的支持是缓解压力的重要缓冲剂,护士要了解和确认病人生活中的重要支持网络,鼓励病人信任自己的亲人,参与力所能及的社会活动等,帮助病人度过困境。

(4) 减少压力的生理影响:良好的身体状况是不易受压力源侵犯的基础,锻炼可强身健体、解除压力,阅读、散步或听音乐等能减少或消散压力感,调整饮食结构、控制烟酒等有助于身心健康。

3. 第三线防卫——专业辅助(professional intervention)　当强烈的压力源导致严重心身疾病时,就必须寻求医护人员的帮助,由医护人员帮助病人掌握各种应对技巧,如给予药物治疗、物理治疗、心理治疗等。

二、适应

人类生活中,压力无处不在。人要生存,就必须应对压力,以自我调节的方式去适应压力,达到自己的目标。

(一) 适应的概念

适应(adaptation)是生物促使自己更能适合生存的一个过程,是应付行为的最终目标,是所有生物的特征。事实上,适应是一种长期的应付行为。当人们无论遇到何种压力源时,都会试图去适应它,如适应成功,心身就可以维持或恢复平衡;如适应有误,就会引起疾病,这时疾病作为压力源,又会使人们采取一系列应付行为去适应。

(二) 适应的阶段

人类对外界压力的适应不是消极被动的,而是一个主观能动的、建立新的适应的过程。一般可分四个阶段:

1. 生理阶段 当外界对人体的需求增加或改变时,人体就会做出代偿性适应。如初学跑步者,往往有心跳加快、呼吸急促、肌肉酸痛等感觉,而经过长期锻炼,人体的肌肉、心、肺逐渐适应运动的需要,就不再感到压力的存在。有时人们也会由于某种固定情况的连续刺激,而引起感觉的减弱,称感觉适应,如某些气味的刺激。

2. 心理阶段 人们感到有心理压力时调整自己的心态去认识压力源,摆脱或消除压力,恢复心理的平衡。

3. 社会文化阶段 社会适应是调整个人的行为举止,以符合社会规范、社会习惯,应对家庭与各种团体的压力。文化适应是调整个人的行为以符合文化的观念、传统、理想和各项规定。

4. 技术阶段 通过技术的掌握,改造自然环境,控制压力源。

三、压力与适应理论与护理

疾病作为一种压力在人的生命过程中是很难避免的,护理工作的目标是通过各种手段和方法,去除不适应的因素,协调不适应的环境。适应是生理的、心理的、社会文化的及技术的整体作用过程,生理的适应性反应在数量和范围上受到的限制较多,如体温、呼吸、脉搏只能在一定的狭窄范围内上下波动;心理、社会方面的适应,则可因人的具体情况而差别悬殊,如有的人在经受严酷打击后,仍然能如常地工作与生活。因此,护士应重视促进病人心理、社会方面的适应,以增进和维护人体的健康。

(一) 病人面临的压力源与护理

病人患病时可能面临很多的压力源,常常会因为适应不良而加重病情。因此,护士应帮助病人减轻压力反应,提高其适应能力,以恢复和维持身心平衡。

1. 住院病人常面对的压力源

(1) 环境陌生:一是住院病人对病室环境不熟悉,对医院的饮食不习惯,对医院的作息制度不适应等。二是对负责自己的医生和护士不了解,对同病室的病友不熟悉。

(2) 疾病威胁:病人知道自己可能患了难治或不治之症,或即将进行的手术可能致残或影响身体的功能、形象,也可能突然生病住院,没有心理准备等。

(3) 与外界隔离:住院使病人失去部分自由,病人与家人、亲友分离,与外界的联系中断,与病友无法谈心,感受到不被医务人员重视等。

（4）缺少信息:病人对自己所患疾病的诊断、治疗及即将采取的护理措施等不清楚,对手术和药物疗效存在疑虑,对医护人员所说的术语不明白,或者是病人所提的问题没能得到满意的答复等。

（5）丧失自尊:病人因患病而失去自我照顾的能力,由他人帮助进食、如厕、洗澡、穿衣或必须卧床休息,而不能按照自己的意志行事的时候,会感到难以忍受;病人的隐私得不到充分的保护。

2. 协助病人适应压力

（1）促进病人适应医院环境:护士应为病人创造一个整洁、安静、舒适、安全的病室环境,主动热情地接待病人,介绍医院的环境、有关规章制度、同病室的病友及负责的医生、护士,使病人消除由于陌生和孤独带来的心理应激。

（2）满足病人的各种需要:由于疾病的影响,病人的需要往往不能完全满足,会出现紧张、抑郁、焦虑等消极情绪,护士应及时了解和满足病人各方面的需要,使病人情绪稳定。

（3）提供有关疾病的信息:护士应将有关疾病的诊断、治疗、护理、预后等方面的信息及时告知病人,减少病人的焦虑及恐惧情绪,并增加病人的自我控制感及安全感。

（4）促使病人角色适应:护士对病人要表示接纳、尊重、关心和爱护。护士应主动了解来自不同生活背景、不同病情的病人的心理感受,给予恰当的心理疏导;让病人参与治疗和护理计划,以减轻顾虑,主动配合;对恢复期病人,注意锻炼病人的自理能力,以恢复病人的自尊、自信心和自我控制感,避免病人角色行为强化,启发其对生活和工作的兴趣,逐渐适应自理的需要。

（5）帮助病人保持良好的自我形象:住院后,病人的穿着、饮食、活动都受到医院的限制,常常会感到失去了原来的自我;同时由于疾病所致自理能力的降低,又会使病人感到自卑。护士应尊重病人,协助病人保持整洁的外表,改善病人的自我形象,适当照顾病人原来的生活习惯和爱好,使病人获得自尊和自信;同时在做各种操作时,护士应采取遮挡措施,保护病人的隐私。

（6）鼓励使用支持系统:护士应鼓励病人与医护人员、同室病友融洽相处,并动员家庭及社会支持系统的关心和帮助,使病人感受到周围人对他的关怀和爱护,促进其身心健康的恢复。

（二）护士在工作中的压力源与适应

护士在为病人提供专业性照顾的同时,自身也会遇到一些压力源,不仅会影响护士自身的身心健康,同时也会对护理工作质量产生负性影响。因此,护士应正确面对压力源,控制压力反应,保持身心健康,从而更好地为病人服务。

1. 护士常面对的压力源

（1）繁重而紧张的工作:在各级各类医疗机构中,护士的编制数量往往不足,导致护士需超负荷工作,另外护士要频繁倒班,这种不规律的生活对护士身心造成不良影响;同时随着科技的发展,护士要不断掌握各种新理论、新技术,岗位对护士的要求越来越高;临床上病人病情变化无常,护士要经常面对急症、重症病人的抢救,要面对病人的生离死别,这些都会使护士产生工作压力。

（2）高风险的工作环境:医院环境中有许多有害的致病因素,如细菌和病毒侵袭、辐射的损害、药物的不良反应等,使护士在客观上面临感染的危险和其他医源性损伤。另外,担心差错事故也是护士必须面对的工作压力,如果护士在工作中出现差错事故,如打错针、发错药,会损害病人的利益,护士必须为此承担相应的法律责任,这种高风险也给护士带来很大的心理压力。

(3) 复杂的人际关系:护患关系和医护关系是护士面临的两个最主要的人际关系。医院是一个复杂多变的场所,护士面对的是经受疾病折磨、心理状态不稳定、层次不同的各类病人,要应对病人焦虑、恐惧、悲伤、愤怒、抑郁等情绪变化,而护士由于职业的角色要求,没有选择余地,只有全身心地投入,以维护良好的护患关系,这必将增加护士的心理压力。同时,护士与病人家属、医生和其他医务人员的接触过程中,也可能出现人际间的种种冲突。

(4) 其他:护理工作模式过于简单、职务分工不明确、工作价值认同感低等。

2. 护士面对压力源的表现　护士在工作中经常面对各种压力源,会产生工作疲惫感,出现疲倦、头痛、食欲减退、易怒、消极、冷漠、抑郁等反应,工作热情及责任感下降,不但影响个人身心健康和生活质量,而且导致护理工作满意度下降,护理人力流失,护理质量降低,导致差错事故出现,甚至影响护士职业形象等。

3. 护士面对工作压力的策略　在护理工作中存在着大量的压力源,它既可以影响病人的身心健康,又可以影响护士的身心健康及护理工作质量,所以需要护士应用压力与适应理论,积极提高自我照护能力,增加适应能力,缓解或消除自己过大的工作压力,以维护身心健康,保持良好的护理服务质量。

(1) 树立正确的职业价值观,建立现实的期望和目标。

(2) 参加继续教育,不断提高专业知识与技能水平,提高自我调节、解决问题、参与决策的技巧和能力。

(3) 养成健康的生活方式,保证适当的运动、均衡的营养和充足的睡眠,工作之余注意培养个人广泛的兴趣与爱好,积极参加各类社团活动。

(4) 定期用压力源量表自我测量,面临压力时,采用适宜的自我调节方法,如听音乐、散步、阅读等,为不良情绪寻求一个适当的发泄途径。

(5) 建立支持系统,在面临压力时可向亲属、朋友、同事倾诉,寻求帮助;也要善于利用领导和上级主管部门的支持,如给护士提供更多深造的机会,提高护士的待遇,加强技能培训,合理调配人员,减少护士非专业性工作,避免超负荷工作等。

第四节　生长与发展理论

情景案例

患儿,5岁。因患麻疹收入传染病医院,经治疗后病情好转,但患儿因为没有小朋友一起玩耍而闷闷不乐。

请问:
1. 根据艾瑞克森的心理社会发展学说,此年龄段患儿主要解决的危机是什么?
2. 如患儿危机解决不良,可能出现什么人格障碍?
3. 护士如何开展护理工作?

护理工作贯穿于人的生命全过程,护士面对的是处于不同年龄阶段的病人,他们具有不同的生长发展水平,表现出不同的身心特征。护士学习、了解有关生长与发展理论,有助于深刻认识机体发展变化的本质及其影响因素,把握各年龄阶段病人特有的身心特征及其与健康的关系,指导自己更自觉地、理性地、有效地实施高水平的整体护理。

一、概述

(一) 生长与发展的基本概念

1. 生长(growth) 生长是指生物体或细胞从小到大的增殖过程。可表现为数量增多、体积增大、重量增加。

2. 发展(development) 发展是指个体整个生命周期中身心有规律的变化过程。个体随年龄增长及与环境间的互动而产生的身心变化过程,它是生命中有顺序的、可预测的改变,是学习的结果和成熟的象征。发展在人的一生中是持续进行的,它不仅包括生理方面的变化,还包括心理及社会方面的适应与改变。人的发展是整体性的,因为生理、心理及社会的功能是彼此间互相影响的。

3. 成熟(maturation) 成熟是指由遗传基因所决定的个体内部生长因素与环境相互作用,获得生理和心理、功能与能力的比较完备的状态。

(二) 生长与发展的组成部分

对个体生长与发展的了解和评估主要有以下六个方面:

1. 生理性(physiological) 主要包括身体的生长和功能的发展、成熟。如体重增加、肌力增强、动作协调、器官功能完善等。

2. 认知性(cognitive) 主要指与大脑生长和获得知识、技能有关的发展方面。包括感知觉、思维、语言等的发展变化。

3. 情感性(emotional) 主要指个体的喜、怒、哀、乐、爱、恶、欲等各种体验和发展。

4. 精神性(spiritual) 主要指对个人生命的意义、生存价值的认识。

5. 道德性(moral) 主要指个体的道德认识、道德情感、道德意志、道德行为等方面的发展。

6. 社会性(social) 主要指个体在与外界其他个体的相互作用过程中,有关社会态度和社会角色的形成、社会行为规范的确立等方面的变化。

(三) 生长与发展的影响因素

遗传和环境因素是影响生长发展的两个最基本因素。遗传决定生长发育的潜力,这种潜力又受到环境因素的作用和调节,两者相互依存、相互制约、相互渗透、相互转化。同时,遗传与环境的相互作用也受到个体主观能动性的影响。

1. 遗传因素 遗传因素是个体生长发展的基本因素,为个体的身心发展提供物质前提。遗传是影响人类成长与发展的重要因素之一。如婴儿一出生,其性别、种族、肤色等特征已由遗传决定。

2. 环境因素 环境因素是指直接或间接影响个体生长与发展的全部外在因素,包括自然环境和社会环境。它为个体的生长发展提供条件、对象和各种可能性。

(1) 自然环境:孕母的生理情况、生活环境、营养状况、水分与土壤等都会影响个体的生长发育进程。如胎儿在子宫内的发育受到孕母年龄、健康状况等因素的影响;长期营养不良会导致婴幼儿体格发育迟滞,营养过剩又会引发肥胖;土壤中重金属超标,引发机体慢性中毒等。

（2）社会环境：包括家庭环境、学校教育、人际关系、社会制度、经济条件、文化、生活方式、宗教信仰等。与自然环境相比，社会环境对人的智力、道德、行为、个性、能力等方面的发展及社会化过程影响更大，在很大程度上制约着人的身心发展的方向、速度和水平，是自然人发展成社会人的根本条件。如家庭提供的教养方式、家庭氛围、父母的角色示范及家庭成员的生活方式都会对儿童的体格及心理社会发展产生深远影响。学校教育可以提供个体将来立足社会所必要的知识、技能与社会规范，同时促进学生掌握知识、激发其成功动机，为学生提供与社会互动的机会。

3. 个人因素 个人因素在成长发展过程中具有主观能动性的作用，但也要受到遗传和环境因素的制约。如个人健康状况不仅会影响个体的体格发育，而且会不同程度地影响到心理及智力的发育，尤其是在发展的关键期。自我意识的形成使个体有能力选择想要的生活方式，从而不同程度地影响个人的身心发育。个体内环境的改变、个人心理能力的发展水平、个人动机及学习过程等都会影响人的成长与发展。

（四）生长与发展的基本生理规律

1. 生长发展的顺序性 个体生长发展的顺序性表现出三个特征。

（1）头尾生长：指身体和动作技能的发展沿着从上（头）至下（脚）的方向进行的规律。如个体最先获得控制头部的能力，然后是上肢的动作，最后才学会控制下肢的运动。

（2）近远生长：指身体和动作技能发展沿着从身体中心部向身体远端方向进行的规律。如肩和臂的动作最先成熟，其次是肘、腕、手，手指的动作发展最晚。

（3）分化生长：指身体和动作技能发展沿着从一般到特殊、从简单到复杂的顺序进行的规律。如幼儿最初的动作常为全身性、不精确的，以后逐渐发展为局部、精细、准确的动作。

2. 生长发展的阶段性 每个个体都要经过相同的生长发展阶段。这种阶段性即表现为年龄特征，每个阶段都有每个阶段的发展任务。

3. 生长发展的不均衡性 个体的生长发展具有非等速、非直线的特征。表现为同一方面发展在不同年龄阶段速度不同，如身体的生长有高峰期；不同方面发展的速度是不均衡的，如神经系统发育先快后慢，生殖系统发育先慢后快。

4. 生长发展的差异性 虽然个体都经历相同的发展阶段，但受各种因素影响，个体发展的速度、水平都会出现差异，表现出不同发展水平、不同个性特征。

二、性心理发展理论

性心理发展理论又称古典精神分析理论，代表人物为著名奥地利精神病学家弗洛伊德（Sigmund Freud），其被誉为"现代心理学之父"。其理论包括意识的层次、人格结构和性心理发展阶段三个方面内容。

（一）意识层

弗洛伊德把人的心理活动分为意识、潜意识和前意识三个层次，并将其形象地比喻为漂浮在大海上的一座冰山。

1. 意识（consciousness） 指个体能够直接感知的或与语言有关的、人们当前能够注意到的那一部分心理活动，是心理活动中与现实联系的部分，如感知觉、情绪、意志和思维等，被形容为海平面以上的冰山之巅部分。

2. 潜意识（subconsciousness） 指个体无法直接感知到的心理活动部分，这部分的内容通常主要是不被外部现实和道德理智所接受的各种本能冲动、需求和欲望,或明显导致精神痛苦的过去事件。潜意识虽然不被意识所觉察,但它是整个心理活动中的原动力,被形容为海平面以下的冰山部分。潜意识是精神分析理论的主要概念之一。

3. 前意识(pre-consciousness) 又称无意识,是指个体无法感知到的那一部分心理活动,介于意识和潜意识之间,主要包括目前未被注意到或不在意识之中,但通过自己集中注意或经过他人的提醒又能被带到意识区域的心理活动,被形容为介于海平面上下部分,随着波浪的起伏时隐时现。

意识、潜意识和前意识是人的基本心理结构,在个体适应环境的过程中各有其功能。精神分析理论认为,潜意识的欲望只有经过前意识的审查、认可,才能进入意识,人的大部分行为由潜意识所左右着。被压抑到潜意识中的各种欲望和观念,如果不能被允许进入到意识中,就会以各种变相的方式出现。潜意识中潜伏的心理矛盾和心理冲突等常常是导致个体产生焦虑,乃至心理障碍的症结。心理、行为或躯体的各种病态都被认为与此有关。

(二)人格结构

弗洛伊德假定人格结构是由本我(id)、自我(ego)、超我(superego)三部分组成。本我是人格中最原始的部分,出生时就已存在,代表人的最基本的生存本能,受快乐原则支配,以本能愿望满足为目的。自我是人格中最具理性、策略的部分,对本我加以控制,是人格的执行者,受现实原则支配,调节内部功能之间产生的冲突,并处理外界环境的刺激,以满足需要。超我属于道德范畴,是在社会道德规范化基础上发展起来的,受完美原则支配,代表理想,追求人格完美,对自我加以监督和控制,阻止自我执行本我的需要,以保证人的行为符合规范。在正常情况下,三者处于相对平衡状态。如果发生冲突,主要靠自我加以协调、控制。如果丧失平衡,就会导致压抑、焦虑、紧张,甚至精神异常。

(三)性心理发展阶段

1. 口欲期(oral stage) 0~1岁,此期婴儿专注于与口有关的活动,如吸吮、吃东西,并对能满足口的需要的东西如乳头、手指等产生依恋之情。

2. 肛欲期(anal stage) 1~3岁,此期儿童关心与肛门有关的活动,对能控制肛门括约肌的活动感到愉快,大小便控制训练是此期的主要任务。如控制过严,可导致谨小慎微、缺乏自我意识的人格特征;如控制过松,可导致自以为是、消极、无条理的人格特征。

3. 性蕾期(phallic stage) 3~6岁,此期儿童的兴趣转向生殖器,出现恋慕与自己性别相异的父母,排斥与自己性别相同的父母的无意识愿望和情感,健康的发育在于与同性别的父母产生认同感。如果顺利解决此期的矛盾冲突,可促使儿童形成正确的性别行为和道德观念,否则可能导致各种性偏离行为。

4. 潜伏期(latent stage) 6~12岁,此期孩子把性和攻击的冲动埋在潜意识中,而将精力集中在智力和身体活动上。愉快来自外界环境的体验,固执则会造成压迫或强迫性人格。

5. 生殖期(genital stage) 12岁以后,儿童期深埋于潜意识中的性欲冲动,随着青春期的到来开始涌动。主要表现是摆脱父母的约束,寻找自己喜欢的异性对象。如果发育不良,可导致一些病态人格。

(四)性心理发展理论在护理中的应用

弗洛伊德的主要贡献是发现潜意识及它在人类行为中所起的重要作用。人们常常不注意这些潜意识,因而也无法认清一些影响人们情绪和支配人们行为的真正动机。尽管性心理发展理论仅仅是用生物学的观点来解释人的发展,但它仍然有助于护士观察病人潜在的心理需要,正确理解和评估不同年龄阶段的病人外在的焦虑、愤怒等异常情绪和反常行为作为一种心理防卫,反映的内心深处的心理需要和期盼,给予及时适当的解释与预见性的护理,并根据不同病人、不同年龄的主要矛盾,调整病人混乱的自我体系,顺利化解矛盾,鼓励病人重建健康生活的自信。

三、认知发展理论

认知发展理论代表人物是瑞士心理学家皮亚杰(Piaget)。他提出儿童的认知发展是儿童主动与环境相互作用,主动寻求刺激、主动发现的过程。他将儿童的认知发展分为四个阶段,并认为:①发展是一个有顺序、连续的过程,前一阶段发展的结构是后一阶段发展的基础,并为后者所取代;②发展阶段不是阶梯式,而是有一定程度的交叉和重叠;③各个阶段与一定的年龄相联系,可提前或推迟,但先后顺序不变;④影响人身心发展的因素有四个,即成熟、习得经验、社会经验和渐进平衡。

(一)认知发展阶段

1. 感觉运动期(sensorimotor stage) 0~2岁,处于此期的婴幼儿主要依靠感觉和动作,认识自己和周围事物,其间经历6个亚阶段,主要成就是形成自主协调运动,开始出现心理表征,特别是形成客体永久性观念。

2. 前运算期(preoperational stage) 2~7岁,这个时期儿童凭借语言符号、象征性游戏等手段来表达外部事物。思维具有单线性、不可逆性和自我中心的特点,只注意事物的一个方面或只从自己的观点看问题,不理解事物的转化或逆向运动。

3. 具体运算期(concrete operational stage) 7~11岁,此期儿童已能够摆脱自我中心,学会从别人的观点看问题,修正自己的观点,能够理解事物的转化,并能够凭借具体形象支持,进行逻辑推理活动,标志性进展是形成守恒观念,即能认识到客体外形变化,其特有的属性可以不变,能够进行可逆性思维。

4. 形式运算期(formal operational stage) 11岁以后,此期儿童可以不再依赖具体形象进行抽象思维,不仅能从逻辑考虑现实的情境,而且能对可能的情境进行假设-演绎思维。

(二)认知发展理论在护理中的应用

认知发展理论在教育方面的应用有很多,护士同样是教育者,所不同的是护士的教育对象是特殊人群。认知发展理论可以帮助护士了解不同发展阶段患病儿童的思维和行为方式,采取他们能够接受的语言、方法及沟通方式,使他们乐意配合各项护理操作的实施,并能对他们实施有针对性的、适合他们认知水平的健康教育。例如,可利用前运算期儿童思维缺乏守恒性的特点,用宽而浅的容器盛放食物,鼓励患病儿童进食;可根据具体运算期的儿童需依赖具体形象进行逻辑推理的特点,运用生动形象的事例帮助他们理解护理要求,自觉配合和参与护理活动,从而提高护理工作的质量和健康教育的效果,促使患病儿童身心的康复和认知正常发展。

四、心理社会性发展理论

心理社会性发展理论又称新精神分析理论,代表人物为美籍丹麦裔心理学家艾瑞克森(Erikson)。他强调文化与社会对人发展的影响,以心理的社会性为标准,将人的一生发展划分为八个阶段,每个阶段都有特定的发展问题,每个阶段发展是否顺利,既与前一阶段发展有关,又影响后一阶段的发展。

(一) 心理社会性发展阶段

1. **婴儿期(infancy)** 0~12个月,心理社会性发展问题是信任对不信任(trust vs. mistrust)。婴儿主要通过自身需要的满足与否产生基本的信任感。良好的照料是发展婴儿信任感的基本条件。与此相反,若婴儿的需要未得到满足,则可形成不信任感,对环境及他人处处设防,缺乏安全感。

2. **幼儿期(toddler)** 1~3岁,心理社会性发展问题是自主对羞怯或怀疑(autonomy vs. shame or doubt)。此期幼儿开始学习控制自己的大小便,感受自己的能力,出现自主性要求。发展得好可形成自主性,反之则会怀疑自己的能力并产生羞愧感。

3. **学龄前期(preschooler)** 3~6岁,心理社会性问题是主动对内疚(initiative vs. guilt)。随着身体活动能力和语言的发展,儿童探究的范围扩大,充满好奇心。如果对他们的好奇与探究给予积极鼓励和正确引导,则有助于他们的主动性发展;若干涉批评,就会使他们产生内疚感,压制他们的探究精神和好奇心。

4. **学龄期(school age)** 6~12岁,心理社会性发展问题是勤奋对自卑(industry vs. inferiority)。这是个体生长发展过程中的一个重要阶段。儿童迫切地学习文化知识和各种技能,学会遵守规则。如果在这个过程中儿童出色地完成任务并受到鼓励,则可发展勤奋感。如果遭受挫折或指责,就会产生自卑心理和失败感,缺乏生活的基本能力。

5. **青春期(adolescence)** 12~18岁,心理社会性发展问题是自我同一性对角色混乱(ego identity vs. role confusion)。自我同一性(ego identity)是个体关于自我在时间上的连续与稳定性、与他人的分离性的认识,指个体对自己的本质、信仰及一生趋向的一种相当一致、比较完整的意识。此期个体关注自我、探究自我、经常思考我是怎样一个人或适合怎样的社会职业(角色)的问题。如果没有形成同一性,就会导致角色混乱,缺乏生活与发展的目标。如果解决得好,可使个体明确自我概念和自我发展方向。

6. **青年期(young adulthood)** 18~35岁,心理社会性发展问题是亲密对孤独(intimacy vs. isolation)。此期在确立稳定的同一性基础上才能发展与他人的亲密关系、朋友关系和配偶关系,承担应有的责任和义务,相互理解、支援、帮助。未形成自我同一性的人不可能建立真诚、亲密的关系,会体验孤独,成为孤独者。

7. **中年期(middle adulthood)** 35~65岁,心理社会性发展问题是创造对停滞(generativity vs. stagnation)。此期个体获得生育感,兴趣扩展到生育和培养下一代,在工作与生活上也有所创造和成就。如果没有,可能出现发展的停滞,成为只关心自己,不关心他人,自我专注,人际关系贫乏的人。

8. **老年期(late adulthood)** 65岁以上,心理社会性发展问题是完善对失望(integrity vs. despair)。顺利走过一生旅程的人会产生一种满足感和自我完善感。如果在以往发展中遭受过挫折,且不能合理总结、正视失败,或随遇而安,就会产生失望、失落、悲观等消极心理。

(二) 心理社会性发展理论在护理中的应用

心理社会性发展理论在教育学、心理学、医学等领域均产生了深刻的影响。它有助于护士认识到疾病常可导致个体在发展阶段所面临的矛盾激化,影响和改变个体生活与心理人格的正常发展,并表现出某些异常的心理行为反应。在此基础上护士能更准确地发现护理问题,采取有效的心理护理措施。

心理社会性发展理论十分重视环境、社会因素对人的心理发展的影响。护理作为一种外在的社会力量,不仅应帮助病人恢复身体康复,而且能帮助病人获得心理康复。通过充分调动社会环境因素,如病人的亲属朋友、社会组织机构、同病室病友等,共同关心支持病人,使病人感到自己仍然生活在正常的环境之中,仍在进行正常的社交活动,从而发现自己的价值,增强自尊自信,顺利度过危机。

第五节 护 理 理 论

情景案例

赵某,男,38岁,公司高管。脑出血后2周,生命体征平稳,左侧肢体偏瘫。
请问:
1. 以奥瑞姆自理理论为指导,赵某目前存在哪些自理需要?
2. 护士应选择怎样的护理系统?

在护理学的发展过程中,除引用其他学科的理论外,近40年来,护理理论家还提出了一些专门论述护理的理论或学说。各种护理理论从不同的角度对护理现象进行解释,对护理中的核心概念进行描述,同时被护理工作者用以指导实践活动。

一、奥瑞姆自理理论

(一)奥瑞姆自理理论的主要内容

奥瑞姆自理理论是由美国著名的护理理论学家奥瑞姆(Dorothea Orem)提出的,它主要由三个部分组成,即自理理论、自理缺陷理论和护理系统理论。

1. **自理理论**(the theory of self-care)　奥瑞姆认为每个人都有自理的需要,根据个人的不同健康状况和生长发展阶段不同而有所变化,自理能力是个体从事自理活动或实施自理行为的能力。当自理需要小于或等于个体的自理能力时,人就可以完成自理。人的自理活动不是盲目的,而是有目的、有意识地满足自理需要进行的自我照顾活动。治疗性自理需要是某一个时期内,个体所面临的所有自理需要的总和,包括维持生命需要的自理、发展需要的自理和健康不佳时需要的自理。而护理所关心的是个体的自我照顾能力在特定时期是否能满足其自我照顾需要。

2. **自理缺陷理论**(the theory of self-care deficit)　这是奥瑞姆自理理论的核心部分,阐述了个体什么时候需要护理。他认为在某一特定时期,个体有特定的治疗性自理需要,当这种需要大于自理能力时就存在自理缺陷,需要护理照顾。

3. **护理系统理论**(the theory of nursing system)　护理活动依据自理需要和自理能力缺陷程度而定。为了有助于确立护理的职责范围,以及护士和病人的角色与行为,奥瑞姆设计了三种护理系统(图4-5)。

(1) 全补偿系统(the wholly compensatory system):病人完全没有自理能力,需要护士进行全面帮助。护理应保证满足其所有的基本需要,包括氧气、水、营养、排泄、个人卫生和活动等。

(2) 部分补偿系统(the partially compensatory system):根据个体自理能力的不同,护理

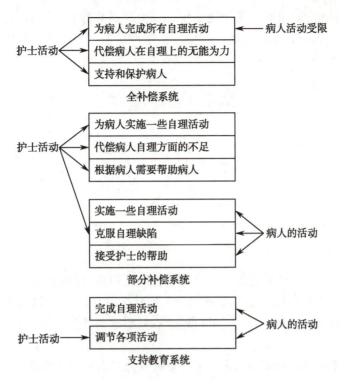

图 4-5　奥瑞姆护理系统理论示意图

人员给予适当的帮助,以满足其需要。在自理操作时,护士与病人都参与活动,有些病人能满足大部分自理需要,但在某些情况下就需要不同程度的帮助,如近期手术后的病人在如厕及走路等方面需要协助。

（3）支持-教育系统（the supportive-educative system）:个体通过学习掌握自理活动,护理人员给予必要的支持、指导或提供最佳环境,以促进个体达到自理的最佳水平,如糖尿病病人通过学习,掌握控制饮食、检查尿糖的方法等。

（二）自理理论在护理工作中的应用

奥瑞姆的自理理论被广泛地应用在护理实践中,以奥瑞姆自理理论为框架的护理工作方法分为以下三步:

1. **评估病人的自理能力和自理需要**　护士通过收集资料确定病人存在的自理缺陷、自理能力和自理需要,从而决定病人是否需要护理帮助。

2. **设计恰当的护理系统**　根据病人的自理需要和自理能力,选择一个恰当的护理系统,并结合病人的特点,制订详细的护理计划以达到恢复和促进健康,增进自理能力的目的。

3. **实施护理措施**　根据护理计划提供恰当的护理措施,协调和帮助病人恢复和提高自理能力。

二、罗伊适应模式

（一）罗伊适应模式的主要内容

卡莉斯塔·罗伊（Callista Roy）是闻名世界的美国护理理论家,她长期致力于护理研究,提出了适应模式（adaptation model）,受到护理界的广泛关注。该模式由输入、控制、效应器、输出和反馈五部分组成:输入由刺激和个体的适应水平两部分组成;适应系统的内在控制过程也就是通常所称的应对机制含两个亚系统——生理调节器和认知调节器,机体在面临刺激时调动两个亚系统进行适应;再通过效应器从生理功能、自我概念、角色功能和互相依赖四方面进行表现;最终表现为适应性反应或无效反应(图 4-6)。

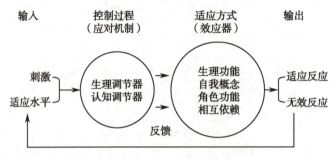

图 4-6　罗伊适应模式示意图

1. 刺激(stimulus)　刺激是能激发个体反应的任何信息、物质或能量单位。所有内外环境中的刺激均可以影响人的适应,这些刺激根据其作用方式不同可以分为:

(1) 主要刺激(focal stimuli):人当时所面临的、引起人产生行为变化最主要的、直接的刺激。

(2) 相关刺激(contextual stimuli):除主要刺激外对人的行为变化有影响的其他内、外部刺激。相关刺激对机体产生的影响可能是负性的,也可能是正性的。

(3) 固有刺激(residual stimuli):原有的、构成本人特征的刺激,这些刺激可能对当前的行为有影响,但其影响作用不确定或者未得到证实。

例如:某病人 70 岁,突发心前区疼痛,送医就诊。病人生活不规律,吸烟 20 年,既往高血压病史 10 年。疼痛是该病人当前的主要刺激,生活不规律、吸烟、高血压是相关刺激,年龄是固有刺激。

2. 适应水平(adaptive level)　人所承受或应对刺激的范围和强度构成人的适应水平,它描述的是人能在多大程度上承受刺激并做出适应性反应。如果刺激的数量和强度在人的适应水平之内,系统将输出适应性反应;如果超出人的适应水平,则输出无效反应。

3. 应对机制(coping mechanism)　人对内外环境中的刺激总有一个内在的应对过程,个体应对机制有两类:生理调节器和认知调节器。

(1) 生理调节器(regulator):人先天具备的应对机制,通过神经-化学-内分泌的作用,调节和控制个体对刺激的自主性反应。

(2) 认知调节器(cognator):人后天习得的应对机制,通过认知、信息处理、学习、判断和情感调试等途径,对刺激和行为进行调节和管理。

4. 适应方式(adaptive mode)　适应方式是人对刺激通过生理调节和认知调节后的效应器,是机体应对刺激后的反应和表现形式,包括以下 4 个方面:

(1) 生理功能(physiological mode):是与人生理需要相关的适应方式类型,即氧气、营养、排泄、活动及休息、防御、感觉、水电解质平衡、神经功能和内分泌功能。生理方面的适应目的是维持人的生理完整性。

(2) 自我概念(self-concept mode):自我概念是人在某一时间对自己的感觉、评价和信念。自我概念方面的适应目的是维持人在心理方面的完整性,与人的心理健康有关。

(3) 角色功能(role function mode)：是指个体履行所承担的社会角色及满足社会对其角色期待的情况。角色功能的适应目的是维持人在社会方面的完整性，与人的社会健康有关。

(4) 相互依赖(interdependence mode)：相互依赖是指人与其重要关系者或者支持系统间的相互关系。相互依赖方面的适应目的是维持人的社会关系的完整性，与情感和精神健康密切相关。

5. **输出** 根据适应模式，内外环境中的刺激作用于人体后，人通过应对和调节最终产生的行为是系统的输出。输出的结果有两种：适应性反应和无效反应。适应性反应(adaptive response)有利于促进人的完整性，无效反应(ineffective response)则不利于维持人的完整性。护理的主要目标是促进人体的适应性反应，减少或消除无效反应，从而促进人体恢复和维持健康。

（二）适应模式在护理工作中的应用

罗伊的适应模式在临床护理、护理教育和护理研究领域得到广泛应用。在适应模式中，所有护理活动的目标都是为了提高个体对健康和疾病的适应性。适应模式可以指导护士应用观察和交谈技术对护理对象的适应方式、刺激因素等做出个性化评估，制订个性化的护理计划，采取针对性的护理措施，调控影响护理对象的各种刺激，扩大护理对象的适用范围，提高应对能力，促使护理对象适应性反应。在护理教育领域，罗伊的适应模式被运用于指导制订各层次护理课程设置的概念化框架，使得学生明确护理的目的是要促进和改善不同健康和疾病状态下的人在生理功能、自我概念、角色功能及相互依赖四个方面的适应能力与适应反应。在护理研究领域，罗伊的适应模式被用作理论框架来开发研究工具、探索多种类型病人及其家属的体验和反应。

三、纽曼保健系统模式

（一）纽曼保健系统模式的主要内容

1972年，美国著名护理理论家贝蒂·纽曼(Betty Neuman)首次发表了保健系统模式。纽曼保健系统模式(health care system model)认为，人不断地受到压力源的影响，压力源刺激产生的压力，具有干扰平衡或正常防御的能力。保健系统模式重点叙述了三部分内容，即压力源、机体的防御功能和预防（图4-7）。

1. **压力源** 包括干扰机体正常活动、正常状态、稳定平衡的各种刺激。压力源可分为个体内压力源、人际间压力源及个体外压力源。

(1) 个体内压力源：指来自个体内部，与个体的内环境有关的压力源。如疼痛、愤怒、形象改变、失眠等。

(2) 人际间压力源：指来自两个或多个个体之间，在近距离内作用的压力源。如护患冲突、同事关系、家庭关系危机等。

(3) 个体外压力源：指来自个体系统外，作用距离比人际间压力源更远的压力源。如经济状况欠佳、物理环境改变、社会医疗保障体系改变等。

2. **机体的防御功能** 每个人都具有的正常的防卫能力及结构，包含以下几个部分：

(1) 基本结构(basic structure)：又称核心部分，是人类生存的基本结构及能量源，它包括正常体温、遗传特征及结构、反应型态、自我结构、知识常识等。

(2) 抵抗线(lines of resistance)：紧贴基本结构外层的部分，是保护人基本结构稳定、完整及功能正常的防卫屏障，包括免疫功能、应对行为及生理功能等。

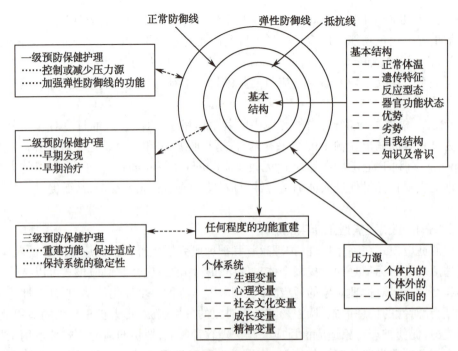

图 4-7 纽曼保健系统模式示意图

（3）正常防御线（normal line of defense）：位于抵抗线和弹性防御线之间，它是个体在生长发育及与环境持续互动过程中对环境中压力源的不断调节、应对和适应的结果，是个体逐步建立的对内、外界压力源的正常反应范围。

（4）弹性防御线（flexible line of defense）：是一种活动性的、保护性的缓冲力量，它处于正常防御线之外，对维持机体的正常状态及功能起着重要的缓冲作用。

3. 预防 纽曼认为护理干预是通过三级预防来完成的。

（1）一级预防（primary prevention）：在个体对压力源产生应激反应前进行的干预，减少应激源侵犯的可能性，降低应激源的强度，加强正常防御。包括卫生指导、心理指导，易感人群的保护等。如流感期间，少去人多的公共场合，勤洗手，注射流感疫苗等。

（2）二级预防（secondary prevention）：在压力源已经穿过正常防御线导致机体产生应激反应时进行的干预。包括疾病早期发现、早期诊断、早期治疗，以及对症处理、观察病情变化、配合治疗等。如患流感后，吃感冒药，多喝水等。

（3）三级预防（tertiary prevention）：在经过治疗后，个体已经达到相当程度的稳定时，为能彻底康复，减少后遗症而进行的干预。包括防止疾病复发、预防并发症及伤残、临终关怀等。如感冒好转后，个体通过加强营养、锻炼，以获得并维持更高水平的稳定，防止再次感冒。

（二）保健系统模式在护理工作中的应用

保健系统模式已在护理实践、教育、科研中得到广泛应用，尤其在临床护理实践中，指导护士针对个体的基本机构和各防线特征，以及个体内部、人际间及个体外部的应激源进行评估，运用三级预防进行护理干预。在护理教育方面，保健系统模式已被多个国家和地区不同层次的护理教育所应用，三级预防概念为护理教学提供了有效的概念框架。在护理科研中，作为相关护理现象的质性研究及评价护理干预效果的量性研究的理论框架，或直接运用于改善病人的应激反应的护理研究。保健系统模式也被用于社区护理工作中,作为家庭评价的框架,指导社区护士按三级预防的原则来实施护理干预。

案例分析题

1. 李某,男,52岁。直肠癌术后,肛门切除,腹部置人工肛门造瘘口。术后病人身体恢复良好,但不愿见人,不与人交流。

请问:

(1) 病人的哪种需要没有得到满足?

(2) 护士如何开展有效护理?

2. 何某,女,60岁。因车祸致头颅外伤,疼痛、出血半小时入院。入院时病人表情痛苦,面色苍白,脉搏加快,呼吸急促,血压下降。

请问:

(1) 病人的反应属于哪种适应层次?

(2) 病人目前面临的最主要的压力源是什么?

(姚 娟)

第五章 护理工作方法

学习目标

1. 掌握护理程序的基本步骤和主要内容;掌握循证护理的概念和内涵;掌握护理批判性思维的概念。
2. 熟悉循证护理的实践程序和批判性思维的构成。
3. 了解批判性思维的内涵。
4. 能够正确区分护理诊断、医疗诊断与医护合作性问题;在护理实践中能运用科学的护理工作方法为病人提供优质、高效的护理。

随着疾病谱的改变,人类的健康已涉及生物、心理、社会等各个领域。为了给护理对象提供全面、准确、优质的服务,保证护理质量,护理人员必须掌握科学的思维技巧,自觉遵循科学的工作方法,使护理工作方法更趋合理化、规范化、科学化,以适应现代护理的需要。

第一节 护理程序

情景案例

赵某,女,81 岁。因咳嗽无力、痰液黏稠,医嘱给予氧气雾化吸入。护士在为病人进行雾化吸入时,病人突然出现口唇、面色发绀,大汗淋漓,护士立即停止雾化吸入,迅速用床头备用中心吸痰器吸痰,吸出黄色黏稠痰液约 15mL,病人发绀消退,待病人症状缓解后,护士予翻身拍背,病人再次咳出黏稠痰液 30mL。

请问:
1. 该病人可能存在哪些护理问题?
2. 针对病人存在的健康问题,护士应如何制订护理计划?

一、概述

护理程序是一种系统而科学的安排护理活动的工作方法,包括全面评估及分析服务对象生理、心理、社会、精神、文化等方面的需要,根据需要制订并实施相应的护理计划、评价其护理效果,从而使病人得到完整的、适应个体需要的护理。护理程序体现了护理专业的独立性和科学性,不仅为临床护理工作提供科学的程序和方法,同时也为护理学科的系统化、科学化发展奠定基础。

（一）护理程序的概念

护理程序（nursing process）是以促进或恢复护理对象的健康为目标所进行的一系列活动，这些活动先后连续，是综合的、动态的，具有决策和反馈功能，使病人得到主动、全面的整体护理，从而达到最佳健康状态。护理程序由评估、诊断、计划、实施和评价5个步骤组成。

（二）护理程序的产生

护理程序是现代护理学发展到一定阶段，在新的护理理念基础上产生和发展起来的，是护理工作科学化的重要标志。护理程序的概念最早是由美国护理学家莉迪亚·海尔（Lydia-Hall）于1955年首先提出的，她认为护理工作是"按程序进行的工作"。此后，有很多学者加以修改和补充，确定了评估、计划、实施和评价这4个步骤，直至1973年美国护士学会编辑出版了《护理实践的标准》（Standards of Nursing Practice），之后罗伊等许多护理专家提出"护理诊断"这一概念后，护理程序才正式确定为目前5个步骤。

（三）护理程序的相关理论

护理程序是在其他多种学科理论的基础上形成的。如系统论构成了护理程序的框架；需要层次论提供了评估病人健康状况的依据；信息交流论（communication theory）作为收集资料获取信息的手段；健康与疾病、压力与适应理论为制订护理措施、实施有效护理提供了理论根据；解决问题论（problem resolution theory）则是护理程序基本的方法论。此外，近几十年来各国护理学者研究提出的护理学说，也使护理程序不断完善充实，更富有实效。

二、护理程序的步骤和内容

护理程序的组成包括护理评估、护理诊断、护理计划、护理实施和护理评价这5个步骤。护理程序各步骤及相互关系见图5-1。

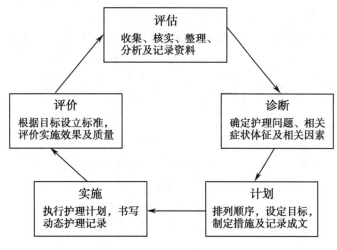

图 5-1 护理程序各步骤及相互关系

（一）护理评估

护理评估（nursing assessment）是护理程序的第一阶段，是指有计划地、系统地收集护理对象过去的和现在的生理、心理、社会等方面的资料，以全面了解护理对象的健康状况，并加以分析。评估阶段是一个连续的、动态的过程，既是护理过程的起点，又贯穿于护理过程的始终。评估从与病人第一次见面开始,直到病人出院或护理照顾结束时才终止。准确、完整地评估为确定护理诊断,制订护理计划提供了依据,为实施高质量个体化的护理奠定了基础。

1. **收集资料**(collection of data)

(1) 收集资料的目的

1) 建立病人健康状况的基础资料:包括病人目前及过去的健康状态,对目前健康状态改变的反应,对治疗护理的反应,以及导致功能状态改变的相关因素和危险因素。

2) 确定护理诊断及制订护理计划的依据:准确全面的资料收集是确定正确的护理诊断和有效的护理计划的基础。

3) 提供信息:为医院其他健康保健专业人员(医师、营养师、辅助检查科室人员等)提供护士所监测和发现的资料,为病情判断提供参考和依据。

4) 科研:为护理科研积累资料。

(2) 收集资料的内容:收集的内容包括病人的一般性资料、生活状况及自理程度、护理体检、心理社会方面的资料等,可根据医院自行设计的入院评估表进行(见第二十三章医疗和护理文件的记录附23-7)。

1) 一般性资料:①姓名、性别、年龄、民族、职业、文化程度、婚姻及住址等;②现病史、入院方式及医疗诊断;③既往史、目前用药、有无过敏史及家族史。

2) 生活状况及自理程度:①饮食形态,如饮食的种类,食欲及吞咽情况等;②睡眠休息形态,如睡眠状况及是否需要辅助睡眠等;③排泄形态,如排便、排尿情况及有无异常;④健康感知与健康管理形态,如保持健康的能力及寻求健康的行为、生活方式等;⑤活动与运动形态,如生活自理、活动耐力及有无躯体活动障碍等。

3) 护理体检:包括身高、体重、生命体征、皮肤黏膜、认知与感受形态(如有无疼痛、眩晕或视觉、听觉等异常,有无思维活动及记忆力障碍),以及身体各系统的生理功能(如神经系统、呼吸系统、循环系统、消化系统、生殖系统等)。

4) 心理社会方面的资料:①自我感知与自我概念形态,如是否有恐惧、焦虑、沮丧等情绪反应,是否有负罪感、无能为力、孤独等心理感受;②角色与关系形态,如社会、家庭角色及角色关系有无障碍;③应对与应激耐受形态,如对疾病和住院的反应,以及对生活事件的适应能力;④价值与信念形态,如人生观、价值观及宗教信仰。

(3) 收集资料的种类

1) 主观资料(subjective data):是指病人对自身健康状况的主观感受。包括病人个人的经历、求医的动机和目的、对自身各种症状的感受,以及对目前健康状态的认识等内容的诉说。如"我的头很晕,不能站立""我感到胃部不适,不想吃饭""我疼得快要死了"等。

2) 客观资料(objective data):是指护士通过观察或借助各种医疗仪器和实验室检查所得到的资料。如面色苍白、血压值、肺部湿啰音、腹部肿块等。

(4) 收集资料的来源

1) 病人是资料的主要来源:通过病人的主诉,对病人的观察和各种检查取得。

2) 与病人有关的人员:如亲属、同事、朋友和邻居等。

3) 其他医务人员:如医师、理疗师、营养师、医技人员或其他护理人员等。

4) 病案及有关记录:既往的健康记录、病历、诊断报告、各种实验室报告,如X线片、化验结果、病理报告等。

5）参考资料：如教科书、有关杂志、文献等。

(5) 收集资料的方法：收集资料的方法通常有交谈、观察、护理体检及查阅有关记录等。

1) 交谈：是指通过与病人或其家属的谈话来了解病人的健康情况。交谈可分为正式交谈和非正式交谈。正式交谈是指有目的、有计划的交谈，如病人入院后采集护理病史，就是按照预先确定的项目和内容收集资料；非正式交谈是指护士在日常的护理活动中与病人自然而随便的交谈，其内容常随病人的病情和当时的情境随机而定，常可获得病人的真实感受和心理反应，如护士早晨查房的时候询问病人的睡眠情况。护士在交谈中需运用交流技巧，与病人建立起互相信任的关系，注意交谈时间和地点的选择，合理利用非语言性沟通，克服影响沟通的不良行为，如随意打断病人的言语、妄加评论等，以促进有效沟通。

2) 观察：是指护士用自己的感官或借助体温计、听诊器等来获取病人有关的信息和健康资料。如观察病人营养发育状况、皮肤黏膜、进食情况、清洁卫生及生活自理状况等；观察病人呼吸、咳嗽的声音、痰鸣音、呻吟声等；观察病人脉搏的跳动、皮肤的温度及湿度、肌肉的紧张度等；观察病人呕吐物及排泄物的气味等；观察病人药物治疗效果及反应等。

系统、全面的观察能力与护士广泛而扎实的基本知识及丰富的临床经验密切相关。护士与病人的初次见面，就意味着观察的开始，病人的精神状态、步态、体位等都会给护士留下印象。同时，在病人的整个住院期间，都必须对病人进行连续性的观察，有意识地、系统地收集有关资料。

3) 护理体检（nursing physical examination）：是指运用视、触、叩、听、嗅的方法来收集有关病人身体状态的客观资料。①视诊检查（望诊检查）：通过视觉来确定身体各部的大小、形状、位置、颜色、外观和活动度等；②触诊检查：通过手的感觉来确定病人身体各部的大小、形态、温度、搏动、颤动、软硬度及活动度等；③叩诊检查：通过用手指叩击病人体表部位，使之震动产生实音、浊音、清音、鼓音等，用以判断被检查部位的脏器状态有无异常；④听诊检查：通过直接用耳或借助听诊器辨别脏器活动时发生的音响，如呼吸音、心音和肠鸣音等，根据其变化来推断脏器病变情况；⑤嗅诊检查：通过嗅觉辨别发自病人体表、呼吸道、胃肠道的异常气味，以判断疾病的性质和变化。

护理体检的目的在于收集与护理有关的身体资料，确定病人存在的影响健康的问题，护理体检与观察的方法常常交叉结合使用，以更全面细致地获取病人的有关健康资料。

4) 查阅记录：包括查阅病人的病历、各种护理记录、既往健康记录、各种实验室检查报告及与病情有关的文献资料等。

(6) 资料的记录：收集的所有资料都应及时记录，根据拟定的各种表格进行填写。在记录时应注意不要带有护士的主观判断和结论，应客观地记录病人的诉说和临床所见。主观资料应使用病人的语言，客观资料应使用医学术语，避免使用笼统的词汇，使用的动词为可测量的行为动词。如"睡眠好""进食佳"等，最好写成"每晚睡眠 7~8h""每日吃主食 300g、鸡蛋 1 个……"。

2. 整理与分析资料　将收集到的资料进行整理与分析，避免重复或遗漏，一般按照马斯洛的需要层次论和戈登（Gordon）的功能性健康型态进行分类，然后与正常健康型态比较，分析出有改变的部分，对某些不够清楚或有怀疑的资料应予以复查与核实，对资料要取其精华，去其糟粕，特别是与病人交谈的记录，往往内容过多而影响其主要内容，护士可择要记录而将无用的部分略去。在整理分析资料时，还应与其他医务人员共同商讨与分析，这样既能取得对病人情况的全面认识，又便于在工作中相互了解与支持。

> **知识拓展**
>
> **戈登的 11 个功能性健康型态**
>
> 戈登功能性健康型态是美国护理学者于 1982 年提出的一种护理诊断分类方法。护士可利用此分类方法将所收集到的资料分为 11 类：
>
> （1）健康感知-健康管理型态：指服务对象对自己健康状态的确认，以及维持健康的方法。
>
> （2）营养-代谢型态：与代谢需要有关的食物、液体消耗的状况，以及局部营养供给情况。如营养、液体、组织完整性、体温调节及生长发育等的需求。
>
> （3）排泄型态：包括肠道、膀胱及皮肤的排泄状况。
>
> （4）活动-运动型态：指服务对象运动、活动、休闲与娱乐状况。
>
> （5）睡眠-休息型态：指服务对象睡眠、休息及精神放松的状况。
>
> （6）认知-感受型态：指服务对象的认知能力及感官功能。
>
> （7）角色-关系型态：指服务对象从事的角色任务及人际关系的互动情况。
>
> （8）自我感受-自我概念型态：指服务对象对于自我价值与情绪状态的信念与评价。
>
> （9）性-生殖型态：指服务对象的性态度及生殖器官功能。
>
> （10）应对-压力耐受型态：指服务对象的压力程度、应对与调节压力的状况。
>
> （11）价值-信念型态：指导服务对象进行选择及决策的价值观。

（二）护理诊断

护理诊断（nursing diagnosis）是护理程序的第二阶段，是在评估的基础上，确定护理对象的健康问题，这些问题可以通过护理措施解决。北美护理诊断协会（North American Nursing Diagnosis Association，NANDA）1990 年会议对护理诊断下的定义是：护理诊断是关于个人、家庭或社区对现存的或潜在的健康问题或生命过程中的反应的一种临床判断，是护士为达到预期结果选择护理措施的基础，这些预期结果应能通过护理措施达到。NANDA 每两年召开一次，修订和增补护理诊断。2003 年 NANDA 为体现护理诊断在全球的广泛应用更名为 NANDA-International（NANDA-I）。

1. 护理诊断与医疗诊断的区别 护理诊断与医疗诊断是两个不同的概念，它们从不同侧面来研究和诊断人类对健康问题的反应，其区别见表 5-1。

表 5-1 护理诊断与医疗诊断的区别

项目	护理诊断	医疗诊断
描述的内容	描述的是个体对健康问题的反应	描述的是一种疾病
决策者	护士	医疗人员
职责范围	在护理职责范围内进行处理	在医生职责范围内进行处理
适用范围	适用于个人、家庭和社区的健康问题	适用于个体的疾病
数量	往往有多个	一般情况下只有一个
是否改变	随病情的变化而改变	一旦确诊则不会改变

例如，某病人因感染而导致肺部的炎症性改变，医疗诊断为肺炎球菌肺炎；护理诊断则是对肺部感染导致个体出现的各种反应做出诊断，如体温过高、胸痛、活动无耐力、清理呼吸

道无效、焦虑等。

2. 护理诊断的组成部分 护理诊断由名称、定义、诊断依据和相关因素4个部分组成。

(1) 名称(label):是对护理对象健康状况的概括性描述,如体温过高、清理呼吸道无效等。

(2) 定义(definition):是对名称的一种清晰的、正确的描述,并以此与其他诊断作鉴别,如体温过高的定义为"个体体温高于正常范围的状态"。

(3) 诊断依据(defining characteristics):是作此诊断的护理对象所应具有的有关病史和相应的症状、体征。按其重要性分为主要依据(作此诊断必须具有的症状、体征)和次要依据(对诊断有支持意义但不一定存在)。

(4) 相关因素(related factors):是指影响个体健康状况的直接因素、促发因素或危险因素。常见的有病理生理、治疗、情境、年龄等方面的因素。

护理诊断组成举例:

名称:清理呼吸道无效

定义:个体处于不能清理呼吸道中的分泌物和阻塞物以维持呼吸道通畅的状态。

诊断依据:①主要依据,包括咳嗽无力或无效,无力排出呼吸道分泌物;②次要依据,包括呼吸音改变(有水泡音或痰鸣音),呼吸频率、节律或深度异常,烦躁不安、苍白或发绀。

相关因素:①病理生理方面,包括呼吸道感染导致咽喉部水肿、分泌物多而黏稠,无力咳嗽,神经系统疾病导致的咳嗽反射减弱或消失;②治疗方面,包括手术创伤导致疼痛而不敢用力咳嗽,应用镇静剂或麻醉剂后使咳嗽反射减弱;③情境方面,包括呼吸道机械性梗阻,外伤、体质虚弱无力咳嗽,长期卧床或体位不当,感知或认知障碍;④年龄因素,包括新生儿窒息,早产儿咳嗽反射低下,婴儿和儿童的气管异物、喉炎,老年人活动少、反射迟缓、咳嗽无力。

3. 护理诊断的类型

(1) 现存问题的护理诊断(actual nursing diagnosis):是指对护理对象目前已经存在的健康问题的描述。护理措施的重点是尽快地消除或减轻病人的反应,监测病情进展的情况。

(2) 危险问题的护理诊断(risk nursing diagnosis):是指护理对象目前尚未发生问题,但有发生问题的危险因素,护理措施的重点是降低危险因素,预防问题的发生,监测病人问题的特征。

(3) 健康的护理诊断(wellness diagnosis):是指对护理对象具有寻求更高健康水平潜能的描述。

4. 护理诊断的陈述方式 护理诊断的陈述包括三个结构要素:健康问题(problem),即护理诊断的名称,指明了护理对象现存的或潜在的健康问题;症状或体征(symptoms or signs),即与健康问题有关的症状、体征;原因(etiology),指导致健康问题的直接因素、促发因素和危险因素。简称PSE公式。

护理诊断常用的陈述方式有三种:

(1) 三部分陈述:即PSE公式。用文字叙述时,原因部分用"与……有关"来描述。例如,进食自理缺陷(P):右上肢活动受限(S),与脑血栓形成有关(E)。

(2) 两部分陈述:健康问题+相关原因(PE)或症状、体征+相关原因(SE),此种方式较为简便,临床更为适用。例如,清理呼吸道无效(P):与无力咳嗽和痰液黏稠有关(E);疼痛(S):与炎症累及胸膜有关(E)。对于危险的健康问题,一般也采用两部分的陈述方式。例如,有受伤的危险(P):与视力障碍有关(E)。

(3) 一部分陈述:健康的护理诊断常采用一部分的陈述方式。例如,潜在的精神健康增强(P)。

5. 医护合作性问题(collaborative problem)　是指医生和护士共同合作才能解决的问题,一般指由于机体的病理生理改变所致的潜在并发症(potential complication,PC)。这些并发症需要护士进行监测、预防和减少其发生,或发生后能及时发现并运用医生的医嘱和护理措施来共同处理。在确定护理诊断时常同时确定医护合作性问题,两者的区别见表5-2。

表5-2　护理诊断与医护合作性问题的区别

项目	护理诊断	医护合作性问题
处理决策者	护士	医生与护士合作处理
陈述的方式	PSE公式或PE、SE公式	用潜在并发症描述。例如,潜在并发症:肺性脑病
护理措施的重点	减轻、消除、预防、排除有关健康问题	预防、监测并发症的发生和情况的变化,共同进行干预
预期结果	确定预期结果,作为评价护理效果的标准	非护理职责范围能达到的结果。一般不需确定预期结果

6. 书写护理诊断的注意事项

(1) 确定护理诊断应贯彻整体观念,从生理、心理、社会等方面对护理对象做出全面的诊断,因此,一个护理对象可以有几个护理诊断,并可随健康状况的发展而变化。

(2) 护理诊断是用护理措施能够解决的问题,由护士独立进行处理。应明确护理诊断与医疗诊断和医护合作性问题的关系。

(3) 护理诊断应有利于制订护理措施,因此须列出相关因素或危险因素,同一个诊断名称,可以因相关因素不同而需要采取不同的护理措施。

(4) 护理诊断应描述护理对象的反应,避免把医疗诊断、预期结果、护理措施、某项检查或治疗的名称作为问题,导致护理诊断的错误。

(5) 护理诊断必须以评估资料为依据,所列诊断要明确、简单、易懂。

为便于学习运用护理诊断,将NANDA-I确认的244项护理诊断(2018—2020)中英文对照(附5-1)、常用医护合作性问题(附5-2)和护理诊断内容举例(附5-3)供选择参考。

(三) 护理计划

护理计划(nursing planning)是一个决策过程,是护理活动的指南及护理效果评价的依据。包括排列护理诊断的顺序、确定预期目标、制订护理措施和护理计划成文。

1. 排列护理诊断的顺序

(1) 排序方法:为了决定护理活动的先后顺序,应将护理诊断按问题的轻、重、缓、急排出顺序,使护士能有条不紊地采取护理措施,及时有效地解决护理对象的健康问题。一般排列顺序为:

1) 首优问题(high-priority diagnosis):是指威胁护理对象生命的问题,需要立即采取措施予以解决。如清理呼吸道无效、严重体液不足等。

2) 中优问题(medium-priority diagnosis):是指虽不直接威胁护理对象的生命,但给其精神上、躯体上带来极大痛苦的问题。如疼痛、体温过高、活动无耐力等。

3）次优问题（low-priority diagnosis）：是指护理对象在应对患病时或生活变化时所产生的问题。如社交孤立、角色冲突、营养失调等。

（2）排序原则

1）优先解决危及病人生命的问题。

2）按需要层次论排序，先解决低层次需要，再解决高层次需要。一般来说，影响了生理需要满足或威胁生理功能平衡状态的问题，要首先解决。

3）在与治疗、护理原则无冲突的情况下，尽可能地尊重病人的意见，病人主观上迫切需要解决的问题，可优先解决。

4）一般先处理现存的问题，但不要忽视潜在的问题，虽然目前还没有发生，但有时也会成为首优问题而需要立即采取措施。

护理诊断的先后顺序并不是固定不变的，而是随着疾病的发展及病人反应的变化而不断变化的。因此，护士应该充分运用批判性思维的方法，创造性地进行工作。

2. 确定预期目标预期目标（establishing outcomes） 是指护理对象接受护理后，预期能够达到的健康状态，也是评价护理措施效果的依据。

（1）预期目标的陈述方式：主要包括主语、谓语、行为标准、时间状语、条件状语。

1）主语：指护理对象或他的一部分，有时可以省略。

2）谓语：指护理对象将要完成的行为，该行为必须是可评价的。

3）行为标准：是护理对象完成该行为所要达到的程度。

4）时间状语：护理对象应该在何时达到目标中陈述的结果，即何时对目标进行评价。

5）条件状语：是护理对象完成该行为所必须具备的条件。条件状语不一定在每个目标中都出现。

例如：<u>病人</u>　<u>两天内</u>　<u>显示</u>　<u>有效咳嗽</u>。
　　　主语　　时间状语　谓语　　行为标准
　　　<u>病人</u>　<u>术后 3d</u>　<u>可以在护士的搀扶下</u>　<u>行走</u>　<u>50m</u>。
　　　主语　时间状语　　条件状语　　　　　谓语　　行为标准

（2）行为目标的种类：根据护理对象达到行为目标的时间长短可分为短期目标和长期目标。

1）短期目标（short-term outcomes）：也称近期目标，是指在相对较短的时间内，一般几小时、几日（一周内）能够达到的目标。例如，病人1天内胸痛明显缓解。

2）长期目标（long-term outcomes）：也称远期目标，是指在相对较长的时间内，一般为数周或数月能够达到的目标。例如，病人在出院前能够说出糖尿病饮食治疗的要求与措施。

另一种情况为长期目标的实现，需要一系列短期目标的保证，如乳腺癌手术后的病人，长期目标为：病人出院前患侧手臂能完成更衣、梳头、进餐等活动；短期目标为：术后24h在床上做伸指、握拳、屈腕等活动，术后3d自己进食、洗脸。

（3）确定预期目标的注意事项

1）预期目标应依据护理诊断而确定，应与护理对象对健康问题的反应相一致，一个护理诊断可有多个预期结果。

2）确定的预期目标应是切实可行的，是在护理对象能力可及的和护理技能所能帮助解决的范围内。

3) 预期目标的陈述应是具体的、可测量的、可观察到的。

3. 制订护理措施 护理措施(nursing interventions),也可称护理干预,是护士帮助护理对象实现预期目标的护理活动和具体实施方法,规定了解决健康问题的护理活动方式与步骤。

(1) 护理措施的类型:按照措施的性质可分为独立性、依赖性和协作性护理措施。

1) 独立性的护理措施(independent interventions):是指护士在职责范围内,根据所收集的资料,经过独立思考、判断所决定的措施。包括协助病人完成日常自理活动;搜集整理治疗性的措施;病情及心理活动的观察;进行健康教育与咨询;提供心理支持;制订出院计划等。

2) 依赖性的护理措施(dependent interventions):是指护士遵医嘱执行的具体措施。如给药、静脉输液等。

3) 协作性的护理措施(collaborative interventions):是指护士与其他医务人员之间合作完成的护理活动。如病人出现营养失调的问题时,护士为帮助病人恢复理想的体重而咨询营养师或运动医学专家,并将他们的意见纳入护理计划中。

(2) 护理措施的内容:主要包括病情观察、基础护理、检查及手术前后护理、心理护理、功能锻炼、健康教育、执行医嘱、症状护理等。

(3) 制订护理措施的具体要求

1) 应为达到预期目标而选择护理措施,一个预期目标须采取几项护理措施来实现,要按顺序列出,以便护理工作有条理地进行。

2) 护理措施必须符合实际,因人而异,选择措施时要考虑护理对象的年龄、病情、体力、愿望和要求,考虑护士的技能水平,考虑医院病区的医疗护理资源等情况。

3) 护理措施要保证护理对象的安全,应在护理对象耐受和乐于接受的范围内,时间和内容要具体明确,便于执行和检查。

4) 制订护理措施时,应包括健康教育的内容,对护理对象进行健康指导,使其增强自我护理和自我保健的能力。

4. 护理计划成文(writing nursing care plan) 护理计划的基本项目包括日期、护理诊断、预期结果、护理措施、评价和签名等,一般医院均印制成表格进行填写。护理计划体现了护理工作的条理性、计划性,便于其他护理人员的了解和协助,也是护理工作的重要文件记录。目前,有些医院使用了标准护理计划,但仍需要护士独立进行判断,以确定适合该病人的护理诊断项目和护理措施。

(四) 护理实施

护理实施(nursing implementation)是按计划执行的过程,对护理对象的健康问题通过实施护理措施来给予解决,以达到预期目标。

1. 实施方法 各种护理措施的实施,可由计划者执行或与其他医护人员合作执行,需连续执行的任务必须有清楚的书面或口头交班,还应鼓励病人和其家属的积极参与。因此,护士在实施过程中,既是决策者、实施者,又是教育者、组织者,实施的效果与护士良好的职业素质和技能水平密切相关。

2. 实施阶段的工作内容 一般包括:①按计划的内容执行护理措施;②继续收集资料、评估病人的健康状况和对措施的反应;③书写护理记录;④继续书写护理计划。

（五）护理评价

护理评价（nursing evaluation）是护理程序的最后阶段，但又贯穿于整个护理过程的始终。因为它不仅可以评价护理对象朝向预期目标的进展情况，而且通过护理过程中每个阶段的评价，能够客观地反映护理的质量和效果。

评价分两步进行，一是将实施护理后病人的反应与预期结果进行比较，按其实现的程度分为预期目标完全实现、部分实现和未实现；二是重审护理计划，对预期目标部分实现或未实现的原因进行探讨，如资料收集是否全面，诊断是否正确，预期目标是否切实可行，选择的措施是否适当，措施执行是否有效，病情有无变化等。

对健康问题重新评估后作出的决策有以下几种：①对已解决的问题，停止采取措施；②仍存在的问题，继续执行计划；③对可能性的问题予以证实或排除；④对计划中不适当的部分加以修改；⑤对新出现的问题再制订计划。

在评价整体护理的质量时，同样要对各评价项目制订明确的评价标准。评价的方法可由护士、护生自我评议，同级护士相互评议，护士长及教师评定，医院质量控制委员会检查评定。

在护理程序中，每个步骤都有赖于前一步骤的正确性，评估和评价既是护理程序的一个步骤，又应贯穿于护理过程的始终。例如，护士在实施计划时，还需要有意识地评估病人的其他问题或需要，并且还要评价病人对实施措施后的反应。

第二节　循证护理与批判性思维

情景案例

护士小张是卫校的一名实习生，现在某医院骨科实习。某病人需要行骨断端内固定植入术，带教老师让小张给病人备皮。在操作过程中，家属质疑小张的做法，认为用剃刀刮掉汗毛反而会破坏皮肤的完整性，使细菌容易侵入。

请问：
1. 你认为家属的质疑有没有道理？
2. 如果你是小张，该如何去寻找答案呢？

当今社会是一个不断发展的社会，科学技术突飞猛进，学科知识日新月异，这一切都离不开人类思维的能动作用。护理学科的发展也同样需要充分发挥科学思维的作用。近几年来循证护理观念和批判性思维在护理领域逐渐兴起。循证护理是护理人员在计划护理活动过程中，审慎地、明确地、明智地将科研结论与临床经验、病人愿望相结合，获取证据，作为临床护理决策依据的过程。同时，护士在护理实践中用批判性思维寻求最佳护理行为，实施全面护理质量改进程序，以最低的成本提供最优质的服务。

一、循证护理

（一）循证护理的概念与内涵

循证护理（evidence-based nursing，EBN）即以有价值的、可信的科学研究结果为证据，提出问题，寻找实证，用实证对病人实施最佳的护理。它包含了三个要素：①可利用的最适宜的护理研究依据；②护士的个人技能和临床经验；③病人的实际情况、价值观和愿望。这三个要素必须有机地结合起来，树立以研究指导实践、以研究带动实践的观念，护理学科才能进步。同时，专业护士的经验积累也是护理实践不可缺少的财富。整体护理的中心理念就是要以病人为中心，从病人的实际情况出发，这同样也是循证护理的基本出发点，如果只注重统一化的所谓最佳行为，就会忽视个体化的护理。

（二）循证护理的实践程序

循证护理模式包括四个连续的过程：循证问题（evidence triggered）、循证支持（evidence supported）、循证观察（evidence observed）、应用实证（application of evidence）。从护理长远的发展角度而言，循证护理模式比全面质量改进的模式意义更深远。循证护理模式针对在护理实践过程中发现的实践和理论问题，通过权威的资料来源收集实证资料，寻找最佳的护理行为，再用批判性的眼光来评价它能否取得最佳成效，或者是否需要进一步开展研究。如此循环，不断地上升，达到持续改进护理质量的目的。

1. 第一阶段 循证问题，包括实践问题和理论问题。实践问题指由护理实践提出的对护理行为模式的疑问。例如，静脉留置针的封管使用肝素好还是生理盐水好；对特殊人群的疼痛管理方法等。理论问题是指与实践有关的前瞻性的理论发展。通常这两方面的问题难以截然区分。

2. 第二阶段 循证支持，针对问题进行实证文献检索，得到与临床、经济、决策制定相关的证据。可作为实证的包括循证医疗中心和权威组织提供的文献系统评价、一般的系统评价、国家护理临床指南、仪器制造商的建议、护理专家的意见等。其中来自严谨的随机对照试验的系统评价的可信度级别最高，而专家的经验意见级别最低。通过全面的资料收集、统一完善的质量控制措施、规范的统计方法、及时的更新和修正，对医疗护理研究进行系统评价，向医务工作者提供最优的实证资料。

3. 第三阶段 循证观察，设计合适的观察方法并在小范围内实施从而试图改变的实践模式。如临床研究、特殊人群的试验性调查、模式改变后的影响和稳定性的调查、护理新产品的评估、成本效益分析、病人或工作人员问卷调查等。

4. 第四阶段 应用实证，在循证支持和循证观察所获得的信息基础上，对所要改变的护理干预或行为进行批判性的分析。如"是否是最佳的护理行为方式？它基于什么证据？"这一阶段，护士有责任将结果及时在医院内部或在国家和地区间交流，也可以出版相关文献的方式进行交流与推广。

知识拓展

循证护理证据的分级

循证护理中，研究者通常将研究证据按着其科学性和可靠程度分为以下五级，从Ⅰ级到Ⅴ级证据强度逐渐减弱：Ⅰ级证据来自设计严谨的随机对照试验（random control test, RCT）的系统评价；Ⅱ级证据来自适当样本量的合理设计的 CRT；Ⅲ级证据来自一些设计良好但非随机的研究、某种前后对照试验、非随机但设计严谨的试验、有缺点的临床试验或分析性观察性研究；Ⅳ级证据来自多中心或研究小组设计的非实验性研究、系列病例分析和质量较差的病例对照研究；Ⅴ级证据来自专家个人意见、个例报告。

"以实证为基础的护理"构建在护理人员的临床实践基础上。它强调以临床实践中的问题为出发点,将科研结果与临床专门知识和经验、病人需求相结合。促进直接经验和间接知识在实践中的综合应用,并在实施过程中能激发团队精神和协作气氛。同时,它注重终末评价和质量保证,能有效地提高护理质量,节约卫生资源。

二、批判性思维

(一) 批判性思维的概念

批判性思维(critical thinking)是指个体在复杂的情景中,能灵活地运用已有的知识经验,对问题及解决方法进行选择、识别假设,在反思的基础上进行分析、推理,做出合理判断和正确取舍的高级思维方法及形式。批判性思维是一种逻辑思维方法,人们通过这种思维活动产生想法并加以判断。批判性思维过程包括解决问题、做出决策和进行创造性思考。20世纪80年代初,批判性思维理论被引入了护理,并作为护理科学的理论基础和哲学基础。

护理批判性思维(critical thinking in nursing)是对护理现象或问题进行有目的、有意义、自我调控性的判断、反思和推理的过程,其核心是做出合理的决策,有效解决护理问题,是当代护士应具备的核心能力之一。批判性思维内涵包括:

1. 批判性思维首先是一种理性思维 批判性思维依靠理性的力量、逻辑的力量和事实的力量说服人,它关注思想观点的合理性、合法性,重视证据的收集和甄别,理智地对待被批判的对象或论敌,并容忍、鼓励他人的反批判。

2. 批判性思维理论是一个完整体系 它不是一种局限的、单一的思维方式,而是一个日趋完善的完整体系,包括三个基本结构要素,即知识与经验、认知技能和态度倾向。

3. 反思和推理是批判性思维的实质过程 批判性思维意味着对任何事物都不能认为是理所当然的,都要有不断反思的意识和批判的精神。一个批判性思维者在面对具体的情境时,在问题的鉴别和思考、假说的提出和验证、推论的形成或决策的制定等过程中,都必须运用有效的、严格的、精确的推理。

4. 决策是护理批判性思维的基本目的 护理批判性思维的最终目的是要对病人的病情做出准确的判断和及时干预决策。当然,对护理理论的批判性思考也是促进学科发展的重要环节。

5. 护理程序是批判性思维的应用工具 护理程序是临床护理特有的工作方法,是批判性思维在临床护理实践中的具体应用。运用护理程序的工作方法可有效提高护士的批判性思维能力。

(二) 批判性思维的构成

1. 知识与经验(special knowledge and experience) 是护理批判性思维的基础。护士必须具备扎实的专业知识、广博的跨学科知识和人文社会科学知识,并具备一定的临床实践经验,才能在解决病人问题时,有效地运用批判性思维,做出准确的临床判断和决策。离开这一基础谈护理批判性思维是没有意义的。

2. 认知技能(cognitive skills) 是护理批判性思维的核心。无论护理批判性思维的内涵有多广,其根本还是一种思维过程,因此,批判性分析、演绎推理、归纳推理是批判性思维认知技能的关键。此外护士在解决问题时还应具备以下认知技能,即做出有效推论、鉴别不同观点的事实依据、评价信息来源的可靠性、澄清概念、假设验证与再认识等。认知技能是实现感性知识经验向理性认识飞跃的关键,护士具备较好的批判性思维认知技能,就能更好地在临床实践中运用批判性思维,并发展批判性思维能力。

3. 态度倾向(attitudes) 是护理批判性思维的动力,也是批判性思维者应具备的特征。具有良好批判性思维态度倾向的人具备较强的批判精神,在解决问题、做出决策时能有意识地、积极主动地对思维过程进行科学评判。某些特定的态度倾向对批判性思维十分重要,主要包括:

(1) 好奇心(curiosity):对事物的变化充满好奇,并渴望获得相关的信息。

(2) 质疑与反思(questioning and reflection):敢于并善于对已有的思想观点提出质疑,不断鼓励自己对已形成的判断、推论进行深刻反思,尤其对那些可能导致严重后果的思想观点。

(3) 独立思考与自信(independent thinking and confidence):相信自己的推理技巧,并不断努力提高自己的批判性思维能力,努力做出自己的判断和决定,而不是依赖别人。

(4) 公正(fairness):深刻认识到个体的感知、价值观、信仰可能影响批判性思维,因此,要用同样的标准公正地评价所有的观点,而不要受主观判断、个人或团体的偏见的影响。

(5) 思想开明与兼容并蓄(open mind and inclusiveness):能充分认识到个人的知识是有限的,知识是不断更新变化的。没有人包括自己能够知道一切,要乐于寻求新信息,并对所做的结论不断进行再思考,而不是急于做出判断。容许他人有不同意见甚至相反意见,善于从他人意见中汲取新知,在发现自己的思维有缺陷时愿意承认。

(6) 持之以恒(perseverance):愿意付出很多的精力来思考和研究,坚持不懈地努力寻求解决问题的方法。

(7) 沟通与认同(communication and identity):认识到相互交换思想对理解事实和发现最佳解决办法是必要的。能有意识地进行换位思考,认同他人的价值观与利益需要,站在他人的角度考虑问题。

(8) 成熟与审慎(maturity and prudence):意识到可有多种方法解决具体问题,不断评估决策的可能结果,努力探寻更好的解决问题的方法,审慎地做出决策、暂缓决策或修改决策。

(三)护理批判性思维的培养

思维的培养是一个长期的过程,广义地讲,批判性思维能力应从小就开始培养。护理批判性思维能力是当代护士应具备的核心能力之一,加强护士的批判性思维能力应从护理专业学生的教育抓起,不断发展和完善护理批判性思维的培养方法。

1. 培养内容 根据护理批判性思维的要素组成,培养内容主要包括三部分:

(1) 知识与经验的培养:一方面,要掌握必要的专业知识、跨学科知识、人文社会知识,使之具备进行护理批判性思维的坚实基础;另一方面,要在实践过程中获得经验和提高认识,并养成在实践中进行批判性思维的习惯。

(2) 认知技能的培养:包括思维理论的学习和针对性的思维训练。重点培养评判分析的策略和应用,掌握判断、推理的一般方法,具备进行护理批判性思维的智力技能。

(3) 态度倾向的培养:批判性思维态度倾向既有先天的禀赋,又可经后天的努力得以养成。除了教学过程中潜移默化的熏陶外,还应加强态度倾向的培养,并逐步将其内化为稳定的个人品质。

2. 培养原则 思维的培养是一个非常复杂的过程,应依据以下基本原则:

(1) 全面培养的原则:要从多角度、全方位进行有计划、有目的的整体培养。注意把知识经验、认知技能、态度倾向三者有效地结合起来进行培养,而不是孤立地、片面地强调某方面的能力。

（2）贯穿全程的原则：思维的培养是一项长期的、系统的工程。护理批判性思维的培养要在已有的思维知识经验的基础上积极培养。同时，要注意把批判性思维的精神贯穿到所有课程中，加强一贯性的培养训练。

（3）注重实践的原则：发展护理批判性思维的最终目的是促进护士做出合理的专业决策，这一切离不开具体实践。因此，要注重积极参与实践，在实践过程中学会有效的批判性思维。

3. 培养方法　护理教学中培养护理批判性思维的方法很多，主要有各种类型的问答法、反思日记法、回顾讨论法、访谈法等。通过这些有效的教学方法，激发积极的思维活动，训练观察、发现、比较、分析、综合、推理、假设、论证等批判性思维的基本技能。

附5-1　NANDA-I 244项护理诊断(2018—2020)

领域1：健康促进(Health promotion)
　类别1：健康觉察(Health awareness)
　　● 娱乐活动参与减少(Decreased diversional activity engagement)
　　● 增进健康管理的准备度(Readiness for enhanced health literacy)
　　● 久坐的生活方式(Sedentary lifestyle)
　类别2：健康管理(Health management)
　　● 老年综合征(Frail elderly syndrome)
　　● 有老年综合征的危险(Risk for frail elderly syndrome)
　　● 缺乏社区保健(Deficient community health)
　　● 风险倾向的健康行为(Risk-prone health behavior)
　　● 健康维持无效(Ineffective health maintenance)
　　● 健康管理无效(Ineffective health management)
　　● 有健康管理改善的趋势(Readiness for enhanced health management)
　　● 家庭健康管理无效(Ineffective family health management)
　　● 防护无效(Ineffective protection)
领域2：营养(Nutrition)
　类别1：摄食(Ingestion)
　　● 营养失调：低于机体需要量(Imbalanced nutrition：less than body requirements)
　　● 有营养改善的趋势(Readiness for enhanced nutrition)
　　● 母乳泌乳不足(Insufficient breast milk production)
　　● 母乳喂养无效(Ineffective breastfeeding)
　　● 母乳喂养中断(Readiness for enhanced breastfeeding)
　　● 有母乳喂养改善的趋势(Ineffective breastfeeding)
　　● 青少年进食动力不足(Ineffective adolescent eating dynamics)
　　● 儿童进食动力不足(Ineffective child eating dynamics)
　　● 婴儿受哺养动力不足(Ineffective infant feeding dynamics)
　　● 无效性婴儿喂养型态(Ineffective infant feeding pattern)
　　● 肥胖(Obesity)

- 超重(Overweight)
- 有超重的危险(Risk for overweight)
- 吞咽障碍(Impaired swallowing)

类别2:消化(Digestion)

类别3:吸收(Absorption)

类别4:代谢(Metabolism)
- 有血糖不稳定的危险(Risk for unstable blood glucose level)
- 新生儿高胆红素血症(Neonatal hyperbilirubinemia)
- 有新生儿高胆红素血症的危险(Risk for neonatal hyperbilirubinemia)
- 有肝功能受损的危险(Risk for impaired liver function)
- 有电解质失衡的危险(Risk for electrolyte imbalance)

类别5:水化(Hydration)
- 有电解质失衡的危险(Risk for electrolyte imbalance)
- 有体液失衡的危险(Risk for imbalanced fluid volume)
- 体液不足(Deficient fluid volume)
- 有体液不足的危险(Risk for deficient fluid volume)
- 体液过多(Risk for deficient fluid volume)

领域3:排泄(Elimination and exchange)

类别1:泌尿功能(Urinary function)
- 排尿障碍(Impaired urinary elimination)
- 功能性尿失禁(Functional urinary incontinence)
- 溢出性尿失禁(Overflow urinary incontinence)
- 反射性尿失禁(Reflex urinary incontinence)
- 压力性尿失禁(Stress urinary incontinence)
- 急迫性尿失禁(Urge urinary incontinence)
- 有急迫性尿失禁的危险(Risk for urge urinary incontinence)
- 尿潴留(Urinary retention)

类别2:胃肠功能(Gastrointestinal function)
- 便秘(Constipation)
- 有便秘的危险(Risk for constipation)
- 感知性便秘(Perceived constipation)
- 慢性功能性便秘(Chronic functional constipation)
- 有慢性功能性便秘的危险(Risk for chronic functional constipation)
- 腹泻(Diarrhea)
- 胃肠动力失调(Dysfunctional gastrointestinal motility)
- 有胃肠动力失调的危险(Risk for dysfunctional gastrointestinal motility)
- 排便失禁(Bowel incontinence)

类别3:皮肤功能(Integumentary function)

类别4:呼吸功能(Respiratory function)
- 气体交换受损(Impaired gas exchange)

领域4:活动/休息(Activity/Rest)
  类别1:睡眠/休息(Sleep/Rest)
- 失眠(Insomnia)
- 睡眠剥夺(Sleep deprivation)
- 有睡眠改善的趋势(Disturbed sleep pattern)
- 睡眠型态紊乱(Disturbed sleep pattern)

  类别2:活动/运动(Activity/Exercise)
- 有失用综合征的危险(Risk for disuse syndrome)
- 床上活动障碍(Impaired bed mobility)
- 躯体活动障碍(Impaired bed mobility)
- 借助轮椅活动障碍(Impaired wheelchair mobility)
- 坐起障碍(Impaired sitting)
- 站立障碍(Impaired standing)
- 移动能力障碍(Impaired transfer ability)
- 行走障碍(Impaired walking)

  类别3:能量平衡(Energy balance)
- 能量失衡(Imbalanced energy field)
- 疲乏(Fatigue)
- 游走状态(Wandering)

  类别4:心血管/肺部反应(Cardiovascular/Pulmonary responses)
- 活动无耐力(Activity intolerance)
- 有活动无耐力的危险(Risk for activity intolerance)
- 低效性呼吸型态(Risk for activity intolerance)
- 心输出量减少(Decreased cardiac output)
- 有心输出量减少的危险(Risk for decreased cardiac output)
- 自主呼吸障碍(Decreased cardiac output)
- 潜在危险性血压不稳定(Risk for unstable blood pressure)
- 有心脏组织灌注不足的危险(Risk for decreased cardiac tissue perfusion)
- 有脑组织灌注无效的危险(Risk for ineffective cerebral tissue perfusion)
- 外周组织灌注无效(Ineffective peripheral tissue perfusion)
- 有外周组织灌注无效的危险(Risk for ineffective peripheral tissue perfusion)
- 呼吸机依赖(Dysfunctional ventilatory weaning response)

  类别5:自我照顾(Self-care)
- 持家能力障碍(Impaired home maintenance)
- 沐浴自理缺陷(Bathing self-care deficit)
- 穿着自理缺陷(Dressing self-care deficit)
- 进食自理缺陷(Feeding self-care deficit)
- 如厕自理缺陷(Toileting self-care deficit)
- 有自理能力改善的趋势(Readiness for enhanced self-care)
- 自我忽视(Self-neglect)

领域 5:感知/认知(Perception/Cognition)
　　类别 1:注意力(Attention)
　　　　● 单侧身体忽视(Unilateral neglect)
　　类别 2:定向力(Orientation)
　　类别 3:感觉/知觉(Sensation/Perception)
　　类别 4:认知(Cognition)
　　　　● 急性意识障碍(Acute confusion)
　　　　● 有急性意识障碍的危险(Risk for acute confusion)
　　　　● 慢性意识障碍(Chronic confusion)
　　　　● 情绪控制失调(Labile emotional control)
　　　　● 冲动控制无效(Ineffectiveimpulsecontrol)
　　　　● 知识缺乏(Deficient knowledge)
　　　　● 有知识增进的趋势(Readiness for enhanced knowledge)
　　　　● 记忆功能障碍(Impaired memory)
　　类别 5:沟通
　　　　● 有沟通增进的趋势(Readiness for enhanced communication)
　　　　● 语言沟通障碍(Impaired verbal communication)
领域 6:自我感知(Self-perception)
　　类别 1:自我概念(Self-concept)
　　　　● 无望感(Hopelessness)
　　　　● 有希望增强的趋势(Readiness for enhanced hope)
　　　　● 有个人尊严受损的危险(Risk for compromised human dignity)
　　　　● 自我认同紊乱(Disturbed personal identity)
　　　　● 有自我认同紊乱的危险(Risk for disturbed personal identity)
　　　　● 有自我概念改善的趋势(Readiness for enhanced self-concept)
　　类别 2:自尊(Self-esteem)
　　　　● 长期低自尊(Chronic low self-esteem)
　　　　● 有长期低自尊的危险(Risk for chronic low self-esteem)
　　　　● 情境性低自尊(Situational low self-esteem)
　　　　● 有情境性低自尊的危险(Risk for situational low self-esteem)
　　类别 3:身体形象(Body image)
　　　　● 体像紊乱(Disturbed body image)
领域 7:角色关系(Role relationships)
　　类别 1:照顾者角色(Caregiving roles)
　　　　● 照顾者角色紧张(Caregiver rolestrain)
　　　　● 有照顾者角色紧张的危险(Risk for caregiver role strain)
　　　　● 养育功能障碍(Impaired parenting)
　　　　● 有养育功能障碍的危险(Risk for impaired parenting)
　　　　● 有养育功能改善的趋势(Readiness for enhanced parenting)
　　类别 2:家庭关系(Family relationships)

- 有依附关系受损的危险(Risk for impaired attachment)
- 家庭运作过程失常(Dysfunctional family processes)
- 家庭运作过程改变(Interrupted family processes)
- 有家庭运作过程改善的趋势(Readiness for enhanced family processes)

类别3:角色扮演(Role performance)
- 关系无效(Ineffective relationship)
- 有关系无效的危险(Risk for ineffective relationship)
- 有关系改善的趋势(Readiness for enhanced relationship)
- 父母角色冲突(Parental role conflict)
- 无效性角色行为(Ineffective role performance)
- 社会交往障碍(Impaired social interaction)

领域8:性(Sexuality)
类别1:性认同(Sexual identity)
类别2:性功能(Sexual function)
- 性功能障碍(Sexual dysfunction)
- 性生活型态无效(Ineffective sexuality pattern)

类别3:生殖(Reproduction)
- 生育进程无效(Ineffective childbearing process)
- 有生育进程无效的危险(Risk for ineffective childbearing process)
- 有生育进程改善的趋势(Readiness for enhanced childbearing process)
- 有母体与胎儿双方受干扰的危险(Risk for disturbed maternal-fetal dyad)

领域9:应对/应激耐受性(Coping/Stress tolerance)
类别1:创伤后反应(Post-trauma responses)
- 有复杂性移民的危险(Risk for complicated immigration transition)
- 创伤后综合征(Post-trauma syndrome)
- 有创伤后综合征的危险(Risk for post-trauma syndrome)
- 强暴创伤综合征(Rape-trauma syndrome)
- 迁移应激综合征(Relocation stress syndrome)
- 有迁移应激综合征的危险(Risk for relocation stress syndrome)

类别2:应对反应(Coping responses)
- 活动计划无效(Ineffective activity planning)
- 有活动计划无效的危险(Risk for ineffective activity planning)
- 焦虑(Anxiety)
- 防卫性应对(Defensive coping)
- 应对无效(Ineffective coping)
- 有应对改善的趋势(Readiness for enhanced coping)
- 社区应对无效(Ineffective community coping)
- 有社区应对改善的趋势(Readiness for enhanced community coping)
- 妥协性家庭应对(Compromised family coping)
- 无能性家庭应对(Disabled family coping)

- 有家庭应对改善的趋势(Readiness for enhanced family coping)
- 对死亡的焦虑(Death anxiety)
- 无效性否认(Ineffective denial)
- 恐惧(Fear)
- 悲伤(Grieving)
- 复杂性悲伤(Complicated grieving)
- 有复杂性悲伤的危险(Risk for complicated grieving)
- 情绪调控受损(Impaired mood regulation)
- 无能为力感(Powerlessness)
- 有无能为力感的危险(Risk for powerlessness)
- 有能力增强的趋势(Readiness for enhanced power)
- 恢复能力障碍(Impaired resilience)
- 有恢复能力障碍的危险(Risk for impaired resilience)
- 有恢复能力增强的趋势(Readiness for enhanced resilience)
- 持续性悲伤(Chronic sorrow)
- 压力负荷过重(Stress overload)

类别3:神经行为压力(Neurobehavioral stress)
- 急性成瘾物质戒断综合征(Acute substance withdrawal syndrome)
- 有急性成瘾物质戒断综合征的危险(Risk for acute substance withdrawal syndrome)
- 自主反射失调(Autonomic dysreflexia)
- 有自主反射失调的危险(Risk for autonomic dysreflexia)
- 颅内调适能力降低(Decreased intracranial adaptive capacity)
- 新生儿戒断综合征(Neonatal abstinence syndrome)
- 婴儿行为紊乱(Disorganized infant behaviour)
- 有婴儿行为紊乱的危险(Risk for disorganized infant behaviour)
- 有婴儿行为调节改善的趋势(Readiness for enhanced organized infant behavior)

领域10:生活准则(Life principles)

类别1:价值(Values)

类别2:信念(Beliefs)
- 有精神安适增进的趋势(Readiness for enhanced spiritual well-being)

类别3:价值/信念/行动一致性(Value/Belief/Action congruence)
- 有决策能力增强的趋势(Readiness for enhanced decision-making)
- 抉择冲突(Decisional conflict)
- 独立决策能力减弱(Impaired emancipated decision-making)
- 有独立决策能力减弱的危险(Risk for impaired emancipated decision-making)
- 有独立决策能力增强的趋势(Readiness for enhanced emancipated decision-making)
- 道德困扰(Moral distress)
- 宗教信仰减弱(Impaired religiosity)
- 有宗教信仰减弱的危险(Risk for impaired religiosity)
- 有宗教信仰增强的趋势(Readiness for enhanced religiosity)

- 精神困扰(Spiritual distress)
- 有精神困扰的危险(Risk for spiritual distress)

领域 11：安全/防护(Safety/Protection)

类别 1：感染(Infection)
- 有感染的危险(Risk for infection)
- 有手术部位感染的危险(Risk for surgical site infection)

类别 2：身体伤害(Physical injury)
- 清理呼吸道无效(Ineffective airway clearance)
- 有误吸的危险(Risk for aspiration)
- 有出血的危险(Risk for bleeding)
- 牙齿受损(Impaired dentition)
- 有干眼症的危险(Risk for dry eye)
- 有口干症的危险(Risk for dry mouth)
- 有跌倒的危险(Risk for falls)
- 有角膜受损的危险(Risk for corneal injury)
- 有受伤的危险(Risk for injury)
- 有尿道损伤的危险(Risk for urinary tract injury)
- 有手术期体位性损伤危险(Risk for perioperative positioning injury)
- 有热损伤的危险(Risk for thermal injury)
- 口腔黏膜完整性受损(Impaired oral mucous membrane integrity)
- 有口腔黏膜完整性受损的危险(Risk for impaired oral mucous membrane integrity)
- 有外周神经血管功能障碍的危险(Risk for peripheral neurovascular dysfunction)
- 有身体创伤的危险(Risk for physical trauma)
- 有血管损伤的危险(Risk for vascular trauma)
- 有压疮的危险(Risk for pressure ulcer)
- 有休克的危险(Risk for shock)
- 皮肤完整性受损(Impaired skin integrity)
- 有皮肤完整性受损的危险(Risk for impaired skin integrity)
- 有婴儿猝死的危险(Risk for sudden infant death)
- 有窒息的危险(Risk for suffocation)
- 术后康复迟缓(Delayed surgical recovery)
- 有术后康复迟缓的危险(Risk for delayed surgical recovery)
- 组织完整性受损(Impaired tissue integrity)
- 有组织完整性受损的危险(Risk for impaired tissue integrity)
- 有静脉栓塞的危险(Risk for venous thromboembolism)

类别 3：暴力(Violence)
- 有女性割礼的危险(Risk for female genital mutilation)
- 有对他人施行暴力的危险(Risk for other-directed violence)
- 有对自己施行暴力的危险(Risk for self-directed violence)
- 自残(Self-mutilation)

- 有自残的危险(Risk for self-mutilation)
- 有自杀的危险(Risk for suicide)

类别 4:环境伤害(Environmental hazards)
- 受污染(Contamination)
- 有受污染的危险(Risk for contamination)
- 有职业伤害的危险(Risk for occupational injury)
- 有中毒的危险(Risk for poisoning)

类别 5:防卫过程(Defensive processes)
- 有碘造影剂不良反应的危险(Risk for adverse reaction to iodinated contrast media)
- 有过敏反应的危险(Risk for allergy reaction)
- 乳胶过敏反应(Latex allergy reaction)
- 有乳胶过敏反应的危险(Risk for latex allergy reaction)

类别 6:体温调节(Thermoregulation)
- 体温过高(Hyperthermia)
- 体温过低(Hypothermia)
- 有体温过低的危险(Risk for hypothermia)
- 有手术期体温过低的危险(Risk for perioperative hypothermia)
- 体温调节无效(Ineffective thermoregulation)
- 有体温调节无效的危险(Risk for ineffective thermoregulation)

领域 12:舒适(Comfort)

类别 1:身体舒适(Physical comfort)
- 舒适度减弱(Impaired comfort)
- 有舒适增进的趋势(Readiness for enhanced comfort)
- 恶心(Nausea)
- 急性疼痛(Acute pain)
- 慢性疼痛(Chronic pain)
- 慢性疼痛综合征(Chronic pain syndrome)
- 分娩疼痛(Labor pain)

类别 2:环境舒适(Environmental comfort)
- 舒适受损(Impaired comfort)
- 愿意改善舒适(Readiness for enhanced comfort)

类别 3:社会舒适(Social comfort)
- 舒适受损(Impaired comfort)
- 愿意改善舒适(Readiness for enhanced comfort)
- 有孤独的危险(Risk for loneliness)
- 社交孤立(Social isolation)

领域 13:生长/发展(Growth/Development)

类别 1:生长(Growth)

类别 2:发展(Development)
- 有发育迟缓的危险(Risk for delayed development)

附5-2　常用医护合作性问题

1. 心血管系统的潜在并发症
   1.1　心功能不全
   1.2　心律不齐
   1.3　心绞痛
   1.4　肺水肿
   1.5　心源性休克
   1.6　肺栓塞
   1.7　深静脉血栓形成
   1.8　弥散性血管内凝血（DIC）
2. 呼吸系统的潜在并发症
   2.1　低氧血症
   2.2　氧中毒
   2.3　肺萎陷
   2.4　喉头水肿
   2.5　气胸
   2.6　呼吸衰竭
   2.7　肺性脑病
3. 消化系统的潜在并发症
   3.1　消化道出血
   3.2　消化道穿孔
   3.3　肝衰竭或肝性脑病
   3.4　肝肾综合征
   3.5　高胆红素血症
   3.6　胆囊穿孔
4. 泌尿系统的潜在并发症
   4.1　肾功能不全、尿毒症
   4.2　尿潴留
   4.3　肾性高血压
   4.4　肾结石
5. 血液系统的潜在并发症
   5.1　血小板减少（出血）
   5.2　粒细胞减少（感染）
   5.3　溶血危机
6. 内分泌系统和代谢疾病的潜在并发症
   6.1　甲状腺功能亢进危象
   6.2　甲状旁腺功能亢进危象
   6.3　低血糖或低血糖昏迷
   6.4　电解质紊乱（低钾或高钾、低镁或高镁、低钠或高钠、低钙或高钙、低氯或高氯血症）

6.5 负氮平衡
6.6 酸中毒(代谢性、呼吸性)
6.7 碱中毒(代谢性、呼吸性)
7. 神经系统的潜在并发症
  7.1 颅内高压症
  7.2 脑血管意外
  7.3 惊厥发作
8. 免疫系统的潜在并发症
  8.1 败血症
  8.2 机会性感染
  8.3 过敏反应
9. 肌肉骨骼系统的潜在并发症
  9.1 病理性骨折
  9.2 骨质疏松症
  9.3 关节错位
  9.4 失用综合征
10. 生殖系统的潜在并发症
  10.1 产前出血
  10.2 早产
  10.3 妊娠高血压综合征
  10.4 胎儿窘迫
  10.5 产后出血
11. 药物治疗的潜在并发症
  11.1 抗凝血治疗副作用
  11.2 肾上腺皮质类固醇治疗的副作用
  11.3 抗肿瘤治疗的副作用
  11.4 抗惊厥治疗的副作用
  11.5 抗焦虑或抑郁治疗的副作用
  11.6 抗神经症治疗的副作用
  11.7 抗心律失常治疗的副作用
  11.8 抗高血压治疗的副作用

附 5-3 护理诊断内容举例

（一）营养失调：低于机体需要量
【定义】
个体营养素的摄入量不能满足其代谢需要量的状态。
【诊断依据】
主要依据：
1. 低于理想体重的 20% 以上。
2. 营养素的摄入量低于膳食推荐量(recommended dietary allowance, RDA)。

3. 三头肌皮褶厚度、上臂中围均低于正常值。

次要依据：

1. 有摄入不足的因素存在。

2. 典型营养不良表现有皮肤干燥、弹性差，毛发枯落，肌肉无力，血管脆性增加，情绪不稳定等。

【相关因素】

1. 病理生理因素　①代谢率增加性疾病、肿瘤、感染、甲状腺功能亢进、外伤等；②消化吸收障碍性疾病；③吞咽、咀嚼困难，如口腔疾病、脑血管疾病等。

2. 治疗因素　口腔手术及药物或射线治疗的胃肠道副反应等。

3. 情境因素　①营养知识缺乏；②情绪高度紧张或抑郁引起神经性厌食和呕吐等；③因经济困难、运输障碍或意外事件导致食物缺乏；④民俗文化的饮食型态使摄入量过少。

4. 年龄因素　①婴儿及儿童的父母缺乏喂养知识，生长发育迅速、需要量增加；②青年人有神经性厌食、节食过度；③老年人缺齿、味觉迟钝或缺乏食物等。

（二）体温过低

【定义】

个体体温低于正常范围的状态。

【诊断依据】

主要依据：

1. 低温低于正常范围。

2. 怕冷、面色苍白、皮肤冰冷。

次要依据：

1. 末梢循环充盈缓慢，甲床发绀。

2. 汗毛竖立、脉搏增快、血压升高。

【相关因素】

1. 病理生理因素　下丘脑病变、休克、恶病质等。

2. 治疗因素　药物引起血管扩张，酒精擦浴致散热过多。

3. 情境因素　①在低温环境暴露时间过长；②衣着过少；③摄入热量不足；④不活动。

4. 年龄因素　①新生儿皮下脂肪少、体表散热面积大，加之体温调节中枢发育不完善；②老年人代谢率低、皮下脂肪少。

（三）体温过高

【定义】

个体体温高于正常范围的状态。

【诊断依据】

主要依据：

体温在正常范围以上。

次要依据：

1. 皮肤潮红、触摸发热。

2. 心率、呼吸增快。

3. 可有抽搐或惊厥发生。

【相关因素】
1. 病理生理因素　各种感染性疾病及非感染性致热疾病。
2. 治疗因素　药物或麻醉影响散热过程,体温升高。
3. 情境因素　在高温环境暴露过久;剧烈运动,衣着不当等。
4. 年龄因素　未成熟儿。

（四）便秘

【定义】

个体正常排便习惯改变,便次减少和/或排出干、硬便的状态。

【诊断依据】

主要依据:
1. 排便次数每周少于3次。
2. 排出干、硬成形便。

次要依据:

主诉直肠饱胀感,排便费力;左下腹可触及包块;此外可能有食欲减退、口臭、口腔溃疡、头痛、腰背痛,使用缓泻剂等。

【相关因素】
1. 病理生理因素　感觉运动障碍,内分泌疾病,电解质紊乱,营养不良,肛门会阴、腰背部疼痛性病灶,结肠发育不良等。
2. 治疗因素　腹部手术等治疗性限制;麻醉药、钙剂、抗生素等药物副反应。
3. 情境因素　活动量少;精神、工作压力大;环境陌生等干扰排便规律。饮食过细、过精,缺乏纤维素及饮水过少等。
4. 年龄因素　儿童饮食过精、没有接受定时排便训练。老年人肠蠕动减慢,活动量少。

（五）腹泻

【定义】

个体排便次数增多,大便不成形或排出松散、水样便的状态。

【诊断依据】

主要依据:

便次增多(>3次/d);松散、水样便。

次要依据:

腹痛、肠鸣音亢进;大便量增多及颜色变化;有里急后重感。

【相关因素】
1. 病理生理因素　胃肠道疾病、内分泌代谢性疾病、营养性疾病等。
2. 治疗因素　药物副反应、管喂饮食等。
3. 情境因素　饮食改变;环境改变(水土不服等);焦虑及应激状态。
4. 年龄因素　婴幼儿生理性腹泻、辅食添加不当;老年人胃肠及括约肌功能减退。

（六）大便失禁

【定义】

个体排便不能自主的状态。

【诊断依据】

排便不自主,失去控制。

【相关因素】

神经肌肉疾病;认知感知障碍;胃肠疾病及括约肌功能失调、结肠手术后等。

（七）压迫性尿失禁

【定义】

个体腹压增加时,有不自主的少量(<50mL)排尿的状态。

【诊断依据】

主要依据:

腹压增加时(咳嗽、喷嚏)有尿液流出现象。

次要依据:

尿频、尿急。

【相关因素】

1. 腹腔压力增加、肥胖、妊娠、腹水及肿瘤等。
2. 膀胱充盈过度或括约肌功能减退。
3. 骨盆支持组织乏力或退行性变。

（八）反射性尿失禁

【定义】

个体膀胱充盈到一定限度时,出现不自主排尿的状态。

【诊断依据】

主要依据:

1. 缺乏膀胱充盈感。
2. 部分或全部丧失膀胱充盈后的自主排尿感。
3. 膀胱充盈达到一定限度时,不随意收缩或痉挛。

次要依据:

神经损伤、排尿反射弧被破坏。

【相关因素】

各种原因导致的上运动神经元病变。

（九）急迫性尿失禁

【定义】

个体出现强烈排尿感觉时,立刻出现不自主排尿的状态。

【诊断依据】

主要依据:

1. 尿频、尿急。
2. 膀胱收缩或痉挛。
3. 有急迫排尿感时,即不自主排尿。

次要依据:

夜尿,排尿量少(少于100mL)或过多(多于550mL),来不及到厕所就排尿。

【相关因素】

1. 引起膀胱刺激征的因素　膀胱感染、出血;尿液浓缩;机械刺激等。
2. 膀胱容量减少　膀胱手术、持续导尿。
3. 膀胱充盈过度　大量饮水、利尿剂等。

4. 感觉障碍　神经系统疾病导致感觉障碍等。

(十) 功能性尿失禁

【定义】

个体不能预知的、不自主的排尿状态。

【诊断依据】

主要依据：

急于排尿感,找到排尿场所前出现不自主地排尿。

次要依据：

尿频、多尿。

【相关因素】

1. 感知(视力)、认知障碍。
2. 躯体移动障碍。
3. 环境障碍,如环境陌生、照顾不当、厕所太远或设施不合理等。

(十一) 完全性尿失禁

【定义】

在排除其他各种尿失禁的情况下,个体处于持续的、不可预测的排尿状态。

【诊断依据】

主要依据：

1. 膀胱不充盈,也没有膀胱收缩,尿液不自主、不断地流出。
2. 治疗无效。

次要依据：

1. 缺乏膀胱充盈感。
2. 对尿失禁无感觉。

【相关因素】

1. 泌尿道畸形,如尿道裂、尿道口异位、膀胱外翻等。
2. 手术激惹逼尿肌。
3. 中枢神经病变使个体感知、认知及运动障碍。

(十二) 尿潴留

【定义】

个体处于膀胱不能完全排空的状态。

【诊断依据】

主要依据：

1. 膀胱处于充盈状态。
2. 无排尿或间歇性的少量排尿。

次要依据：

1. 有膀胱充盈感。
2. 排尿后膀胱有残尿。
3. 排尿困难、尿滴沥。

【相关因素】

均与病理生理因素有关。

1. 排尿反射弧受抑制,如盆腔手术、脊髓疾病。
2. 膀胱以下机械性梗阻。
3. 膀胱功能障碍。

(十三) 气体交换受损

【定义】

个体肺泡与微血管之间的氧和二氧化碳气体交换减少的状态。

【诊断依据】

主要依据:
1. 呼吸困难、烦躁不安、易激动、嗜睡。
2. 低氧血症、高碳酸血症、血氧饱和度下降。

次要依据:

慢性缺氧、二氧化碳潴留引起多脏器功能障碍:
1. 精神错乱、焦虑。
2. 呼吸急促、出现啰音。
3. 右室负荷加重及衰竭体征、心律失常。
4. 胃肠排空时间延长。
5. 尿量减少、蛋白尿、氮质血症。
6. 肌无力、肌萎缩、疲乏无力等。

【相关因素】

1. 病理生理因素　肺组织有效换气面积减少;气道分泌物黏稠、增多;肺表面活性物质减少。
2. 治疗因素　气管插管等引起呼吸道梗阻、吸氧浓度不适宜等。
3. 年龄因素　早产儿、新生儿吸入性肺炎、肺透明膜病;老年人肺顺应性下降、肺表面活性物质减少。

(十四) 清理呼吸道无效

【定义】

个体不能清除呼吸道分泌物或阻塞物使呼吸道保持通畅的状态。

【诊断依据】

主要依据:
1. 无效咳嗽或咳嗽无力。
2. 无力排出呼吸道分泌物或阻塞物。

次要依据:

呼吸型态异常(呼吸频率、节律、深度变化);烦躁不安、口唇发绀;异常呼吸音。

【相关因素】

1. 病理生理因素　呼吸系统感染;因疼痛咳嗽无效;神经系统疾病使咳嗽反射受抑或感知、认知障碍。
2. 治疗因素　手术导致咳嗽无力或无效;麻醉药、镇静安眠药抑制咳嗽反射;医疗性限制卧床过久等。
3. 情境因素　过度疲劳、焦虑、恐惧、张口呼吸使分泌物黏稠和缺乏咳嗽知识。
4. 年龄因素　新生儿咳嗽反射低下;老年人活动少、反射迟钝、咳嗽无力。

(十五) 低效性呼吸型态

【定义】

个体呼气、吸气活动过程中肺组织不能有效扩张和排空的状态。

【诊断依据】

主要依据:

1. 呼吸型态异常,如呼气延长、噘嘴呼吸。
2. 脉搏频率、节律、性质异常。

次要依据:

1. 发绀、鼻翼扇动、端坐呼吸、三凹式呼吸。
2. 桶状胸、使用辅助呼吸肌、肺活量下降。

【相关因素】

1. 病理生理因素　支气管阻塞、神经肌肉损伤、认知感知障碍性疾病。
2. 情境因素　疼痛、疲劳、焦虑、恐惧等。
3. 年龄因素　婴幼儿、新生儿胸廓发育不完善;老年人胸廓退行性变。

(十六) 有受伤的危险

【定义】

个体适应、防御能力降低时,在与环境相互作用中容易受到损伤的危险状态。

【诊断依据】

有引起个体适应力下降而受伤的危险因素存在。

【相关因素】

1. 个体内部因素　①病理生理因素:神经调节(感觉、运动和感知)功能障碍,组织缺氧,营养不良,免疫功能降低,血常规异常(血红蛋白降低、白细胞、红细胞减少,凝血因子、血小板减少等),皮肤破损等;②心理因素;③年龄因素:各年龄组的生理、心理、社会适应力有差异,存在受伤因素。
2. 外部环境因素　①生物因素:病原体及人群免疫力;②化学因素:药品、毒素、污染物、防腐剂、美容染发及酒精、咖啡因、尼古丁等;③物理因素:房屋结构与布局、室内设施是否合理;④交通、运输方式;⑤医护人员及社会支持系统状态(人员素质、身心状态、医疗机构布局等)。

(十七) 有误吸的危险

【定义】

个体处于有可能将分泌物或异物吸入气管、支气管的危险状态。

【诊断依据】

有导致个体误吸的危险因素存在。

【相关因素】

1. 意识障碍或咳嗽反射、吞咽反应迟钝。
2. 气管切开或气管插管等。
3. 贲门括约肌失常,胃内容物反流。
4. 面、口、颈部手术及外伤。

(十八) 有失用综合征的危险

【定义】

个体因治疗或其他原因,使肌肉骨骼不能活动而引起身体各系统功能退化的危险状态。

【诊断依据】

有导致个体长时间不能活动的危险因素存在。

失用综合征表现:压疮,便秘,肺、泌尿道感染,尿潴留,静脉血栓形成,直立性低血压,肌力、肌张力减退,关节活动受限,定向力障碍及焦虑、沮丧心理反应等。

【相关因素】

1. 意识障碍或瘫痪。

2. 医嘱限制活动或肢体机械制动不能活动。

3. 剧烈疼痛等不适。

(十九) 组织完整性受损

【定义】

个体皮肤、黏膜及皮下组织受损的状态。

个体组织由上皮组织、结缔组织、肌肉组织和神经组织组成。组织完整性受损是一个概括性的诊断名称,在临床实际应用时应根据个体受损组织,具体应用"皮肤完整性受损"或"口腔黏膜受损"等护理诊断名称。

【诊断依据】

角膜、黏膜、皮肤或皮下组织受到损伤或破坏。

【相关因素】

1. 病理生理因素　躯体感觉、活动障碍,循环障碍,营养不良或肥胖,体液过少或过多,外伤,过敏,色素沉着、皮肤弹性改变等。

2. 治疗因素　手术损伤、导管插入损伤等;射线损伤。

3. 情境因素　温度过高或过低(烧烫伤、冻伤);电击伤;日光晒伤;分泌物及排泄物刺激;潮湿;缺乏卫生保健知识和习惯;心理因素。

4. 年龄因素　婴幼儿尿布疹、湿疹等;老年人皮肤退化干燥、变薄、皮下组织萎缩易引起损伤。

(二十) 口腔黏膜改变

【定义】

个体口腔黏膜受到破坏的状态。

【诊断依据】

主要依据:

口腔黏膜破溃、疼痛。

次要依据:

口腔黏膜充血、水肿、口腔炎、口臭、牙龈炎、唾液缺乏、口腔黏膜白斑、龋齿等。

【相关因素】

1. 病理生理因素　感染、脱水、营养不良等引起唾液减少性疾病。

2. 治疗因素　口腔手术、插管、义齿不合适;禁食超过24h;免疫抑制药物等。

3. 情境因素　酸性食物、有毒物质、酗酒、口腔不卫生、用口呼吸、缺乏口腔保健知识等。

(二十一) 皮肤完整性受损

【定义】

个体的皮肤处于受损状态。

【诊断依据】

主要依据：

表皮、真皮组织破损。

次要依据：

皮肤潮红、瘙痒、剥脱。

【相关因素】

见"组织完整性受损"。

(二十二) 有皮肤完整性受损的危险

【定义】

个体皮肤处于可能受损的危险状态。

【诊断依据】

有致皮肤损害的危险因素存在。

【相关因素】

1. 个体因素　躯体感觉、活动障碍，循环不良，代谢率异常及营养障碍(消瘦或肥胖)；皮肤水肿、干燥、多汗，皮肤变薄或弹性降低，色素沉着等；缺乏保持皮肤卫生的知识和习惯。

2. 环境因素　理化刺激因素存在；缺乏皮肤卫生的条件。

(二十三) 躯体移动障碍

【定义】

个体独立移动躯体的能力受限制的状态。

【诊断依据】

主要依据：

不能自主地活动(床上活动，上、下床及室内活动等)；强制性约束不能活动，如肢体制动、牵引、医嘱绝对卧床等。

次要依据：

肌肉萎缩，肌力、肌张力下降；协调、共济运动障碍；关节活动受限。

【相关因素】

1. 病理生理因素　神经肌肉受损、肌肉骨骼损伤、感知认知障碍、活动无耐力的疾病；疼痛不适。

2. 情境因素　抑郁、焦虑心理。

3. 年龄因素　老年人运动功能退行性变化使活动受限。

活动功能分级：

0级：能完全独立地活动。

Ⅰ级：需助行器械辅助活动。

Ⅱ级：需他人帮助活动。

Ⅲ级：既需助行器又需他人帮助活动。

Ⅳ级：不能活动，完全依赖帮助。

(二十四) 进食自理缺陷

【定义】

个体因各种原因进食活动能力受损的状态。

【诊断依据】

个体不能将食物送入口腔。

【相关因素】

1. 病理生理因素　神经、肌肉、骨骼疾病;视力障碍性疾病等。

2. 治疗因素　进食活动受限制的治疗措施。

3. 情境因素　抑郁、焦虑等心理障碍;活动耐力下降。

4. 年龄因素　婴幼儿缺乏独立能力;老年人感知、认知及运动障碍。

(二十五) 沐浴/卫生自理缺陷

【定义】

个体沐浴或清洁卫生活动能力受损的状态。

(沐浴、卫生自理活动受损程度参考活动功能分级标准。)

【诊断依据】

主要依据:

不能独自清洗全身或躯体某一部分。

次要依据:

不能得到水源;不能调节水温和流量。

【相关因素】

参见"进食自理缺陷"。

(二十六) 穿着/修饰自理缺陷

【定义】

个体穿衣、修饰自理活动能力受损的状态。

(穿衣、修饰等自理活动受损程度参考活动功能分级标准。)

【诊断依据】

主要依据:

不能自己脱衣、穿衣。

次要依据:

不能系腰带、领带,不能扣衣扣;不能独立戴、摘装饰品;不能维持整洁的仪表。

【相关因素】

参见"进食自理缺陷"。

(二十七) 知识缺乏(特定的)

【定义】

个体缺乏特定的信息和技能,出现心理、认知能力受损的状态。

【诊断依据】

诉说不懂或不理解有关知识及技能;不能正确执行医护措施;因知识缺乏有异常心理表现,如激动、敌视、冷淡、焦虑及粗暴行为等。

【相关因素】

1. 病理生理因素　缺乏疾病诊断、防治知识;疾病导致认知障碍。

2. 情境因素　认知水平障碍;缺乏信息资源;对信息理解不正确;文化、语言沟通障碍;缺乏学习兴趣和动机。

3. 年龄因素　儿童缺乏卫生、安全、自理、营养等知识;青年人缺乏安全、性知识及保持健康等知识;老年人缺乏识别早期疾病知识及老年保健等知识。

(二十八) 疼痛

【定义】

个体经受或有严重不舒服的感觉状态。

【诊断依据】

1. 主诉有疼痛不适感。
2. 有痛苦表情、强迫体位和防卫性宣泄行为表现。
3. 有自主神经反应,如血压升高、脉搏及呼吸增快、瞳孔散大、出汗、肌肉紧张度增高等。
4. 有社交、思维改变。

【相关因素】

1. 病理生理因素　脏器疾病、骨骼肌肉病变、血管疾病、肿瘤、炎症及损伤等。
2. 治疗因素　有创伤性诊疗措施(穿刺、插管、活检、手术等);治疗性局部受压(绷带、石膏等);限制性体位不适;分娩及痛经。
3. 情境因素　环境刺激物致物理性、化学性损伤;心理损伤因素亦可引起疼痛加剧。

(二十九) 焦虑

【定义】

个体因非特异的、不明确的因素引起的一种模糊不适感觉的状态。

【诊断依据】

1. 生理表现

(1) 主观表现:有失眠、疲劳、虚弱感及口干、肌肉紧张、疼痛(尤以颈、背部明显)、眩晕、感觉异常等。

(2) 客观表现:主要是交感神经兴奋症状如面色苍白、表情紧张、多动、声音颤抖及血压升高、心率加快、多汗、瞳孔散大、尿频等。

2. 心理表现

(1) 主观表现:忧郁、恐惧、神经质、控制力差、紧张不易放松。

(2) 客观表现:易激动、哭泣、抱怨、退缩、缺乏耐性和主动性。

3. 认知障碍　注意力不集中、思维混乱、健忘、不能面对现实。

【相关因素】

1. 病理生理因素　基本生理需要(空气、水、食物、休息、性、活动、排泄、避免疼痛)得不到满足的各种病理因素。
2. 治疗因素　创伤性检查、治疗手段对躯体的威胁;住院、隔离等生活环境改变的威胁。
3. 情境因素　自我概念,自尊受到威胁;死亡、离别威胁;搬家、退休、环境污染使安全受到威胁;角色功能和角色转换的威胁(晋升、失业、调换工作、降级)等。
4. 年龄因素　儿童与父母离别、学习压力、与伙伴关系、残疾等;老年人躯体功能下降、退休、经济拮据等。

(三十) 恐惧

【定义】

个体对明确刺激因素产生的惧怕感。

【诊断依据】

主要依据:

有害怕、不安的感觉;有逃避行为、有集中注意威胁物行为。

次要依据：

有攻击和退缩行为；有心身反应，如心跳及呼吸增快、血压升高、皮肤苍白或潮红、出汗、瞳孔散大、恶心、呕吐、大小便失禁、失眠、晕厥等。

【相关因素】

1. 病理生理因素　躯体功能丧失、结构丧失；急性传染病等。
2. 治疗因素　创伤性检查、治疗；手术、疼痛等刺激因素。
3. 情境因素　因陌生环境、陌生人、失去亲人、事业失败、知识缺乏引起恐惧。
4. 年龄因素　儿童对黑暗、陌生的人和环境害怕；成年人对婚姻、妊娠、竞争压力害怕；老年人对孤独、躯体功能丧失害怕。

案例分析题

1. 李某，男，65岁。因1型糖尿病住院，经治疗后病情缓解，即将出院。病人来自农村，出院前护士需教会病人和家属自行注射胰岛素的方法。

请问：

（1）此时病人最合适的护理诊断是什么？

（2）护士该如何为病人制订预期目标？

2. 章某，女，17岁。因转移性右下腹痛伴固定压痛点入院，经诊断为急性化脓性阑尾炎，给予急诊手术。术后第2天病人出现发热，最高达39.7℃，且刀口疼痛。因对病情不了解，担心预后而心情烦躁，睡眠欠佳。

护理查体：体温39.2℃，脉搏92次/min，呼吸20次/min，血压100/65mmHg，神志清楚，面色潮红，右下腹刀口处发红、肿胀、压痛，无波动感，无腹膜刺激征。辅助检查：血常规示白细胞计数$12×10^9$/L。

请问：

（1）此时病人的主要护理诊断及诊断依据是什么？

（2）护士该如何为病人制订相应的预期目标？

（3）对该病人的主要护理措施有哪些？

（吕怀娟）

第六章

健 康 教 育

学习目标

1. 掌握健康教育的概念、方法及注意事项；掌握卫生宣教、健康教育、健康促进三者的区别。
2. 熟悉健康教育的程序、意义及健康教育的相关理论与模式的主要内容，护士在健康教育中所发挥的重要作用。
3. 了解健康教育的相关理论与模式在临床的应用情况。
4. 能够为护理对象制订健康教育计划，并利用不同的方法为病人或家属进行有效的健康教育。

健康是基本的人权，健康是人生的第一财富，健康与每一个人、每一个家庭乃至全社会都息息相关。现代护理的整体观强调，护理的重点不仅是解除疾病所带来的痛苦，更重要的是通过健康教育来预防疾病和促进健康。因此，健康教育是护理工作中的重要组成部分，护士的重要职责之一就是通过健康教育唤起公众的健康意识，使他们改变不良的生活习惯，建立有利于健康的行为，掌握自我保健的方法和技术，提高全民族的健康素养及生存质量。

第一节　健康教育概述

> **情景案例**
>
> 金某，男，45岁，体型肥胖。体检时发现血压、血脂偏高，家族中有高血压、糖尿病遗传史，病人情绪焦虑。
> 请问：
> 1. 健康教育的意义有哪些？
> 2. 请结合本案例说明知信行模式在健康教育中的应用。

一、健康教育的基本概念和意义

（一）基本概念

1. 健康教育的定义　关于健康教育（health education）的定义，不同机构在不同时期赋予了不同的说法，虽然措辞不同，但基本含义相同或类似，都共同着眼于行为，即不仅是简单地传授健康知识，还要使人们树立健康观念，并逐渐形成一种健康的行为习惯。现在比较统一的定义指出健康教育是一项有计划、有组织的通过系统的信息传播(informationdissemination)和行为干预(behavioral intervention)等手段，帮助个人和群体掌握卫生保健知识，树立健康观念(health concepts)，自愿采纳有利于健康的行为(healthbehavior)和生活方式(lifestyle)的教育活动与过程。其目的是消除或减轻影响健康的危险因素(riskfactor)，预防疾病，促进健康和提高生活质量。健康概念的演变和保健服务的需要不断地赋予它新的重要职能。

2. **健康教育与卫生宣教** 在我国，对于健康教育的认识，曾一度与卫生宣教混为一谈。事实上，健康教育与传统意义上的卫生宣教有着显著的差异。卫生宣教侧重于卫生知识的单向传播，其受传对象比较泛化，不注重反馈信息和效果。而健康教育较之于卫生宣教，具有三个显著特征：①健康教育在融合了医学科学、行为科学、传播学、管理科学等学科理论知识的基础上，初步形成了自己的理论和方法体系；②健康教育是一种有计划、有组织、有评价的系统干预活动；③健康教育最终的目标是将"普及卫生知识"延伸到"促使人们采纳健康行为"，从而防治疾病，促进健康。

3. **健康教育与健康促进** 世界各国的健康教育经验表明，"行为改变"是长期复杂的过程，许多不良的行为生活方式仅凭个人的主观意愿仍无法改变，要改变行为必须依赖于支持性的健康政策、环境、卫生服务等相关因素，故健康促进开始迅速发展起来。健康促进(health promotion)是指以教育、组织、法律、政策和经济等为综合手段干预对健康有害的行为和生活方式，创造良好的社会和生态环境，以促进健康。健康促进的含义比健康教育更为广泛，健康促进涉及整个人群和人们社会生活的各个方面，而健康教育则侧重于影响那些有改变自身行为愿望的人群；与健康教育相比，健康促进既包括了健康教育的行为干预内容，又强调了行为改变所需要的组织支持、政策支持、经济支持等方面的内容，最终创建良好的社会生态环境。这就表明健康促进不仅仅是卫生部门的事业，还是需要全体社会参与和多部门合作的社会工程（表6-1）。

表 6-1 卫生宣教、健康教育、健康促进的比较

名称	内涵	方法	特点	效果
卫生宣教	信息+宣传	以大众传播为主	信息单向传播	舆论导向；卫生知识的积累
健康教育	知识+信念+行为改变	传播与教育结合，以教育为主	行为改变为核心	知识、信念、行为的变化，可带来个体和群体健康水平的提高
健康促进	健康教育+环境支持	健康教育+社会动员+营造环境	政府主责，全社会参与，多部门合作，对影响健康的因素实施综合干预	个体和群体健康水平提高，创建健康环境，效果可持续性

（二）健康教育的意义

健康教育是一项提高全民健康水平的事业，随着健康教育理论和方法的不断完善，其在社会发展中的促进作用和战略意义也越来越受到重视。

1. **健康教育是实现初级卫生保健的关键和重要策略** 1977年WHO提出"人人享有卫

生保健"全球战略目标,而推行初级卫生保健(primary health care,PHC)是实现该战略目标的基本途径和基本策略。初级卫生保健的任务分为四个方面、八项要素,健康教育是其中之一,要素之首。1978年,WHO和联合国儿童基金会在哈萨克斯坦的阿拉木图召开了国际初级卫生保健会议,会议发表的《阿拉木图宣言》指出:"健康教育是所有卫生问题、预防方法及控制措施中最为重要的,是能否实现初级卫生保健任务的关键。"

2. 健康教育是提高人群自我保健意识和能力的需要 随着疾病谱的变化,与生活方式有关的疾病和慢性病逐渐成为危害健康的主要因素。通过健康教育,人们可以了解和掌握自我保健知识,树立正确的生命观、健康观,培养健康责任感,促使改变不良的行为方式及生活习惯,倡导文明、健康、科学的生活方式,从而提高人群的自我保健能力。同时,健康教育明确了政府和社会对健康应负的责任,使公众能有效地维护自身的健康和生存环境,并做出有利于健康的选择。

3. 健康教育是节约卫生资源及降低医疗费用的有效手段 随着科学技术发展,先进的医疗设备和检查治疗手段不断进步,人口的平均寿命延长,慢性病的发病率上升,人们的保健要求也越来越高,医疗费用不断上涨,这是我国卫生保健工作所面临的一个重大挑战。各国的健康教育实践证明,人们只要改变不良的行为方式及生活习惯,采纳有利于健康的行为,就能有效地降低疾病的发生率和死亡率,减少医疗费用。因此,从战略上看,健康教育又能有效地降低医疗费用的支出。

4. 健康教育对提高医疗护理质量有重要意义 对住院病人及家属进行健康教育,提高其自我照顾能力,使其主动配合治疗护理,减少并发症的发生,缩短病人的住院周期,降低住院费用,提高治疗、护理效果满意度,减少医疗纠纷的发生率。

二、健康教育的相关理论与模式

健康教育相关理论和模式是健康教育的活动指南,可帮助理解、分析行为变化的过程,是评估健康需求、实施健康教育计划、评价健康教育结果的理论框架。各国学者提出了许多健康教育的相关理论与模式,应用较多的比较成熟的理论模式有知信行模式、健康信念模式、格林模式等。

(一)知信行模式(knowledge attitude/belief practice model,KABP 或 KAP)

1. 知信行模式的基本内容 知信行模式实质上是认知理论在健康教育中的应用,是有关行为改变的较成熟的理论模式。该模式将人们行为的改变分为获取知识、产生信念及形成行为三个连续的过程(图6-1)。

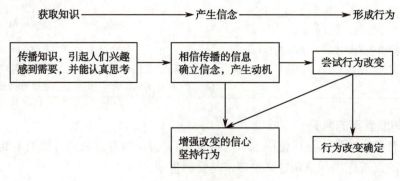

图6-1 知信行模式

知信行模式提出了知识、信念、行为之间递进的关系。其中"知"即知识和学习,"信"即信念和态度,"行"即行为和行动。该理论认为知识是基础,态度是动力,行为改变是目标。人们通过学习,获得相关知识和技能,再通过对知识积极思考,逐步形成信念和态度,进而促成行为的产生。其中信念的确立和态度的转变是关键,也就是说,改变信念、态度是改变行为的前提。如大部分吸烟者都了解吸烟有害健康,但是却难以有戒烟的行动,说明知识不等于信念,从知识到认知到行为的转变绝非易事,如果没有足够的信念和态度,成功戒烟是很难做到的。

2. **知信行模式在健康教育中的应用** 知信行模式认为,要达到教育目的,必须要让受教育者了解有关的健康教育知识,建立起积极、正确的信念和态度,才有可能主动形成有益于健康的行为,改变危害健康的行为,这与健康教育的目标不谋而合,故知信行模式被广泛应用于健康教育和健康促进项目中。以艾滋病预防为例,首先可以通过多种方法和途径帮助目标人群了解艾滋病在全球蔓延的趋势、严重性、传播途径和预防方法等知识,通过积极思考加强对保护自己和他人健康的责任感,确立只要杜绝艾滋病的传播途径,就能预防艾滋病的信念,最终摒弃与艾滋病相关的危险行为。

(二)健康信念模式(health belief model,HBM)

1. **健康信念模式的基本内容** 健康信念模式是运用社会心理方法解释健康相关行为的理论模式,该模式由美国社会心理学家罗森斯托克(Rosenstock)、霍克巴姆(Hochbaum)等学者于20世纪50年代提出,后经贝克(Becker)等学者逐步修订完善。该模式强调感知觉在决策中的重要性,是迄今用来解释个人信念如何影响健康行为改变的最常用模式。该模式认为信念是人们采纳有利于健康行为的基础,人们如果具有与疾病、健康相关的信念,他们就会采纳健康行为,改变危险行为。人们在决定是否采纳健康行为时,首先要对疾病的威胁进行判断,然后对预防疾病的价值、采纳健康行为对改善健康状况的期望和克服行动障碍的能力做出判断,最后才会做出是否采纳健康行为的决定。归纳总结,健康信念模式是一个结构模型,主要由四个部分组成:疾病认知、自我效能、影响及制约因素、行为提示因素(图6-2)。

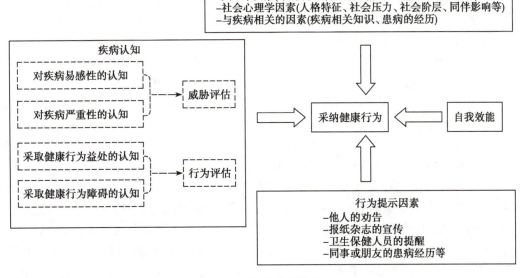

图6-2 健康信念模式

（1）疾病认知：指个人如何看待健康与疾病，如何认识疾病的易感性及严重性，如何认识采取预防措施后的效果及采取措施所遇到的障碍等，即对健康的信念。人的健康信念通常会受以下认知程度的影响：

1）对疾病易感性的认知：即个体主观上对患某种疾病或出现某种健康问题的可能性的判断。认为受疾病侵扰的可能性越大，越容易采取预防行为主动避免疾病的发生，反之则不容易采取预防行为。但人的认知有时会与实际易感性有很大差异。

2）对疾病严重性的认知：疾病的严重性既包括疾病对躯体健康的不良影响，如疾病导致疼痛、伤残或死亡等，还包括疾病引起的心理、社会后果，如意识到疾病会影响到工作、家庭、人际关系等，越是相信后果严重越可能采取健康行为，避免危险行为。

3）对采纳健康行为益处的认知：即相信采纳健康行为后能带来益处的主观判断。一般而言，个体认识到采纳健康行为的益处，或认为益处很多，则更有可能采纳该健康行为。

4）对采纳健康行为障碍的认知：即对采纳健康行为可能会遇到的困难与障碍的认识，包括行为的复杂性、花费的时间、经济的负担等。感知到困难与障碍多，会阻碍个体对健康行为的采纳。

因此，个体对疾病的易感性、严重性认识越深，对健康行为益处的感知越强，采纳健康行为的障碍越小，个体采纳健康行为的可能性越大。

（2）自我效能（self-efficacy）：指个体在特定的情境中实施某种行为并取得预期结果的能力，即是否相信自己有能力控制内外因素而成功采纳健康行为。它是1988年罗森斯托克等人补充到健康信念模式中的一个因素，强调自信心对产生行为的作用。自我效能越高，采纳建议、采取健康行为的可能性越大。

（3）影响及制约因素：主要指人口学及社会心理学因素，人口学特征包括年龄、性别、人种、文化程度、职业等，社会心理学特征包括人格特征、社会压力、社会阶层、同伴影响等。另外也要重视与疾病相关的因素，如疾病相关知识、患病的经历等。一般来说，教育程度及社会地位高、老年人、曾经患过该病的人会较愿意采纳所建议的预防性行为。

（4）行为提示因素：指促使或诱发健康行为发生的因素。包括他人的劝告、报纸杂志的宣传、卫生保健人员的提醒、同事或朋友的患病经历等。提示因素越多，人们采纳健康行为的可能性越大。

2. 健康信念模式在健康教育中的应用 健康信念模式充分考虑了社会心理因素对行为的影响，用态度和信念较好地解释和预测行为，是用于指导健康相关行为改变的一种常用模式，健康信念模式关注个体对健康的态度和信念，重视影响信念的内外因素。以乳腺癌普查为例，如个体能意识到女性40岁是乳腺癌高发的危险年龄，同时知道导致乳腺癌的相关因素，其中有遗传史，若是其母亲、姐妹等直系亲属得过乳腺癌，该个体会认为自己容易患乳腺癌（感知疾病的易感性）；个体知道乳腺癌对健康的危险性（感知疾病严重性）；而乳腺癌若是能早发现、早治疗，疗效好，5年、10年生存率高，生活质量高（感知健康行为的益处）；个体觉得自我检查乳房是比较好的方法，但是缺乏专业人员指导（感知健康行为的障碍）；个体相信通过专业指导，是可以掌握早期检查的方法，能早期发现，防患于未然（自我效能）。在这种情况下，当地医疗机构和专业医生能提供乳腺普查服务及相关咨询，价格便宜，且这些检查均为无创检查，容易被检查者所接受（提示因素）。综上所述，个体执行乳腺普查的健康行为的可能性比较大。

（三）格林模式（PRECEDE-PROCEED model）

1. 格林模式的基本内容 美国学者劳伦斯·格林（Lawrence W. Green）于 1974 年提出 PRECEDE 模式，并于 20 世纪 90 年代加入 PROCEED 模式的要素，整合形成格林模式。格林模式被认为是世界上使用最广泛、最权威的健康干预模型。PRECEDE 的英文全称是 Predisposing, Reinforcing, and Enabling Constructs in Educational/environmental Diagnosis and Evaluation，指在教育/环境诊断和评估中应用倾向因素、促成因素及强化因素，着重应用于诊断及评估。PROCEED 的英文全称是 Policy, Regulatory, and Organizational Constructs in Educational and Environmental Development，指在执行教育/环境干预中应用政策、法规和组织的手段，侧重于执行过程与评价过程。格林模式的实质是为健康教育计划的设计、实施、评价提供了分析问题、解决问题的方法。它有两个特点：一是从"结果入手"，用演绎的方式进行分析思考，从最终的结果追溯到最初的起因，在设计干预计划前对产生结果的重要影响因素做出诊断；二是考虑了影响健康的多重因素，帮助制定者把这些因素作为重点干预目标。格林模式主要可以分为 3 个阶段、9 个基本步骤，涉及诸多学科（图 6-3）。

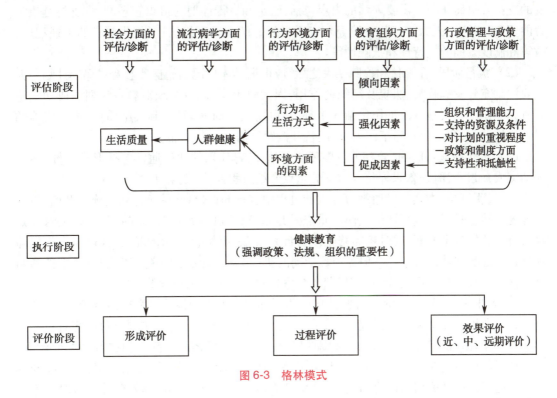

图 6-3 格林模式

（1）评估阶段：又称诊断阶段，包括对社会、流行病学、行为及环境、教育及组织、行政管理及政策等 5 个方面的评估/诊断，以便得出与健康/生存质量相关的诊断。

1）社会评估/诊断：包括 3 个方面，即评估目标社区或人群的健康需求和生活质量；确定影响生活质量的主要健康问题；了解目标社区或人群的人口学特征、社会资源、社会福利、经济水平、文化环境等影响因素。

2）流行病学评估/诊断：指通过对发病率、死亡率、致残率等流行病学资料和医学评估，找出人群特定的健康问题，以及哪些健康问题对生存质量影响最大。

3）行为及环境评估/诊断：即评估与健康问题相关的行为因素和环境因素。行为因素包括生活方式、应对方式、预防行为等;环境因素包括社会因素和物质条件因素,如法规制度、社会经济、文化、医疗卫生、工作环境、生活条件等。这些因素来源于外部,对于个体来说,超出个人可以控制和改变的范围,但是却能够影响或促进某些行为,并对人们的健康产生影响。

4) 教育及组织评估/诊断:格林模式中强调影响健康行为的因素有3个方面,即倾向因素、促成因素及强化因素。①倾向因素通常先于行为,是产生某种行为的动机和愿望,主要包括知识、态度、信仰及价值观等;②促成因素是指促使某种行为的动机或愿望得以实现的因素,即实现某行为的资源和技能,包括环境、社会资源、相关技能等;③强化因素是指行为改变后所得到的维持、发展或减弱该行为的因素,主要来源于家人、亲友、同伴、保健人员等的鼓励与反对,也包括人们对行为后果的感受。这3个方面的因素往往共同作用影响人们的健康相关行为,其中倾向因素是内在动力,而促成因素和强化因素是外在条件,综合研究和认识这3个方面的因素才能正确地制定教育策略,并确定切实、可行、有效的干预重点。

5) 行政管理及政策评估/诊断:即判断、分析行政管理及政策对实施健康教育或保健计划的支持或阻碍作用。需要评估的内容包括:制定和执行计划的组织管理能力;支持健康教育的资源和条件(人力、时间、经费等);有无专门的健康教育机构;对健康教育的重视程度;政策和制度方面的支持性和抵触性等。

(2) 执行阶段:在评估和诊断结束之后,应根据具体情况实施健康教育或保健计划。尤其要注意充分发挥政策、法规及组织的作用,因为政策、法规及组织对教育计划的成功实施起着先导作用。实施阶段工作包括5个环节:制定实施时间表、控制实施质量、建立实施的组织机构、配备和培训实施工作人员、配备和购置所需的设备物品。

(3) 评价阶段:评价是管理的重要环节,健康教育计划的评价通常包括形成评价(通过评估完成)、过程评价、效果评价。本部分重点介绍过程评价、效果评价。

1) 过程评价:在实施健康教育计划的过程中进行的评价,起始于计划实施的开始,贯穿于计划实施全过程。过程评价关注的重点是是否按计划的数量和质量执行,包括项目计划执行所涉及的各个方面,同时还需修正项目计划,使之更符合实际情况,这样才能有效保障项目目标的实现。评价指标一般为项目活动的执行率、干预活动的覆盖率、目标人群的参与率、有效指数(目标人群的参与率/预期参与率)、目标人群的满意度等。

2) 效果评价:效果评价分为近、中、远期评价。①近中期评价又称效应评价,用来评价健康教育项目实施后目标人群健康相关行为及其影响因素的变化。主要评价内容有目标人群的卫生保健知识、健康价值观、对健康相关行为的态度和信念、健康相关行为的变化等。常用指标包括卫生知识均分、卫生知识知晓率、健康信念持有率、行为流行率、行为改变率等。②远期评价又称结局评价,着重于评价健康教育项目实施后目标人群健康状况及生活质量的变化。评价的指标有反映健康状况的身高、体重、血压、血脂、血糖等生理指标及人格、抑郁等方面的心理指标的变化。生活质量的变化一般用量表来评价,如日常活动量表等。

2. 格林模式在健康教育中的应用 格林模式常用来指导项目的制定、实施及评价。根据该模式从结果入手的特点,在制订计划前,要明确"为什么要制订该计划"。如在制订健康教育计划前,需要调查研究,分析需求信息,找到需要优先解决的问题,并针对这些问题寻找相关因素,再制订相应的实施干预计划。在运用该模式开展健康教育的同时,格林模式提醒我们,需要重视机构建设和政策改革,动员多部门参与,建立完善的政策环境;重视项目管理水平和实施人员的技术水平,提高实施健康促进活动的能力;重视以社区为基础的干预策略,建立系统的质量控制体系,以提高干预效果。

三、护士在健康教育中的作用

随着科学技术的发展、人民生活水平的提高和生活方式的改变,人们对健康保健的需求日益增强,希望能够通过健康教育,学到保持健康和预防疾病或外伤的知识,学会自理和调整生活方式。而护士是初级卫生保健工作的主要力量,是健康教育的主要实施者。随着时代的发展,护士将有更多的机会和责任为不同人群提供健康教育。护士不仅是健康的照顾者,同时也是健康的倡导者和教育者。因此,护士在健康教育中的作用在于:

1. **为服务对象提供大量有关健康的信息** 护士应根据人群的不同特点和需要,为其提供有关预防疾病、促进健康的信息。把健康知识传播给公众,唤起人们对自己及社会的健康责任感,使人们投入到卫生保健的活动中来,从而提高大众的健康水平。

2. **帮助服务对象认识影响健康的因素** 影响人群健康的因素多种多样,主要包括环境因素、人群的行为和生活方式等因素。环境因素包括自然环境和社会环境,如空气、水源、食物、噪声污染及垃圾处理等。环境因素对人类的健康和生存有直接的影响。护士应帮助人们认识危害个体健康的环境因素及不良的行为和生活方式,根据人群、家庭和个体的具体情况,有针对性地教育人们保护环境,鼓励人们保持健康的生活方式和行为,提高人群的健康素质。

3. **帮助服务对象确定存在的健康问题** 护士通过对个人、家庭、社区的全面评估,帮助服务对象认识其现存的和潜在的健康问题,通过健康教育的实施,帮助服务对象解决问题,恢复和保持健康。

4. **指导服务对象采纳健康行为** 护士为服务对象提供有关卫生保健的知识和技能,使其能够运用并解决自身的健康问题,从而提高人群自我保健能力。如教会妇女乳房自我检查的方法,教育儿童如何预防近视和进行正确的刷牙,或为中老年人举办健康生活讲座等。

5. **开展健康教育的研究** 健康教育在我国还处于发展的起始阶段,需要不断地完善及提高。因此,护士应重视对健康教育方法与手段的研究,对影响健康教育效果的各种因素的研究等,最终能更好地做好健康教育工作。

第二节 健康教育程序和质量控制

情景案例

孙某,男,65岁,农民。高血压10余年,最高200/100mmHg,未规律用降压药。今晨突发言语不清、右侧肢体活动障碍急诊入院。病人有吸烟史40余年,20支/d,其父有高血压脑出血病史。

请问:
1. 该病人的健康教育主要包括哪些内容?
2. 按健康教育的程序制订该病人的健康教育计划。

一、健康教育程序

健康教育的核心是通过改善人群的健康相关行为以达到预防疾病、提高健康水平的目的,而行为改变是一个长期、系统的过程,健康教育需要做多方面的、深入细致的工作,才能取得良好的效果。故健康教育与护理程序一样,也遵循一定的程序。

健康教育程序是指一种有计划、有目标、有评价的系统教育活动过程,通过这种活动,帮助人们形成正确的行为和观念,以促进人们的身心健康。它包括评估健康教育需要、建立健康教育目标、拟订健康教育计划、实施健康教育计划及评价健康教育效果五个步骤。该程序概念中揭示,健康教育活动必须通过一个系统的工作过程,才能达到最终的有效目标,只有形成这种系统工程,并且使每一个过程与要求协调一致,才能有效地为目标人群提供健康教育知识,建立健康行为和生活方式。

(一)健康教育评估

健康教育是教育者与教育对象双方的互动过程。评估是为了了解目标人群的健康需求、影响目标人群健康的因素及健康教育的资源等方面,同时也是健康教育者本身自我了解的过程。健康教育者应该对目标人群的生理、心理、社会、文化、经济情况进行全方位的评估,从中了解目标人群需要哪些健康指导,最急需的教育内容是什么,目标人群健康愿望是什么。由于健康需求是发展的,健康教育的内容不会一成不变,所以评估也应是动态的。健康教育者要有意识地、连续不断地进行评估,有目的地为各项教育内容获取资料。

1. 评估目标人群的健康需要 在健康教育前,一般通过社会学调查(如召开座谈会、个人或集体访谈、问卷调查等)及流行病调查(如现况调查、筛检、生态学研究等),了解目标人群生存质量及影响生存质量的主要健康问题。通过对资料的分析,可以明确威胁人群生命与健康的主要疾病或健康问题,为今后的健康教育指明方向。

2. 评估影响人群健康的因素 包括内在因素和外在因素两个方面。内在因素主要指目标人群的基本背景资料(如年龄、性别、教育程度、职业、婚姻状况等)、行为生活方式(如饮食、睡眠、活动、吸烟、酗酒等)、心理因素(如受教育者的健康知识、技能的缺乏程度及范围,受教育者的价值观、个性、情绪、学习动机、能力、兴趣及态度等)。外在因素主要指外在的环境,包括社会环境和物理环境两个方面。

3. 评估健康教育的资源 健康教育是双向的、互动的过程,在明确了受教育者的具体情况后,还应对教育者及其周围相关资源做出判断。教育者方面评估的内容包括知识、技能、身体状况、心理素质;周围相关资源包括达到健康教育目标所需的时间、具体参与人员、教学场地、教育资料及设备,如小册子、幻灯、投影等。

(二)设立健康教育目标

设立教育目标是健康教育中的一项重要内容,教育目标作为以后评价教育效果的依据。健康教育的目标包括总体目标和具体目标,总体目标指在执行某项计划后预期达到的最终结果,如"降低吸烟率减少中老年呼吸道疾病的患病率";具体目标是总体目标的具体体现。在设立具体目标时应注意以下几个方面:

1. 目标应具有针对性和可行性 为了逐步实现健康教育的总目标,健康教育者应在每个目标中回答"谁(who)、什么时间(when)、范围(where)、多大程度(how much)、什么变化(what)"等问题,从而制定出一系列的具有针对性、切实可行的目标。

2. 目标应具体、明确、可测量 目标应标明具体需要改变的行为,以及达到目标的程度及预期时间等，目标越具体、明确、可测量，越具有指导性和可操作性。如某地区35~45岁中年人的吸烟率在2年内下降20%。

3. 目标应以受教育者为中心 目标的设立应考虑受教育者的背景、能力等，充分激励和调动其主观能动性，尊重受教育者的意愿，以期取得良好的效果。

（三）拟订健康教育计划

计划是进行健康教育的决策过程，护士应结合评估资料制订教育计划。在安排教育计划时，应注意考虑：什么时候教？在哪里教？应该教哪些内容？由什么人来教？用什么方法来教？

1. 明确实施计划的前提条件 制订计划应根据目标，列出所需的人力、物力及其他教育资源的情况、可能遇到的问题和阻碍，找出相应的解决方法，确定计划完成的时间。

2. 计划应书面化、具体化 整个健康教育计划要有详细的进度安排，对每次教育活动应参加的人员、教育地点及教育环境、内容、时间安排、教育方法、教育所需的设备及教学资料、资金预算等都应有详细的规划。对实施教育的相关人员应预先做好培训。健康教育必须有健康需求的人群参与才能完成，因此，在拟订教育计划时，最好邀请有关受教育者参与。只有按照实际需求来制订计划，健康教育才能有序、有效地进行。

3. 完善和修订计划 完成计划初稿后，进一步调查研究，提出多种可供选择的方案，最好邀请组织者和受教育者参与修订，确定最优或最满意的方案，使计划更加切实可行。

（四）实施健康教育计划

在真正实施健康教育计划时，需要各部门之间的密切配合与沟通，以保证教育计划的完成及教育的质量。在实施过程中，应有相应的健康教育监督制约机制，并及时了解受教育者等对教育过程的满意程度，以便及时调整教育方法，获得更佳的教育效果。

（五）评价健康教育效果

教育效果的评价是健康教育的一个重要组成部分，评价的目的是了解健康教育的效果，以完善整个教育运作过程，及时修改健康教育计划以满足受教育者需要。评价包括形成评价、过程评价、结果评价。评价时应注意以下问题：

1. 目标是否实现 从与受教育者的交谈及行为表现中反映健康教育是否被接受与掌握，教育目标是否实现。衡量教育效果的程度分为完全掌握、部分掌握、未掌握三种。

2. 重审教育计划 对部分掌握和未掌握的受教育者要分析其原因，如评估是否全面、目标是否定得过高、方式是否妥当、一次教育内容是否过多、重点是否突出等。针对分析出的原因，进行再讲解或重新进入教育过程，直至达到目标。通过重审教育计划，吸取经验教训，把健康教育做得更好。

值得注意的是，护士在健康教育过程中每完成一步都必须做好记录。因为从法律和护士所承担的责任上来讲，护士只有对所做的教育工作加以记录，才能表明护士的确进行了健康教育。另外，及时和准确的记录也有利于医务人员之间的交流和为护理科研工作提供资料。

二、健康教育的质量控制

质量是健康教育的生命线，质量控制的目的是保障健康教育的质量都达到要求，符合质量标准。健康教育质量控制的内容通常包括以下几个方面：进度监测、内容监测、数量与覆盖范围监测、费用监测、目标人群监测等。临床上，为了达到健康教育的预期目的，需要建立健康教育质量标准和保证措施。具体要求如下：

1. 将健康教育纳入护士职责　护士应充分认识整体护理模式中护士职责的内涵。健康教育是护理新模式的职责要求，护士应具备健康教育的能力。

2. 实行三级质量监控　建立相应的质量控制评价体系，即组长每日检查、护士长每周抽查、护理部每月检查。科护士长和护理部每月护理质量检查可采用"健康教育评价标准及评分"检查表格，将检查评分纳入经济管理的质控中。

3. 按专科或病种制定病人标准健康教育实施单　在实施单中将标准健康教育的内容逐项标明。健康教育的执行护士负责填写实施栏，责任护士填写效果评价栏。对健康教育实施表内未设计的内容可填写在备注栏。如评价结果是病人未掌握，可在备注栏填上原因。

4. 及时收集病人及家属的反馈意见　病人和家属的反馈是最有说服力的质控指标，是健康教育效果评价的重要手段。定期进行护理质量、护士服务满意度调查，能及时得到病人及家属的反馈意见，有利于改进护理工作，提高健康教育的水平和效果，进一步提高护理质量。

健康教育为护士提供了广阔的实践领域，同时也对护士提出了更新更高的要求。健康教育的实施体现了护士知识的价值，密切了护患关系，提高了护理工作质量。随着老年社会的到来，妇女儿童保健任务的加重，护士的健康教育职能将越来越显示其重要性。

第三节　健康教育的内容和方法

一、健康教育的内容

在护理工作中，健康教育主要包括一般性的健康教育、特殊健康教育、卫生管理法规的教育及病人的健康教育等方面。

（一）一般性的健康教育

帮助被教育者增强个人及人群健康的基本知识，促进其采纳健康行为。内容包括个人卫生、营养与膳食方面的知识、疾病防治方面的知识、精神心理卫生方面的知识等。

（二）特殊健康教育

针对特殊的人群或个人所进行的健康教育，包括妇女健康知识、儿童健康知识、中老年人的预防保健知识、特殊人群的性病防治知识、职业病的预防知识、学校卫生知识等内容。

（三）卫生管理法规的教育

帮助个人、家庭及社区了解有关卫生政策及法规，促使人们形成良好的卫生习惯，树立正确的健康观念，提高居民的健康责任心及自觉性，使他们自觉地遵守卫生法规，维护社会健康。

（四）病人的健康教育

病人的健康教育主要包括门诊教育、住院教育、随访教育等。

1. 门诊教育　根据门诊病人就医过程中的共性问题实施的教育活动，包括候诊教育、随诊教育、健康教育处方、门诊咨询教育、门诊专题讲座和门诊短期培训班等。

2. 住院教育　涵盖入院教育、病区教育及出院教育，旨在提高病人住院适应能力和自我保健能力。住院教育应根据病人不同的病因，确定病人及家属的需求，设立相应的健康教育目标，提供教育。主要内容涉及多方面，如入院时对病人及家属介绍病区环境及规章制度等;住院期间对病人进行安全教育、心理指导、饮食指导、运动指导、用药指导、特殊检查指导、疾病相关知识指导(如术前、术中、术后指导)等;出院前向病人及家属指导如何巩固治疗、预防复发、定期检查。

3. **随访教育**　主要针对有复发倾向、需要长期接受健康指导的慢性病病人,对其进行相应的健康指导。

二、健康教育的方法及选择原则

(一)健康教育的方法

健康教育有很多方法,可以依据教育的目的,针对不同的受教育者,选择恰当的教育方法:①如果目的是增加受教育者的知识,可应用讲授、讨论、个别会谈、分发阅读材料等方式;②如果要改变受教育者的态度,可用小组讨论、角色扮演、辩论等方式;③如果要帮助受教育者获得某种技能,则可用示范及回示教、角色扮演等方法。具体方法介绍如下:

1. **专题讲座法(seminar)**　是一种较正式的传统的健康教育方式,一般是由卫生专业技术人员对有关健康的某个专题进行讲座,以口头配合书面的方式,将信息传达给受教育者。专题讲座的方式能将健康知识系统地传递给受教育者,帮助其了解有关健康的知识或信息,为受教育者观念、态度及行为的改变打下一定的基础。此种方法能在有限的时间内提供容量较大的知识、信息,容易组织,比较经济,适用于受教育者人数较多,需要了解某种基本知识及邀请专家举行专题讲座时。但是专题讲座是一种单向的信息传播方式,教学效果对教学者个人的语言素养依赖较大。如果听众太多,讲授者难以了解听众对讲授内容的反应,无法与听众进行良好的沟通,此外,此种方法不利于受教育者主动学习。

2. **角色扮演法(role-play)**　是一种制造或模拟一定的现实生活片段,使教学内容剧情化,由受教育者扮演其中的角色,将角色的言语、行为、表情及内心世界表现出来,使之在观察、体验和分析讨论中理解知识,受到教育。这种方法提供了具体而有兴趣的学习环境,所有人员都可以参与学习过程。但是由于角色扮演是一种当众表演,需要有较强的参与意识,对于害羞、性格内向者,角色扮演的方法就很难实施。此法适用于儿童和年轻人。

3. **讨论法(discussion)**　是针对受教育者具有共同需要或存在相同的健康问题的情况,以小组或团体的方式进行健康信息的沟通及经验交流,大家就共同关心的问题展开讨论,各抒己见。一般团体由5人以上,最多不超过20人组成,共同参与对某一健康问题或主题的讨论,通过团体成员的意见及经验的表达,使受教育者得以集思广益,获取及分享知识与感受,扩大个人的经验范围,加深对某一问题的认识及了解,以刺激其态度或行为的改变。其不足是小组的组织及讨论较浪费时间,如果讨论引导、控制得不好,可能会出现有人过于主动,而有人较为被动,或出现小组讨论离题的现象。

护理人员在讨论性的健康教育中,一般充当组织及引导者。在开始时先介绍参加人员及讨论主题,在讨论过程中注意调节讨论气氛,适时予以引导、提示、鼓励和肯定,在结束时对讨论结果进行简短的归纳及总结。

4. **实地参观法(observation)**　带领受教育者在实际场景中观察某种现象,以获得感性的认识或验证已经学习过的知识的教学方法。参观结核病防治所,以了解结核病的防治情况;参观产房,以降低初产妇对分娩的恐惧等。此法使受教育者能在实际参观中增进对教学内容的了解,可刺激受教育者寻找更多的学习经验,有利于提高受教育者的观察技巧。但这种方法容易受条件限制,所需时间较多,有些受教育者无法参加,又不易找到合适的参观场所而无法实施。

5. 个别会谈式教育(personal interview) 是一种简单易行的健康教育方法,常在门诊、住院病人教育、家庭访视中、卫生所的诊前及诊后采用。一般会谈时应该注意与受教育者建立良好的关系,及时了解其所存在的困难及问题,以便实施正确的健康教育。

6. 示范法(demonstration) 常应用于教授某项技术或技巧,教育者先对该技术或技巧进行示范,使受教育者能仔细地了解该项操作的步骤及要点。然后,在教育者的指导下让受教育者进行练习。在结束时请受教育者进行回示教,以使教育者评价受教育者是否获得了此项技巧。此法使受教育者有机会将理论知识应用于实践,但会受教学条件的限制,如场地、示教用具等而难以开展。

7. 展览法(exhibition) 利用图表、模型、标本的展示,系统地将学习资料提供给受教育者,以提高受教育者的学习兴趣,提高学习效果,在没有压力及紧张的气氛中,使受教育者获得健康知识。各护理单元可以根据自己病区的特征或社区的服务对象,展示适合受教育者需要的知识。主题大小一般不作过多的限制,地点可以是病区的走廊或门诊大厅。例如,在门诊的产科候诊室外可以安排孕期卫生的小型展览;在小儿科的走廊可以根据季节安排儿童疾病的预防宣教。

8. 基于互联网的新型健康教育方法 近年来,随着现代信息技术的发展,互联网、智能手机和平板电脑等移动新媒体逐渐发展起来。互联网的功能在医学领域逐步拓展,除了用于医护人员的学习与相互交流外,还提供了医疗人员与服务对象的互动平台。网站、手机App、腾讯QQ及微信公众平台正在发展成为实施健康教育的新途径,它们具有便捷性、互动性、时效性、速度性和更新及时等特点,符合部分群体特别是当代年轻人的生活、学习与交流习惯,成为开展健康教育的一种新型的、可行的方式。与常规教育方式相比,移动新媒体突破了时间、地点等客观因素的限制,提供了直观、丰富的健康相关信息,并增加了学习者自主选择性。同时,网络媒体具有虚拟性的特点,易于保护学习者的隐私,对于敏感话题学习者可匿名参与,从而更容易被学习者所接纳。基于新型健康教育方式要求学习者具备一定的计算机知识并熟悉网络使用,对不具备这些条件的服务对象,则还需采取相对传统的教育方式。

9. 其他健康教育方法 上述健康教育的方法各有特点,护理人员可根据情况选取一种或几种方法综合利用。除此之外,为了提高健康教育的效果,还可在各种方法中加入多种辅助手段,如视听教材的应用、计算机辅助教学(CAI)等。视听教材是利用有关教具,如单页材料或折叠卡、小册子、挂图、录像、幻灯、电影等,使受教育者在最短时间内对某一教学内容有所了解。计算机辅助教学是一种借助计算机技术进行教学的崭新教学形式,它可以不受时间、地点限制,针对每个受教育者的学习需要和学习特点,将受教育者难以理解的理论和难以掌握的方法,通过计算机的信息转换和处理功能,变得形象化、具体化,降低学习难度,激发受教育者的学习兴趣。

（二）教育方法的选择原则

在选择教育方法时应注意以下原则：

1. 目的性 所选取的教学方法是为了达到教学目标,具有明确的目的性。

2. 经济性 教学方法的选择必须充分利用当地资源,在制订计划时要考虑费用问题,控制预算。

3. **实用性** 教学方法的选择符合受教育者的社会及文化背景。
4. **配合性** 一种教学方法必须与其他方法配合,以取得良好的效果。

三、健康教育的注意事项

1. **根据受教育者的学习需要制订健康教育计划** 在制订和实施健康教育计划之前,应全面评估受教育者的学习需要,在此基础上制定出有效可行的健康教育计划,实现预期的健康教育目标。

2. **根据受教育者的特点选择恰当的教育方法** 不同年龄、不同文化背景和不同风俗习惯的人,其智力发展和学习能力均不相同。因此,在选择教育方法时,应考虑受教育者的特点,选择适宜的教学方法。如老年人由于记忆力降低,听力、视力也有不同程度降低,所以在教学时应注意加强重复、强化。

3. **教学内容应从简单到复杂,从具体到抽象** 为了激发受教育者的学习兴趣,保证健康教育的效果,护士在健康教育的开始阶段应尽量安排简单、具体并容易理解的内容,根据受教育者的学习效果逐步向复杂、抽象的内容过渡。同时,还应注意一次健康教育不宜安排过多的教学内容,应循序渐进地传授教学内容,从而使受教育者真正掌握和理解学习内容,达到健康教育的目标。

4. **健康教育应强调理论与实践相结合** 健康教育的目的是帮助受教育者掌握基本的健康知识,提高其自我保健意识和能力,自觉采纳健康的行为和生活方式。掌握知识的目的在于应用,护士在对服务对象进行健康教育时,应注重将知识传授和实践应用相结合,从而使受教育者能够学有所用。

5. **创造良好的学习环境和氛围** 良好的学习环境是提高教学效果的基本保证。环境嘈杂、温度过高或过低均会影响教学效果。此外,受教育者的学习兴趣和热情同样影响教学的气氛。因此,应尽量提供环境安静、光线充足、温度适宜和教学音响设备良好的学习环境,并积极调动受教育者的学习热情,以保证教学效果和达到教学目标。

案例分析题

1. 杨某,女,68岁。两年前无明显诱因出现多尿、口干、多饮、多食伴消瘦,明确诊断为"2型糖尿病",出院后未规律应用胰岛素及口服药。近一周左右多饮、多食症状加重,并有全身乏力、眼睑水肿症状。入院时测空腹血糖18.8mmol/L。生活习惯:饮食与常人无异,未控制饮食,喜玩麻将。

请问:
(1) 根据以上情况,该病人的主要健康问题是什么?
(2) 针对该病人,可采取哪种健康教育方法?

2. 护士小张,在神经内科工作。最近发现病区内因高血压导致脑血管意外的病人人数增加,护士长要求小张为住院病人及家属开展一次健康教育讲座。

请问:
(1) 小张要做好哪些准备工作?
(2) 在做健康教育计划时要注意哪些事项?

(周 萍)

第七章

护理实践中的伦理与法律法规

 学习目标

1. 掌握护理伦理学基本原则,医疗事故的概念及分级,常见的护理差错行为及处置方法。
2. 熟悉护理伦理学的研究对象与内容,护理相关法律法规,医疗事故的处理程序。
3. 了解法律相关知识。
4. 能够遵循护理职业道德规范,正确分析护理实践中的伦理学问题及法律问题,并能做出合适的处理。

护理工作是以人为工作对象、以人的健康为中心的职业,具有一定的特殊性和复杂性。因此护士在为护理对象提供护理服务的同时,还需考虑所涉及的伦理与法律问题。掌握与护理相关的伦理与法律知识,可以帮助护士正确认识护理专业实践中常见的伦理和法律问题,遵循伦理守则和法律规范,安全执业,避免差错事故的发生,保持较高的专业水平,从而维护病人及自身的权益。

第一节　护理伦理与实践

情景案例

王某,女,32岁,初次怀孕,孕24周。因阴道异常出血来院就诊,经专家会诊确诊为宫颈癌,拟行子宫切除术。病人要求分娩后进行手术。

请问:
1. 此案例中涉及的伦理学原则有哪些?
2. 面对该病人的要求应如何处理?

一、护理伦理学概述

(一)护理伦理学概念

护理伦理学(nursing ethics)作为伦理学的一个重要分支,是护理学与伦理学相互交叉形成的边缘学科,是护士在履行自己职责的过程中,调整个人与他人、个人与社会之间关系的行为准则和规范的总和。其基本概念包括4个要素:支持维护(advocacy)、行动负责(accountability)、互助合作(cooperation)与关怀照顾(care)。支持维护主要指支持维护病人的利益和权利;行动负责是指护士对自己行动所负的责任,包括伦理责任和法律责任;互助合作是指护士与其他人(医生或其他护士)共同参与为病人提供优质服务;关怀照顾是指护士提供关怀照顾给病人,关怀照顾病人的健康、尊严和权利。

（二）护理伦理学的研究对象

护理伦理学以护理道德现象、护理道德关系及其发展规律作为自己的研究对象。

1. **护理道德现象**　护理道德现象是指护理领域中普遍存在的各种道德关系的具体体现,是护理职业之"道"与护士个人之"德"相结合的产物。护理道德现象主要包括护理道德的意识现象、规范现象和活动现象三部分。护理道德意识现象是指护士在处理护理道德关系实践中形成的心理及护理道德思想、观念和理论的总和。护理道德规范现象是评价护士行为的道德标准,是判断护理道德活动善恶、荣辱、正义与非正义的行为准则。护理道德活动现象是指在护理领域中,人们按照一定的伦理学理论和善恶观念而采取伦理行为,开展伦理活动的总和。

2. **护理道德关系**　护理道德关系是指在护理领域中按照一定道德观念形成的人与人、人与社会之间的关系。主要包括护士与病人、护士与其他医务人员、护士与社会、护士与医学科研之间的关系。

（1）护士与病人之间的关系:在护理工作中,护士与病人之间的关系是最基本、最首要的关系,也是护理伦理学研究的核心问题和主要对象。这种关系和谐、正常与否,直接制约着临床护理实践活动的进行。

（2）护士与其他医务人员之间的关系:护士与其他医务人员之间的关系,包括护士与医生、医技人员、行政管理人员及与后勤人员之间的多维关系。在护理活动中,护士与上述人员之间有着广泛的联系,是构成医院人群的有机整体,彼此之间相互尊重、支持与密切协作,既是关心病人利益的体现,也是护理工作正常开展、提高医院诊疗护理质量的重要保障。

（3）护士与社会的关系:一切医疗护理活动都是在一定社会关系中进行的。因此,护士在为病人服务过程中,不仅要照顾病人的局部利益,更要照顾整个社会的公共利益。当病人的局部利益与社会的公共利益发生矛盾时,要从国家、社会的利益出发。

（4）护士与医学科研的关系:在临床护理中,作为一名护士,既担负着整体护理的任务,又有参与医学科研的权利和责任。护士应恰当处理好与医学科研之间的关系,共同为护理学和护理事业的发展做出自己的贡献。

3. **护理道德的发展规律**　护理道德起源于护理实践的客观需要,并随着护理实践的发展而发展。护理道德的产生、发展有着自身的规律性。护理伦理学的任务之一就是发现、认识护理道德的发展规律,以使人们更好地尊重规律、利用规律,为护理工作的发展提供强有力的依据。

（三）护理伦理学的研究内容

护理伦理学的研究内容十分广泛,概括起来说,主要包括以下4个方面:

1. **护理伦理学的基本理论**　护理伦理学的基本理论主要包括指导护理道德实践的伦理学理论,如人道主义理论、生命价值论、生命质量论等;也包括对护理道德现象的理论分析与研究,如护理道德的起源、发展规律、本质等。

2. **护理伦理学的基本原则、规范和范畴**　护理伦理学的基本原则是最为宏观、笼统、基本的护理道德要求;护理伦理学规范是中观层面的护理道德要求;护理伦理学范畴是对护理领域中道德现象的总结与概括。

3. 护理伦理学的基本实践 护理伦理学的基本实践主要包括对护士行为的指导和监督、对护理工作和护士品德的道德评价、对护理工作的伦理决策及护理道德教育等工作。

4. 护理伦理学的实际难题 护理伦理学的实际难题是指在护理实践中因推行新技术或开辟新领域而产生的道德问题,如人工生殖技术、基因技术、器官移植、卫生资源分配、安乐死等方面产生的与传统道德有着尖锐冲突的道德问题。

二、护理伦理学基本原则

(一)护理伦理学基本原则的含义

原则(principle),是指人们观察问题和处理问题的标准或准绳。护理伦理学基本原则(principles of nursing ethics)是在护理活动中调整护士与病人、护士与其他医务人员、护士与社会相互关系的最基本的出发点和指导准则,是护理伦理学规范、范畴的总纲和精髓,在护理伦理体系中处于首要的地位,起着主导作用。

(二)护理伦理学基本原则的内容

护理伦理学基本原则是指导护理行为的准则,是护士进行护理行为选择的主要依据,主要包括自主原则、不伤害原则、公正原则和行善原则。

1. 自主原则 自主(autonomy)原则是指自我选择、自由行动或依照个人的意愿作自我管理和决策。简言之,自主就是"自己做主",即尊重病人自己做决定的原则。自主原则将病人自我决定视为护士与病人关系间的最高价值。在自主原则中,最能代表尊重病人自主的方式是"知情同意"。知情同意(informed consent)是指某人被告知,而知道事实真相后,自愿同意或应允某事。

自主原则有两层含义,一是要求护士尊重病人及其自主权,承认病人有权根据自己的考虑就其自己的事情做出合乎理性的决定。护士应切实履行责任,协助病人行使自主权。护士有责任向病人提供信息,并协助病人对诊疗护理活动方案进行选择。对于缺乏或丧失自主能力的病人,护士应尊重家属或监护人的选择权利。当然,如果这种选择违背了病人意愿或不利于病人的利益,护士不应听之任之,而应向病人所属单位或社会上的有关机构寻求帮助,以维护病人的利益。二是承认护士在专业护理活动中拥有护理自主权,例如病人处于生命的危急时刻,出于病人的利益和护士的责任,护士可以本着专业知识,行使护理自主权,选择恰当的护理措施;或者病人的选择对自身、他人的健康和生命构成威胁或对社会产生危害,如传染病病人拒绝隔离,护士有责任协助医生对病人的自主性加以限制。

2. 不伤害原则 不伤害(non-maleficence)是指不给病人带来本来完全可以避免的肉体和精神上的痛苦、损伤、疾病甚至死亡。简言之,就是不做伤害病人的事。不伤害除了指不伤害他人外,亦指不将他人置于受伤害的危险情况中。不伤害原则不是一个绝对的原则,实质上是"权衡利害"原则的运用。它要求医护人员对诊疗照顾措施进行危险与利益分析及伤害与利益分析,以最小的损伤获得最大的利益。

不伤害原则对护士的要求:培养为病人健康和维护病人利益的工作动机;积极了解及评估各项护理活动可能对病人造成的影响;重视病人的愿望或利益,提供应有的最佳护理。

3. 公正原则 公正(justice)即公平正直,指在处理病人之间、病人与社会之间的利益关系时,要做到公平正直、合情合理。从现代医学伦理学观点分析,公正原则主要包括两方面的内容:一是平等对待病人;二是合理分配医疗资源。公正原则对护士的要求如下:

（1）平等对待病人：要尊重病人的人格尊严；要以同样热忱的服务态度对待每位病人；要以同样认真负责的医疗作风平等地对待每位病人，要尊重和满足任何病人的正当愿望和合理要求；要尊重和维护病人平等的基本医疗护理权。

（2）合理分配医疗资源：在医疗资源分配方面，以公平优先、兼顾效率为基本原则，优化配置和合理使用医疗资源。医疗资源分配包括宏观分配和微观分配。宏观分配是各级立法和行政机构所进行的分配，目标是实现卫生资源优化配置，以满足广大人民群众人人享有基本医疗保健的需求。微观分配主要体现在对待特定病人在临床诊治中进行的分配，主要是住院床位、手术机会及贵重稀缺医疗资源的分配。

公正原则针对微观医疗资源分配，要求护士在临床实践中把公正的形式和内容有机统一起来，按照医学标准、社会价值标准、家庭角色标准、科研价值标准、余年寿命标准等综合权衡，在比较中进行优化筛选，以确定稀缺医药卫生资源优先享用者的资格。其中医学标准主要考虑病人病情需要及治疗价值；社会价值主要考虑病人既往和预期贡献；家庭角色标准主要考虑病人在家庭中的地位和作用；科研价值主要考虑病人的诊治对医学发展的意义；余年寿命标准主要考虑病人治疗后生存的可能期限及生存质量。这些标准中，首要标准是医学标准。

4. 行善原则　行善（beneficence）即做善事，是指医护人员对病人直接或间接履行仁慈、善良或有利的德行。行善原则主张护士积极做对病人有益的事。它分为积极和消极两个方面：积极方面是指促进或增进病人的健康和幸福；消极方面是减少或预防对病人的伤害。因此，行善原则主要体现在4个方面：①不应施加伤害；②应预防伤害；③应去除伤害；④应做善事。

行善原则对护士的要求：①采取措施，防止可能发生的伤害，排除既存的损伤、伤害、损害或丧失能力等情况，去做或促成对病人有益的事；②权衡利害大小，尽力减轻病人受伤害的程度。

此外，在使用行善原则时，应寻求如何使行善远超过对第三者或其他人的伤害。在临床实践中，护士应该权衡行善的责任与不伤害的责任孰轻孰重，仔细评估、分析利益与伤害所能获得的净利，慎重地做出伦理学决策，避免因决策失误造成对病人的伤害。

三、护理职业道德规范

（一）护理职业道德规范的含义

规范（code）就是约定俗成或明文规定的标准或准则。道德规范（ethical code）是指人们在一定的社会关系中普遍遵循的行为准则。护理职业道德规范是指在护理道德基本原则指导下，协调护士与病人、护士与医务人员、护士与社会之间关系应遵循的行为准则和具体要求，也是培养护士道德品质的具体标准。

（二）护理职业道德规范的作用

1. 护理职业道德规范是护理道德规范体系的重要组成部分　在护理道德的规范体系中，护理职业道德规范不仅是其基本成分和主要内容，而且居于突出的地位。护理职业道德规范是护理道德原则的主要体现者，同时是护理道德规范的直接指导者，它规定着护理道德规范的实质内容和价值取向。

2. 护理职业道德规范是进行护理职业道德评价的直接尺度　护理职业道德规范是评价护士道德行为的基本准则。符合护理职业道德规范的行为就是善的行为，应予表扬；违背护理职业道德规范的行为就是恶的行为,应给予谴责。因此,进行护理职业道德评价时,以护理职业道德规范作为直接尺度。

3. 护理职业道德规范是实施医院管理的主要依据 医院管理需要建立健全各种规章制度,护理职业道德规范是医院制定规章制度的准绳,是实施科学管理的主要依据。只有运用它并配合其他手段实施管理,才能使整个医院正常运行。

4. 护理职业道德规范是进行护理道德修养的主要内容 护理道德品质的提升,离不开道德修养,而道德修养的过程就是护士把护理职业道德规范内化为自觉自律的职业行为。在护理活动中,只有以护理职业道德规范认真指导和检验自身言行,护士才能实现护理职业道德规范的内化,才能实现从他律到自律的转化,从而提高和完善护理道德人格。

(三)护理职业道德规范的内容

1. 热爱专业,恪尽职守 热爱护理专业,恪尽职守,这是护理事业和人民健康利益的根本要求,是护士应有的首要道德品质和敬业精神,也是做好护理工作的动力和信念。只有热爱护理专业,才能真正认识护理工作的价值和意义,才能真正爱护和尊重病人,从而牢固树立为平凡而高尚的护理事业献身的道德理想,激发强烈的责任感,自觉承担起做好本职工作的义务。

2. 尊重病人,一视同仁 尊重病人,一视同仁即平等地对待病人,这是建立良好的护患关系的前提与基础,也是护士最基本的道德品质。人与人之间的关系和社会地位是平等的,护士要平等对待每一位病人,为每一位病人的健康服务。

3. 文明礼貌,举止端庄 护士的言语和行为是实现护理道德规范的主要途径。护士的一言一行、一举一动都直接影响着护患之间、护士之间、医护之间,以及护士与社会各类人员之间的关系,也影响着护理质量、护士自身形象和医院形象。

4. 刻苦钻研,精益求精 刻苦钻研,精益求精是护士在学风方面必须遵循的道德准则,也是保障身心健康的需要。由于医学不断发展,护理新技术层出不穷,护士必须刻苦钻研,不断更新知识,熟练掌握各种护理技术和技能,做到精益求精,才能为病人提供优质的护理服务。

5. 互尊互学,团结协作 互尊互学,团结协作是正确处理护士人际关系的基本准则,是保证护理工作顺利开展的需要,也是建立和谐医患关系的需要。互尊互学,团结协作要求护士树立整体观念,坚持病人利益第一的原则,彼此顾全大局,相互理解,相互支持,相互学习,团结协作,共同提高和维护病人的身心健康。

6. 廉洁奉公,遵纪守法 廉洁奉公,遵纪守法,这是护士在处理病人、社会关系时应遵循的规范。护士要始终保持清醒的头脑,时刻牢记自身的责任和病人的利益,在任何时候都要正直廉洁,奉公守法,不徇私情,不图私利,以自己的廉洁行为维护白衣天使的社会信誉和形象。

四、护理实践中的伦理学问题及处理

伦理学问题(ethical issues)常产生于护患之间、医护之间、护士之间,以及护士与所服务的医疗机构之间。随着社会的发展,医学技术的不断进步,护理实践中常常会遇到一些伦理学问题,特别是医学新技术引起人类的生死和健康的改变,让人类对这些新技术产生的后果有了进一步的道德考虑。

(一)护理实践中的伦理学问题

1. 器官移植的伦理学问题 器官移植(organ transplant)是通过外科手段,将他人具有活力的器官移植给病人以代替其病损器官的手术。器官移植中存在的伦理学问题主要有：

(1) 供者的伦理学问题：最大的难题是供体来源匮乏，这主要源于中国人有"身体发肤，受之父母，不敢毁伤"的传统伦理学思想。无论从死者或活体上摘取器官，都面临着很大的困难。

(2) 受体的伦理学问题：病人的选择问题，即医学资源的微观分配问题。伦理学家普遍认为，应从医学标准和社会标准两个主要方面来考虑。医学标准即由医务人员根据医学发展水平作为判断标准，它包括适应证及禁忌证。社会标准起到对医学标准的补充作用，它是根据病人的年龄、社会价值和个人经济承受能力等诸多社会因素加以判断。

2. 生殖技术相关问题

(1) 人类辅助生殖技术：是用人工的技术及方法代替自然的人类生殖过程的某一步骤或全部步骤的手段，对配子、合子、胚胎进行人工操作，以代替自然的人类生殖过程，达到受孕的技术。现阶段辅助生殖技术（assisted reproductive technology, ART）主要有两种基本形式，即人工体内授精和体外授精。不管哪种技术，它都不是单纯的医学技术问题，涉及社会伦理学、法律等领域。

(2) 人类生殖控制：用生物、医学、社会和法律等手段，通过避免或终止怀孕等方法干预人类的生殖过程，以控制人口增长，提高人口质量。目前生殖控制的主要手段包括避孕、绝育和终止妊娠等，在实施过程中也出现了相应的伦理学问题。如对于患有不宜妊娠的疾病的妇女，通过绝育来防止妊娠维护其健康，但实施绝育是否侵犯了其生育权利则是面临的伦理学难题。因此，生殖控制在实施的过程中应遵照知情同意原则、尊重原则、保密原则及有利原则。执行前，护士有义务告知相关信息，并请服务对象签署知情同意书。护士应尊重服务对象的自主权，并一视同仁，而且重视服务对象的隐私保护。生殖控制最终要能有利于服务对象的身心健康，有利于家庭生活质量的提高，有利于促进社会发展。

3. 临床试验的伦理学问题 临床试验是以人体作为受试对象，用科学的实验手段，有控制地对受试者进行观察和研究的行为过程。临床试验是在基础理论研究和动物实验后，在临床运用前的一个中间环节，其中产生一些伦理学问题不容忽视。

(1) 社会利益和个人利益的伦理学问题：在临床试验中，受试者对未来的利益带有不确定性，甚至有伤害性，因此，临床试验自始至终存在着科学利益、社会利益与受试者个人利益的矛盾问题。

(2) 权利与义务的问题：医学科学的发展关系到每一个人，每个人都有义务支持其发展，而每个人又都有权利考虑自身的健康利益不受伤害，因此，在临床试验中，受试者的权利和义务之间存在着冲突。

(3) 主动与被动的伦理学问题：在临床试验中，试验者如完全明确试验的目的、方法、过程及预期效果等，即处于主动地位；而受试者如果对试验的了解不很全面，只能从试验者了解相关信息，则处于被动地位。这种不平衡的地位使其陷入伦理学矛盾中。

（二）护理实践中伦理学问题的处理

伦理学问题可引起护士与病人的苦恼和困惑，影响护理工作，因而在护理实践中如何恰当地解决伦理学问题是一项重要工作。解决这一伦理学难题需要护士在实践中培养和提高自身分析问题、解决问题的能力。在护理实践中伦理学问题的处理通常分步进行，每一步都需要护士运用批判行思维。

1. 确认现存的问题是否是伦理学两难问题　护士应学会把操作程序、法律和医疗诊断中出现的问题与伦理学问题区别开来。如果一个问题既复杂又令人困惑,不能仅通过查阅科学资料解决,且与人类关心的若干领域相关,那么这个问题就是一个伦理学两难问题。

2. 收集大量客观资料　客观资料包括病人的爱好、家庭系统、日常生活、社会因素、计划执行的医疗措施、社区环境、医护人员的信息和在解决伦理学问题中医护人员预期结果,同时还要考虑所涉及的相关法律等方面的问题。

3. 检查和确认在该伦理学问题中自身的价值取向　护士与健康保健队伍中的其他人员都应澄清和区别自身价值取向与病人价值取向的不同。这一步对于所有参与讨论某个伦理学问题的人员来说是至关重要的。

4. 描述伦理学问题　在讨论中应清楚地陈述伦理学问题,然后针对问题进行有的放矢的讨论。

5. 讨论所有可能解决问题的行动方案　对于存在的问题,讨论所有可能解决的行动方案,比如哪个行动方案适用于哪种情况,什么行动方案对个体产生的结果怎样。在周密的思考后,开始协商,在协商中,护士应充分发表独特的见解。

6. 实施后进行方案评价　护士实施被大家所认可的方案,并将实施后的实际结果与先前预期的结果进行比较评价,思考后期如何改进处理。

第二节　护理法律法规与实践

情景案例

胡某,男,29岁。因肺结核住院治疗,医生开出医嘱"链霉素0.5g,肌内注射,每日2次"。

请问:

1. 护士小张上班后核对医嘱,发现早班护士未及时执行医嘱。早班护士的行为属于什么性质?

2. 当护士小张准备好链霉素后来到病人床前,准备给病人注射时,病人诉近期听力下降。这时,张护士应该怎么做?

随着医学科学的飞速进步,卫生法律的不断完善,人们的法制观念日益增强,医疗护理工作中遇到的法律问题也越来越多。学习护理法律法规,使护理人员掌握相关的法律知识,对维护护患双方的合法权益,减少医疗纠纷都显得越来越重要。

一、法律概述

法律是国家制定或认可的,以国家强制力保证实施的,调整社会个体之间,以及社会个体与政府之间关系的行为规范。在社会生活中,个人或团体的行为必须与国家制定的法律规范相一致,否则将会受到法律的制裁。

(一)法律的概念

法律一词有两层含义:狭义是指国家立法机关制定的规范性文件;广义泛指国家制定或认可并由国家强制力保证执行的各种行为规范。它除了国家立法机关制定的规范性文件外,还包括国家机关制定或认可的其他行为规则,如国家行政机关制定的行政法规,地方国家权利机关制定的地方性法规等。

（二）法律的特征

1. **社会共同性** 社会共同性（social commonality）主要表现为：①法律的规范效力在其统辖范围内对所有社会成员具有普遍约束力；②法律通过规定权利和义务来调整社会关系，具有特殊的规范性；③法律在体现统治集团意志的同时应反映大多数社会成员的共同意志。

2. **强制性** 强制性（mandatory code）表现为：①法律的义务，不是倡议性，而是强迫性；②任何违法行为都将追究相应的法律责任；③强制力是以整个固有的司法系统、武装力量为后盾的。

3. **公正性** 公正性（impartiality）主要指：①法律面前人人平等；②所有的法律一经制定，均应向全社会公布；③执法机关在执行中要以事实为依据，以法律为准绳。

4. **稳定性** 稳定性（stabilization）主要指：①法律的时间效力自生效起至被废止、修订或替代前一直有效；②新制定的低级规范不具有变更或废止高级规范的效力；③非法律规范不具有变更或废止法律规范的效力。

二、护理相关法律法规

护理法（nursing laws）是由国家规定或认可的关于护士的资格、权利、责任和行为规范的法律法规，是以法律的形式对护士在教育培训和服务实践方面所涉及的问题予以限制。护理法中确立了护理的概念、独立性、教育制度，规定了护理活动的内容、护士的资格、考试及注册制度、护士的执业及行政处分原则等。

（一）护理法发展概况

护理立法源于20世纪初，1919年英国颁布了世界上第一部护理法，荷兰在1921年颁布了本国的护理法。在以后的50年，许多国家纷纷颁布了护理法。1953年世界卫生组织发表了第一份关于护理立法的研究报告。1968年国际护士会成立了护理立法委员会，制定了世界护理法上划时代的纲领性文件《系统制定护理法规的参考性指导大纲》，为各国制定护理法所涉及的内容提供了权威性的指导。

中华人民共和国成立后，先后发布了一系列涉及护理管理方面的法规和制度。1979年卫生部颁发《卫生技术人员职称及晋升条例（试行）》《关于加强护理工作的意见》。1981年卫生部颁发《关于在"卫生技术人员职称及晋升条例（试行）"中增设主管护师职称等几个问题的通知》。1982年卫生部颁发的《全国医院工作条例》第九条强调了医院要加强对护理工作的领导。1993年卫生部颁发《中华人民共和国护士管理办法》，2008年修改为《护士条例》。

除此之外，与护理相关的法律法规还包括：2002年4月4日国务院颁布的《医疗事故处理条例》；2002年7月19日和31日卫生部分别颁布的《医疗事故分级标准（试行）》和《医疗事故技术鉴定暂行办法》；2002年8月2日和16日分别颁布的《医疗机构病历管理规定》和《病历书写基本规范》，旨在规范医务人员的医疗和护理行为。

（二）护理法的种类

1. **由国家主管部门通过立法机构制定的法规** 可以是国家卫生法的一部分，也可以是根据国家卫生基本法制定的护理专业法。目前，我国最高的护理法是由国务院颁布的《护士条例》。

2. **根据卫生法由政府或地方主管部门制定的规章制度及规范性文件** 它包括各种与

护理相关的法规条款,如由卫生部颁布的《护士执业注册管理办法》。

3. 专业团体的规范标准　由政府授权的护理专业团体如中华护理学会,根据法律所制定的各种护理标准及操作规范和护理实践的规定、章程、条例等。

4. 工作机构的有关要求、政策及制度　各医疗机构一般都有针对护理工作的详细而具体的规章制度,包括护理工作规范要求、护理标准手册、相关政策及制度。

以上各类护理法中,专业团体的规范标准及工作机构的有关要求、政策及制度虽然不是正规的法律条文,但这些条款是保证护士及公众合法权益的依据之一。

(三) 护理法的内容

根据国际护士会《系统制定护理法规的参考性指导大纲》的规定,各国制定的护理法应包括四大基本内容:总纲、护理教育、护士注册和护理服务。

1. 总纲　总纲(general programme)主要阐明护理法的法律地位、护理立法的基本目标、立法程序的规定、护理的定义、护理工作的宗旨与人类健康的关系及其社会价值等。

2. 护理教育　护理教育包括教育宗旨、教育种类、专业设置、学制和课程设置标准、审批程序、注册和取消注册的标准和程序等,也包括对要求入学的护生的条件、教学质量评估体系等。

3. 护士注册　护士注册(nursing registration)包括有关护士注册种类、注册机构、本国或非本国护士申请注册的标准和程序,从事护理服务的资格等详细规定。

4. 护理服务　护理服务(nursing care)包括护士的分类命名、各类护士的职责范围、权利和义务、管理系统,以及各项专业工作规范、各类护士应具备的专业能力、护理服务的伦理学问题等,还包括对违反这些规定的护士进行处理的程序和标准等。

(四) 护理法的意义

1. 促进护理学科的发展　护理法使护理向专业化、科学化方向发展,为护理专业人才的培养和护理活动的开展制定了法制化的规范和标准。

2. 促进护理管理法制化　通过护理法制定一系列制度、标准、规范,将护理管理纳入到法制化的轨道,使一切护理活动及行为均以法律为准绳,做到有法可依、违法必究,保证了护理工作的安全性及护理质量的提高。

3. 维护护士的权益　护理法使护士的地位、作用和职责范围有了法律依据,当他们在从事正常的护理工作、履行自己的法定职责时会受到法律的保护,增加安全感,发挥最佳的才智,提高护理质量。

4. 维护服务对象的正当权益　护理法规定了护士的义务和责任,护士不得以任何借口拒绝护理或抢救病人。对不合格或违反护理准则的行为,服务对象有权依据法律条款追究当事人的法律责任,从而最大限度地保护服务对象的合法权益。

三、护士执业资格

取得执业证书、进行执业注册是护士从事护理工作的前提。《护士条例》中对护士的执业注册做出了具体规定。为了规范护士执业注册管理,2008年卫生部制定了《护士执业注册管理办法》,以加强护士管理,提高护理质量,保障医疗和护理安全,保护护士的合法权益。

(一) 护士执业资格考试

护士应当通过国家统一的护士执业资格考试(nurse qualification exam)后才能注册。2010年,卫生部、人力资源和社会保障部颁布了《护士执业资格考试办法》,对护士执业资格考试的考试形式和管理模式作出了调整。国家护士执业资格考试由卫生主管部门负责组织实施,每年举行一次。护士执业资格考试包括"专业实务"和"实践能力"两个科目,一次考试通过两个科目为考试成绩合格。考试内容涉及基础护理学、内科护理学、外科护理学、妇产科护理学、儿科护理学、护理伦理学、护理心理学、护理管理学等相关学科的知识。考试题型全部为单项选择题,每个科目题量为 120~130 题。

(二)护士执业注册制度

护士执业资格考试合格即取得护士执业的基本资格,之后必须经过执业注册(registration),取得护士执业证书后,才能成为法律意义上的护士。注册护士可按照注册的执业地点从事护理工作,履行护士的义务,享有护士的权利。如果未经执业注册就对病人进行护理,造成病人严重损害者,应承担一定的法律责任,同时雇用者也要承担相应的责任。

护士执业注册机构一般为护士执业所在地的省级以上卫生行政机关;省、自治区、直辖市人民政府卫生主管部门负责本行政区内的护士执业注册管理工作。

护士注册的有效期为 5 年。注册期满前 30d 可按规定办理延续注册。许多省、自治区、直辖市还把参加继续教育作为再次注册的条件。

当护士在执业注册有效期内变更执业地点时,应向主管部门报告,并办理变更手续。

注销护士执业注册是基于特定事实的出现,由卫生行政部门依法收回护士执业注册证,原执业注册自注销决定生效日起失去效力,护士不能继续执业。

🔍 知识拓展

卫 生 法

卫生法(health law),是指由国家制定或认可,并由国家强制力保证实施的,在保护人体健康活动中具有普遍约束力的社会规范的总和。卫生法是国家法律体系中的一个重要组成部分,是依法治国中不可缺少的一环。它具有法律的一般属性,又有特定的调整对象,并具有自己的特征而有别于其他法律。我国的卫生法是根据宪法的原则制定的,主要涉及国家卫生管理体制、卫生机构设置、任职资格、职权范围,以及公民、法人及其他组织在卫生活动中的权利与义务、行政责任与行政处罚等,是卫生监督的主要依据。

四、医疗事故与护理差错

医疗事故与护理差错的发生对医患双方都会造成不良影响。在临床实践中,如何减少或控制差错事故的发生是护理工作中的重要内容,也是护士需积极探讨和解决的问题。护士应熟悉和了解有关内容,以预防医疗事故和护理差错发生。

(一)医疗事故

医疗事故(medical malpractice)是指医疗机构及其医务人员在医疗活动中,违反医疗卫生管理法律、行政法规、部门规章和诊疗护理规范、常规,过失造成病人人身损害的事故。我国现行的医疗事故法规是 2002 年由国务院颁布的《医疗事故处理条例》,此条例使我国对医疗事故的处理走上了规范化、法制化的轨道,对于保障病人和医务人员的合法权益、维护医疗秩序、保障医疗安全具有重要的意义。

1. 医疗事故的构成要素 医疗事故的主体必须是取得合法资格的医疗机构或医务人

员;医疗事故是在医疗过程中发生的,是由于医务人员的过失造成的;构成医疗事故的行为必须是违法的,且造成了法定的不良后果,行为与后果之间必须有直接联系。

临床工作中,以下情况不属于医疗事故:①在紧急情况下为抢救垂危病人生命而采取紧急医学措施造成不良后果的;②在医疗活动中由于病人病情异常或者病人体质特殊而发生医疗意外的;③在现有医学科学技术条件下,发生无法预料或者不能防范的不良后果的;④无过错输血感染造成不良后果的;⑤因为病人及其家属方面的原因延误诊疗导致不良后果的;⑥因不可抗力造成不良后果的。

2. 医疗事故分级　根据对病人人身造成的损害程度,医疗事故分为四级。

(1) 一级医疗事故:造成病人死亡、重度残疾,可分为甲、乙两等。一级甲等是指病人死亡;一级乙等是指重要器官缺失或功能完全丧失,其他器官不能代偿,存在特殊医疗依赖,生活完全不能自理。如植物人状态;极重度智力障碍;临床判定不能恢复的昏迷;临床判定自主呼吸功能完全丧失,不能恢复,靠呼吸机维持;四肢瘫,肌力 0 级,临床判定不能恢复等。

(2) 二级医疗事故:造成病人中度残疾、器官组织损伤导致严重功能障碍,可分为甲、乙、丙、丁四等。具体分级在《医疗事故分级标准》中有详细说明,如小肠缺失 90%以上,功能完全丧失;重度智力障碍;肝缺损 3/4,并有肝功能重度损害;全胃缺失;甲状旁腺功能重度损害;双拇指完全缺失或无功能等。

(3) 三级医疗事故:造成病人轻度残疾、器官组织损伤导致一般功能障碍,可分为甲、乙、丙、丁、戊五等。如面部轻度毁容;头皮、眉毛完全缺损;永久性膀胱造瘘;发声及言语困难;一拇指指关节功能不全等。

(4) 四级医疗事故:造成病人明显人身损害的其他后果。如面部轻度色素沉着或脱失;拔除健康恒牙;一拇指末节 1/2 缺损;体腔遗留异物已包裹,无须手术取出,无功能障碍等。

3. 医疗事故处理程序　出现医疗事故,按照一定的程序进行处理。

(1) 医疗事故的报告:《医疗事故处理条例》规定医疗事故发生后,医疗机构内部应当逐级上报并对相应情况进行调查、核实,向病人通报、解释。发生重大的医疗事故,医疗机构应在 12h 内向所在地卫生行政部门报告。

(2) 相关证据收集及保存:有关事故的原始资料和现场实物是认证医疗事故的重要依据。医疗机构和主管科室在医疗事故发生以后,应立即指派专人与当事人双方共同收集保管好所有记载病人所患疾病的发生、发展及转归过程,诊疗方法和治疗效果等有关的原始资料,并防止涂改、伪造、隐匿、销毁资料现象的发生,医务人员对原始资料也不能进行修改和补记,如因抢救急危病人,未能及时书写病历的,有关医务人员应当在抢救结束后 6h 内据实补记,并加以注明。病人死亡,医患双方当事人不能确定死因或者对死因有异议的,应当在病人死亡后 48h 内进行尸检,尸检应当经死者近亲属同意并签字。

(3) 医疗事故的技术鉴定:发生医疗事故的双方当事人协商解决医疗事故争议,需进行医疗事故技术鉴定(authentication of medical malpractice)时,应共同书面委托医疗机构所在地负责医疗事故技术鉴定工作的医学会进行医疗事故技术鉴定。鉴定由负责组织医疗事故鉴定工作的医学会组织专家鉴定组进行。专家鉴定组依照医疗卫生管理法律、行政法规、部门规章和诊疗护理规范、常规,运用医学科学原理和专业知识,独立公正地进行医疗事故技术鉴定,为处理医疗事故争议提供医学依据。

(4) 医疗事故的解决:医疗事故的解决方式有 3 种,包括协商处理、卫生行政部门处理和法院诉讼。医疗事故的民事争议可以由医患双方平等、自愿、协商解决,这种方式较常用。

若双方不愿协商或协商不成,可以向卫生行政部门提出调解申请。若双方协商不成或调解不成,可以直接向人民法院提起民事诉讼。诉讼是解决医疗事故赔偿等民事责任争议的最终途径。

(5) 医疗事故的赔偿与处罚:医疗事故的赔偿,应当考虑医疗事故等级、医疗过失行为在医疗事故损害后果中的责任制度、医疗事故损害后果与病人原有疾病状况之间的关系。根据民法的规定,发生医疗事故的医疗机构和医护人员还须承担损害赔偿责任。卫生行政部门可根据医疗事故的等级和情节给予发生医疗事故的医疗机构警告;情节严重者,可责令限期停业整顿或吊销执业许可证;对于负有责任的医务人员,依法给予处分或追究刑事责任;对构成犯罪行为的医务人员,依照刑法关于医疗事故罪的规定,依法追究刑事责任。

(二) 护理差错

护理差错(nursingnegligence)指在护理工作中因责任心不强,粗心大意,不按规章制度办事或技术水平低而发生的差错,对病人产生直接或间接影响,但未造成严重不良后果。

1. 护理差错行为 在护理活动过程中发生的以下过失行为属于护理差错:

(1) 错抄、漏抄医嘱,而影响病人治疗。

(2) 错服、多服、漏服药(包括未服药到口),按给药时间拖后或提前超过2h。

(3) 漏做药物过敏试验或做过敏试验后,未及时观察结果,又重做者;错做或漏做滴眼药、滴鼻药、冷、热敷等临床处置。

(4) 发生Ⅱ度压疮、Ⅱ度烫伤,经短期治疗痊愈,未造成不良后果。

(5) 误发或漏发各种治疗饮食,对病情有一定影响者;手术病人应禁食而未禁食,以致拖延手术时间。

(6) 各种检查、手术因漏做皮肤准备或备皮划破多处,而影响手术及检查。

(7) 抢救时执行医嘱不及时,以致影响治疗而未造成不良后果。

(8) 损坏血液、脑脊液、胸腔积液、腹水等重要标本或未按要求留取、及时送验,以致影响检查结果。

(9) 由于手术器械、敷料等准备不全,以致延误手术时间,但未造成不良后果。手术标本丢失或未及时送验,增加病人痛苦,影响诊断。

(10) 供应室发错器械包或包内遗漏主要器械,影响检查、治疗;发放灭菌已过期的器械或器械清洗、灭菌不彻底,培养有细菌生长,但未造成严重后果。

2. 护理差错的报告和处置 为预防护理差错的发生,各医疗机构应建立严格的护理差错登记报告制度。一旦发生差错,应及时补救并根据差错的性质给予当事人处罚。

(1) 各科室建立护理差错登记本,由本人及时登记发生差错的经过、原因、后果。

(2) 发生差错后,要积极采取抢救措施,以减少或消除由于差错造成的不良后果。

(3) 发生严重差错的各种有关记录、检验报告及药品、器械等均应妥善保管,不得擅自涂改、销毁,并保留病人的标本,以备鉴定。

(4) 差错发生后,应分别组织全科或全院有关人员进行讨论,以提高认识,吸取教训,改进工作,提出处理意见。

(5) 发生差错的单位或个人,如不按规定报告,有意隐瞒,事后经领导或他人发现时,须按情节轻重给予处分。

(6) 为了弄清事实真相,应注意倾听当事人的意见。讨论时同意本人参加,允许个人发表意见。决定处分时,领导应进行思想工作,以达到教育的目的。

（7）护理部应定期组织护士长分析差错发生的原因，并提出防范措施。

五、护理实践中的法律问题

在护理工作中，护士应明确护理实践中常见的法律问题，自觉遵纪守法，用法律来保护病人和自身的合法权益，提高护理质量。

（一）护士的法律责任

1. 处理及执行医嘱 医嘱（orders）是护士对病人施行治疗措施的重要依据，具有法律效应。一般情况下，护士必须严格执行医嘱，随意篡改医嘱或无故不执行医嘱均属于违法行为。但是，如果护士发现医嘱有明显的错误，有权拒绝执行，并向医生提出质疑或申辩。值得注意的是，若护士发现医嘱有错误却不提出质疑，或忽视医嘱的错误仍然执行，由此造成的后果，护士将与医生共同承担法律责任。

为了保护病人和自己，护士在执行医嘱时应注意以下几点：①医嘱正确无误，应该及时准确地执行医嘱。②如果病人对医嘱提出质疑，护士应核实医嘱的准确性。③如果病人病情发生变化，应及时通知医生，并根据自己的知识和经验与医生协商暂停医嘱。④谨慎对待口头医嘱，一般不执行口头医嘱或电话医嘱。在急诊等特殊情况下，必须执行口头医嘱时，护士应向医生复述一遍医嘱，确认无误后方可执行。在执行完医嘱后，应及时记录医嘱的时间、内容、病人当时的情况等，并让医生及时补上书面医嘱。⑤慎重对待"必要时"等形式的医嘱。

2. 实施护理操作 在护理工作中，护士可能独立完成操作，也可能委派他人实施。独立完成护理活动时，应明确自己的职责范围及工作规范。若超出自己职能范围或没有遵照规范要求进行护理，而对病人产生伤害，护士负有不可推卸的法律责任。护士委派他人实施护理时，须明确被委托人有胜任此项工作的资格、知识及能力，否则，由此产生的后果，护士本人仍负有不可推卸的责任。

3. 护理文件记录 护理文件（nursing documents）是病历的组成部分，它不仅是衡量护理质量的重要资料，也是医生观察诊疗效果、调整治疗方案的重要依据，具有重要的法律意义。护士应严格按照医疗护理文件书写规范进行记录，漏记、错记、不认真记录等均可导致误诊、误治而引起医疗事故争议。如生命体征的记录不准可影响对疾病发展的正确判断。另外，当涉及法律纠纷时，完整、规范的护理记录可以为护士免于法律诉讼提供充分的依据。任何丢失、隐匿、篡改、添删、伪造或销毁原始记录的行为都是非法的。

4. 药品及物品管理

（1）药品管理：药品应根据种类与性质妥善放置，设专人负责。定期检查药品质量，如发现过期、变质、药瓶标签与瓶内药品不符，标签模糊等，不得使用。疫苗、血清制品、胰岛素和某些抗生素应置于冰箱内保存。对控制使用的药品，如麻醉、镇静和抗精神病药品，按特殊药品管理规定保管和使用，护士只能凭专用医嘱领取及应用此类药物，且不能因工作之便挪用、盗卖或自己使用。

（2）医疗器械管理：护士应保持所有的医疗器械处于功能状态，应掌握仪器的操作程序，按照操作程序安全正确地使用各种医疗仪器。在实践中对病人进行使用器械的指导时，应使用操作指南并保证所指导的操作程序是正确的。病人在使用仪器前，护士须确保病人已具备独立使用的能力。

（3）其他物品管理：护士在工作中还可接触各种医疗用品、办公用品等，有时还会保管病人的一些物品。若护士利用职务之便,将这些物品占为己有,情节严重者,可被起诉犯盗窃罪。

5. 入院与出院

(1) 病人入院:护士没有任何权力将一个经济困难而生命垂危的病人拒之门外。护士接待急诊病人时应以高度的责任心,全力以赴创造条件配合医生及其他医务人员,对病人进行救治。若护士因拒绝、不积极参与或工作拖沓而使病人致残或死亡,可能以渎职罪被起诉。

(2) 病人出院:护士应根据自己的职权范围严格按照医院的规章制度办理病人的出院手续。对少数病人拒绝治疗而主动要求出院时,护士应耐心说服。如病人或其法定的监护人执意要求出院,应让病人或监护人在自动出院一栏上签字,同时做好记录。

(二) 护生的法律责任

护生(student nurse)是正在学习的学生,尚未获得执业资格(qualification),只能在执业护士的严密督导下,征得病人同意后,才能为病人实施护理。护生的法律责任包括:①熟悉所在实习医院的医疗护理政策和操作规程;②不得单独进行任何护理操作,若擅自行事并造成病人的损害时,应承担法律责任;③对自己未曾学习或自认不熟悉的操作应告知带教护士;④由于病人病情变化很快,特别是急救情况下,应及时向带教护士或相关护士汇报病人的病情变化,即使不能确定这些变化的临床意义。

带教护士对护生负有指导和监督的责任,若护生在带教护士的督导下,发生差错或事故,带教护士应负主要的法律责任,护生自己负相关的法律责任,所在医院也应负相应的法律责任。但如果护生脱离带教老师的督导,擅自行事造成了病人的伤害,应对自己的行为承担法律责任。

(三) 护理工作中不良行为的法律界定

1. 侵权 侵权(tort)是指对国家、集体和个人的人身权利的侵犯,并给他方造成损失的行为。可通过民事方式如调节、赔礼、赔物、赔款等来解决。侵权行为可分为有意侵权行为(intentional tort)和无意侵权行为(unintentional tort)。有意侵权行为表现为当事人具有相关法律知识,但仍故意侵犯他人的权益。无意侵权行为包括疏忽大意(negligence)和渎职(malpractice)。

疏忽大意是指行为人应当预见自己的行为可能发生危害社会的结果,因为疏忽大意而没有预见,以致发生危害他人和社会的后果的过失行为。常见护理疏忽大意包括以下行为:①评估或监护失误,包括护理诊断失误,如没有按时进行评估或检测,对于评估及监护情况没有记录;②没有提醒相关护士注意可能发生的问题;③没有执行医嘱;④没有保证病人安全,尤其是既往有跌倒史、应用大剂量镇静剂、平衡失调、虚弱、精神障碍、不合作等情况的病人;⑤没有按照规章制度等进行操作;⑥没有尽到监管责任或委托行为。

渎职指医护人员在专业实践过程中因玩忽职守、滥用职权或徇私舞弊,导致病人受到较大伤害的行为。护理渎职的认定取决于以下4个指标:①护士没有按义务给病人提供恰当的护理;②护士未履行或未正确履行职责;③病人受到伤害;④护士失职行为与病人的伤害之间有因果关系,例如忘记发药、洗漱水温过高烫伤病人等。

在护理工作中,有一些情况不属于侵权,如为了检查治疗需要,对病人实施隔离或限制病人的饮食或活动范围,这种情况易被误认为侵权,护士必须做好解释工作。

2. 犯罪 犯罪(crime)是危害社会、触犯国家刑律,应受到法律惩处的行为。犯罪可分为故意犯罪（intentional crime）和过失犯罪（negligent crime）。故意犯罪是指明知自己的行为会发生危害社会的结果，却希望或者放任这种结果发生，因而构成的犯罪。过失犯罪是指行为人应当预见自己的行为可能发生危害社会的结果，因为疏忽大意而没有预见，或者已经预见但轻信能够避免，而发生严重后果构成的犯罪。例如注射青霉素出现过敏反应可导致死亡，护士必须在注射前给服务对象做皮试，如果护士没有给病人做皮试，导致病人死亡，则属犯罪。

侵权行为可以不构成犯罪，但犯罪一定有被害者的基本合法权益受到严重侵犯。分清侵权行为与犯罪的关键是对护理行为的目的和后果的正确鉴定。如：不重视病人的主诉或尊严，引起病人的不满，这就侵犯了病人的权利（生命权、隐私权等），通过赔礼、道歉解决；如果无视病人的主诉而延误了抢救时机，引起死亡，这就是犯罪，应依法受到惩处。

3. 受贿 受贿（bribery）是指国家工作人员利用职务上的便利，为行贿人谋取私利，而非法索取、接受其财物或不正当利益的行为。构成受贿罪必须具有两个特征：一是行为人必须是国家工作人员；二是行为人利用职务上的便利，为行贿人谋取利益，而非法索取、接受其财物或不正当利益的行为。救死扶伤是护士的神圣职责，护士不应借工作之便谋取额外报酬。当然，如果病人在康复出院之后，出于对护士精心护理的感激之情而自愿馈赠少量的纪念性礼品，原则上不属于贿赂范畴。

六、护理实践中法律问题的防范

护理工作关系到公众的健康，不能等到出现法律问题以后再进行解决，而应做到防患于未然，尽量杜绝在工作中出现应负法律责任的情况。

（一）强化法制观念

护士应强化法制观念，不断学习有关的法律知识，明确法律职责范围，使自己成为一个学法、懂法、守法、用法的合格护士，从而保护护患双方的合法权益。

（二）加强护理管理

管理者应按要求配置相应的人力，尽量减少护士的超负荷状态工作，杜绝无证上岗。同时，加强工作环节中的质量监测和考评，做到防微杜渐，将安全隐患最大限度消除。

（三）提高护理水平

精湛的护理技术、良好的职业素质是保证护理质量的重要条件，也是防范护理差错事故发生的重要因素。护士应不断学习，改变现有的知识结构，提高业务技术水平，满足病人的需要，杜绝护理差错事故发生。

（四）做好护理记录

全面、准确的护理记录在保护病人和医务人员切身利益的同时，也给解决医疗纠纷提供依据。护士应及时、全面、真实、客观、准确地做好各项护理记录。翔实的护理记录使护士能够用确凿的证据为自己辨解。

（五）尊重病人的合法权益

尊重病人的各种权利，如隐私权、知情同意权、选择权等。同时，护士还应尊重病人的人格、信仰及价值观等，建立良好的护患关系。

（六）参加职业保险

职业保险（profession insurance）是指从业者通过定期向保险公司交纳保险费，一旦在职业保险范围内突然发生责任事故（malpractice accident），由保险公司承担对受损害者的赔偿。职业保险虽然不能完全消除护士在护理纠纷或事故中的责任，但在一定程度上减轻了护士的负担。

案例分析题

1. 方同学，女，16岁，因车祸收入院。病人神志清楚，左下肢损伤严重，根据病情需行"左下肢截肢术"，该病人父母要求医护人员在手术前不要让病人知晓截肢情况。

请问：

（1）如果你是该病人的责任护士，怎样处理这个问题最合适？

（2）依据什么护理伦理学原则处理这个问题？

2. 张先生，52岁，因手臂出现脓肿就诊。接诊的刘医生为其开出0.9%氯化钠注射液250mL+青霉素400万U静脉输液。护士江某在执行操作时未见青霉素皮试医嘱及结果，便向刘医生询问，刘医生说病人在入院前刚打过青霉素，不需要再做皮试。江护士也未再反对并执行了医嘱，在输入约20mL药液时病人出现过敏性休克，经抢救无效死亡。

请问：

（1）此事件属于什么情况？

（2）刘医生和江护士应承担何种责任？

（3）对本案例中的情况应如何处理？

（涂丽霞）

第八章

我国的卫生保健服务体系

> **学习目标**
>
> 1. 掌握医院的任务、医院环境的具体要求、门诊和急诊主要护理工作。
> 2. 熟悉门诊和急诊的特点、设置和布局。
> 3. 了解我国卫生保健服务体系的组织结构和功能,医院的概念、种类和组织结构。
> 4. 能够正确指导病人就诊,尽快适应医院的环境,并为病人提供一个整洁、安静、舒适、安全的治疗性环境。

我国的卫生保健服务体系是为我国公民提供卫生保健服务的各种卫生组织机构的总称,承担着保障国民获得适宜健康保健和疾病防治服务的重任,是保障人民群众健康的社会基础设施和支持体系,是国家职能部门的重要组成部分。它与卫生行政体系和群众性的卫生组织体系(又称卫生第三组织)共同构成我国的卫生系统。

第一节 我国卫生保健服务体系的组织机构

我国现行的卫生保健服务体系始建于1949年,从那时起,我国的卫生服务就取得了重大的进步,队伍规模不断扩大,服务的范围也从医院扩展到了社区,从生理扩展到心理,从治疗扩展到预防。我国的卫生保健服务体系包括卫生服务、卫生保障和卫生监督与执法三大系统。

一、卫生服务体系

卫生服务体系(health service system)是指以医疗、预防、保健为主要功能的各级各类医疗卫生服务机构所组成的整体,是提供各种卫生服务的载体。我国的卫生服务体系包括医疗卫生服务机构、预防保健服务机构和基层卫生保健服务机构。

(一)医疗卫生服务机构

医疗卫生服务机构(medical health service institution)指的是各类各级医疗机构,包括各类医院和护理院,主要为民众提供医疗诊断、治疗和护理服务。其关注的重点是民众现在的健康状况,即以疾病为中心提供医疗卫生服务。

(二)预防保健服务机构

预防保健服务机构(preventive care service institution)主要由政府举办的实施疾病预防控制与公共卫生技术管理和服务的公益性公共卫生机构组成,包括妇幼保健机构、专科疾病防治机构、疾病预防控制中心、健康教育机构、急救中心、采供血机构、计划生育技术服务机构等。卫生保健服务关注的重点是预防健康问题,即以健康为中心提供服务。

(三) 基层卫生保健服务机构

基层卫生保健服务机构(basic health care service institution)是城市街办、农村乡镇及工矿企业为居民提供基本的医疗卫生保健服务的机构。在城市,基层卫生保健服务机构包括社区卫生服务中心(站)和街道卫生院;在农村,基层卫生保健服务机构为乡镇卫生院、村卫生室,也包括独立设置的门诊部和诊所(医务室)。基层卫生服务机构整合医疗卫生服务机构和预防保健服务机构的职能,为民众提供基本医疗服务、预防、保健、康复、健康教育和计划生育指导这六位一体的服务。

二、卫生保障体系

卫生保障体系(medical care system)属于社会保障的范畴,是反映一个国家和地区发展的重要标志。卫生保健保障体系直接影响卫生服务的质量、公平和效率,以及民众对卫生保健服务的利用,最终影响民众的整体健康水平。因此,它体现政府管理卫生事业和保障民众健康的公共职责。

(一) 卫生资源的配置

卫生资源是保障各种卫生服务顺利开展的基础,包括卫生服务基础设施的规划和建设、卫生服务的人力资源的规划和建设、卫生技术和信息资源的规划和建设、卫生经济的投入等。卫生资源的配置是社会发展规划的重要内容,应与社会经济发展相适应。配置卫生资源必须以提高民众健康水平为中心,以满足社会健康需要为导向,以实现卫生服务公平性为原则。

(二) 卫生保障制度

卫生保障制度是保障民众获得必要的卫生保健服务费用的机制。卫生保障制度的核心是健康保险。支付疾病或意外的医疗费用的健康保险称医疗保险。我国现行的医疗保险包括社会医疗保险和商业医疗保险。

1. 社会医疗保险 我国现行的社会医疗保险包括由城镇职工基本医疗保险、城乡居民基本医疗保险组成的基本医疗保险和医疗救助。

(1) 城镇职工基本医疗保险:由基本医疗保险、补充医疗保险和个人补充医疗保险三个层次构成。参保对象为城镇所有用人单位及其职工。

(2) 城乡居民基本医疗保险:由原来城镇居民基本医疗保险和新型农村合作医疗两项制度整合而成,建立统一的城乡居民基本医疗保险(简称城乡居民医保)制度。参保对象为除城镇职工基本医疗保险应参保人员以外的其他所有城乡居民。

(3) 医疗救助:医疗救助是指国家和社会针对那些因为贫困而没有经济能力进行治病的公民实施专门的帮助和支持。它通常是在政府有关部门的主导下,社会广泛参与,通过医疗机构针对贫困人口的患病者实施的恢复其健康、维持其基本生存能力的救治行为。

2. 商业医疗保险(commercial medical insurance) 指由保险公司经营的、盈利性的医疗保障。由单位或个人自愿参加,国家鼓励用人单位或个人参加商业医疗保险。参保交纳的金额越大,获得的医疗赔偿的金额越大。随着保险业的发展,各大保险公司推出的商业医疗保险的种类也在不断增加,如普通医疗保险、意外伤害医疗保险、住院医疗保险、手术医疗保险、特种疾病保险等。

三、卫生监督与执法体系

卫生监督与执法体系是政府管理社会卫生工作的重要保障,其主要职能是依法对影响人民健康的物品、场所、环境等进行监督和管理,由卫生相关法律法规、卫生监督与执法机构构成。

卫生法律法规的作用是调整、确认、保护和发展良好医疗卫生保健秩序,保护公民健康权利,也是卫生部门管理卫生保健服务机构、进行卫生监督和卫生执法的依据。

卫生监督与执法机构由国家、省、市、县级的卫生监督所(或局)构成,主要负责公共卫生、职业卫生、消毒杀虫产品、医疗机构、采供血机构等的监督检查管理工作。

第二节 我国城乡卫生保健服务体系

我国卫生事业发展规划中,将城市界定为直辖市和地级市辖区的区域,将农村界定为县及县级市的区域。卫生保健服务体系的建设也就分为城市医疗卫生保健体系和农村医疗卫生保健体系。

一、城市医疗卫生保健体系

2006年,全国城市卫生工作会议明确了城市卫生体制改革是发展以社区卫生服务为基础的新型城市医疗卫生保健体系,即将原来的三级医疗服务体系转为区域医疗中心和社区卫生服务机构组成的两级城市医疗卫生保健体系。

1. **区域医疗中心(regional medical center)** 城市区域医疗中心主要为民众提供医疗服务,它以已有医院为主体,包括综合医院、专科医院和中西医结合医院、民族医院等特色医院,通过整合和完善而形成,并以城市功能组团为单位进行配置,使卫生资源分布均衡。区域医疗中心内各医院以联网运行模式进行协作,形成各级各类医疗机构的横向整合;其中,综合性的大医院(三级医院)是该区域的龙头医院和技术指导单位,以管理、人才、信息、技术等为手段,推动区域内各级各类医疗机构集团化运行;联网医疗机构实现差别化服务,医生可多点执业,卫生资源共享,区域内实施分片转诊。

2. **社区卫生服务机构(community health service institution)** 城市社区卫生服务机构包括社区卫生服务中心(站)、社区医院或街道卫生院。它是构建城市新型卫生保健体系的重点和关键。社区卫生服务中心按街道办事处设置,或改制原来的街办医院、区医院或企事业单位的医院,调整组建社区卫生服务中心。

社区卫生服务机构提供一般常见疾病的诊疗。遵循"双向转诊"的原则,对难以在社区诊治的疾病应转诊到综合医院、专科医院;医院收治的住院病人在康复期也要适当转回社区卫生服务机构进行康复和护理,除与区域医疗中心内的医院进行纵向一体化建设外,社区卫生服务机构也与预防保健机构建立分工合作制度,承担适宜在社区开展的公共卫生服务,如慢性病病人的管理、儿童保健、孕产妇保健、健康教育、计划生育指导等。

二、农村医疗卫生保健体系

2006年国家颁布的《农村卫生服务体系建设与发展规划》,再次明确农村医疗卫生保健体系由政府、集体、社会和个人举办的县、乡、村三级卫生服务组成(图8-1)。其中,县级医疗卫生机构是农村医疗卫生保健体系的龙头,乡(镇)卫生院是中心,村卫生室是基础(图8-1)。

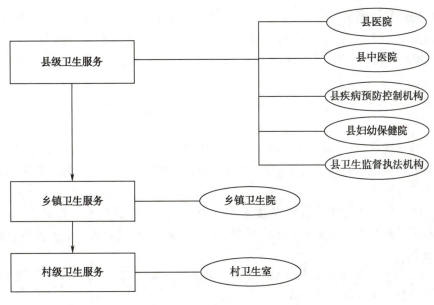

图 8-1 我国农村医疗卫生保健体系

(一) 县级卫生服务

县级卫生服务是我国农村地区医疗服务的技术指导中心,也是农村地区卫生专业人员培训的基地,包括县医院、县中(民族)医院、县疾病预防控制机构、县卫生执法监督机构、县妇幼保健机构等县级医疗卫生机构。

1. **县医院** 县医院是全县的医疗和业务技术指导中心,负责基本医疗及危急重症病人的抢救,接受乡、村两级卫生机构的转诊,承担乡、村两级卫生技术人员的进修、培训及业务技术指导任务,开展教学、科研工作。

2. **县中医院** 包括民族医院,承担中医药(民族医药)医疗卫生服务,其职能同县医院。

3. **县妇幼保健机构** 承担妇幼保健、生殖保健、妇女儿童健康信息监测等任务,对乡、村两级进行业务技术指导,承担降低全县孕产妇死亡率、婴儿和5岁以下儿童死亡率、提高出生人口素质的综合协调和管理职责。

4. **县疾病预防控制机构** 承担疾病预防和控制、计划免疫、卫生检验、公共卫生健康危害因素监测、卫生信息服务和相关业务技术指导与咨询等,负责传染病和各类中毒等突发公共卫生事件的调查、报告和应急处理,以及对乡、村两级卫生人员的培训、监督指导等。

5. **县卫生监督执法机构** 承担全县公共卫生、健康相关产品、医疗卫生机构和卫生服务人员的卫生监督执法任务,协助卫生行政部门对突发公共卫生事件进行应急处理。

(二) 乡镇卫生服务

乡(镇)卫生院是农村医疗卫生保健体系的中心,按功能分为一般卫生院和中心卫生院。

一般卫生院提供预防、康复、保健、健康教育、基本医疗、中医、计划生育技术指导等综合服务,承担辖区内公共卫生管理和突发公共卫生事件的报告任务,负责对村级卫生组织的技术指导和村医的培训等。中心卫生院除具有一般卫生院的功能外,还是一定区域范围内的医疗服务和技术指导中心。

(三) 村级卫生服务

村卫生室是农村医疗卫生保健体系的最基层单位,承担传染病疫情报告、计划免疫、妇幼保健、健康教育、常见病及多发病的一般诊治和转诊服务,以及一般康复等工作。

> **知识拓展**
>
> 分 级 诊 疗
>
> 分级诊疗制度,就是要按照疾病的轻、重、缓、急及治疗的难易程度进行分级,不同级别的医疗机构承担不同疾病的治疗,即基层首诊、双向转诊、急慢分治、上下联动的分级诊疗模式。
>
> 1. 基层首诊　鼓励并逐步规范常见病、多发病病人首先到基层医疗卫生机构就诊,对于超出基层医疗卫生机构功能定位和服务能力的疾病,由基层医疗卫生机构为病人提供转诊服务。
>
> 2. 双向转诊　完善双向转诊程序,建立健全转诊指导目录,逐步实现不同级别、不同类别医疗机构之间的有序转诊。
>
> 3. 急慢分治　完善治疗—康复—长期护理服务链,为病人提供科学、适宜、连续性的诊疗服务。急危重症病人可以直接到二级以上医院就诊。
>
> 4. 上下联动　引导不同级别、不同类别医疗机构建立目标明确、权责清晰的分工协作机制,以促进优质医疗资源下沉为重点,推动医疗资源合理配置和纵向流动。

第三节　医　　院

医院是医疗卫生保健体系中的一种主要形式,以向人群提供医疗护理为主要目的的医疗机构。良好的医院环境对服务对象的治疗、护理、康复具有积极的影响。护士的职责之一是为人群提供一个整洁、安静、舒适、安全的治疗环境。因此,医院环境的安排和布局,都需要以病人为中心,充分考虑环境对健康的促进作用,尽量减轻服务对象的痛苦,以促进康复。

一、医院的概念和任务

医院(hospital)是指具备一定数量的病床、医务人员和必要的医疗设备,医务人员运用专业的医学理论与技术对病人或特定人群进行防病治病的场所,通过医务人员的集体协作,对住院、门诊或急诊病人实施科学和正确的诊疗护理的医疗卫生事业机构。1982年卫生部颁发的《全国医院工作条例》明确了医院的基本性质:"医院是治病防病、保障人民健康的社会主义卫生事业单位,必须贯彻党和国家的卫生工作方针政策,遵守政府法令,为社会主义现代化建设服务。"医院的任务是:"以医疗工作为中心,在提高医疗质量的基础上,保证教学和科研任务的完成,并不断提高教学质量和科研水平。同时做好扩大预防、指导基层和计划生育的技术工作。"

二、医院的种类

(一)按医院等级分类

根据医院的功能、任务、规模不同划分为一、二、三级,每一级医院按技术发展、预防、医疗、保健、科研、服务质量和科学管理等方面的综合水平,又划分为不同等次:一级医院分为甲、乙、丙等,二级医院分甲、乙、丙等,三级医院分特、甲、乙、丙等。

1. **一级医院(the first degree hospitals)** 指直接向一定人口的社区提供医疗卫生服务的基层医院。如农村乡、镇卫生院和城市街道卫生院。

2. **二级医院(the second degree hospitals)** 指向多个社区提供医疗卫生服务并承担一定教学、科研任务的地区性医院。如一般市(县级市)县医院,省辖市的区级医院,以及相当规模的工矿、企事业单位的职工医院。

3. **三级医院(the third degree hospitals)** 指向几个地区甚至全国范围提供医疗卫生服务的医院,指导一、二级医院业务工作与相互合作。如国家、省、市直属的市级大医院,医学院校的附属医院。

(二)按收治范围分类

1. **综合性医院(comprehensive hospitals)** 收治各类疾病的病人,在各类医院中占有较大的比例。具有一定数量的病床,分设内科、外科、妇产科、儿科、眼科、口腔科、皮肤科、中医科等各种专科门诊和病区,并有药剂、检验、影像等医技部门及相应人员和设备的医院。

2. **专科医院(specialized hospitals)** 为诊治某一类疾病而设置的医院。如肿瘤医院、传染病医院、妇幼保健医院、儿童医院、口腔医院等。设立专科医院,可以减少资源浪费,利于集中人力、物力开展专科疾病的诊治和预防。

(三)按特定任务分类

医院按特定任务可分为军队医院、企业医院和院校附属医院。

(四)按所有制分类

医院按所有制可分为全民所有制、集体所有制、个体所有制医院及中外合资医院等。

三、医院的组织结构

(一)医院的机构构成

根据我国医院的组织结构模式,医院大致由三大系统构成:医疗部门、医疗辅助部门和行政后勤部门(图8-2)。

1. **医疗部门(departments of medical treatment)** 医疗部门是医院的主体,也称临床部门,包括内科、外科、妇产科、儿科、五官科、皮肤科、中医科、感染科、门诊部、急诊科等科室。

2. **医疗辅助部门(assistant departments of medical treatment)** 也称为医疗技术部门,帮助临床部门诊断、治疗病人,主要科室包括药剂科、放射科、临床检验科、理疗科、营养科、供应室等。

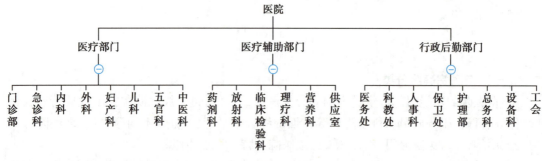

图 8-2 医院的机构构成

3. 行政后勤部门(administrative and logistics departments) 为临床科室和医疗辅助科室服务,包括医院办公室、医务处(科)、科教处(科)、人事处(科)、保卫处(科)、护理部、总务科、设备科、工会等。

(二) 医院的人员构成

医院的人员构成可分为四类:卫生技术人员、工程技术人员、行政管理人员和后勤保障人员。卫生技术人员是医院医疗护理服务的承担者,是医院的重要工作者,包括医生、护士、药剂人员、医疗技术人员、康复技术人员。工程技术人员负责医院相关设备和医疗仪器的管理和维修,保证医疗护理的顺利进行。行政管理人员负责医院各部门的正常运转,处理各部门的相关问题,促进医院工作顺利开展。后勤保障人员的主要职责是保证临床护理工作的顺利进行,包括财会人员、图书病案管理人员、医院环境的维护人员等。

(三) 医院的护理组织结构

医院的护理组织结构有两种:一种是护理部主任、科护士长、护士长三级负责制;另一种为总护士长、护士长两级负责制。护理部在医院院长(护理副院长)领导下,负责组织实施全院护理工作、护理教学、护理科研及护理管理工作。

第四节 门诊和急诊

> **情景案例**
>
> 刘某,女,48岁。因不明原因腹痛来医院门诊挂号就诊。在排队候诊的过程中,病人突然腹痛加剧,面色苍白,出冷汗,不能站立。
> 请问:
> 1. 根据该病人的情况,门诊护士应如何安排就诊?
> 2. 门诊的主要护理工作有哪些?

一、门诊

门诊(outpatient department)是医院面向社会的窗口,是医疗工作的第一线,是直接对病人进行诊断、治疗、护理、预防保健和健康教育的场所。门诊护士应为就诊者提供优质的服务,使病人得到及时诊治。

（一）门诊工作特点
1. **流动量大**　每天就诊人数不等,就诊时间短。
2. **就诊环节多**　一般为预检分诊→挂号→就诊→检查→收费→取药→治疗。
3. **诊治要求高**　要求尽早诊断,及时治疗,防止误诊。

（二）门诊的设置与布局
医院门诊设有和医院各科室相对应的科室。门诊的候诊、就诊环境以方便病人为目的,突出公共卫生为原则,做到美观、整洁、安静、舒适、布局合理,标有醒目的标志和指路牌。门诊设有挂号处(registration office)、收费处(counting house)、化验室(laboratory)、药房(pharmacy)、诊疗室(consulting room)和综合治疗室(general treatment room)等。诊疗室内应备诊察床(consulting beds),床边有遮隔设备,室内有洗手池。桌面整洁,各种检查用具、化验检查申请单(the forms of examination and diagnostic test)、处方(prescriptions)等放置有序。综合治疗室内备有必要的急救设备(equipment of first-aid),如吸氧装置(oxygen therapy device)、急救药品(drugs for first-aid)等。

（三）门诊的护理工作
1. **预检分诊**　预检护士应热情、主动接待来院就诊的病人,扼要询问病史,观察病情后做出初步诊断,给予合理的分诊指导和传染病管理。做到先预检分诊,后挂号就诊。
2. **组织就诊**　病人挂号后,分别到各科候诊室依次就诊,护士应做好就诊病人的护理工作。

   （1）开诊前,准备好各种检查器械和用物,检查候诊、就诊环境。

   （2）开诊后,按挂号先后次序安排就诊。分理初诊和复诊病案,收集整理化验单、检查报告等。

   （3）根据病情测量体温、脉搏、呼吸、血压等,并记录于门诊病案上。必要时护士应协助医生进行诊察工作。

   （4）随时观察候诊病人的病情,遇到高热、剧痛、呼吸困难、出血、休克等病人,应立即安排提前就诊或送急诊室处理;对病情较严重或年老体弱者,可适当调整就诊顺序。

   （5）门诊结束后,整理用物、消毒环境。

3. **健康教育**　利用候诊时间,采用口头、图片、黑板报、电视录像或赠送宣传小册子等形式开展健康教育。对病人提出的询问应耐心、热情地予以解答。
4. **治疗配合**　需在门诊进行的治疗,如注射、换药、导尿、灌肠、穿刺等,必须认真执行查对制度,严格执行操作规程,确保治疗安全、有效。
5. **消毒隔离**　门诊人群流量大,病人集中,易发生交叉感染,因此要认真做好消毒隔离工作,传染病或疑似传染病病人,应分诊到隔离门诊就诊,并做好疫情报告。门诊空间、地面、墙壁、桌椅、诊察床、推车、担架等,应定期进行清洁、消毒处理。各种治疗后的物品应立即按要求处理。

二、急诊

急诊(emergency call)是指对病情紧急的病人需及时给予诊断、治疗。

急救(emergency treatment)是指对病情已危及生命的病人,需立即组织人力、物力,运用急救技术进行抢救。

(一) 急诊的特点

急诊病人一般发病急、病情重、变化快,这就要求急诊科护士责任心强、有良好的素质、丰富的急救经验、娴熟的技术。急诊科的组织管理和技术管理应达到最优化水平,做到标准化、秩序化、制度化。

(二) 急诊科的设置和布局

急诊科一般设有预检处(previewing room)、抢救室(first-aid room)、留观室(observation room)、监护室(intensive care unit)等,还配有药房、化验室、X射线室(X-ray room)、心电图室(electrocardiogram room)、挂号收费处等,形成一个相对独立的单位。急诊科环境要宽敞、光线明亮、空气流通、安静整洁,要有专用通道和宽畅的出入口,标志和路标醒目,夜间有明显的灯光,要以方便病人就诊为目的和最大限度地缩短就诊前的时间为原则,以争取抢救时间。

(三) 急诊的护理工作

1. 预检分诊 病人被送到急诊科,应有专人负责出迎救护车。预检护士要掌握急诊就诊标准,通过一问、二看、三检查、四分诊的顺序,初步判断疾病的轻重缓急。遇有危重病人立即通知值班医生及抢救室护士;遇意外灾害事件应立即通知护士长和有关科室;遇有法律纠纷、刑事案件、交通事故等事件,应迅速向医院保卫部门报告或与公安部门取得联系,并请家属或陪送者留下。

2. 抢救工作

(1) 急救物品

1) 急救药品:包括各种中枢兴奋剂、镇痛剂、升压药、抗心律失常药、止血药、解毒药、抗过敏药、止喘药、脱水剂、纠正水电解质紊乱和酸碱失衡药、麻醉药、抗生素、各种输入液体等,各种药品均应附简明卡片。

2) 抢救器械:应配备给氧系统、监护系统,室内应备有"五机",包括心电图机(electrocardiograph)、洗胃机、呼吸机、电除颤仪(defibrillator)、电动吸引器或中心吸引装置,应保证各抢救器械的完好。有条件可备X线机、手术床、多功能抢救床。

3) 无菌急救包:主要为"八包",包括气管切开包(tracheotomy set)、腰穿包(lumbar puncture set)、胸穿包(pleural puncture set)、腹穿包、心穿包、静脉切开包、缝合包、导尿包等。

4) 一般物品:包括血压计、听诊器、手电筒、止血带、输液架、张口器、压舌板、拉舌钳、氧气管、各种注射器、各种型号针头、无菌手套、各种无菌敷料等。

5) 通信设备:包括自动传呼系统、对讲机、电话等。

护理人员要熟悉抢救物品性能和使用方法,并能排除一般性故障。一切急救物品均应保证完好率100%,并做到"五定",即定数量品种、定放置地点、定专人保管、定期消毒灭菌、定期检查维修。

(2) 配合抢救

1) 严格执行抢救程序和操作规程,抢救时做到分秒必争。医生未到时,护士应根据病情迅速做出判断,进行紧急处理,如给氧(giving oxygen)、心肺复苏(cardiopulmonary resuscitation,CPR)、人工呼吸(artificial respiration)、吸痰(sputum suctioning)、洗胃(gastric lavage)、止血(controlling bleeding)、测血压(taking blood pressure)、建立静脉输液通道(giving transfu-

sion)、配血(matching blood type)等。医生到达后,立即汇报病情及处理情况,正确执行医嘱,积极配合抢救,密切观察病情动态变化,为医生提供参考资料。

2) 做好记录工作,抢救记录要求字迹清晰、及时、准确;记录时间必须注明病人到达急诊科(室)的时间、医生到达的时间、抢救措施落实的时间,记录内容包括病情动态的变化及执行医嘱情况等。

3) 在抢救过程中,凡口头医嘱必须向医生复诵一遍,双方确认无误后再执行,抢救工作结束后,请医生立即补写医嘱和处方。

4) 查对工作,各种急救药品的空安瓿需经两人核对无误后弃去,输液空瓶、输血空袋等应集中放置,经统一查对与医嘱相符方可处理。

3. 留观护理工作

(1) 留观室:又叫急诊观察室,急诊科应设急诊观察室,有一定数量的观察床,主要收治一些暂不能确诊或已明确诊断、病情危重暂时住院困难者。留观时间一般为3~7d。

(2) 留观室护理工作

1) 入室登记,建立病案,认真填写各项记录,书写留观室病情报告。

2) 及时准确执行医嘱,主动巡视观察病情,做好晨、晚间护理,重视心理护理。

3) 做好出入院病人及家属的管理工作,保持留观室良好秩序和环境。

第五节 病 区

情景案例

王某,女,54岁。因肺炎来院就诊,收治呼吸内科。病人住院后,因和同病房的病友不熟悉,加上环境改变,夜间难以入睡,病人精神萎靡。

请问:

1. 护士应如何让王某和病友熟悉起来?
2. 如何给王某创造一个有利于睡眠的环境?

病区(ward)是住院病人接受诊疗护理及休养的场所,是医护人员全面开展医疗、护理、预防、教学、科研活动的重要基地。因此,做好病区的护理管理工作,为病人创造一个安静、整洁、舒适、安全的疗养环境,满足病人生理、心理康复的需要,是护理工作的重要内容。

一、病区的设置和布局

每个病区均设有普通病室(general care ward)、危重病室(critical care ward)、抢救室(rescue room)、治疗室(medication room)、污物处理室(sewage disposal room)、浴室(bathroom)、洗涤间(wash room)、厕所(toilet)、医护办公室(office for doctors and nurses)、配膳室(pantry)、医护休息室(rest room)、示教室(demonstration classroom)等,有条件时可设病人娱乐室(recreation room)、会客室(meeting room)等。

每个病区最好设病床30~40张,每间病室2~4张病床为宜,若条件允许,每间病室都可以设置厕所。病床之间的间距至少为1m,并在床间设置屏风或布帘以维护病人的隐私。危重病室一般设在病区中部,靠近医护办公室,便于医护人员及时观察病人病情变化。

二、病区环境

(一)社会环境

医院对病人来说是一个陌生的环境,护士要帮助病人尽快转变角色,适应病区这一特殊的社会环境,保证病人以良好的心态接受治疗、护理。

1. 建立良好的护患关系 首先要使病人产生一种受欢迎、被接纳、被关心的感受。护士要维护病人的自尊,根据病人的年龄、性别、民族、文化程度、职业、病情轻重等差异,给予不同的身心护理。护士良好的医德医风、丰富的专业知识、娴熟的技术、端庄的仪表、和蔼可亲的态度及得体的言谈,都有利于调节病人的正性情绪,从而产生安全感、信赖感,利于建立良好的护患关系,有助于增加病人战胜疾病的信心。

2. 形成良好的群体气氛 群体气氛是群体中每一个人的表现而形成的共同的心理倾向,它影响着群体中每一个人。护士是病人群体中的调节者,要引导病人相互关心、相互帮助、相互鼓励,积极配合治疗与护理,使病友之间呈现愉快、和谐的气氛,促进病人的康复。家属也是该群体中的成员,其态度很重要,家属的关心和支持可增强病人战胜疾病的信心和勇气,解除病人后顾之忧。因此,护士应与病人家属加强沟通,取得信任、理解与合作,共同做好病人的身心护理。

3. 制定合理的医院规则 合理的医院规则是开展医疗护理工作的保证,是实施预防和控制感染工作的重要方面,为病人的休息和睡眠提供良好的条件,使病人的住院生活丰富充实,从而达到促进康复的目的。但医院规则对病人又可能是一种约束,在某些情况下可产生一定的影响,如限制陪客人员、规定探视时间等。护理人员要主动向病人介绍医院规则,多方面关心、照顾病人,使病人逐渐适应,自觉遵守医院规则,减少不良情绪的产生,利于身心康复。

(二)物理环境

1. 安静 人在患病后适应噪声的能力减弱,所以病区内应降低噪声。WHO规定,白天医院病区较理想的噪声强度为35~40dB,50~60dB则比较吵闹。病人经常受噪声的骚扰易产生负性情绪,表现疲倦和不安,严重时出现眩晕、恶心、失眠及脉搏、血压波动。因此必须控制病区的噪声。首先,工作人员要做到"四轻",即说话轻、走路轻、操作轻、关门轻。其次,病室的门窗、椅脚应钉上橡皮垫,推车的轮轴应定期注润滑油,同时,护士要向病人及家属宣传,共同保持病室安静。

2. 整洁 主要指病区护理单元、病人及工作人员的整齐清洁。包括:①工作人员应仪表端庄,服装整洁大方、得体;②病人的皮肤、头发、口腔要保持清洁,被服、衣裤要定期更换;③病室的陈设齐全,规格统一,物品摆放符合要求且方便使用;④治疗后用物及时撤离,排泄物、污染敷料等应及时清除,按规定消毒处理。

3. 舒适 病区的舒适包括病室适宜的温度、湿度、空气、光线、色彩等。

(1) 温度(temperature)和湿度(humidity):病室应备温、湿度计,以便随时评估室内的温、湿度并加以调节。一般病人冬季室温以18~22℃为适宜;婴儿、产妇、手术病人室温以

22~24℃为宜。相对湿度以50%~60%为宜,对于气管切开和呼吸道感染病人应适当增加空气湿度。室温过低,病人易受凉,肌肉易紧张;室温过高,由于影响机体散热而使人感到烦躁。病室内湿度过低,机体水分蒸发快,导致热能大量散失,病人感觉呼吸道黏膜干燥、咽痛、口渴等不适;室内湿度过高,由于空气潮湿,利于细菌繁殖,同时机体水分蒸发慢,病人感到闷热、难受。

(2) 通风:空气流通是空气清洁的最好方法。通风可增加空气氧含量,降低空气中二氧化碳浓度及空气中微生物的密度,调节室内的温度、湿度。因此病室每日定时开门窗通风换气,每次30min左右,冬季通风时注意为病人保暖。

(3) 光线:光线来自自然光源或人工光源。充足的光线不仅利于诊疗和护理,而且利于观察病情。阳光使人感觉温暖、舒适,但不宜直射眼睛,以免目眩;午睡时应用窗帘遮挡阳光,夜间病人睡眠时应采用地灯或壁灯,利于病人入睡。

(4) 色彩:色彩对人的情绪、行为和健康有一定影响,如绿色使人感到安静、舒适;浅蓝色使人心胸开阔,去除烦恼;奶油色给人以柔和悦目、宁静感等。因此,病室及走廊的围墙、窗帘、卧具、病人及工作人员的服装均宜选择适宜的色彩,不宜全部采用白色。一般病室上方墙壁可涂白色,下方可涂浅蓝色、浅绿色。

(5) 绿化:病室内外及走廊上可适当摆放鲜花和种植绿色植物,令病室美观,使人赏心悦目,增添生机。鲜花、干花或盆栽植物不宜出现在免疫功能低下病人的病区内,呼吸科建议不放鲜花。现代化医院对内外环境的要求是医院园林化、病房家庭化。

知识拓展

家庭病床

家庭病床的出现及流行是基于越来越多的病人需要足不出户的医疗护理。随着人们生活水平的提高和物质条件的改善,一些慢性病如糖尿病、心脑血管疾病等的发病率不断增高,这些发病人群大多行动不便,经常往返于家庭和医院,给病人及家属带来了巨大的负担;如果住院治疗,又会占据大量医疗资源,因此亟须一种新的医疗形式解决这种矛盾。家庭病床的出现不但方便了病人,省去了奔波之苦,减轻了家庭的照顾负担,而且也缓解了医院病床紧张的问题。

家庭病床的主要收治对象:

(1) 行动不便、年老、体弱,到医院就诊有困难的人。如心肺疾病、关节疾病、阿尔茨海默病、临终病人等。

(2) 经住院治疗、急诊留观或手术恢复期,病情稳定仍需继续治疗的病人。如脑卒中、感染恢复期病人等。

(3) 病情适合在家庭疗养,需给予支持治疗和减轻痛苦的病人。如骨折石膏固定的病人。

三、病床单位设备

病人住院期间需要一个舒适、安全的病床单位。每个病床单位有固定设备,包括床、床垫、床褥、枕芯、棉胎或毛毯、大单、被套、枕套等,必要时加一次性护理垫或橡胶单和中单、过床桌,床旁有桌、椅,床头墙壁上有照明灯、呼叫装置、供氧和负压吸引管道等设施。病人床单位构成见图8-3。

病床:床是病人睡眠和休息的用具,是病室中的主要设备。卧床病人的饮食、排泄、活动、娱乐都在床上,所以病床一定要符合实用、耐用、舒适、安全的原则。普通病床一般床长200cm、宽90cm、高50cm,床头和床尾可摇高,以方便病人更换卧位;床脚有轮,便于移动(图8-4)。临床也可选用多功能病床,根据病人的需要,可以改变床位的高低、变换病人的姿势、移动床栏等,控制按钮设在病人可触及的范围内,便于清醒病人随时自主调节。骨科病人需用硬板床,以利于骨断端的固定(图8-5)。

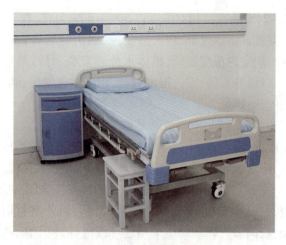

图8-3　病人床单位构成

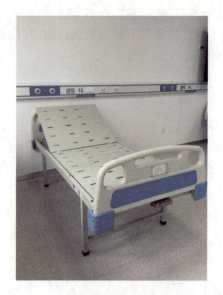

图8-4　普通病床

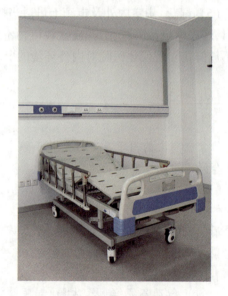

图8-5　多功能病床

(1)床垫:长、宽与病床的规格相同,厚10cm,以海绵或棉花等为垫芯,垫面选择坚牢的布料制成。病人大多数时间卧于床上,床垫应坚硬,以免承受重力较多的部位凹陷。

(2)床褥:置于床垫之上,长、宽与床垫规格相同,多以棉花做褥芯,吸水性强,并可防床单滑动。

(3)枕芯:长60cm、宽40cm,内装涤纶、棉花或羽绒等。

(4)被胎:长210cm、宽160cm,多为棉花制成,也可用羊绒、丝棉等。

(5)大单:长250cm、宽180cm,多用棉布制成。

(6)被套:长230cm、宽170cm,开口在尾端,有系带。

(7)枕套:长75cm、宽45cm,多为棉布。

（8）橡胶单：橡胶制成，长85cm、宽65cm，两端加白布40cm。也有一次性成品。

（9）中单：长140cm、宽85cm，以棉布为宜。

（10）床旁桌：放置在床头一侧，用于摆放病人日常所需的物品或护理用具等。

（11）床旁椅：床单位至少有一把床旁椅，供病人、探视家属或医务人员使用。

（12）过床桌（床上桌）：为可移动的专用过床桌，也可使用床尾挡板，架于床栏上，供病人进食、阅读、写字或从事其他活动时使用。

案例分析题

1. 赵某，女，28岁。因骑自行车上班路上突遇车祸，右腿多处软组织损伤，右侧小腿部位疼痛难忍，被汽车车主送医院救治。

请问：

（1）该病人应该被送到医院哪个部门接受诊治？

（2）如果你是接诊护士，应采取哪些护理措施？

2. 秦某，男，65岁。因气道梗阻行气管切开，呼吸机辅助呼吸。

请问：

（1）此病人适宜的空气温度、湿度是多少？

（2）温度过高或过低对病人会产生什么影响？

（3）日间噪声控制在多少范围为宜？

（黄文娟　吕怀娟）

第九章

病人入院和出院护理

学习目标

1. 掌握入院和出院的主要护理工作,分级护理的概念、适用对象及护理要点。
2. 熟悉轮椅和平车的使用注意事项。
3. 了解杠杆原理及人体力学的运用原则。
4. 能够在规定时间内完成各种铺床法,正确使用轮椅、平车、担架搬运病人;能够指导病人及家属办理入院和出院手续,教会病人及家属正确使用轮椅。

入院与出院护理是日常护理工作内容之一,护士应熟练掌握入院和出院护理的一般程序,根据整体护理的要求,对病人评估,了解病人的基本需要,并提供针对性的护理措施,满足其身心需要,使其恢复健康、提高生活质量。

第一节 病人入院护理

情景案例

王某,男,26岁,工程师。反复中上腹痛3年,近2周疼痛加重。诊断:十二指肠球部溃疡。

请问:
1. 针对该病人情况,护士应如何为该病人做入院护理工作?
2. 如果病人做手术,术后应给予几级护理?具体护理内容包括哪些?

入院护理(admission nursing)是指病人经门诊或急诊医生诊察后,因病情需要住院做进一步观察、检查和治疗时,经诊察医生建议并签发住院证(admission form)后,由护士为病人提供的一系列护理工作。

入院护理的目的包括:①协助病人了解和熟悉环境,以尽快适应医院生活,消除紧张、焦虑等不良情绪;②满足病人的身心需求,调动病人配合治疗、护理的积极性;③做好健康教育,满足病人对疾病知识的需求。

一、入院程序

入院程序是指门诊或急诊病人根据医生签发的住院证,自办理入院手续(admission procedure)至进入病区的过程。

病人或家属持医生签发的住院证到住院处(admission office)办理入院手续,填写登记表格。住院处根据病种安排相应的病区后,电话通知病区值班护士准备接收新病人。对急需手术的病人,可先手术,后补办入院手续。

住院处护士携病历护送病人入病区,根据病情可采用陪伴或扶助步行、轮椅或平车护送。护送时注意保暖,必要的治疗如输液、给氧等不可中断。护送外伤病人应注意其卧位,保证病人安全。送入病区后,要与病区值班护士就病人的病情、个人卫生及物品进行交接。

二、病人入病区后的初步护理

(一) 一般病人

1. **准备床单位** 病区值班护士接到住院处通知后,应立即根据病情需要准备床单位,将备用床改为暂空床,酌情加铺一次性护理垫或橡胶单和中单,备齐病人所需用物;传染病病人应安置在隔离病室,以便抢救或隔离。

2. **迎接新病人** 新病人入院进入一个陌生环境后,由于角色的转换希望被认识、被理解和被尊重,护士应以热情的态度、亲切的语言接待病人,进行自我介绍,给病人留下良好的第一印象。

3. **通知负责医生诊视病人** 必要时协助医生为病人进行体检、治疗。

4. **协助病人佩戴腕带标识,进行入院评估** 测量体温、脉搏、呼吸、血压,并为能站立的病人测量体重,必要时测量身高。根据住院病人首次护理评估单收集病人的健康资料,以了解病人的健康问题及身心需要,为制订护理计划提供依据。

5. **准备病人膳食** 通知营养室准备病人膳食。

6. **填写住院病历和有关表格**

(1) 用蓝色钢笔逐页填写住院病案眉栏及有关表格。将住院病案按下列顺序排列:体温单、医嘱单、入院记录、病史及体格检查、病程记录(手术、分娩记录等)、各种检验及检查报告单、护理病案、住院病案首页、门诊病案。

(2) 用红色钢笔在体温单40~42℃相应时间栏内,纵行填写入院时间。

(3) 记录首次体温、脉搏、呼吸、血压、体重于体温单上。

(4) 填写入院登记本、诊断小卡(插入病人住院一览表上)和床头(尾)卡(插入床头或床尾牌夹内)。

(5) 填写首次护理评估单。

7. **执行医嘱** 处理有关事项,按"分级护理"进行护理。

8. **介绍与指导** 介绍病区环境、有关制度(作息、探视制度)、指导常规标本留取法等,耐心听取并解答病人的咨询。

(二) 急诊、危重病人

1. **通知医生** 接到住院处电话后,护士应立即通知有关医生做好抢救准备。

2. **准备床单位** 根据病情将病人安置在危重病室或抢救室,将备用床改为暂空床,酌情加铺一次性护理垫或橡胶单和中单,如为急诊手术病人,应铺麻醉床,备齐病人所需用物。

3. **备齐急救物品及药品** 如急救车、氧气、吸引器、输液器等。

4. 迎接病人 病人入病区后,护士应立即与护送人员进行交接,对语言障碍、意识不清的病人或婴幼儿,需暂留陪送人员,以便询问病史。

5. 配合抢救 病人入病区后,与医生积极配合抢救。密切观察病情动态变化,并做好护理记录。

三、病床单位的准备

病床是病人休息及睡眠的用具,是病室中的主要设备。卧床病人的饮食、排泄、活动、娱乐都在床上,所以病床一定要符合实用、耐用、舒适、安全的原则。床单位要保持整洁,床上用物要定期更换。

(一)备用床

临床常用的有备用床(closed bed)(图9-1)。

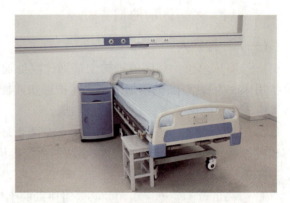

图9-1 备用床

【目的】
1. 保持病室整洁。
2. 准备接纳新病人。

【操作前准备】
1. **评估床单元** 检查桌椅放置是否合理、整齐,床结构是否牢固,床面是否有破损,床垫、床褥是否清洁、干燥等。
2. **用物准备** 按铺床顺序备好枕套、枕芯、棉胎或毛毯、被套、大单。
3. **环境准备** 周围无病人进餐或治疗。
4. **操作者准备** 衣帽整洁,洗手,戴口罩。

【操作步骤】
铺备用床法操作步骤见表9-1。

表9-1 铺备用床法

步骤	要点说明
1. **备用物** 备齐用物,按顺序放于护理车上,推至床边	一次备齐用物,顺序正确
2. **移桌椅** 移开床旁桌,距离约20cm,移椅于床尾正中,离床约15cm,将用物移于椅上	留有空间,便于操作
3. **翻床垫** 检查床垫或按需翻转床垫,床垫上缘与床头平,必要时铺床褥	避免床垫局部长期受压变形 翻床垫时从床头翻至床尾或床尾翻至床头
4. **铺大单或床褥罩**	
◆ 大单法	
(1)取大单放于床褥上,正面向上,中缝和床的中线对齐分别散开	操作者站靠床头端,减少走动 正确运用人体力学原理
(2)铺近侧床头大单,一手将床垫托起,一手伸过床头中线,将大单塞入床垫下	大单中线正,平整、美观,不易松脱

续表

步骤	要点说明
（3）包床角，在距床头约 30cm 处，向上提起大单边缘，使其同床边垂直，呈一等边三角形，以床沿为界将三角形分为两半，先将下半三角形平整地塞于床垫下，后将上半三角形塞于床垫下，使之成为一斜角（图 9-2）	
（4）移至床尾，同法铺好床尾角	
（5）至中间，两手拉紧大单中部边缘，向内塞入，大单平铺于床垫下	塞中间大单双手掌心向上
（6）转至对侧，同法铺毕大单	
◆ 床褥罩法	
（1）将床褥罩横、纵中线对齐床面中线放于床褥上，一次将床褥罩打开	
（2）同大单法的顺序分别将床褥罩套在床褥及床垫上	床褥罩平紧 床褥罩角与床褥、床垫角吻合
5. 套被套	
◆ "S"形套被套	
（1）被套正面向外，平铺于床上，中线和床中线对齐，封口端平床头，开口端朝床尾	
（2）将被套开口端上层打开 1/3（图 9-3A）	开口处便于棉被置入
（3）将折好"S"形的棉胎或毛毯放于 1/3 开口处，拉棉胎或毛毯上缘到被套封口处（图 9-3B）	
（4）棉胎角充实被套顶角，展开一侧棉胎和被套侧边平齐，同法铺好另一侧	棉胎角与被套顶角吻合、平整、充实
（5）系好被套尾端开口处的系带或搭扣	
（6）盖被上缘与床头平齐，将盖被边缘向内折和床沿平齐，铺成被筒，被尾塞于床垫下	被套中线正，棉被充实，床面平整、美观
◆ 卷筒式套被套	
（1）被套反面向外，平铺于床上，开口端朝床尾	
（2）将棉胎或毛毯铺在被套上，上缘和被套封口边平齐	
（3）将棉胎与被套一并自床头卷至床尾（图 9-3C），自开口处翻转、拉平、系带	
（4）按"S"形折成被筒	
6. 套枕套 将枕套套于枕芯上，系带，放于床头，开口背门	枕芯与枕套角、线吻合、平整、充实
7. 桌椅回位 放回床旁桌、椅	统一放置，使病室整齐

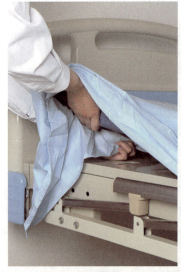
A. 抬垫拉单

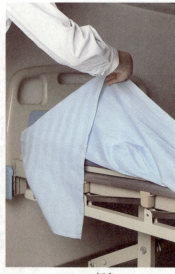
B. 45°折角

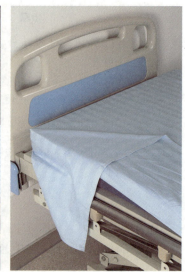
C. 折角效果

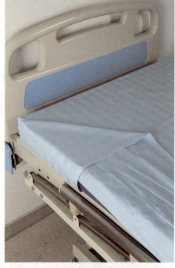
D. 塞下三角

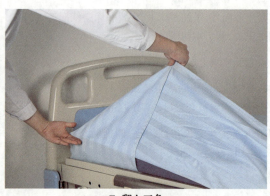
E. 翻上三角

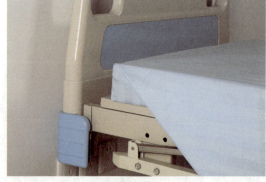
F. 折角效果

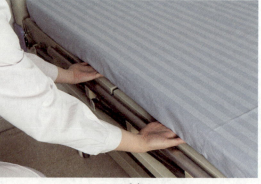
G. 双手塞入

图 9-2　铺床法（斜角法）

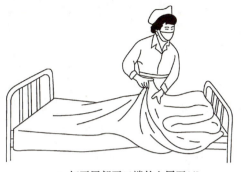
A. 打开尾部开口端的上层至1/3

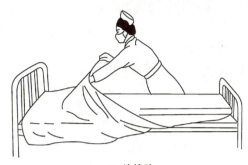
B. 放棉胎

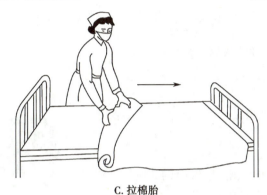
C. 拉棉胎

图 9-3　套被套

【注意事项】
1. 病人进餐或做治疗时应暂停铺床。
2. 做到节时节力。铺床时护士身体靠近床边，上身保持直立，两腿前后或左右分开，两膝稍屈，有助于扩大支撑面，降低重心，增加身体稳定性。操作时使用肘部力量，动作平稳，有节律，连续进行，避免多余无效的动作，减少走动次数。
3. 被套、大单和枕头要平、整、紧、美。

【操作后评价】
1. 病床符合实用、耐用、舒适、安全的原则。
2. 病人床单位及病室的环境整洁、美观。

（二）暂空床
临床常用的有暂空床（open bed）（图 9-4）。

【目的】
1. 保持病室整洁。
2. 供新入院病人或暂离床活动的病人使用。

【操作前准备】
1. **评估病人**　病人的诊断和病情等。
2. **用物准备**　同备用床，必要时备一次性护理垫或橡胶单、中单。

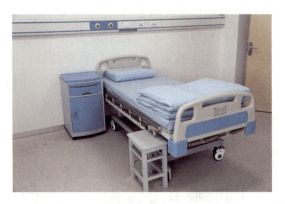
图 9-4　暂空床

3. **环境准备** 同备用床。

4. **操作者准备** 衣帽整洁,洗手,戴口罩。

【操作步骤】

铺暂空床法操作步骤见表9-2。

表9-2 铺暂空床法

步骤	要点说明
1. **盖被三折** 将备用床盖被床尾松开,在床垫上向内折与床尾平齐,盖被三折叠于床尾,并使之平齐	避免足部受压,使病人舒适 便于病人上下床使用
2. **酌情铺单** 根据病情需要,铺一次性护理垫或橡胶单、中单,其中线和床中线对齐,上缘距床头45~50cm,床缘的下垂部分一起平整地塞入床垫下,转至对侧,按同法依次铺好	一次性护理垫或橡胶单、中单可防止血或污物污染床铺,同时便于更换

【注意事项】

同备用床。

【操作后评价】

1. 病床符合实用、耐用、舒适、安全的原则。
2. 病室及病人的床单位整洁、美观。
3. 病人上下床方便,躺卧时感觉舒适。

（三）麻醉床

临床上常用的还有麻醉床(anesthetic bed)(图9-5)。

【目的】

1. 便于接收和护理麻醉手术后的病人。
2. 使病人安全、舒适,预防并发症。
3. 保护被褥不被污染。

【操作前准备】

1. **评估病人** 病人的诊断、病情、术前准备状况、麻醉方式、术后需要的抢救或治疗设备等。

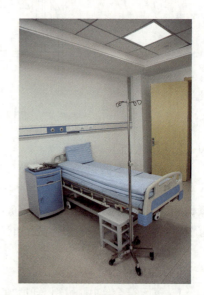

图9-5 麻醉床

2. **用物准备** 同备用床,另加一次性护理垫或橡胶单及中单各两条。

（1）全身麻醉护理盘用物:①张口器、压舌板、舌钳、治疗碗、镊子、输氧导管、吸痰导管、纱布数块;②心电监护仪(血压计、听诊器)、护理记录单、笔、弯盘、棉签、胶布、电筒等。

（2）非全身麻醉及中、小型手术备物:同上述②。

（3）另备输液架,必要时备吸痰装置、给氧装置、胃肠减压器。天冷时按需备热水袋(加布套)、毛毯。

3. **环境准备** 周围无病人进餐或治疗。

4. **操作者准备** 衣帽整洁,洗手,戴口罩。

【操作步骤】

铺麻醉床法操作步骤见表9-3。

表9-3 铺麻醉床法

步骤	要点说明
1. 拆除各单	
（1）拆除原有枕套、被套、大单等，必要时翻转床垫，上缘齐床头，铺床褥于床垫上	保持床单位清洁，余同备用床
（2）按使用顺序，将用物放于护理车上，推车至床边	同备用床
（3）酌情移开床旁桌离床约20cm，移椅至床尾正中离床约15cm，将用物放于椅上	同备用床
2. 铺大单、一次性护理垫或橡胶单及中单	
（1）铺一侧大单（同备用床铺法）	
（2）将一条一次性护理垫或橡胶单及中单分别对好中线铺在床中部，上缘距床头45~50cm，床缘的下垂部分一起平整地塞入床垫下	防呕吐物、分泌物或伤口渗液污染床铺 避免橡胶单外露，接触病人皮肤
（3）根据病情和手术部位的需要，将另一条一次性护理垫或橡胶单及中单分别对好中线，铺在床头或床尾，将床缘的下垂部分一起塞入床垫下	铺在床头时，上端齐床头，下端压在中部一次性护理垫或橡胶单及中单上 铺在床尾时，则下端齐床尾，余同上
（4）转至对侧，按同法依次铺好大单、一次性护理垫或橡胶单及中单	中线要齐，各单应铺平、拉紧、防皱褶
3. 套被套 同备用床法。套好被套后，上端齐床头，侧边缘内折与床垫齐，尾端向内折叠与床尾齐，将盖被呈扇形三折，叠于一侧床边，开口处向门	便于搬运病人（从平车至床上）
4. 套枕套 将套好的枕头横立于床头，开口处背门	全身麻醉后未清醒或蛛网膜下腔阻滞的病人应去枕平卧；防止病人躁动时，头部碰撞床栏受伤
5. 放置桌椅、护理盘	
（1）将床旁桌放回原处，椅子放于折叠被同侧床尾	便于平车放置
（2）置麻醉护理盘于床旁桌，其他用物放于妥善处	便于术后抢救和护理

【注意事项】
1. 铺麻醉床应换上洁净的被单，保证术后病人舒适。
2. 根据病情备所需之物品，如麻醉护理盘等应准备齐全。

【操作后评价】
1. 病床符合实用、耐用、舒适、安全的原则。
2. 病人感觉舒适、安全。
3. 保证术后病人的物品齐全，病人能及时得到抢救和护理。

四、分级护理

分级护理（levels of care）是根据病情的轻重缓急和自理能力，规定临床护理分级内容，以提高护理质量。目前，我国将病人分为特级护理、一级护理、二级护理、三级护理四类。各级护理级别的适用对象及相应的护理内容见表9-4。

表9-4 分级护理

护理级别	适用对象	护理内容
特级护理 (special care)	病情垂危,需随时观察以便进行抢救的病人;重症监护病人;各种复杂或大手术后的病人;使用呼吸机辅助呼吸,并需要严密监护病情的病人;实施连续性肾脏替代治疗(CRRT),并需要严密监护生命体征的病人;有其他生命危险,并需要监护生命体征的病人等	①设专人24h护理,严密观察病情和生命体征;②制订护理计划,严格执行各项诊疗及护理措施,及时准确填写特别护理记录单;③备齐急救药品、器材,以便随时急用;④认真做好各项基础护理和专科护理,实施安全措施,严防并发症,满足病人身心两方面的需要;⑤保持病人的舒适和功能体位;⑥实施床边交接班
一级护理 (level 1 care)	病情趋向稳定的重症病人;手术后或治疗期间需绝对卧床休息的病人;生活完全不能自理且病情不稳定的病人;生活部分自理,但病情随时发生变化的病人	①每小时观察病情,根据病人病情,测量生命体征,并及时记录;②根据医嘱,严格执行各项治疗、给药措施;③认真做好各项基础护理和专科护理,实施安全措施,严防并发症,满足病人身心两方面的需要;④提供护理相关的健康指导
二级护理 (level 2 care)	病情稳定,仍需卧床的病人;生活部分自理的病人,如大手术后病情稳定、年老体弱、幼儿、慢性病不宜过多活动者等	①每2h观察病情,根据病人病情,测量生命体征,并及时记录;②根据医嘱,严格执行各项治疗、给药措施;③认真做好各项基础护理,实施安全措施,严防并发症,满足病人身心两方面的需要;④提供护理相关的健康指导
三级护理 (level 3 care)	生活完全自理且病情稳定的病人;生活完全自理且处于康复期的病人,如一般慢性病、手术前准备阶段的病人等	①每3h观察病情,根据病人病情,测量生命体征;②根据医嘱,严格执行各项治疗、给药措施;③提供护理相关的健康指导

附9-1 拆床单法

1. 移开床旁桌、椅。
2. 拆下枕套,置于污物车内,枕芯放于椅上。
3. 一手抬起近侧床垫中部,一手自垫下向床头松单,随即换手向床尾垫下松单。
4. 将近侧棉被松开。
5. 转到对侧,同法松开大单、棉被。
6. 从被套开口处将棉胎一侧纵行向上折叠1/3,同法折另一侧棉胎,手持棉胎前端,呈"S"形折叠拉出,放于椅上。
7. 将大单、被套由两端和两侧将污染面向内卷起,放入污物车内。
8. 将枕芯、棉胎放于床上,移回床旁桌椅。
9. 撤下的用物及时送洗。

第二节　病人出院护理

> **情景案例**
>
> 李某,男,78岁,急性肺炎。经治疗病情好转出院。
> **请问:**
> 1. 护士应如何为病人做出院护理?
> 2. 病人出院后的床单位如何处理?

病人经过住院治疗和护理,病情好转、稳定、痊愈需出院或转院(科)或自动离院时,护士应对其进行一系列的出院护理工作。

出院护理的目的包括:①对病人进行出院指导,协助其尽快转变角色,适应原工作和生活,并能遵照医嘱按时接受治疗或定期复诊;②指导病人办理出院手续;③清洁、整理床单位。

一、出院前的护理

当医生根据病人康复情况决定出院日期,开写出院医嘱后,护士应做好下列工作:

1. 通知病人和家属　医生根据病人康复情况,决定出院日期,护士根据出院医嘱,将出院日期提前通知病人及家属,做好出院准备。

2. 进行健康教育　根据病人的康复现状,进行恰当适时的健康教育,必要时可为病人或家属提供有关书面资料。

3. 注意病人的情绪变化　护士应特别注意病情无明显好转、转院、自动离院的病人,进行有针对性的安慰和鼓励,增进病人康复信心,减轻病人因离开医院所产生的恐惧和焦虑。自动出院的病人应在出院医嘱上注明"自动出院",并要求病人或家属签名认可。

4. 征求病人意见　征求病人对医疗护理等各项工作的意见,以便改进工作,不断提高医护质量。

5. 办理出院手续　护士执行出院医嘱,协助病人或家属办理出院手续。

6. 指导用药知识　病人出院后仍需服药时,护士根据医嘱,凭出院处方从药房领取药物,并对用药方面的注意事项一一说明。

7. 护送出院　护士收到住院收费处签写的出院通知单后,协助病人整理个人用物;根据病人情况用平车、轮椅或步行护送病人出院。

二、出院后的护理

护士在病人出院当日应根据出院医嘱停止相关治疗并处理各种医疗护理文件,协助病人或家属办理出院相关手续,整理病室及床单位。

(一)有关文件的处理

1. 停止一切医嘱　注销各种卡片,如服药卡、注射卡、饮食卡等;撤去"病人一览表"上的诊断卡及床(尾)头卡。

2. 填写出院时间　在体温单40~42℃相应时间栏内,用红色钢笔纵行填写出院时间。

3. 归档 按要求整理病历,交病案室保存。出院病案的排列顺序为:住院病案首页、出院记录或死亡记录、入院记录、病史及体格检查、病程记录、各种检验及检查报告单、护理病案、医嘱单、体温单。

4. 填写病人出院护理记录单。

(二) 病床单位的处理

1. 整理床单位的时间 病人离开病床出院后方可整理床单位,避免在病人未离开病床时撤去被服,给病人带来心理上的不舒适。

2. 处理病床单位

(1) 撤下污被服,放入污衣袋。根据疾病种类决定清洗、消毒方法。

(2) 消毒液擦拭床旁桌椅及床。

(3) 非一次性使用的脸盆、痰杯,须用消毒溶液浸泡。

(4) 床垫、床褥、棉胎、枕芯等放在日光下暴晒 6h 或用紫外线灯照射消毒。

(5) 病室开门窗通风。

(6) 患传染性疾病病人离院后,需按传染病终末消毒法进行处理。

(7) 铺好备用床,准备迎接新病人。

第三节 病人运送法

在病人入院、出院或接受检查、治疗过程中,常需根据病人的病情选用不同的搬运工具来运送病人。在运送病人的过程中,护士应掌握人体力学原理,并将其正确地运用于操作中,以减少病人痛苦,保证病人的安全和舒适,同时减轻自身疲劳,提高工作效率。

一、人体力学在护理工作中的应用

人体力学(body mechanics)是运用力学原理研究维持和掌握身体的平衡,以及人体由一种姿势转换为另一种姿势时身体如何有效协调的一门学科。正确的姿势有利于维持人体正常的生理功能,并且只需消耗较少的能量,就能发挥较大的工作效能。

护士在执行各项护理操作时,正确运用人体力学原理,维持良好的姿势,可减轻自身肌肉紧张及疲劳,提高工作效率。与护理工作相关的主要力学原理及运用原则如下:

(一) 杠杆原理

人体的运动基本是符合杠杆原理的。人体运动系统中,骨骼好比杠杆,关节是运动的支点,骨骼肌的舒缩产生的力即运动的动力。当神经系统发出信息使某些肌群收缩、舒张,骨骼就会在此合力的作用下绕关节移动或旋转,完成肢体的运动。根据杠杆上的力点、支点和阻力点的相互位置不同,杠杆可分为三类:平衡杠杆、省力杠杆和速度杠杆。

1. 平衡杠杆 支点在阻力和动力作用点之间的杠杆称为平衡杠杆。例如,人的头部通过作用于寰枕关节的力完成仰头和低头动作。寰椎为支点,前后两组肌群产生作用力,当前部肌群产生的力与头部重力(阻力)的力矩之和与后部肌群产生的力的力矩相等时,头部趋于平衡(图9-6)。

2. 省力杠杆 阻力作用点位于动力作用点和支点之间的杠杆称为省力杠杆。例如,人用足尖站立时,足尖是支点,脚跟后的肌肉产生的力是作用力,体重落在中间,由于动力臂较长,用较小的力就可以支撑体重(图9-7)。

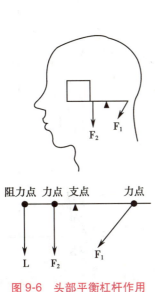

图 9-6　头部平衡杠杆作用　　　　图 9-7　足部省力杠杆作用

3. **速度杠杆**　动力作用点位于支点和阻力点之间的杠杆称为速度杠杆,是人体运动中最常见的杠杆。例如,用手臂举起重物时肘关节的运动,肘关节是支点,手臂前肌群(肱二头肌)的收缩力作用于支点和重物重心(阻力)之间,由于动力臂比阻力臂短,就需要使用较大的力,但赢得了速度和运动范围(图 9-8)。

(二)平衡与稳定

物体或人体的平衡与稳定,是由物体或人体的重量、支撑面的大小、重心的高低,以及重力线和支撑面的边缘之间的距离决定的。

1. **物体的重量与稳定性呈正比**　物体越重,稳定性越好。要推倒一较重的物体比推倒较轻的物体所需的力要大。在护理操作中,如要把病人移到较轻的椅子上面,应注意有其他力量的支持,如将椅子靠墙。

2. **重心高度与稳定性呈反比**　重心是物体重量的中心。人体的重心随着躯干和四肢的姿势改变而改变。例如,人体在直立两臂下垂时,重心位于骨盆的第二骶椎前约 7cm 处(图 9-9);如把手臂举过头顶,重心随之升高;当身体下蹲时,重心下降。人或物体的重心越低,稳定性越大(图 9-10)。

3. **支撑面大小与稳定性呈正比**　支撑面是人或物体与地面接触的面积。支撑面小,则需要使用较大的肌肉拉力,以保持平衡稳定,如用一只脚站立时,肌肉就必须用较大的拉力,才能维持人体平衡稳定;支撑面越大,人或物体越稳定(图 9-11)。如老年人站立或行走时,用手杖可以扩大支撑面,增加稳定性。

4. **重力线、支撑面与稳定性的关系**　重力线是通过物体重心垂直于地面的线。人体只有在重力线通过支撑面时,才能保持平衡。如当人从椅子上站起时,应该先将身体向前倾,一只脚后移,使重力线落在扩大的支撑面内,才可以平稳地站起来;如果重力线落在支撑面外,人体的重量将会产生一个破坏力矩,使人易于倾倒(图 9-12)。

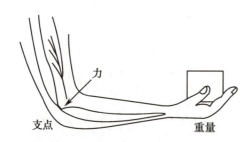

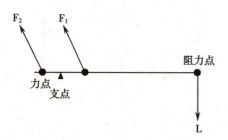

图 9-8　手臂速度杠杆作用

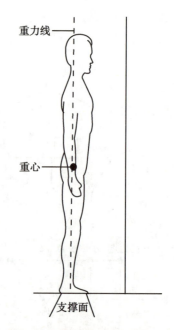

图 9-9　人直立时重心在骨盆中部

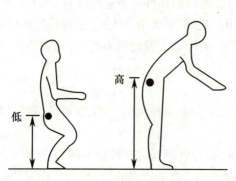

图 9-10　稳定性与重心高度呈反比

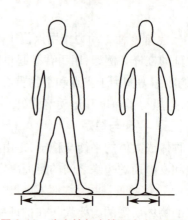

图 9-11　稳定性与支撑面大小呈正比

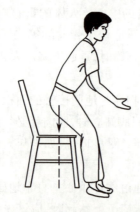

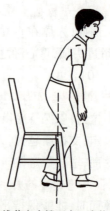

A. 起立时，重力线落在支撑面外，身体向后落座的趋势，不易站起　　B. 重力线落在支撑面内，姿势正确

图 9-12　从坐位立起时,重力线改变情况

(三) 人体力学的运用原则

1. **扩大支撑面**　护士在站立或操作中,根据实际需要可以采取两脚前后或左右分开的姿势,以扩大支撑面。例如搬运病人时,护士双下肢应前后或左右分开站立,尽量扩大支撑面;协助病人侧卧时,应使病人两臂屈曲,一手放于枕旁,一手放于胸前,双下肢前后分开,上腿屈膝屈髋在前,下腿稍伸直,以扩大支撑面,确保体位的稳定和舒适。

2. **降低重心**　护士在提取位置较低的物体或进行低平面的护理操作时,双下肢应随身体动作的方向前后或左右分开站立,以增加支撑面;同时屈髋屈膝,使身体呈下蹲姿势,降低重心,重力线在支撑面内,保持身体的稳定性。

3. **利用杠杆原理**　在提物时使物体靠近躯干,同时将肘部尽可能地贴近躯干,这样就减少了物体的力臂,从而可用较小的力来提取重物,增加了操作的有效性。必须提取重物时,最好把重物分成相等的两部分,分别两手提拿。若只能由一只手臂提取,另一只手臂则尽量向外伸展,以保持平衡。

4. **尽量使用大肌肉或多肌群**　护士在进行护理操作时,能使用整只手时,避免只用手指进行操作;能使用躯干部和下肢肌肉的力量时,尽量避免使用上肢的力量。例如,端持治疗盘时,应五指分开,托住治疗盘并与手臂一起用力,使用多肌群用力,不易疲劳。

5. **减少身体重力线的偏移程度**　护士在提取物品时,应尽量将物品靠近身体;抱起或抬起病人移动时,应将病人靠近自己的身体,以使重力线落在支撑面内。

6. **使用最小肌力做功**　护士在移动重物时,应注意平衡、有节律,并计划好重物移动的位置和方向。尽量以直线移动,尽可能用推或拉代替提取。

将人体力学的原理正确地运用到护理操作中,可有效地减少护理工作中不必要的力的付出,起到省力的作用,提高工作效率;同时,运用力学原理保持病人良好的姿势和体位,可以增进病人的舒适,促进其康复。

二、轮椅运送法

在病人入院、接受检查或治疗、出院时,凡不能自行移动的病人均需护士根据病人病情选用不同的运送工具,如轮椅、平车或担架等运送病人。在转移和运送病人过程中,护士应将人体力学原理正确地运用于操作中,以避免发生损伤,减轻双方疲劳及病人痛苦,提高工作效率,并保证病人安全与舒适。

【目的】
1. 护送不能行走但能坐起的病人入院、出院、检查、治疗或室外活动。
2. 帮助病人下床活动,促进血液循环和体力恢复。

【操作前准备】
1. **评估病人**　病人的年龄、体重、意识状态、病情、躯体活动能力、心理反应和合作程度等。
2. **用物准备**　轮椅(wheelchair)、毛毯(根据季节酌情准备)、别针。
3. **环境准备**　通道宽敞、防滑。
4. **操作者准备**　衣帽整洁,洗手,戴口罩。

【操作步骤】

轮椅运送法操作步骤见表9-5。

表9-5 轮椅运送法

步骤	要点说明
1. 检查用物　检查轮椅的车轮、椅背、脚踏板及刹车,将轮椅推至床旁	确保各部分性能正常,保证病人安全
2. 核对解释　核对床号、姓名,向病人及家属解释操作目的、配合方法	确认病人,建立安全感
3. 固定轮椅　使轮椅椅背与床尾平齐,面向床头,拉起车闸以固定车轮,翻起踏脚板。天冷时需准备毛毯,将毛毯平铺于轮椅上,两边展开	缩短距离,便于使用 如无车闸,则护士站在轮椅后面固定轮椅,防止滑动
4. 协助起床　扶病人坐起,协助穿衣、裤、袜子,嘱病人以手掌撑在床面上,移于床缘,双足下垂,维持坐姿,协助病人穿鞋	注意保暖、安全
5. 协助坐椅	
(1) 能自行下床的病人:护士站在轮椅背后,固定轮椅,嘱病人扶着轮椅的扶手,将身体置于椅座中部,翻下踏脚板,脚置于脚踏板上	确保安全
(2) 不能自行下床的病人:护士站在病人面前,嘱病人将双手置于护士肩上,护士双手环抱病人腰部,协助病人下床;嘱病人用近轮椅侧的手扶住轮椅一侧把手,转身坐入轮椅中,翻下踏脚板,脚置于脚踏板上(图9-13A)	若用毛毯,则将上端围在病人颈部,用别针固定;两侧围裹病人双臂做成袖筒,分别用别针固定;再用毛毯将上身、腰部、双下肢、脚包裹,露出双手(图9-13B)
6. 整理病床　整理床单位,铺暂空床	保持病房整洁、美观
7. 推轮椅　打开车闸,嘱病人手扶着轮椅扶手,尽量靠后坐	防止病人跌倒,保证运送过程安全;嘱病人勿向前倾身或自行下车,下坡时速度要慢,并注意观察病情
8. 下轮椅	
(1) 将轮椅推至床边,使椅背与床尾平齐,固定轮椅,翻起踏脚板	
(2) 打开毛毯,协助病人站起、转身、坐于床沿	
(3) 协助病人脱去鞋子、外衣,躺卧舒适,盖好盖被	
9. 整理病床　整理床单位	保持病房整洁、美观

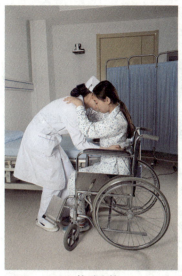 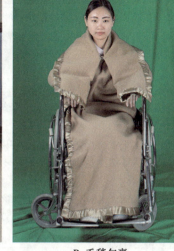

A. 协助坐椅　　　　　　B. 毛毯包裹

图9-13　轮椅接送病人

【注意事项】

1. 使用前确保轮椅性能良好,保证病人的安全。

2. 上、下轮椅时固定好车闸;推送病人时,速度要慢,随时观察病情变化;下坡时要减速,嘱病人抓紧扶手,身体尽量向后靠,勿向前倾身或自行下车;身体不能保持平衡者,应系安全带;过门槛时,翘起前轮,避免过大的震动,造成病人不适。

3. 根据室外温度适当增加衣服、盖被(毛毯),以免病人着凉。

【操作后评价】

1. 运送过程中安全,无不舒适。

2. 护士动作正确、规范、节力、协调。

3. 护患沟通有效,病人能配合。

三、平车运送法

【目的】

运送不能起床的病人入院、外出检查、治疗、手术等。

【操作前准备】

1. **评估病人**　病人的体重、意识状态、病情与躯体活动能力、心理反应和合作程度等。

2. **用物准备**　平车(trolley)(各部件性能良好)、棉被或毛毯。如为骨折病人,平车上应垫木板并将骨折部位固定稳妥;如为颈椎、腰椎骨折或病情危重的病人,应备帆布中单或布中单。

3. **环境准备**　环境宽敞,便于操作。

4. **操作者准备**　衣帽整洁,洗手,戴口罩。

【操作步骤】

1. **挪动法**　对病情许可,能在床上配合动作者可用此法(表9-6)。

表9-6　挪动法

步骤	要点说明
(1) 检查用物：检查平车性能，将平车推至病人床旁	确保安全
(2) 核对解释：核对床号、姓名，向病人及家属解释目的、方法、配合要求；移开床旁桌椅，松开盖被；妥善安置各导管	取得理解 妥善安置导管，避免脱落、受压、逆流，保持通畅
(3) 固定平车：帮助病人移向床边，推平车紧靠床边，大轮靠近床头，将棉被平铺于车上，固定车轮，调整平车或床高度使其高度一致	缩短距离，便于病人挪动
(4) 挪动病人：帮助病人将上身、臀部、下肢依次向平车挪动（回床时，先助其移动下肢，再移动上半身），使病人躺好，头部应卧于大轮端（图9-14A）	小轮转弯灵活，大轮转的次数少，可减少颠簸带来的不适感
(5) 包裹病人：用盖被包裹病人，露出头部，上层边缘向外折叠，使之整齐（图9-14B）	注意保暖
(6) 整理病床：整理床单位，铺暂空床	保持病房整洁、美观

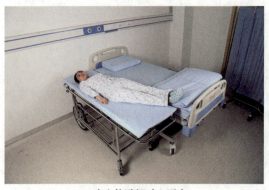 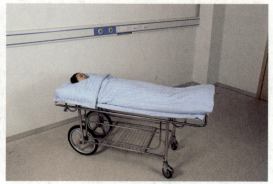

A. 病人仰卧挪动上平车　　　　　　　　B. 平车上病人包盖法

图9-14　平车运送法

2. **单人搬运法**　对体重较轻者或儿科病人可用此法（表9-7，图9-15）。

表9-7　单人搬运法

步骤	要点说明
(1) 检查用物：检查平车性能，将平车推至病人床旁	确保安全
(2) 核对解释：核对床号、姓名，向病人及家属解释目的、方法、配合要求；移开床旁桌椅，松开盖被；妥善安置各导管	取得理解 妥善安置导管，避免脱落、受压、逆流，保持通畅
(3) 固定平车：将准备好的平车推至床尾，使平车头端和床尾呈钝角，将棉被平铺于车上，固定车轮	缩短搬运距离，便于搬运 运送时使病人的头端卧于大轮端
(4) 单人搬运：松开盖被，协助穿衣。搬运者一臂自病人腋下伸至对侧肩部，一臂伸入病人大腿下，病人双臂交叉依附于搬运者颈后，搬运者托起病人移步转身，将病人轻放于平车上，盖好盖被	节力、安全 两脚前后分开并屈膝，扩大支撑面，降低重心，增加稳定性
(5) 整理病床：整理床单位，铺暂空床	保持病室整洁、美观

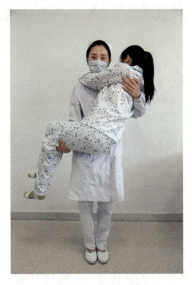

图 9-15 单人搬运法

3. **两人或三人搬运法** 对不能自行活动或体重较重者可用此法(表 9-8,图 9-16,图 9-17)。

表 9-8 两人或三人搬运法

步骤	要点说明
(1) 同单人搬运法中(1)~(3)	
(2) 两人或三人搬运	
1) 松开盖被,协助穿衣。护士站在病床同侧,病人双手交叉置于胸腹前,将病人移至床边	抬起病人时,尽量使病人靠近护士,缩短重力臂从而省力
2) 两人搬运时甲一手托住病人头、颈、肩部,另一手托病人腰部;乙一手托住病人臀部,另一手托住病人腘窝	病人的各部段,都须被支撑,躯干重量占全部体重的58%,需较大支撑
3) 三人搬运时甲托住病人头、颈、肩部;乙托住病人腰、臀部;丙托住病人腘窝、腿部	
4) 喊"口令",合力抬起,搬运者同时移步转向平车,将病人轻放于平车上,盖好盖被	护士用力一致协调,以保持病人身体平直,避免受伤;搬运时病人身体稍向护士倾斜,保持病人尽量在护士支撑面内
(3) **整理病床**:整理床单位,铺暂空床	保持病室整洁、美观

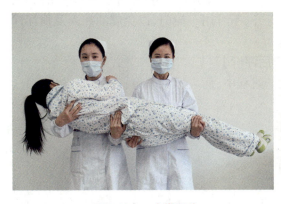

图 9-16 二人搬运法

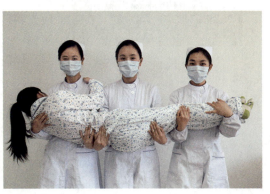

图 9-17 三人搬运法

4. 四人搬运法 病情危重或颈椎（cervical vertebra）、腰椎（lumbar vertebra）骨折等病人可用此法（表9-9，图9-18）。

表9-9 四人搬运法

步骤	要点说明
（1）检查用物：检查平车性能，将平车推至病人床旁	确保安全
（2）核对解释：核对床号、姓名，向病人及家属解释目的、方法、配合要求；移开床旁桌椅、松开盖被；妥善安置各导管	取得理解 妥善安置导管，避免脱落、受压、逆流，保持通畅
（3）垫中单：在病人腰、臀下铺帆布中单或布中单，将病人双手交叉置于胸腹前	中单的质量一定要能承受病人的体重 骨折部位需垫木板，并固定好骨折部位
（4）固定平车：推平车紧靠床边，将棉被平铺于车上，固定车轮，调整平车或床高度使其高度一致	缩短距离
（5）四人搬运：甲站床头，托住病人头及颈、肩部；乙站床尾，托住病人两腿；丙和丁分别站在病床及平车两侧，紧握中单四角。四人同时抬起病人，轻放于平车上，盖好盖被	使病人身体各部位均有支撑，保持身体平直，避免病人受伤 动作协调一致
（6）整理病床：整理床单位，铺暂空床	保持病室整洁、美观

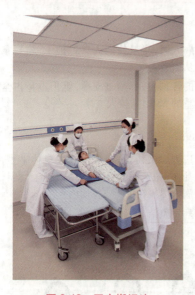

图9-18 四人搬运法

【注意事项】

搬运病人时要动作轻稳、协调一致，要确保病人安全、舒适。

1. 搬运病人时，尽量使病人靠近搬运者，使重力线通过支持面，保持平衡，又因缩短重力臂达到省力。

2. 推车时，速度要适宜，为了便于观察病情，护士应站在病人头侧；平车上下坡时，病人头部应在高处一端，以免引起不适；搬运骨折病人时车上需垫木板，并固定好骨折部位；有输液及引流管时，须保持通畅；颅脑损伤、颌面部外伤及昏迷病人，应将头偏向一侧；运送颈椎损伤的病人时，病人头部应保持中立位；推车进出门时，应先将门打开，不可用车撞门，以免震动病人及损坏建筑物。

【操作后评价】

1. 运送过程中，病人感觉平稳、舒适，未发生意外，未中断治疗。

2. 护士动作正确、规范、节力、协调。

3. 护患沟通有效，病人能配合。

四、担架运送法

担架是急救时运送病人最基本、最常用的工具。其特点是可以上下楼梯，且对体位影响较少,方便上下各种交通工具,不受地形、道路等条件限制。

担架的使用方法同平车运送法,由于担架位置低,故应先由两人将担架抬起,使之和床同高,便于搬运病人,搬运时尽量保持平稳,不要晃动。

案例分析题

1. 李女士,35岁。因外伤引起多发性骨折伴创伤性休克。急诊科医生初步给予吸氧、静脉输液等处理后,需立即送往手术室。

请问:

(1) 平车运送前应先准备哪些用物？需做哪些初步处理后再搬运？

(2) 怎样搬运该病人？搬运时应注意什么？

2. 王先生,35岁。因遭歹徒抢劫致左上肢及胸部多处外伤,病人大量出血、呼吸急促、意识模糊,由同事送至急诊科抢救。

请问:

(1) 护士应如何为该病人做入院护理工作？

(2) 病人急诊手术后送入病区,护士应为其准备哪种床单位？在铺床时应运用哪些人体力学的节力原则？

(倪瑞菊)

第十章

医院感染的预防和控制

学习目标

1. 掌握医院感染的分类、形成原因及条件;掌握常用消毒灭菌的原则、种类及注意事项;掌握无菌技术操作原则和隔离原则。
2. 熟悉医院感染的预防和控制;熟悉医院常见的清洁、消毒、灭菌工作。
3. 了解消毒供应中心工作。
4. 能够举例说明常见的隔离类型及相应的隔离措施;遵守无菌技术操作原则和隔离原则,完成无菌技术基本操作和隔离技术基本操作。

医院感染是个世界性问题,医院感染伴随着医院的建立而产生,并随着现代医学的发展逐渐成为各级医疗机构所面临的突出的公共卫生问题。目前,各级各类医院已将医院感染管理作为医疗质量管理的重要组成部分,预防和控制医院感染已成为一项涉及全体医务人员的系统工程。世界卫生组织提出有效控制医院感染的关键措施是:消毒灭菌、手卫生、无菌技术、隔离技术、合理使用抗生素、消毒与灭菌效果的监测等。在这些工作中护士承担着重要的任务,因此,护士必须正确掌握消毒灭菌的方法,认真执行预防与控制医院感染的各项技术。

第一节 医 院 感 染

情景案例

谢某,女,70岁。胃癌行胃大部切除术后实施化疗。目前第3个周期,入院时无发热、腹痛、腹泻症状。入院化疗第3天出现明显腹痛、腹泻症状。

请问:
1. 该病人可能发生了什么情况?
2. 发生该情况的可能因素有哪些?

一、医院感染的概念和分类

(一) 医院感染的概念

医院感染(nosocomial infection),又称医院获得性感染(hospital-acquired infection,

HAI），是指任何人在医院内获得并产生临床症状的感染。医院感染的主要对象是住院病人，因此在实际工作中，医院感染大多使用狭义的概念，即住院病人在入院时不存在也不处在潜伏期，是在住院期间遭受病原微生物侵袭而引起的任何诊断明确的感染或疾病，包括在住院期间的感染和在医院内获得在出院后发生的感染。医院感染有一定的潜伏期，平均潜伏期为48h，无明确潜伏期的感染，规定入院48h后发生的感染为医院感染，有明确潜伏期的感染，自入院时起超过潜伏期后发生的感染为医院感染。在医疗机构中或其科室的病人中，短时间内发生3例以上同种同源感染病例的现象称为医院感染暴发。

（二）医院感染的分类

1. **内源性感染（endogenous infection）** 又称自身感染（autogenous infection），是指免疫功能低下的病人由自身固有的菌群侵袭而引起的感染。这些菌群为来自自身的正常菌群或条件致病菌，寄生在体表或体内，正常情况下是不致病的。当机体免疫功能受损、抵抗力下降、健康状况不佳或寄居部位发生移位时，原有的平衡被打破，导致自身感染的发生。

2. **外源性感染（exogenous infection）** 又称交叉感染（cross infection），是指病原微生物来自病人体外，通过直接或间接感染的途径，病原微生物由一个人传播给另一个人的感染。即由环境、他人处带来的外袭菌群引起的感染。

二、医院感染发生的条件

医院感染的发生必须具备感染源、传播途径、易感人群三个基本条件，当三者同时存在并有相互联系的机会时，就构成了感染链，导致感染。

（一）感染源

感染源（source of infection），又称病原微生物储源，是指病原微生物自然生存、繁殖并排出的宿主（人或动物）或场所。内源性感染的感染源是寄居在病人身体某些特定部位或来自外部环境并定植在这些部位的正常菌群或条件致病菌，也包括身体其他部位感染的病原微生物。外源性感染的感染源主要有已感染的病人和病原微生物携带者，已感染的病人是最重要的感染源。此外，环境方面如医院的空气、水源、设备、器械、药品、食品、垃圾等容易被各种病原微生物污染而成为感染源；各种动物如鼠、蚊蝇、蟑螂、螨虫等都可能感染或携带病原微生物而成为动物感染源。其中病人和病原微生物携带者是医院感染中的主要感染源。

（二）传播途径

传播途径（routes of transmission）是指病原微生物从感染源传播到易感人群的途径，主要包括接触传播、空气传播、飞沫传播等。医务人员的手是医院感染中最常见的传播媒介。

（三）易感人群

易感人群（susceptible host）是指对某种疾病或传染病缺乏免疫力的人。医院是易感人群相对集中的地方，易发生感染且感染容易流行。医院感染常见的易感人群主要有：①婴幼儿及老年人；②机体免疫功能严重受损者；③营养不良者；④接受各种免疫抑制剂治疗者；⑤不合理使用抗生素者；⑥接受各种侵入性诊疗操作者；⑦手术时间较长者；⑧长期住院者；⑨精神状态差，缺乏主观能动性者。

三、医院感染发生的主要因素

(一) 主观因素

医务人员对医院感染及其危害性认识不足;不能严格地执行无菌技术和消毒隔离制度;医院规章制度不健全,如门急诊预检、分诊制度不健全,住院部入院卫生处置制度不健全等,使感染源传播。

(二) 客观因素

1. **侵入性诊治手段增多** 如内镜、泌尿系导管、动静脉导管、气管切开、气管插管、吸入装置、器官移植、牙钻、采血针、监控仪器探头等侵入性诊治手段,不仅可把外界的病原微生物导入体内,而且损伤了机体的防御屏障,使病原微生物容易侵入机体。

2. **可抑制免疫的治疗方法应用** 因为治疗需要,使用激素或免疫抑制剂,接受化疗、放疗后,病人自身免疫功能下降而成为易感人群。

3. **大量抗生素的开发和普及** 治疗过程中应用多种抗生素或集中使用大量抗生素,使病人体内正常菌群失调,耐药菌株增加,致使病程延长,感染机会增多。

4. **易感人群增加** 随着医疗技术的进步,过去某些不治之症可治愈或延长生存时间,故住院病人中慢性疾病、恶性疾病、老年病人所占比例增加,而这些病人对感染的抵抗力是相当低的。

5. **环境污染** 医院病人多,环境易受各种病原微生物的污染,从而增加医院感染的机会。其中,污染最严重的是感染病人的病房,另外,病区中的公共用品,如水池、浴盆、便器、手推车、拖布、抹布等也常被污染。

6. **对探视者未进行必要的限制** 对探视者缺乏合理和必要的限制,致使探视者或陪住人员把病原微生物带入医院的可能性增加。

四、医院感染的预防和控制措施

(一) 建立三级监控体系

医院应设立感染管理机构,该机构应有独立完整的体系,住院床位总数在100张以上的医院通常设置三级管理组织,即医院感染管理委员会、医院感染管理科、各科室医院感染管理小组;住院床位总数在100张以下的医院应当指定分管医院感染管理工作的部门;其他医疗机构应当有医院感染管理专(兼)职人员。

医院感染管理委员会由医院感染管理部门、医务处(科)、护理部、门诊部、临床相关科室、检验科、药剂科、消毒供应室、手术室、预防保健科、设备科、后勤科等科室主要负责人组成,主任委员由医院院长或主管医疗工作的副院长担任。医院感染管理科(或办公室)是负责具体工作的职能机构。各科室的医院感染管理小组,由科主任、护士长及本科兼职监控医生、监控护士组成。

应在医院感染管理委员会的领导下,建立层次分明的三级医院感染护理管理体系(一级管理——病区护士长和兼职监控护士;二级管理——科护士长;三级管理——护理部副主任,为医院感染管理委员会的副主任),负责评估医院感染发生的危险性,做到及时发现、及时汇报、及时处理。

（二）健全各项制度

1. 管理制度 指清洁卫生制度,消毒隔离制度,消毒供应中心物品消毒管理制度,病人入院、住院和出院三个阶段的随时、终末和预防性消毒制度,感染管理报告制度等。

2. 监测制度 包括对消毒灭菌效果的监测,一次性医疗器材及常用医疗器械的监测,对感染高发科室如手术室、消毒供应中心、换药室、重症监护室(ICU)、血液透析室、分娩室、母婴室等消毒卫生标准的监测和院内感染病人的监测制度等。

3. 消毒质控标准 应符合国家卫生行政部门所规定的《医院消毒卫生标准》,如各类环境空气、物品表面细菌菌落数卫生标准(表10-1)。医务人员手表面的菌落总数要求卫生手消毒后应≤10CFU/cm^2,外科手消毒后应≤5CFU/cm^2。医院感染暴发或疑似暴发与医院环境有关时,应进行目标微生物检测。

表 10-1 各类环境空气、物品表面细菌菌落数卫生标准

环境类别	范围	空气/(CFU·m^{-3})	物品表面/(CFU·cm^{-2})
Ⅰ类	洁净手术室、洁净骨髓移植病房	≤150	≤5
Ⅱ类	普通手术室、产房、导管室、血液病病区、烧伤病区等普通保护性隔离室、重症监护室、新生儿室等	—	≤5
Ⅲ类	母婴同室、消毒供应中心的检查包装灭菌区和无菌物品存放区、血液透析中心、其他普通住院病区等	—	≤10
Ⅳ类	普通门(急)诊及其检查、治疗室,感染性疾病科门诊及病区等	—	≤10

备注:"—"表示不做要求

（三）医院的布局设施

医院的建筑布局应合理,设施应有利于消毒隔离。凡是与病人直接接触的科室均应设置处置室,其目的是将病人接触过的物品先消毒达到无害化再进一步处理。处置室的设施为:

1. 浸泡装置 用化学消毒剂浸泡耐湿及一次性使用物品,如体温计、止血带、换药碗、手套等物品分类放入不同容器中浸泡。

2. 熏蒸装置 可准备熏蒸柜,适用于不耐湿的医疗器材及病人接触过的物品的消毒,如血压计、听诊器、书本及织物等。

3. 紫外线装置 可有移动紫外线装置及固定紫外线装置,适用于空气消毒及物品表面消毒。

4. 水池及自来水设置 适用于清洗已经消毒处理达到无害化的物品,如弯盘、换药碗等。

5. 清洁物品贮存柜 用于暂时贮存消毒过的物品。

（四）人员控制

人员控制主要是控制感染源和易感人群,尤其是易感人群,医护人员要定期进行健康检查。

（五）合理使用抗生素

在抗生素使用中应严格掌握使用指征,根据药敏试验结果选择敏感抗生素,采用适当的剂量、给药途径和疗程。一般不宜预防性使用抗生素。

第二节 清洁、消毒和灭菌

情景案例

陈某,男,28岁。腿部外伤后发展为气性坏疽。
请问:
1. 护士为其换药用的剪刀应如何消毒处理?
2. 病人使用过的敷料应如何处理?

一、基本概念

清洁、消毒、灭菌是预防和控制医院感染的关键措施之一。

(一) 清洁

清洁(cleaning)是指用物理方法去除物品上的一切污垢,如尘埃、油脂、血迹等。清洁可清除或减少微生物的数量,但不能杀死微生物。

(二) 消毒

消毒(disinfection)是指用物理或化学方法消除或杀灭外环境中除细菌芽孢外的各种病原微生物的过程。消毒只针对病原微生物及其他有害微生物,并不要求清除或杀灭所有微生物。

(三) 灭菌

灭菌(sterilization)是指用物理或化学方法清除或杀灭外环境中一切微生物,包括细菌芽孢的过程。灭菌要求杀灭所有微生物,包括致病微生物和非致病微生物。

二、清洁法

(一) 方法

先用清水将物品的污垢冲洗掉,再以肥皂水或洗洁精等除去物品表面的有机物,最后用清水冲净。

(二) 特殊污渍的处理

特殊污渍的处理方法见表10-2。

表10-2 特殊污渍的处理方法

特殊污渍	处理方法
甲紫	乙醇或草酸擦拭
碘酊	乙醇擦拭
高锰酸钾	维生素C或0.2%~0.5%过氧乙酸溶液浸泡后清洗
陈旧血渍	过氧化氢溶液擦拭
铁锈	热醋酸浸洗

三、消毒灭菌的方法

(一) 物理消毒灭菌法

1. 热力消毒灭菌法(heating disinfection and sterilization)　主要利用热力使微生物的蛋白质凝固变性、细胞膜发生改变、酶失去活性而导致其死亡,达到消毒灭菌的目的。热力消毒灭菌法是效果可靠、使用最广泛的方法,分干热法和湿热法两类,前者由空气导热,传热较慢;后者由空气和水蒸气导热,传热快,穿透力强。因此,湿热灭菌所需温度较低,时间较短。

(1) 燃烧法(burning):是一种简单、迅速、彻底的灭菌法。适用于无保留价值的污染物品,如污染的纸张、特殊感染(如破伤风、气性坏疽、铜绿假单胞菌感染等)的敷料处理,某些金属器械、搪瓷类物品在应急时也可用此方法。

1) 方法:灭菌前需将物品洗净擦干,金属器械可放在火焰上烧灼20s;培养用的试管或烧瓶,当开启或关闭塞子时,将试管(瓶)口和塞子,在火焰上来回旋转2~3次,避免污染;搪瓷容器,倒入少量95%乙醇后轻轻转动,使乙醇分布均匀,然后点火燃烧至熄灭;无保留价值的物品置于焚化炉内,燃至灰烬。

2) 注意事项:①注意安全,操作时须远离易燃、易爆物品,如氧气、乙醚、汽油等;②在燃烧过程中,不得添加乙醇,以免引起烧伤或火灾;③贵重器械及锐利刀剪,禁用此法灭菌,以免器械损伤或锋刃变钝。

(2) 干烤灭菌法(toasting):用特制的烤箱,通电后升温进行灭菌,热力传播与穿透主要靠空气对流与介质传导,灭菌效果可靠。适用于在高温下不变形、不损坏、不蒸发的物品,如油剂、粉剂、玻璃器皿和金属制品等灭菌,不适用于纤维织物、塑料制品等灭菌。

1) 方法:烤箱通电后升温形成相对湿度在20%以下的高热。消毒:箱温120~140℃,时间10~20min。灭菌:箱温160℃,时间2h;箱温170℃,时间1h;箱温180℃,时间30min。

2) 注意事项:①器械应洗净后再干烤;②玻璃器皿干烤前应洗净并完全干燥,物品勿与烤箱的底和壁直接接触,灭菌后应待温度降至40℃以下再打开烤箱,以防炸裂;③物品包装不宜过大,不超过10cm×10cm×20cm,要放的物品勿超过烤箱高度的2/3,物品之间应留有空隙,以利于热空气对流,粉剂和油脂不超过0.6cm厚度,以利于热的穿透;④灭菌时不宜中途打开烤箱放入新的物品;⑤灭菌时间从烤箱内温度达到要求时算起。

(3) 煮沸消毒法(boiling):是应用最早的消毒方法之一,也是家庭常用的消毒方法,适用于耐湿、耐高温的物品,如金属、搪瓷、玻璃、橡胶类等。

1) 方法:将水煮沸(100℃)后经5~10min,可杀灭细菌繁殖体,达到消毒效果,15min可将多数细菌芽孢杀灭,对热耐受力极强的需更长时间(如破伤风梭菌芽孢需煮沸60min才可杀灭)。海拔每增高300m,煮沸时间延长2min。碳酸氢钠加入水中配制成1%~2%的浓度时,沸点可达105℃,除增强杀菌作用外,还有去污防锈作用。消毒前先将物品刷洗干净,消毒时必须将物品完全浸没在水中,然后加热煮沸,从水沸后开始计时,若中途需加入物品,则在第二次水沸后重新计时。消毒后,及时取出物品,放置于无菌容器内,及时使用,若4h内未用需要重新煮沸消毒。

2) 注意事项:①玻璃类用纱布包好,应于冷水或温水时放入,以免突然高热或碰撞而破损;②橡胶类用纱布包裹,待水沸后放入,消毒后及时取出,以免橡胶变软粘连;③器械的轴节及容器的盖要打开,大小相同的碗、盆不能重叠,使物品各面都能与水接触;④较小的物品要用纱布包好使其沉入水中;⑤尖锐器械不宜用此方法,以免受热损坏变钝。

(4) 压力蒸汽灭菌法(pressure steam sterilization):利用高压下的高温饱和蒸汽杀灭所有微生物及其细菌芽孢,灭菌效果可靠,是物理灭菌法中最有效的方法,也是临床最常用的一种灭菌法。适用于耐高温、耐高压、耐潮湿物品的灭菌,如敷料、手术器械、搪瓷类物品及某些药品、细菌培养基等。

1) 分类:根据排放冷空气的方式和程度不同,压力蒸汽灭菌器分为下排气压力蒸汽灭菌器和预真空压力蒸汽灭菌器两大类。下排气式压力蒸汽灭菌器利用重力置换的原理,使热蒸汽在灭菌器中从上而下,将冷空气由下排气孔排出,排出的冷空气全部由饱和蒸汽取代,再利用蒸汽释放的潜热灭菌。压力103~123kPa,温度121℃,器械灭菌时间20min,敷料灭菌时间30min。可分为手提式压力蒸汽灭菌器和卧式压力蒸汽灭菌器两种。预真空压力蒸汽灭菌器,其结构除同下排气式压力蒸汽灭菌器外,另设真空泵。其原理是在灭菌前先抽出灭菌器内冷空气,形成负压,再输入蒸汽,在负压吸引下蒸汽迅速透入物品。压力184~211kPa,温度达132℃;压力202~229kPa,温度达134℃,经4min即能达到灭菌目的。

知识拓展

快速压力蒸汽灭菌法

快速压力蒸汽灭菌法是一种用于紧急情况下对物品进行灭菌处理的方法,只用于灭菌裸露物品。灭菌时压力可迅速达到184~211kPa,温度132℃。物品使用卡式盒或专用灭菌容器盛放。其灭菌参数根据灭菌器种类、灭菌物品材料确定。

快速压力蒸汽灭菌(132℃)所需最短时间

物品种类	灭菌时间/min	
	下排气	预真空
不带孔物品	3	3
带孔物品	10	4
不带孔+带孔物品	10	4

2) 方法

手提式压力蒸汽灭菌器:具有携带使用方便、效果可靠等优点,多用于基层医疗单位。该灭菌器为一金属圆桶,分为两层,有盖,可以旋紧,不使蒸汽外逸,桶盖上装有压力表,当蒸汽使压力升高时,温度也随着相应增高。使用时在隔层内放水,放入物品后加盖旋紧,然后通电加热。开放排气阀,以驱除桶内冷空气,再关闭排气阀。待压力升至所需数值(一般为103kPa),维持20~30min;移去热源,进行排气,待压力降至"0"时,慢慢打开盖子。注意勿突然开盖,以免冷空气大量进入,蒸汽凝成水滴,使物品受潮,并且可防止玻璃物品骤然遇冷发生爆炸(图10-1)。

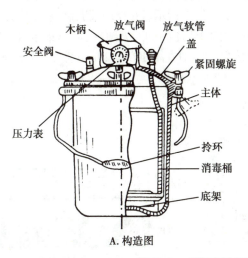
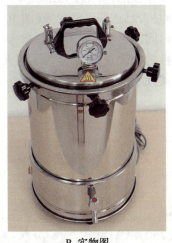

A. 构造图　　　　　　　B. 实物图

图 10-1　手提式压力蒸汽灭菌器

卧式压力蒸汽灭菌器：一般供医院批量物品的消毒，操作者需经专业培训合格才能上岗，严格遵守生产厂家的使用说明或指导手册。使用时注意包装合适，装载恰当，体积不得超过柜式容量的 80%；对溶液进行灭菌时，应灌注于耐热玻璃瓶中，以不超过其容积的 3/4 为宜，用棉花纱布塞将瓶塞好，并用纱绳扎于瓶颈上。当灭菌时间已到，等压力表指针回指"0"处，物品温度降至室温时，再取出物品，检查每批次灭菌物品是否合格（图 10-2）。

3）注意事项：①物品包不宜过大、过紧（卧式压力蒸汽灭菌器物品包不大于 30cm×30cm×25cm，预真空压力蒸汽灭菌器物品包不大于 30cm×30cm×50cm），放置时各包之间要有空隙，便于蒸汽流通，易于渗透入包裹中央，排气迅速，保持物品干燥；②布类物品放在金属、搪瓷类物品上，否则蒸汽遇冷凝成水珠，使包布受潮，影响灭菌效果；③定期检查灭菌效果。

4）压力蒸汽灭菌效果的监测：①生物监测法，应每周监测一次，为最可靠的监测方法。利用对热耐受力较强的非致病性嗜热脂肪杆菌芽孢（spores of non-toxic bacillus stearo-thermophilus）作为指示剂，制成芽孢菌片或标准生物测试包。标准生物测试包置于灭菌器排气口的上方或生产厂家建议的灭菌器内最难灭菌的部位，经过一个灭菌周期后，遵循产品说明书进行培养；如使用芽孢菌片，应在无菌条件下将芽孢菌片接种到培养基的无菌试管中，经（56±2）℃培养 7d，检测时以培养基作为阴性对照观察培养结果。②物理监测法，用 150℃或 200℃的留点温度计，使用前将温度计汞柱甩至 50℃以下，放入包裹内，灭菌后，检视其读数是否达到灭菌温度。③化学监测法，用

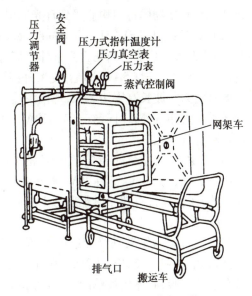

图 10-2　卧式压力蒸汽灭菌

化学指示胶带监测,将化学指示胶带粘贴于每一待灭菌物品包外,灭菌后,观察其颜色的改变,可判断是否已达到灭菌效果(图10-3);或用化学指示管(卡)监测,将既能指示温度又能指示持续时间的化学指示管(卡)放入待灭菌的物品包中央,灭菌后,取出指示管(卡),根据其颜色及性状的改变,判断是否达到灭菌效果。一般在121℃经20min或132℃经4min即可出现颜色或性状的改变。

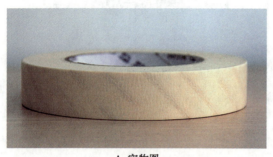
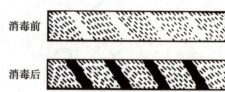

A. 实物图　　　　　　　　　　　　　　B. 消毒前后对比图

图 10-3　化学指示胶带

2. 辐射消毒法(radiation disinfection)　其原理主要是利用紫外线或臭氧的杀菌作用,使菌体蛋白质发生光解、变性而致细菌死亡。紫外线照射对杆菌杀菌力强,对球菌较弱,对真菌则更弱;此外,紫外线对生长期细菌敏感,对芽孢敏感性差。

(1) 日光暴晒消毒法(sunshine disinfection):日光具有紫外线、热和干燥的作用,有一定杀菌力。适用于棉被、毛毯、床垫、书籍等物品的消毒。方法:将物品放在直射阳光下暴晒6h,定时翻动,使物体各面均能受到日光照射。

(2) 紫外线灯管消毒法(ultraviolet light radiation disinfection):紫外线作用于细菌DNA,使其DNA失去转化能力而死亡。紫外线灯管是人工制造的低压汞石英灯管,通电后汞气化放电形成紫外线,开灯5~7min后,受紫外线照射的氧气电离产生臭氧,增强杀菌作用。紫外线灯的杀菌力与波长有密切关系,现代汞蒸汽灯发射的紫外线波长是254nm,此波长达最佳杀菌效果。常用紫外线灯管有15W、20W、30W、40W四种。紫外线灯管消毒适用于物品表面消毒和空气消毒。

1) 方法:消毒空气时,室内先做清洁卫生工作(紫外线易被灰尘微粒吸收),关闭门窗,人员停止走动,每10m² 安装30W紫外线灯管1支,有效距离不超过2m,照射时间不少于30min;消毒物品时,有效照射距离为1m,照射不少于30min,消毒时间须从灯亮5~7min后开始计时。

2) 注意事项:①紫外线穿透力差,应将物品摊开或挂起,以减少遮挡;②直接紫外线照射,可引起眼炎或皮炎,应注意保护眼睛及皮肤,照射时嘱咐病人离开照射房间或戴墨镜或用纱布遮盖双眼,肢体用被单遮盖;③保持紫外线灯管清洁,用无水乙醇纱布或棉球轻轻擦拭,除去灰尘和污垢,一般每周1次;④消毒时,室内清洁干燥,温度在20℃以上,湿度保持在40%~60%,保证紫外线杀菌作用;⑤关灯后,需间歇3~4min再开启。

3) 紫外线灯管照射强度监测:①使用紫外线强度监测仪,将其置于灯正中垂直1m处,开灯照射5min,仪表指针所示值即为该紫外线强度值,如灯管强度<70μW/cm² 应予更换,一般每3~6个月测定1次;②建立使用时间记录卡,凡使用时间>1 000h,则应更换;③定期进行空气培养,以检查杀菌效果。

(3) 臭氧灭菌灯消毒法(ozone lamp disinfection)：灭菌灯内装有臭氧发生管，在电场作用下将空气中的氧气转换为高纯度臭氧。臭氧主要依靠强大的氧化作用而杀菌，可杀灭细菌繁殖体、病毒、芽孢、真菌等。使用臭氧灭菌灯时要注意：①臭氧对人体有毒，国家规定大气中的臭氧浓度不能超过 0.16mg/m³；②臭氧具有强氧化性，可损坏多种物品，且浓度越高对物品损坏越重；③温湿度、有机物、水的浑浊度、pH 等多种因素可影响臭氧的杀菌作用；④空气消毒时，应关闭门窗，人员必须离开现场，消毒结束 30min 后方可进入。

3. **电离辐射灭菌法**(ionizing radiation sterilization) 应用核素 ^{60}Co 发射的 γ 射线或电子加速器产生的 β 射线进行辐射灭菌，此法穿透力强，杀菌效果可靠，适用于不耐高温物品如橡胶、塑料、高分子聚合物(一次性注射器、输液器、输血器、聚乙烯心瓣膜等)、精密医疗器械、生物医学制品及节育用具等的灭菌，故又称"冷灭菌"。

4. **微波消毒灭菌法**(microwave disinfection and sterilization) 微波是一种波长短、频率高的超高频电磁波。在电磁波的高频交流电场中，物品中的极性分子发生高速运动并引起互相摩擦、碰撞，使温度迅速升高而达到消毒灭菌作用。微波消毒多用于食品及餐具的处理、化验单据及票证的消毒、医疗药品及耐热非金属材料器械的消毒灭菌。

5. **过滤除菌** 采用生物洁净技术，通过三级空气过滤器，去除空气中 0.5~5μm 的尘埃，采用合理的气流方式，从而达到空气洁净的目的。主要用于手术室或烧伤病房等。

(二) 化学消毒灭菌法

化学消毒灭菌法(chemical disinfection and sterilization)是利用液体或气体的化学药物渗透入细胞内，使菌体蛋白质凝固变性、酶蛋白失去活性，抑制细菌代谢和生长，或破坏细胞膜的结构，改变其通透性，使细胞破裂、溶解，从而达到消毒灭菌的效果。

1. **化学消毒灭菌剂的种类** 各种化学消毒灭菌剂按其消毒效力可分为 4 类。

(1) 灭菌剂：指可杀灭一切微生物，包括细菌芽孢，使物品达到灭菌要求的制剂。如戊二醛、环氧乙烷等。

(2) 高效消毒剂：指可杀灭一切细菌繁殖体(包括分枝杆菌)、病毒、真菌及其孢子，并对细菌芽孢也有一定杀灭作用的制剂。如部分含氯消毒剂等。

(3) 中效消毒剂：指仅可杀灭分枝杆菌、细菌繁殖体、真菌、病毒等微生物，达到消毒要求的制剂。如醇类、碘类、部分含氯消毒剂。

(4) 低效消毒剂：指仅可杀灭细菌繁殖体和亲脂病毒，达到消毒要求的制剂。如酚类、季铵盐类等。

2. **化学消毒灭菌剂的使用原则**

(1) 根据物品的性能和不同的微生物，选择合适的消毒剂。

(2) 严格掌握消毒剂的有效浓度、消毒时间及使用方法。

(3) 浸泡前将物品洗净擦干，全部浸泡在消毒液内，并打开套盖和器械轴节，使物品各面更好地与药物接触。

(4) 挥发性消毒剂要加盖，定期更换消毒剂或测量其比重。

(5) 浸泡过的物品使用前需用无菌生理盐水冲净，以免药物刺激组织。

(6) 按消毒灭菌剂的性能妥善保存。

3. **化学消毒灭菌剂的使用方法**

(1) 擦拭法(rubbing)：选用易溶于水、穿透力强、无显著刺激性的消毒剂，在规定的浓度内以消毒剂擦拭物品表面，达到消毒的方法。用于墙壁、桌椅、地面及厕所等的消毒。

(2) 浸泡法(immersion)：将物品洗净擦干后浸没在消毒溶液中，按标准的浓度与时间达到消毒灭菌作用。用于耐湿不耐热的物品及器械的消毒。

(3) 喷雾法(nebulization):用喷雾器将化学消毒剂均匀喷洒在空气中或物品表面,按标准浓度、标准时间达到消毒作用。用于空气和物体表面(如地面墙壁)的消毒。

(4) 熏蒸法(fumigation):将化学消毒剂加热或加入氧化剂,使消毒剂呈气体,在标准的浓度和时间内达到消毒灭菌作用。用于室内空气及不耐热、不耐湿物品的消毒。

1) 空气消毒:消毒前密闭门窗,消毒剂放在室内加热或加入氧化剂熏蒸,在规定的时间内保持房间密闭,消毒毕,再开门窗通风换气。常用空气熏蒸消毒剂及消毒方法见表10-3。

表10-3 常用空气消毒剂及消毒方法

消毒剂	消毒方法
纯乳酸	0.12mL/m^3 空间加等量水,加热熏蒸,密闭30~120min
食醋	5~10mL/m^3 加热水1~2倍,加热熏蒸,密闭30~120min,用于流感、流脑病室消毒
过氧乙酸	15%过氧乙酸7mL/m^3 加热熏蒸,密闭60~120min,消毒后通风15min方可进入室内
艾叶	1g/m^3 放在开盖容器内点燃,产生烟雾状气体扩散到房间各角落,起抑菌作用

2) 物品消毒:环氧乙烷为高效广谱消毒剂,是一种化学性质活泼的氧类烷基化合物,能与细菌蛋白质结合,使酶代谢受阻而致细胞死亡。环氧乙烷液体和气体对细菌繁殖体和芽孢均有较强的杀灭作用,适用于不耐热、怕潮湿物品的消毒,如医疗器械、棉及化纤织物、塑料、书报等。临床上环氧乙烷由专门培训的人员负责管理,因其易燃易爆有一定毒性,应存放在阴凉通风无火源的地方,储存温度不可超过30℃。消毒灭菌需密闭进行,使用专门的灭菌容器,消毒时间6h并严格执行操作制度。

4. 常用化学消毒灭菌剂 见表10-4。

表10-4 常用化学消毒灭菌剂

消毒剂名称	性质与作用原理	用法	注意事项
戊二醛(glutaral-dehyde)	灭菌剂,是双醛化合物,能与蛋白质中多种氨基酸反应形成无生物活性的物质而杀死微生物,对真菌、病毒、细菌、芽孢有效	使用前加入pH调节剂(碳酸氢钠)和防锈剂(碳酸氢钠)充分混匀,配成2%~2.5%戊二醛溶液,用于浸泡不耐高温的金属器械、内镜等,消毒需60min,灭菌需10h	①产品应密封、避光,置于阴凉、干燥、通风处保存;②对皮肤、黏膜、眼睛有刺激性,配制、使用时注意个人防护;③配制好的戊二醛溶液最多连续使用14d,加强浓度监测;④灭菌后的物品,在使用前用无菌蒸馏水反复冲洗,并用无菌纱布擦干
过氧乙酸(peracetic acid)	灭菌剂、高效消毒剂,具有强大的氧化作用,将菌体蛋白质氧化而使微生物死亡,对真菌、病毒、细菌、芽孢有效	用于耐腐蚀物品、环境、室内空气等的消毒与灭菌。①物品表面消毒:0.1%~0.2%过氧乙酸喷洒或浸泡,作用30min;②空气消毒:0.2%过氧乙酸喷雾消毒,作用60min,通风换气;③医疗器械消毒:0.5%过氧乙酸冲洗,作用10min	①稳定性差,易燃易爆,遇明火、高热会引起燃烧爆炸,远离还原剂、金属粉末;②易氧化分解而降低杀菌力,需现配现用;③对金属有腐蚀性,对皮肤、黏膜、眼睛有刺激性,配制时要戴口罩和橡胶手套

续表

消毒剂名称	性质与作用原理	用法	注意事项
含氯消毒剂：漂白粉、漂白粉精、氯胺T、二氯异氰脲酸钠（优氯净）	高、中效消毒剂，在水溶液中放出有效氯与菌体蛋白的氨基结合，也可破坏细菌代谢酶的活性而杀死细菌。高浓度对真菌、病毒、细菌、芽孢有效	用于物品、物体表面、分泌物、排泄物的消毒。①物品表面消毒：一般采用有效氯500mg/L，疫源地物品表面采用有效氯1 000mg/L；②有明显污染物品消毒：有效氯10 000mg/L；③排泄物消毒：有效氯10 000mg/L的干粉加入排泄物中，作用时间2h以上；④医院污水消毒：有效氯50mg/L加入污水中搅拌均匀，作用2h排放	①保存在密闭容器内，置于阴凉、干燥、通风处，减少有效氯的丧失；②杀菌力强，性质不稳定，需现配现用；③有腐蚀及漂白作用，不宜用于有色衣物、金属制品及油漆家具的消毒
碘酊（iodine tincture）	中效消毒剂，碘和菌体蛋白质的氨基结合使其变性，高浓度对真菌、病毒、细菌、芽孢有效	用于手术部位、注射和穿刺部位皮肤及新生儿脐带部位消毒。有效碘18~22g/L，擦拭2遍以上，作用1~3min，再用70%~80%乙醇脱碘	①避光密闭保存于阴凉、干燥、通风处；②不适用于破损皮肤、黏膜等消毒；③对碘过敏者慎用；④不可与红汞合用（碘+汞→碘化汞）
碘伏（iodophor）	中效消毒剂，破坏细胞膜的通透性屏障，使蛋白质漏出或与细菌酶蛋白起碘化反应而使之失活。碘伏是碘与表面活性剂为载体的不定型结合物，碘在水中逐渐释放，可保持长时间的杀菌作用	用于手、皮肤、黏膜及伤口的消毒。①外科手消毒：有效碘2~10g/L，作用3~5min；②注射部位皮肤消毒：有效碘2~10g/L，擦2遍以上，作用1~3min；③黏膜、创面消毒：有效碘250~500mg/L，冲洗或擦洗	①避光、密封保存于阴凉、干燥、通风处；②稀释后溶液稳定性差，需现配现用；③对二价金属制品有腐蚀性，对橡胶及部分塑料有损害；④对碘过敏者慎用
乙醇（alcohol）	中效消毒剂，使菌体蛋白脱水，凝固变性（95%乙醇使菌体蛋白迅速凝固，形成坚固的菌膜，影响乙醇渗透菌体）	70%~80%乙醇，用于手、皮肤、物体表面、诊疗器具的消毒。①卫生手消毒：作用15s以上；②皮肤、物体表面消毒：擦拭2遍，作用3min；③金属锐器、塑料、玻璃类浸泡消毒：作用30min以上；④95%乙醇可用于燃烧灭菌或固定标本	①易挥发，需加盖保存，定期测浓度；②易燃，存于阴凉、避火处；③有刺激性，不宜用于黏膜及创面消毒；④对醇类过敏者慎用
苯扎溴铵（benzalkonium bromide）（新洁尔灭）	中、低效消毒剂，是一种阳离子表面活性剂，能与带阴离子的细菌吸附，损坏细胞膜的通透性	用于皮肤、黏膜、环境及物品表面的消毒。①皮肤消毒：400~1 000mg/L消毒液，作用2~5min；②创面黏膜消毒：1 000~1 300mg/L消毒液，作用1~5min；③环境及物体表面消毒：200~1 000mg/L消毒液，冲洗、擦拭、浸泡、喷雾，作用5~30min	①季铵盐类阳离子表面活性剂，不能与肥皂或其他阴离子洗涤剂同用，也不能与碘或过氧化物（如高锰酸钾、过氧化氢、磺胺粉等）同用；②纤维与织物可吸收季铵盐，注意控制数量，延长消毒时间；③对铝制品有破坏作用，故不可用铝制容器盛装
氯己定（chlorhexidine）（洗必泰）	中、低效消毒剂，具有广谱抑菌作用	用于手、皮肤、黏膜的消毒，常用浓度为2~45g/L。①卫生手消毒：作用时间≤1min；②外科手消毒：作用时间≤3min；③皮肤黏膜消毒：作用时间≤5min；④物品表面消毒：作用时间≤10min	①避光、密封于阴凉处保存；②不能与阴离子表面活性剂如肥皂混合使用

四、医院日常清洁、消毒、灭菌工作

清洁、消毒、灭菌工作贯穿于医院日常的诊疗护理活动和卫生处理工作中,根据是否有明确的感染源,医院的消毒大致分为预防性消毒和疫源性消毒。

1. **预防性消毒**(preventive disinfection) 指未发现明显的感染源,为预防感染的发生,对有可能受到病原微生物污染的物品和场所进行的消毒。如诊疗物品的消毒、一般病人住院期间和出院后进行的消毒等。

2. **疫源性消毒**(disinfection of epidemic source) 指为了防止感染的传播和扩散,对存在或曾经存在感染源的场所进行的消毒。包括随时消毒和终末消毒。①随时消毒(concurrent disinfection):指有感染源存在时对其排出的病原体可能污染的环境和物品进行的消毒。对病人应做到"三分开""六消毒",即分住室、分饮食、分生活用具,消毒分泌物或排泄物、消毒病室、消毒生活用品、消毒手、消毒衣被、消毒生活污水和污物。陪护人员应加强防护。②终末消毒(terminal disinfection):指感染源(如传染病病人)转科、出院、解除隔离或死亡的病人所住病室、用物、医疗器械及其他污染物进行的最后彻底消毒。

医院日常清洁、消毒、灭菌工作主要包括医院环境的清洁消毒、病人日常用品的消毒、皮肤黏膜的消毒、器械物品的清洁消毒灭菌及医院污物污水的处理等。

(一)环境消毒

医院的环境常被病原微生物所污染,成为感染发生的重要媒介,医院环境的清洁、消毒、灭菌成为控制医院感染的基础。

1. **空气消毒** 根据医院环境的四大类别,可以选用物理或化学的方法进行处理。如Ⅰ类环境可采用层流通风法净化空气;Ⅱ类环境可采用循环风紫外线空气消毒器或静电吸附空气消毒器消毒;Ⅲ类环境除可用Ⅱ类环境中的空气消毒方法外,还可用紫外线灯管、臭氧灭菌灯照射;Ⅳ类环境可采用Ⅲ类环境空气消毒方法。

2. **物体表面消毒** ①地面消毒:无明显污染时,每日清水拖地1~2次;有病原微生物污染可用消毒液擦拭或喷洒。②墙面消毒:常规不处理,有明显病原微生物污染时,可用消毒液喷洒或擦拭墙面2.5m以下区域。③物体表面:床头柜、桌子、椅子、门把手、病历夹等一般用清洁湿抹布擦拭,受到病原微生物污染后,根据物品性质选择合适的化学消毒剂喷洒或擦拭消毒。④病室床单位:病床、毯子、棉胎、枕芯、床垫等,可用紫外线灯照射消毒或床单位臭氧消毒器消毒。

(二)被服类消毒

医院的病人服和被单、医务人员工作服及值班被单的清洗消毒主要由洗衣房分类洗涤消毒处理,避免交叉感染。

(三)器械物品的清洁、消毒、灭菌

医疗器械及其他物品在消毒、灭菌前必须做清洁处理,去除物体表面的有机物,以消除或减少有机物对消毒、灭菌效果的影响。常规医疗器械正确的处理程序是消毒→清洗→干燥→灭菌。

(四)皮肤和黏膜消毒

病人的皮肤、黏膜的消毒应根据不同部位、病原微生物污染的情况选择合适的消毒剂和消毒方法。医务人员在诊疗活动前后,以及接触不同的病人、同一病人不同感染部位时均应注意手的消毒,避免交叉感染的发生。

（五）医院污物、污水的消毒处理

1. 医院污物的处理 医院污物主要由医疗垃圾和生活垃圾组成。医疗垃圾（medical waste）是指医院在医疗、预防、保健及其他相关活动中产生的具有直接或间接感染性、毒性及其他危害性的废物。分为损伤性废物、感染性废物、病理性废物、药物性和化学性废物等，各类废物必须分类收集。通常设置黑、黄污物袋，污物袋需坚韧耐用，不漏水，严禁将医疗垃圾混入其他垃圾和生活垃圾内。黑色袋收集生活垃圾；黄色袋收集医疗垃圾；利器用专用防刺、防渗漏一次性硬质材料利器收集桶收集。

（1）感染性废物：即携带病原微生物具有引发感染性疾病传播危险的医疗废物。①被病人血液、体液、排泄物等污染的除锐器以外的废物，如棉签、敷料等，收集于医疗废物包装袋；②使用后废弃的一次性使用医疗器械，如注射器、输液器、透析器等，收集于医疗废物包装袋；③病原微生物实验室废弃的病原体培养基、标本，菌种和毒种保存液及其容器，其他实验室及科室废弃的血液、血清、分泌物等标本和容器，应在产生地点进行压力蒸汽灭菌或者使用其他方式消毒，然后按感染性废物收集处理；④隔离传染病病人或者疑似传染病病人产生的废弃物，应当使用双层医疗废物包装袋盛装。

（2）损伤性废物：即能够刺伤或者割伤人体的废弃的医疗锐器。①废弃的金属类锐器，如针头、缝合针、针灸针、探针、穿刺针、解剖刀、手术刀、手术锯、备皮刀、钢钉和导丝等；②废弃的玻璃类锐器，如盖玻片、载玻片、玻璃安瓿等；③废弃的其他材质类锐器。上述锐器均收集于利器收集盒中，利器盒达到3/4满时，应当封闭严密，按流程运送、贮存。

（3）病理性废物：即在诊疗过程中产生的人体废弃物和医学实验动物的尸体。①手术及其他诊疗过程中产生的废弃人体组织、器官，废弃的医学实验动物的组织、尸体，病理切片后废弃的人体组织、病理蜡块，16周胎龄以下或重量不足500g的胚胎组织等，先以甲醛浸泡或冷冻保存，后装入医疗废物包装袋内由专人送火化场焚烧；②确诊、疑似传染病或携带传染病病原体的产妇的胎盘，应使用双层医疗废物包装袋盛装。

（4）药物性废物：即过期、淘汰、变质或者被污染的废弃的药物，分为废弃的一般性药物、细胞毒性药物、遗传毒性药物、疫苗及血液制品。少量的药物性废弃物可以并入感染性废弃物中，但应在标签中注明；批量废弃的药物性废物，收集后应交由具备相应资质的医疗废物处置单位或者危险废物处置单位等进行处置。

（5）化学性废物：即具有毒性、腐蚀性、易燃性、反应性的废弃的化学物品。包括列入《国家危险废物名录》中的废弃危险化学品，如甲醛、二甲苯等；非特定行业来源的危险废物，如含汞血压计、体温计，废弃的牙科汞合金材料及其残余物等。集中收集于容器中，粘贴标签并注明主要成分，交由具备相应资质的医疗废物处置单位或者危险废物处置单位等进行处置。

2. 医院污水的处理 医院应建造污水处理站，对医院的污水实施集中消毒处理，使其无害化，达到国家规定的排放标准。

五、消毒供应中心工作

消毒供应中心（central sterile supply department，CSSD）是医院内承担所有重复使用诊疗器械、器具、物品的清洗、消毒、灭菌，以及灭菌物品供应的部门，是预防和控制医院感染的重要科室。消毒供应中心工作质量的好坏直接影响临床诊疗和护理服务质量，关系到病人和医务人员的切身利益。

(一) 消毒供应中心的设置

消毒供应中心周围环境均应清洁无污染源。供应中心的建筑与布局要按由"污"到"净"的流水作业方式,不准逆行,室内采光、通风要好,地面、墙壁要光滑,便于冲洗,有净化及污水排放设施。

(二) 消毒供应中心的布局及工作内容

消毒供应中心可划分为工作区域和辅助区域,各区域标志明显、界限清楚、通行路线明确。

1. 工作区域 包括污染区(contaminated area)和清洁区(clean area)。

(1) 污染区:①污物接收室负责回收各病室用过的物品;②器械洗涤室负责将各病室用过的物品,先用化学消毒剂处理,然后清洗;③回收室负责将一次性物品消毒后统一处理。

(2) 清洁区:①包装室将已清洗的物品检查后进行包装,并附上标记,以待灭菌处理;②敷料制备室对各种敷料进行加工;③无菌物品存放室、发放室专门存放、发放已灭菌的物品;④高压灭菌室对已经包装好的物品进行灭菌。

2. 辅助区域 包括工作人员更衣室、值班室、办公室、休息室、卫浴间等。

第三节 无 菌 技 术

情景案例

张某,男,18岁。因急性化脓性阑尾炎急诊入院,行阑尾切除术。手术过程中需用无菌生理盐水冲洗伤口。

请问:

1. 护士取用无菌溶液时应检查哪些内容?
2. 无菌溶液未全部使用,存放保质期为多久?

无菌技术是医疗护理操作中防止发生感染和交叉感染的一项重要的基本操作。护士必须加强无菌观念,正确熟练地掌握无菌技术,严守操作规程,以保证病人和自身的安全。

一、相关概念

1. 无菌技术(aseptic technique) 指在医疗、护理操作中,防止一切微生物侵入人体和防止无菌物品、无菌区域被污染的操作技术。

2. 无菌物品(aseptic supply) 指经灭菌处理后未被污染的物品。

3. 无菌区域(aseptic area) 指经灭菌处理后未被污染的区域。

二、无菌技术操作原则

(一) 操作前要求

1. 操作前30min停止清扫地面等工作,减少不必要的走动,降低空气中的尘埃;保证操作区域的清洁、宽敞,物品布局合理。

2. 操作者应修剪指甲、洗手、戴好帽子、口罩,必要时穿无菌衣、戴无菌手套。

(二) 操作中要求

1. 操作者面向无菌区域,不可面向无菌区域大声讲话、咳嗽、打喷嚏。

2. 操作者与无菌区域保持一定距离,手、前臂保持在肩以下、腰部或操作台面以上的视野范围内,未经消毒的物品、手臂不可触及无菌物品或跨过无菌区。

3. 取用无菌物品时应使用无菌持物钳;无菌物品一经取出,即使未使用,也不可放回;一套无菌物品,仅供一位病人使用,防止交叉感染。

4. 进行操作时,如怀疑器械、用物有污染或已被污染,即不可使用,应予以更换或重新灭菌。

(三) 无菌物品要求

1. 无菌物品和非无菌物品分开放置。

2. 无菌物品必须放在无菌容器或无菌包内,无菌包外要注明物品名称、灭菌日期,物品按日期先后顺序安放。

3. 定期检查无菌物品保存情况,无菌包保持清洁、干燥,在有效期内使用,一般布类保存期7d,过期或包布受潮均应重新灭菌。

知识拓展

无菌物品存放规范

1. 存放环境 适宜的室内环境要求温度低于24℃,相对湿度小于70%,机械通风换气4~10次/h;无菌物品置于高出地面20cm、距离天花板超过50cm、离墙远于5cm处的物品存放柜或架上,减少来自地面、屋顶和墙壁的污染。

2. 储存有效期 符合存放环境要求,使用纺织品材料包装的无菌物品有效期为14d,否则一般为7d;医用一次性纸袋包装的无菌物品,有效期为1个月;使用一次性医用皱纹纸、一次性纸塑袋、医用无纺布或硬质容器包装的无菌物品,有效期为6个月;由医疗器械生产厂家提供的一次性使用无菌物品遵循包装上标识的有效期。

三、无菌技术基本操作法

(一) 无菌持物钳(sterile forceps)的使用方法

【目的】

取用或传递无菌的敷料、器械等。

【用物】

1. 持物钳种类 一般分为镊子(tissue forceps)、卵圆钳(transfer forceps)、三叉钳(three-forked forceps)(图10-4)。

(1) 镊子:有长镊、短镊等,尖端细小,使用灵活方便,适用于夹取针头、缝针、棉球等。

(2) 卵圆钳:下端有两个平行紧贴

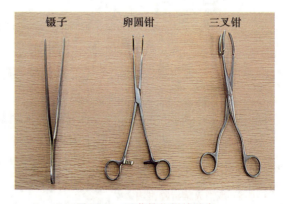

图10-4 无菌持物钳的种类

的卵圆形小环,钳下端较细,可夹取刀、剪、镊、治疗碗等物。

(3) 三叉钳:钳的下端呈三叉形,可夹取盆、罐、骨科器械等较重物品,不能夹取细小物品。

2. 持物钳准备 无菌持物钳应存放在无菌有盖容器内,每个容器内只能放置一把持物钳。保存方法有干式和湿式两种。目前临床主要使用干式保存法,无菌持物钳放在干燥有盖的无菌容器内,一般容器及钳每 4h 更换 1 次。湿式保存是将无菌持物钳浸泡于盛有消毒液的大口有盖容器内,液面应浸没钳轴节以上 2~3cm 或镊子的 1/2 为宜,每周清洁灭菌持物钳及其容器 1~2 次,同时更换消毒液。使用次数较多的部门,如门诊换药室、注射室等,应每日清洁灭菌。

【操作步骤】

无菌持物钳的使用方法操作步骤见表 10-5。

表 10-5 无菌持物钳的使用方法

步骤	要点说明
1. 准备 工作人员及环境准备,检查物品名称、有效期、灭菌标志等	
2. 取钳 打开容器盖,手持持物钳上 1/3 处,将钳移至容器中央,使钳端闭合,垂直取出(图 10-5)	钳端不能触及容器口缘、盖内面及液面以上的容器内壁,以免污染
3. 使用 使用时钳端始终向下	不可倒转向上,防止消毒液逆流污染钳端
4. 放回 使用后,仍保持钳端向下并闭合,垂直放回容器中,松开轴节,关闭容器盖	用后立即放回容器中,避免触及罐口周围

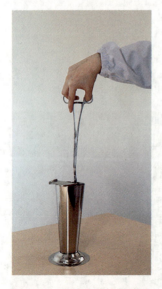

图 10-5 取放无菌持物钳法

【注意事项】

1. 无菌持物钳只能夹取无菌物品,不能夹取油纱布,因为粘于钳端的油污可形成保护层,影响消毒液渗透而降低消毒效果。不可用无菌持物钳换药或消毒皮肤,以防被污染。

2. 如需远处取物品,应连同容器一起搬移,就地取出使用,防止持物钳在空气中暴露过久。

(二) 无菌容器(sterile container)的使用方法

【目的】

保持已经灭菌的物品处于无菌状态。

【用物】

无菌有盖容器,如无菌盒、罐、贮槽等。

【操作步骤】

无菌容器的使用方法操作步骤见表 10-6。

表 10-6　无菌容器的使用方法

步骤	要点说明
1. 准备　工作人员及环境准备,检查物品名称、有效期、灭菌标志等	
2. 开盖　打开无菌容器盖,将盖内面向上置于稳妥处,或拿在手中(图 10-6)	手不可触及容器内面,避免盖内面与非无菌的桌面或区域接触而污染
3. 盖严　取用无菌容器内用物后,立即将容器盖小心盖严	避免容器内无菌物品在空气中暴露过久
4. 托底　手持无菌容器时应托住底部(图 10-7)	手指不可触及容器边缘及内面

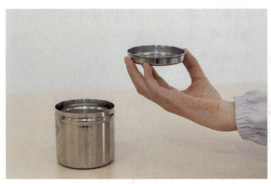
A. 手持盖子

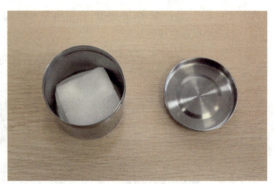
B. 置于桌面

图 10-6　打开无菌容器

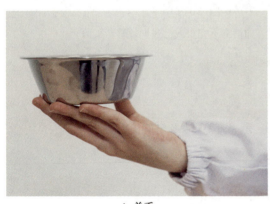
A. 单手

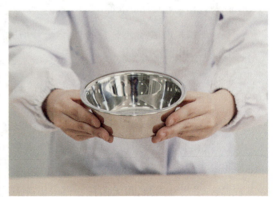
B. 双手

图 10-7　手持无菌容器

【注意事项】

使用无菌容器时,不可污染盖内面、容器边缘及内面。无菌容器应每周消毒灭菌一次;一经打开,使用时间不超过 24h。

(三)无菌包(sterile package)的使用方法

【目的】

取用无菌包内无菌用物,并保持无菌包内物品处于无菌状态。

【用物】

包布、敷料、标签、无菌包、无菌持物钳、化学指示胶带。

【操作步骤】

无菌包的使用方法操作步骤见表10-7。

一次性无菌物品取用法：先查看无菌物品的名称、灭菌有效期、封包有无破损，核对无误后方可打开。①一次性无菌注射器或输液管：在封包特制标记处撕开（或剪开），暴露物品

表10-7 无菌包的使用方法

步骤	要点说明
1. 包扎法	
（1）选用包布：洗净双手，并擦干，选用质厚、致密未脱脂的棉布制成的双层包布	使无菌包内物品灭菌后密封干燥，在规定时间内保持无菌
（2）放置物品：将物品放在包布中央，玻璃类物品先用棉垫包裹	以免玻璃物品碰撞损坏
（3）打包、封包：将包布一角盖住物品，然后折盖左右两角（角尖端向外翻折），折盖最后一角，用化学指示胶带粘贴封包	避免开包时污染包布内面
（4）注明日期：包布外贴上标签、指示带，注明无菌包名称及灭菌日期（或有效期），送灭菌处理（图10-8）	通过化学指示胶带变色情况可知灭菌效果
2. 开包法	
（1）准备：工作人员及环境准备	贯彻无菌操作原则
（2）查看：取出无菌包，查看标签名称、灭菌日期（或有效期）、化学指示胶带	如消毒不完全或已过期须重新灭菌
（3）打开	
◆ 取出包内部分物品	
1）开包：将无菌包置于清洁、干燥处，撕开化学指示胶带，用拇指、示指按顺序揭开外角和左右两角	手、系带不能碰及包布内面
2）取物：一手揭开内角，用无菌持物钳取出所需物品，放于事先备好的无菌区域	不可跨越无菌区
3）回：如包内物品未用完，按原折痕回包包布	注意不要污染包内物品
4）记录：注明开包日期、时间并签名	开包后24h内有效
◆ 取出包内全部物品（手上开包）	
1）开包：查看、核对无误后，可将包托在手上打开	
2）放物：另一手将包布四角抓住，稳妥地将包内物品放入无菌区域内（图10-9）	

第十章 医院感染的预防和控制

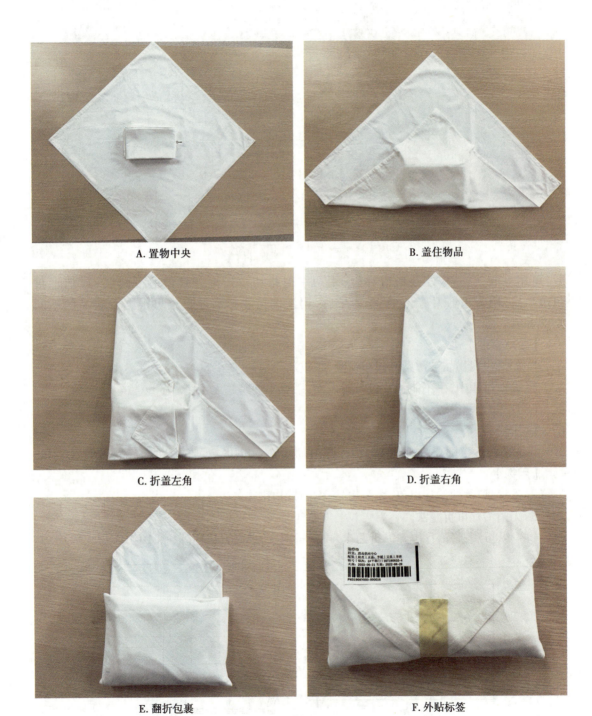

A. 置物中央　　B. 盖住物品
C. 折盖左角　　D. 折盖右角
E. 翻折包裹　　F. 外贴标签

图 10-8　无菌包包扎法

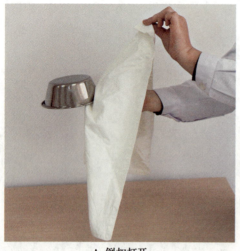
A. 倒扣打开

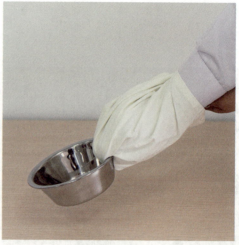
B. 翻转放下

图 10-9　一次性取出无菌包内物品

后,可用手取;②一次性敷料或导管:用两手拇指和示指揭开封包上下两层(或消毒封包边口后,用无菌剪刀剪开)暴露物品后,用无菌持物钳夹取。也可根据各物品的不同要求开启。

【注意事项】
1. 如果包内物品被污染或包布受潮,须重新灭菌。
2. 操作过程中,手不能触及包布的内面,手臂不能跨越无菌区。

(四) 铺无菌盘法

【目的】
将无菌治疗巾铺在清洁干燥的治疗盘内,形成一无菌区域,放置无菌物品,以供治疗用。

【用物】
1. 治疗盘、无菌治疗巾包、无菌物品、无菌持物钳等。
2. 无菌治疗巾折叠法
(1) 纵折法:将治疗巾先纵折两次,再横折两次,单层开口向外(图 10-10)。

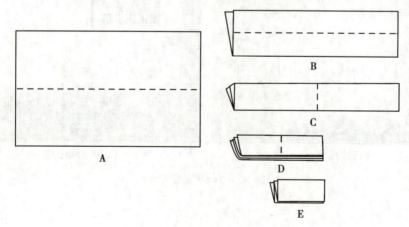

图 10-10　纵折法

(2) 横折法：将治疗巾横折后再纵折，再重复一次（图10-11）。

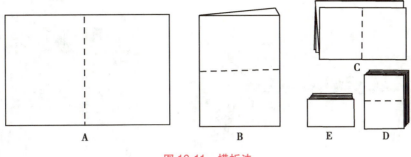

图10-11 横折法

【操作步骤】

铺无菌盘法的操作步骤见表10-8。

表10-8 铺无菌盘法

步骤	要点说明
1. 准备 工作人员及环境准备，检查物品名称、有效期、灭菌标志等	
2. 开无菌包 打开无菌包，用无菌钳取出一块无菌治疗巾，放于治疗盘内	治疗盘内清洁干燥，治疗巾内面不污染
3. 铺盘	
◆ 单层底铺巾法	
1）双手捏住无菌巾一边两角的外面，轻轻抖开，双折铺于治疗盘上，上面一层由近端向远端或由远端向近端呈扇形折叠，开口边缘向外（图10-12）	治疗巾内面为无菌面，不能触及衣袖及其他有菌物品
2）放入无菌物品后，双手捏住无菌巾扇形折叠层外面，将上层盖于物品上，上、下层边缘对齐，开口处向上翻折两次，两侧边缘向下翻折一次	
◆ 双层底铺巾法	
1）取出无菌巾，双手捏住无菌巾上层两角的外面，由远到近折成双层底，上层扇形折叠，开口边向外（图10-13）	
2）放入无菌物品后，覆盖上层，边缘对齐	
4. 记录 注明物品名称、铺盘日期、时间并签名	铺好的无菌盘有效期4h

【注意事项】

1. 铺无菌盘时区域必须清洁干燥，避免无菌巾潮湿。
2. 衣物及其他无菌物品不可触及无菌面。

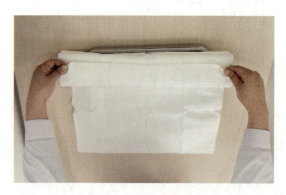
图10-12 单层底铺巾法

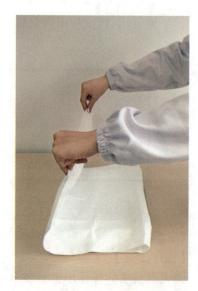
图10-13 双层底铺巾法

3. 无菌盘不宜放置过久,有效期不超过4h。

(五)无菌溶液取用法
保持无菌溶液的无菌状态。

【用物】

无菌溶液、无菌容器、消毒液、棉签、弯盘,必要时备无菌持物钳一套、无菌纱布罐、启瓶器等。

【操作步骤】

取用无菌溶液法的操作步骤见表10-9。

表10-9 取用无菌溶液法

步骤		要点说明
1. 准备	工作人员及环境准备	
2. 核对检查	擦去密封瓶表面浮灰,检查并核对:①瓶签上的药名、剂量、浓度、有效期;②瓶盖有无松动;③瓶身有无裂缝;④溶液澄清度	核对无误,溶液无变色、无混浊、无沉淀,确信质量好,方可使用
3. 消毒开盖	打开密封瓶瓶盖,消毒瓶塞,待干后打开瓶塞	手不可触及塞内侧面及瓶口
4. 倾倒溶液	手握标签面,拿起瓶子,先倒少量溶液于弯盘内,再由原处倒所需液量于无菌容器内(图10-14)	避免污染标签,冲洗瓶口倒溶液时,勿使溶液溅出
5. 盖好瓶盖	倒后立即塞好橡胶塞	以防污染
6. 记录时间	记录开瓶日期、时间	已打开过的溶液瓶内溶液只能保存24h

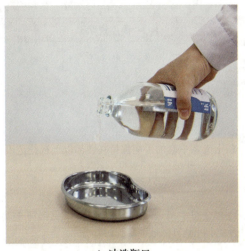 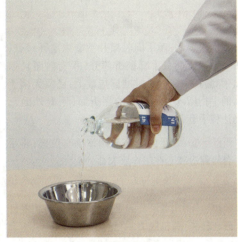

A. 冲洗瓶口　　　　　　　　　　　B. 倒取溶液

图 10-14　取用无菌溶液法

【注意事项】
1. 不可将无菌物品或非无菌物品伸入无菌溶液瓶内蘸取或直接接触瓶口倒液。
2. 不可将已倒出的无菌溶液再倒回瓶内，以免污染瓶内的溶液。

（六）戴、脱无菌手套法

【目的】

执行某些无菌操作或接触无菌物品时需戴无菌手套，以确保无菌效果，保护病人和自身免受感染。

【用物】

一次性无菌手套、弯盘。无菌手套一般有两种类型：①天然橡胶、乳胶手套；②人工合成的非乳胶产品，如乙烯、聚乙烯手套。

【操作步骤】

戴、脱无菌手套法的操作步骤见表 10-10。

表 10-10　戴、脱无菌手套法

步骤	要点说明
1. 戴无菌手套法	
（1）准备：修剪指甲、取下手表等，并做好环境准备	
（2）检查：核对无菌手套袋外的号码、灭菌日期及消毒标记	手套放置（图 10-15） 选择适合操作者手掌大小的手套
（3）打开：将手套袋放于清洁、干燥的桌面上打开	若有滑石粉包，可涂擦双手，涂擦时防止滑石粉撒落在手套上
（4）取、戴手套	
◆ 分次提取法：一手掀开手套内层一侧开口处，另一手捏住手套翻折部分（手套内面）取出，对准五指戴好；未戴手套的手掀开另一侧开口处，用戴好手套的手指插入另一手套的翻折面（手套外面）取出手套，同法将右手戴好（图 10-16）	注意未戴手套的手不可触及手套的外面，已戴手套的手不可触及未戴手套的手或另一手套的内面

续表

步骤	要点说明
◆ **一次性提取法**:两手同时掀开手套内层开口处,由一手捏住两只手套翻折部分(手套内面),取出手套,其中一只手对准五指戴上;已戴无菌手套的手指插入另一手套的翻折面(手套外面),同法将手套戴好(图10-17)	
(5) **调整手套**:双手对合交叉调整手套位置,将手套的翻边扣套在工作服衣袖外面	戴上无菌手套的手应保持在腰部以上视线范围内
2. 脱手套法	
(1) **翻转脱下**:用戴手套的手捏住另一手套腕部外面翻转脱下,已脱下手套的手指插入另一手套内,将其翻转脱下	不可强拉手套边缘或手指部分,以免损坏手套,脱手套时,手勿接触手套脏污部分
(2) **消毒洗手**:整理用物,洗手	将手套弃置入黄色医疗垃圾袋内

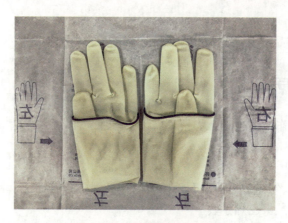

图 10-15　无菌手套的放置

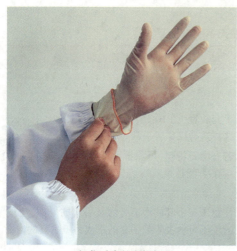

A. 捏住手套的翻折部分,
对准五指戴上手套

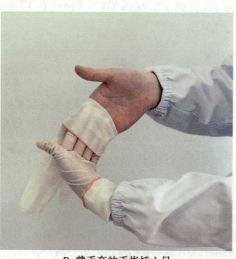

B. 戴手套的手指插入另
一只手套的翻折内面

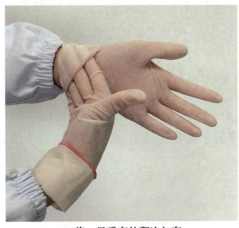

C. 将一只手套的翻边扣套在工作服衣袖外面

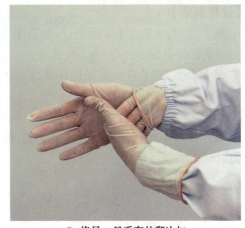

D. 将另一只手套的翻边扣套在工作服衣袖外面

图 10-16　分次取戴无菌手套法

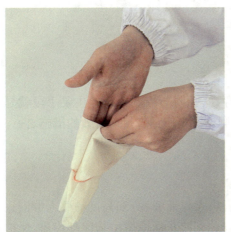

A. 一手捏住两指手套的翻折部分，对准五指

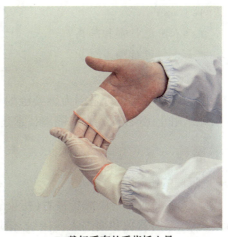

B. 戴好手套的手指插入另一只手套的翻折内面

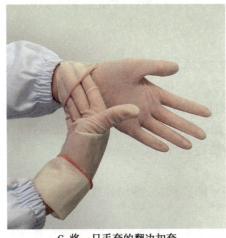

C. 将一只手套的翻边扣套在工作服衣袖外面

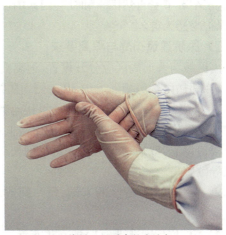

D. 将另一只手套的翻边扣套在工作服衣袖外面

图 10-17　一次性取戴无菌手套法

【注意事项】

1. 戴手套时,未戴手套的手不可触及手套的外面,而戴手套的手不可触及未戴手套的手或另一手套的里面。

2. 戴手套后,双手应始终保持在肩以下、腰部或操作平面以上视线范围内的水平,如发现有破洞或可疑污染,应立即更换。

3. 脱手套时,应翻转脱下,不可强拉。脱手套后应洗手。

4. 诊疗护理不同病人之间应更换手套;戴手套不能替代洗手,必要时需进行手消毒;手上有伤口时应戴双层手套。

第四节 隔 离 技 术

情景案例

汪女士,35岁。因发热、食欲减退、恶心、呕吐伴巩膜黄染,怀疑感染乙型肝炎。

请问:

1. 该病人应进行哪种隔离?
2. 护士如何进行隔离防护?

医院感染的发生与流行是因为感染链的存在,预防与控制感染的主要手段就是利用各种医疗措施来阻止感染链的形成,隔离技术是阻断感染链最直接而有效的措施之一。

一、概述

(一)隔离的概念

隔离(isolation)是将传染源传播者(传染病病人和带菌者)和高度易感人群安置在指定的特殊环境中,暂时避免和周围人群接触,借以达到防止病原微生物向外传播,保护高度易感人群免受感染的目的。任何一种传染病的流行,都有三个环节,即传染源、传播途径、易感人群,这三个环节受自然因素和社会因素的影响。隔离技术的目的是控制传染源、切断传播途径,保护易感人群。

(二)医院建筑布局与隔离要求

隔离区域与普通病区应分开设置,远离食堂、水源和其他公共场所。传染病区与普通病区分开,相邻病区楼房相隔大约30m,侧面防护距离为10m,以防止空气对流传播。

1. **传染病区** 病区应由隔离室和其他辅助房间构成,除了普通病房应有的设施外,还需一些必要设施,如隔离室外的防护用品、非手触式的流动洗手池、良好的通风换气设备等。病区及楼道设立"双通道",工作人员与病人、清洁物品与污染物品分通道进出,避免人流、物流交叉导致感染。

2. **普通病区** 在病区的末端,设一间或多间隔离病室;感染性疾病病人与非感染性疾病病人应分室安置。

3. **病人的安置** 主要有两种方式安置病人。①以病人为单位:一个病人有单独的病室和用具,与其他病人之间实行隔离;②以病种为单位:同种传染病的病人可同居一室,每室不超过4人为宜,床间距不少于1.1m。另外,凡未确诊、混合感染及危重病人,性传播疾病中的乙类传染病(艾滋病、淋病、梅毒)应住单独隔离室。

4. 隔离区域的划分 一般要求按照"三区两通道两缓冲"设置,各区域有明显的标示和界线。

(1) 清洁区(cleaning area):指进行传染病诊治的病区中不会受到病人血液、体液和病原微生物等物质污染及传染病病人不应进入的区域,包括医务人员的值班室、卫生间、男女更衣室、浴室,以及储物间、配餐间、库房等。

(2) 潜在污染区(semi-contaminated area):也称半污染区,指进行传染病诊治的病区中位于清洁区与污染区之间,有可能被病人血液、体液和病原微生物等物质污染的区域,包括医务人员的办公室、护士站、内走廊等。

(3) 污染区(contaminated area):指进行传染病诊治的病区中传染病病人和疑似传染病病人接受诊疗的区域,包括被其血液、体液、分泌物、排泄物等污染的物品暂存和处理的场所,如病室、处置室、污物间等。

(4) 两通道(two passages):指进行传染病诊治的病区中医务人员通道和病人通道。医务人员通道的出入口设在清洁区一端,病人通道的出入口设在污染区一端。

(5) 缓冲间(buffer room):指进行传染病诊治的病区中清洁区与潜在污染区之间、潜在污染区与污染区之间设立的两侧均有门的小室,为医务人员的准备间。

(三) 隔离原则

1. 隔离标志明确,卫生设施齐全 隔离病室门外及病床床头(尾)应设有隔离标志,如接触传播用蓝色隔离标志,空气传播用黄色隔离标志,飞沫传播用粉色隔离标志等。门口备消毒液浸湿的脚垫、消毒手的用物(手消液或清水、手刷及纸巾)、避污纸、污物桶、衣柜或衣架(用于挂隔离衣)。

2. 严格规范在隔离区的行为,加强管理 明确"三区两通道",保证洁、污分开,防止因人员流动、物品流动导致交叉感染。①病人及病人接触过的物品不得进入清洁区;②病人或穿隔离衣的工作人员通过走廊时不得接触墙壁、家具等;③各类检验标本应放在指定的存放盘和架上;④污染区的物品未经消毒处理,不得带到他处;⑤工作人员进入隔离单位必须戴口罩、帽子,穿隔离衣,穿隔离衣前,备齐所用物品(不易消毒的物品可用纸或放入塑料袋内避污),各种操作应有计划并集中进行,以减少穿脱隔离衣的次数和刷手的频率;⑥离开隔离病区前脱隔离衣、鞋,并消毒双手,脱帽子、口罩;⑦严格执行探视制度,探视人员进出隔离区域应根据隔离种类采取相应的隔离措施,接触病人或污染物品后均必须消毒双手。

3. 定期消毒隔离病室环境,规范处置物品 病室及病人接触过的环境及物品需严格消毒。①病室空气消毒可用紫外线照射或用消毒液喷雾,每日一次;②每日晨间护理后,用消毒液擦拭病床及床旁桌椅;③病人的用物、信件、票证等须消毒后,才能送出;④病人的呕吐物、分泌物、排泄物及各种引流液按规定消毒处理后方可排放;⑤病人接触过的医疗器械,如听诊器、血压计等,应按规定消毒;⑥需送出病区处理的物品置污物袋内,袋外有明显的标记。

4. 实施隔离教育,加强隔离病人心理护理 向病人及探视者进行健康教育,了解病人的心理情况,尽量解除病人因隔离而产生的恐惧、孤独、自卑等心理。

5. 掌握解除隔离的标准,做好终末消毒处理 掌握解除隔离的标准,一般传染性分泌物三次培养结果均为阴性或已度过隔离期,医生开出医嘱后方可解除隔离。做好终末消毒处理,指的是对转科、出院、解除隔离或死亡的病人所住病室、用物、医疗器械及其他污染物进行彻底的最后消毒处理。①病人的终末处理:病人转科、出院前及解除隔离后,应洗澡、换清洁衣服,个人衣物需消毒后方可带出。病人死亡,衣物原则上一律焚烧。护士穿隔离衣进行尸体护理,用消毒液擦拭尸体,必要时用消毒液棉球填塞口、鼻、耳、肛门等孔道,然后用一次性或消毒液浸泡过的尸单包裹尸体,送至太平间。②病室及物品的终末处理:关闭病室门窗,打开床旁桌,摊开棉被、竖起床垫,用消毒液熏蒸,熏蒸后打开门窗,再用消毒液擦拭家具、地面。被服类消毒处理后再清洗。床垫、棉被和枕芯可用日光暴晒处理或用紫外线消毒,被污染的物品按物理、化学消毒灭菌法进行处理(表 10-11)。

表 10-11 传染病污染物品消毒法

名称	类别	消毒方法
病室	病室地面、墙壁、家具	过氧乙酸、氯胺喷洒或擦拭
	病室房间	乳酸、37%~40%甲醛(福尔马林)等熏蒸
医疗用品	血压计、听诊器、手电筒	环氧乙烷气体消毒或消毒溶液擦拭
	医疗用金属、橡胶、搪瓷、玻璃类	消毒液浸泡、煮沸消毒、高压蒸汽灭菌
	体温表	过氧乙酸或碘伏浸泡 30min,连续 2 次
日常用品	信件、书报、票证	环氧乙烷气体消毒
	餐具、茶具、药杯	消毒剂浸泡、煮沸消毒、微波消毒
被服类	枕芯、被褥、毛纺织品	日光暴晒、环氧乙烷气体熏蒸消毒
	布类、衣服	煮沸消毒、消毒剂浸泡、环氧乙烷气体消毒、压力蒸汽灭菌
其他	剩余食物	煮沸 30min 后倒掉
	排泄物、分泌物	排泄物用漂白粉消毒,痰盛于蜡纸盒内焚烧
	垃圾	焚烧

二、隔离种类及防护措施

目前,隔离预防主要是在标准预防的基础上,实施两大类隔离:一是基于切断疾病传播途径的隔离,二是基于保护易感人群的隔离。

标准预防(standard precaution)是基于病人的血液、体液、分泌物(不包括汗液)、非完整皮肤和黏膜均可能含有感染性因子的原则,针对医院所有病人和医务人员采取的一组预防感染措施。它包括手卫生,根据预期可能的暴露选用手套、隔离衣、口罩、护目镜或防护面罩,以及安全注射;也包括穿戴合适的防护用品处理病人环境中污染的物品与医疗器械。其特点是既要防止血源性疾病的传播,也要防止非血源性疾病的传播;强调双向防护,即防止疾病从病人传至医护人员,又要防止疾病从医护人员传至病人。

(一) 基于切断传播途径的隔离与防护

确认的感染性病原微生物的传播途径主要有接触传播、空气传播和飞沫传播、消化道传播、虫媒传播、血液体液传播等。一种疾病可能有多种传播途径时,医护人员应在标准预防基础上采取相应切断传播途径的隔离与防护。

1. 接触传播的隔离与防护 适用于病原体经体表或感染部位排出,直接或间接接触破

损的皮肤或黏膜引起的传染性疾病,如破伤风、炭疽、梅毒、淋病等采取的隔离与防护。在标准预防的基础上,隔离与防护措施还有:

(1) 病人的隔离:①根据感染疾病类型确定入住单人隔离室,还是同病种感染者同室隔离。②限制病人的活动范围,减少不必要的转运,如需要转运时,应采取有效措施,减少对其他病人、医务人员和环境表面的污染。③病人接触过的一切物品,如被单、衣物、换药器械等均应先灭菌,然后再进行清洁、消毒、灭菌。被病人污染的敷料应装袋标记后送焚烧处理。

(2) 医务人员的防护:在标准预防的基础上,勿忘戴手套,特别注意手或皮肤有破损者应尽量避免接触病人,如有必要应戴双层手套。

2. 空气传播的隔离与防护 适用于带有病原微生物的微粒子(直径≤5μm)通过空气流动导致传播的呼吸道传染性疾病等,如肺结核、水痘、麻疹等。在标准预防的基础上,隔离与防护措施还有:

(1) 病人的隔离:①安置单间病室,无条件时相同病原体感染病人可同居一室,关闭通向走廊的门窗,尽量使隔离病室远离其他病室或使用负压病房;无条件收治时尽快转送至有条件收治呼吸道传染病的医疗机构,并注意转运过程中医务人员的防护。②当病人病情允许时,应戴外科口罩,定期更换,并限制其活动范围。③病人口鼻分泌物须经严格消毒后再倾倒,病人的专用痰杯要定期消毒,被病人污染的敷料应装袋标记后焚烧或做消毒—清洁—消毒处理。④严格空气消毒。

(2) 医务人员的防护:在标准预防的基础上,特别注意进入确诊或可疑病人房间时,应穿防护服、戴医用防护口罩。进行可能产生喷溅的诊疗操作时,应戴防护目镜或防护面罩。

3. 飞沫传播的隔离与防护 适用于带有病原微生物的微粒子(直径>5μm),在空气中短距离(1m 内)移动到易感人群的口、鼻黏膜或眼结膜等而导致传播的疾病,如百日咳、白喉、流行性感冒、病毒性腮腺炎及严重急性呼吸综合征(SARS)等特殊急性呼吸道传染性疾病。在标准预防的基础上,隔离与防护措施还有:

(1) 病人的隔离:同空气传播的病人隔离措施,并加强通风或进行空气消毒,病人之间应相距 1m 以上,若病情允许探视,探视者与病人之间也应相距 1m 以上,并戴外科口罩。

(2) 医务人员的防护:同空气传播的防护措施,特别注意与病人近距离(1m 以内)接触时,应戴医用防护口罩。

4. 消化道传播的隔离与防护 适用于由病人的排泄物直接或间接污染食物或水源而引起传播的疾病,如伤寒、细菌性痢疾,以及甲型、戊型病毒性肝炎等。

(1) 病人的隔离:①不同病种最好能分室居住,如同住一室,需做好床边隔离。每一床位应加隔离标志,病人不准互相接触(包括互换食物、书报、物品)。②病人的排泄物、呕吐物和剩余食物须消毒处理后倒掉,食具、便器每人一套,消毒后方可给他人使用。被粪便污染的物品要随时装袋,做好标记后送消毒或焚烧处理。③病室内应有防蝇设备,保持无蝇、无蟑螂。

(2) 医务人员的防护:在标准预防的基础上,勿忘戴手套,做好手的消毒。

5. 虫媒传播的隔离与防护 适用于以昆虫(蚊、虱、螨等)为媒介而传播的疾病,如流行性乙型脑炎、流行性出血热、疟疾、斑疹伤寒、回归热等。

(1) 病人的隔离:①流行性乙型脑炎、疟疾由蚊传播,故病人入院后须防蚊、灭蚊,室内应设纱门、纱窗、蚊帐,并喷洒灭蚊药。②流行性出血热其传染源是野鼠,可通过螨叮咬而传播,故病人入院须沐浴更衣,并将其衣服煮沸或高压消毒灭螨。病室用杀虫剂喷洒,病人的被褥须勤晒。在野外工作时,注意个人防护,身体暴露部位应涂擦防虫剂,以防螨虫叮咬。③斑疹伤寒、回归热是由虱类所传播,此类病人须灭虱处理,沐浴更衣后才能进入病室,病人的衣服也须经灭虱处理。

(2) 医务人员的防护:在标准预防的基础上,穿隔离衣,做好防虫措施。

6. 血液、体液传播的隔离与防护 适用于预防直接或间接接触血液或体液传播的传染性疾病,如乙型(丙型、丁型)病毒性肝炎、艾滋病、梅毒等。

(1) 病人的隔离:①同种病原微生物感染者可同室隔离,必要时单人隔离;②被血液或体液污染的物品,应装袋标记后送消毒或焚烧;③被血液或体液污染的环境,立即用消毒液擦拭或喷洒;④病人用过的针头等应放入防水、防刺破且有标记的容器内,直接送焚烧处理。

(2) 医务人员的防护:在标准预防的基础上,接触血液、体液应戴手套,若手被污染,应立即用消毒液洗手。进行可能产生血液、体液喷溅的诊疗操作时,应戴防护目镜或防护面罩,穿防护服。严格按照诊疗规范操作,防止针刺伤。

除了上述六种隔离与防护外,针对传染性强、病死率高的传染病,应安排病人住单间严密隔离,如鼠疫、霍乱、狂犬病等。

(二) 基于保护易感人群的隔离与防护

保护性隔离(protective isolation)是以保护易感人群为目的而采取的隔离,也称反向隔离,适用于抵抗力低下或极易感染的病人,如严重烧伤、早产儿、白血病、器官移植及免疫缺陷等病人。应在标准预防的基础上,采取下列主要的隔离与防护措施:

1. 设专用隔离室 病人应住单间病室隔离,室外悬挂隔离标志。病室内空气应保持正压通风,定时换气;地面、家具等均应每天严格消毒。

2. 进出隔离室要求 凡进入病室内人员应穿戴灭菌后的隔离衣、帽子、口罩、手套及拖鞋;未经消毒处理的物品不可带入隔离区域;接触病人前后均应洗手。

3. 探陪要求 凡患呼吸道疾病者或咽部带菌者包括工作人员均应避免接触病人;原则上不予探视,探视者需要进入隔离室时应采取相应的隔离措施。

三、隔离技术操作

(一) 医用帽的使用

进入污染区和清洁环境前、进行无菌操作时应戴医用帽。戴医用帽应遮住全部头发,防止头屑掉落或头发被污染(图10-18)。布制医用帽应保持清洁,每次或每天更换,一次性医用帽只能使用一次。

(二) 口罩的使用(donning a mask)

【目的】

1. 保护病人和工作人员,避免互相传染。
2. 防止飞沫污染无菌物品或清洁食物等。

【用物】

包括两类:外科口罩和医用防护口罩。

【操作步骤】

口罩的使用步骤见表10-12。

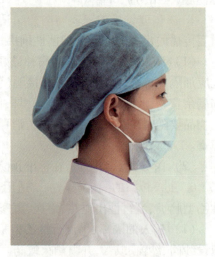

图10-18 戴医用帽

表 10-12　口罩的使用

步骤	要点说明
1. **准备**　操作前工作人员衣帽整洁,洗手	
2. **戴口罩**	
◆ **戴外科口罩**(图 10-19)	
(1) 取出清洁口罩,罩住口鼻,将上方两条带子分别越过耳朵系于头后,下方带子系于颈后,使口罩的下半部遮住下巴	如系带为耳套式,分别将系带系于左右耳后
(2) 将双手指尖放在鼻夹上,从中间位置开始,用手指向内按压,并逐步向两侧移动,根据鼻梁的形状塑造鼻夹	不应一手按压鼻夹
(3) 调整系带松紧度,检查闭合性	确保不漏气
◆ **戴医用防护口罩**(图 10-20)	
(1) 一手托住口罩,有鼻夹的一面背向外,将口罩罩住鼻、口及下巴,鼻夹部位向上紧贴面部;用另一只手将下方系带拉过头顶,放在颈后双耳下,将上方系带拉过头顶中部	
(2) 将双手指尖放在金属鼻夹上,从中间位置开始,用手指向内按鼻夹,并分别向两侧移动和按压,根据鼻梁的形状塑造鼻夹	不应一手按压鼻夹
(3) 将双手完全盖住口罩,快速呼吸,检查密合性,调整至不漏气为止	确保不漏气
3. **使用后**　洗手,先解下方系带,再解上方系带,用手指捏住系带将口罩取下,弃于医疗垃圾袋内	手不接触口罩污染面
4. **洗手**	

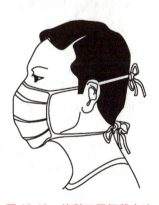

图 10-19　外科口罩佩戴方法

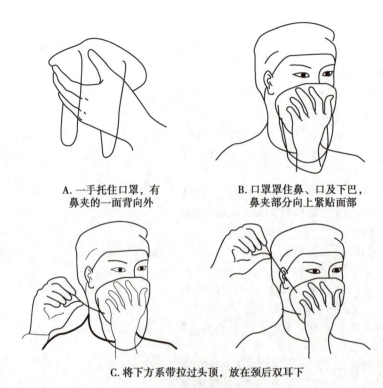

图 10-20　医用防护口罩佩戴方法

【注意事项】

1. 应根据不同操作要求选用不同种类的口罩。一般诊疗活动,手术室工作或护理免疫功能低下病人,进行体腔穿刺等操作时戴外科口罩;接触经空气传播或近距离接触飞沫传播的呼吸道传染病病人时,应戴医用防护口罩。

2. 一般情况下,外科口罩使用时间不超过 4h,医用防护口罩可持续应用 6~8h。

3. 戴上口罩后,不可用污染的手触摸口罩;每次接触隔离病人后应立即更换;使用医用防护口罩应检查密合性。

4. 使用中,口罩有污染或潮湿应立即更换,只能一次性使用。

5. 脱口罩前后应洗手,使用后的口罩应放入医疗垃圾袋中,以便集中处理。

（三）手卫生(disinfecting hands)

【目的】

除去手上的污垢及沾染的致病菌,避免污染无菌物品或清洁物品,避免感染。

【用物】
流动洗手设备、肥皂或洗手液、纸巾或小毛巾、速干手消毒剂。

【操作步骤】

1. **卫生洗手法** 适用于操作前后清洁双手(表10-13)。

表10-13 卫生洗手法

步骤	要点说明
(1) 润湿:打开水龙头,润湿双手	水流不宜过大,以防溅湿工作服
(2) 涂剂:取适量肥皂(洗手液)于掌心,均匀涂抹双手	
(3) 洗手:按照"七步洗手法"顺序搓洗双手(图10-21)	全过程至少15s
1) 掌心相对,手指并拢,相互揉搓	
2) 掌心对手背沿指缝相互揉搓,交换进行	注意指尖、指缝、拇指、指关节等处的清洗
3) 掌心相对,双手交叉指缝相互揉搓	
4) 弯曲手指使关节在另一掌心旋转揉搓,交换进行	
5) 一手握另一手大拇指旋转揉搓,交换进行	
6) 五个手指尖并拢在另一掌心中旋转揉搓,交换进行	
7) 握住手腕回旋揉搓,交换进行	
(4) 冲净:打开龙头,在流动水下彻底冲净双手	让污水从前臂流向指尖
(5) 擦干:用纸巾或小毛巾擦干,或用干手器烘干双手	保持清洁,小毛巾一用一消毒

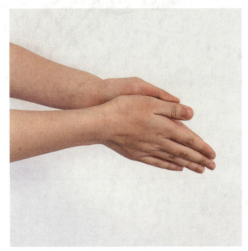

A. 掌心相对,手指并拢相互揉搓

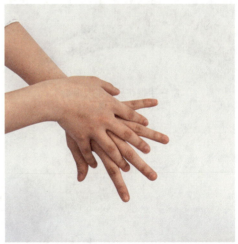

B. 掌心对手背沿指缝互相揉搓,交换进行

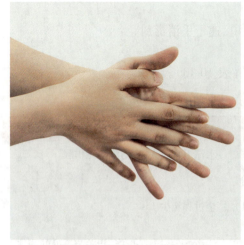
C. 掌心相对,双手交叉指缝相互揉搓

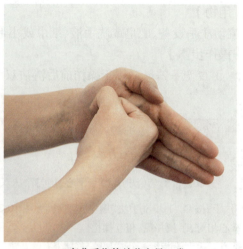
D. 弯曲手指使关节在另一掌心旋转揉搓,交换进行

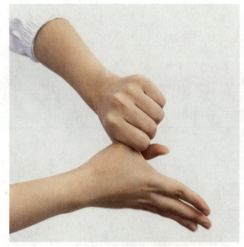
E. 一手握住另一手大拇指旋转揉搓,交换进行

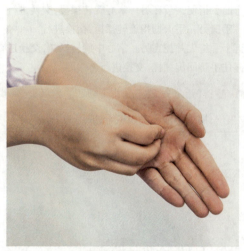
F. 五个手指并拢在另一手掌心中旋转揉搓,交换进行

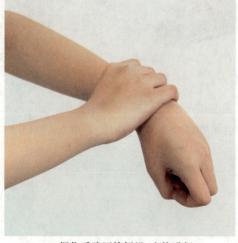
G. 握住手腕回旋揉搓,交换进行

图 10-21　揉搓洗手的步骤

2. 消毒手法　适用于接触传染源后的双手消毒(表10-14)。

表10-14　消毒手法

步骤	要点说明
◆ **速干消毒剂消毒**	
(1) **洗手**:按洗手步骤洗手并保持手的干燥	符合洗手要求
(2) **涂剂**:取速干手消毒剂于掌心,均匀涂抹至整个手掌、手背、手指和指缝,必要时增加手腕及腕上10cm	消毒剂要求:作用速度要快、不损伤皮肤、不引起过敏反应
(3) **揉搓**:按照揉搓洗手的步骤揉搓双手,直至手部干燥	保证消毒剂完全覆盖手部皮肤 揉搓时间至少15s
(4) **干手**	自然干燥
◆ **刷手消毒**	
(1) **润湿**:打开水龙头,润湿双手	
(2) **刷手**:用刷子蘸肥皂水,按前臂、腕部、手背、手掌、手指、指缝、指甲顺序刷洗,每只手刷30s,用流水冲净。重复一次(共刷2min)	按顺序刷洗,避免遗漏 让污水从前臂流向指尖,防止水溅到身上或地上
(3) **擦干**:用纸巾或小毛巾擦干,或用热风机吹干。以纸巾或小毛巾将龙头关闭	

【注意事项】

1. **洗手时身体位置**　身体勿靠近水池,以免污染水池或溅湿工作服。
2. **流水冲洗手时腕部和肘部位置**　腕部要低于肘部,使污水从前臂流向指尖。
3. **洗手指征**　①直接接触每个病人前后;②从同一病人身体的污染部位移动到清洁部位时;③接触病人黏膜、破损皮肤或伤口前后;④接触病人血液、体液、分泌物、排泄物、伤口敷料等之后;⑤接触病人周围环境及物品后;⑥穿脱隔离衣前后,脱手套之后;⑦进行无菌操作,接触清洁、无菌物品之前;⑧处理药物或配餐前。
4. **医务人员在下列情况下应进行手消毒**　①接触病人的血液、体液和分泌物后;②接触被传染性致病微生物污染的物品后;③直接为传染病病人进行检查、治疗、护理后;④处理传染病病人污物之后。

(四) **穿脱隔离衣**(donning and removing isolation gown)

【目的】
保护工作人员和病人,防止交叉感染。

【用物】
隔离衣、挂衣架、夹子、消毒洗手设备、污衣袋。

【操作步骤】
穿脱隔离衣法的操作步骤见表10-15。

表10-15　穿脱隔离衣法

步骤	要点说明
1. 穿隔离衣法	
（1）准备：备齐操作用物，工作衣、帽穿戴整齐，取下手表，卷袖（卷过前臂中部）	避免污染
（2）取衣：手持衣领取下隔离衣（图10-22A），将隔离衣清洁面向自己（衣领及隔离衣内面为清洁面）（图10-22B），衣领两端向外折齐，露出两袖内口	手不要碰及污染面
（3）穿衣袖：右手持衣领，左手伸入袖内，右手将衣领向上拉，使左手伸出（图10-22C）；换左手持衣领，右手伸入袖内（图10-22D），双手举起将手抖出衣袖	污染衣袖不能触及衣领、颜面及帽子
（4）系领扣：两手由领子中央顺着边缘至领后将领子扣好（或将领后的领带系好）（图10-22E）	袖口不可触及衣领、帽子、面部，保持衣领清洁
（5）扎袖口：将袖口捋平扣好扣带或系上袖带（图10-22F）	此时，手已被污染
（6）系腰带：解开腰带活结，将隔离衣一边（约在腰下5cm处）向前拉，见到边缘则用同侧手捏住（图10-22G），同法捏住另一侧边缘（图10-22H），双手在背后将边缘对齐（图10-22I），向一侧折叠（图10-22J），将腰带在背后交叉，回到前面打一活结系好（图10-22K）	注意手不能触及隔离衣内面隔离衣后侧边缘对齐，折叠处不能松散
2. 脱隔离衣法	
（1）解腰带：解开腰带，在前面打一活结（图10-23A）	
（2）塞衣袖：解开袖口（或袖带）及肩部扣子，在肘部将部分衣袖塞入工作衣袖内（图10-23B）	勿使衣袖外面塞入袖内
（3）消毒手：刷手或消毒双手，擦干	刷手时不能沾湿隔离衣，隔离衣也不能污染水池
（4）解领扣：解开领扣（或领带）（图10-23C）	
（5）脱衣袖：一手伸入另一侧衣袖内（图10-23D），拉下衣袖过手，再用衣袖遮住的手握住另一衣袖的外面将袖拉下（图10-23E），两手转换从袖管中退出，然后并齐两袖，一起脱至衣肩（图10-23F）	手不能触及隔离衣外面
（6）挂衣钩：两手持领，将隔离衣两边对齐，挂在衣钩上（图10-23G）。如脱下的隔离衣需更换时，应清洁面向外卷好，投入污物袋中	衣领为清洁处，挂在半污染区，清洁面向外，挂在污染区，则污染面向外

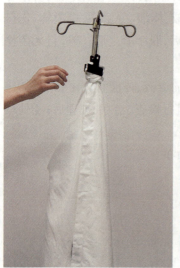

A. 取隔离衣

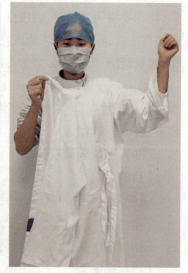

B. 清洁面朝向自己

C. 穿一侧衣袖

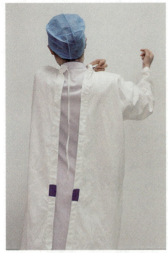
D. 穿另一侧衣袖

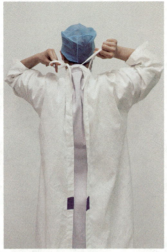
E. 系领口

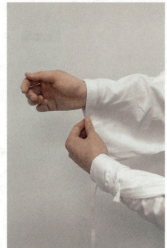
F. 系袖口

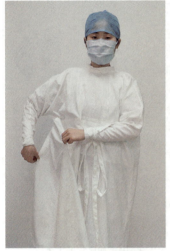
G. 将一侧衣边拉到前面

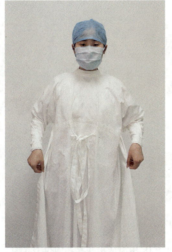
H. 将另一侧衣边拉到前面

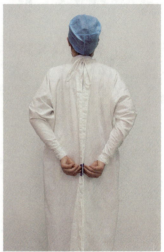
I. 将两侧衣边在背后对齐

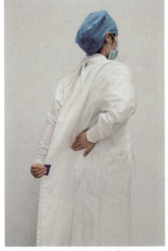
J. 将对齐的衣边向一侧折叠

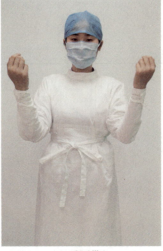
K. 系腰带

图 10-22　穿隔离衣

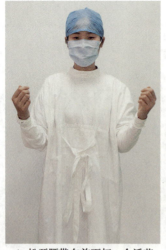
A. 松开腰带在前面打一个活节

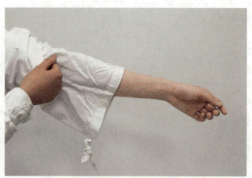
B. 将隔离衣衣袖向上拉

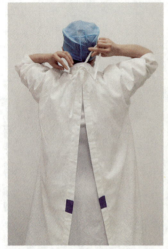
C. 解衣领

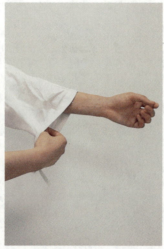
D. 用清洁手在衣袖内拉下衣袖

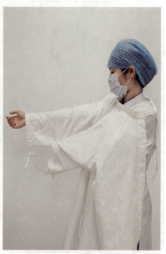
E. 用衣袖遮住的手下拉另一衣袖的污染面

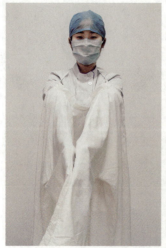
F. 双袖对齐,双臂逐渐退出隔离衣

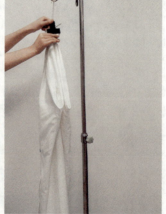
G. 提起衣领,对齐衣边挂在衣钩上

图 10-23　脱隔离衣

【注意事项】
1. 隔离衣长短要合适,须全部遮盖工作服,有破洞不可使用。
2. 隔离衣每日更换,如有潮湿或污染,应立即更换。

知识拓展

N95 型口罩

N95 型口罩是 NIOSH(美国国家职业安全卫生研究所)认证的 9 种防颗粒物口罩中的一种。"N"的意思是不适合油性的颗粒(炒菜产生的油烟就是油性颗粒物,而人说话或咳嗽产生的飞沫不是油性的);"95"是指在 NIOSH 标准规定的检测条件下,过滤效率达到 95%。N95 型口罩最大的特点就是可以预防由病人体液或血液飞溅引起的飞沫传染。飞沫的大小为直径 $1\sim5\mu m$。

(五)穿、脱防护服

【目的】
保护工作人员和病人,防止感染和交叉感染。

【用物】
医用防护服、防护口罩、医用帽、手套、护目镜或防护面屏、消毒洗手设备等。

【操作步骤】
穿脱防护服法的操作步骤见表 10-16。

表 10-16 穿脱防护服法

步骤	要点说明
1. 穿防护服	
(1) 准备工作:备齐操作用物,工作衣、帽穿戴整齐,取下手表,卷袖(卷过前臂中部)、盘发、洗手、戴防护口罩、戴一次性医用帽	避免污染
(2) 取防护衣:选择合适防护服并检查	查对防护服大小型号是否合适,是否在有效期内,是否完好
(3) 打开拉链:拉链拉至合适位置	防护服衣袖、裤管不要触及地面
(4) 穿防护服:将防护服帽子、衣袖抓在手中,先穿下衣,再穿上衣	遵循顺序:下衣—上衣—帽子—拉链
(5) 戴好帽子:完全盖住一次性圆帽	
(6) 拉上拉链:将拉链拉到顶部,密封拉链口	必要时戴护目镜或防护面屏,戴手套,穿一次性鞋套
(7) 检查穿戴:做抬手、下蹲等动作	检查防护服是否合身,是否妨碍作业,无暴露,才能进入污染区
2. 脱防护服	
(1) 洗手脱镜:进入一脱间洗手,脱护目镜或防护面屏	双手提拉后侧系带摘除护目镜/防护面屏,手避免触碰护目镜镜面或面屏屏面

续表

步骤	要点说明
(2) 拉开拉链:解开密封胶条,将拉链拉到底	手不能碰到面部
(3) 脱下帽子:向上提拉帽子脱离头部	
(4) 脱防护服:两手从肩部外捏住防护服,由上向下、由内向外边脱边反卷,洗手	动作轻柔,操作规范 污染面向内 如有手套、鞋套一并脱下后卷成包裹状,置于医疗垃圾桶
(5) 个人整理:进入二脱区,洗手、脱帽子和防护口罩,再次洗手,戴上医用外科口罩	脱口罩时先摘下颈后(下方)系带,再摘耳后(上方)系带;摘除过程中手避免触碰口罩

【注意事项】

1. 防护服只能在规定区域内穿脱,穿前检查有无破损、型号是否合适。
2. 接触多个同类传染病病人时,防护服可连续使用;接触疑似病人时,防护服应每次更换。
3. 防护服如有潮湿、破损或污染,应立即更换。

(六) 护目镜、防护面罩的使用

护目镜能防止病人的血液、体液等具有感染性物质溅入人体眼部;防护面罩能防止病人的血液、体液等具有感染性物质溅入人体面部。护目镜、防护面罩的使用包括:①进行诊疗、护理操作时,病人的血液、体液、分泌物可能发生喷溅时;②近距离接触经飞沫传播的传染病病人时;③为呼吸道传染病病人进行气管切开、气管插管等近距离操作,可能发生病人的血液、体液、分泌物喷溅时。

戴护目镜、防护面罩前应检查有无破损,佩戴装置有无松脱;佩戴后应调节舒适度;摘下护目镜、防护面罩时应捏住靠头或耳朵的一边,放入医疗垃圾袋内,如重复使用,放入回收容器内,以便清洁、消毒。

(七) 避污纸的使用

避污纸为清洁纸片,在做简单的隔离操作时,保持双手或物品不被污染,以省略消毒手程序。取用避污纸时,从页面直接抓取,不可掀页撕取,以保持一面为清洁面(图10-24)。用后弃入污物桶,集中焚烧处理。

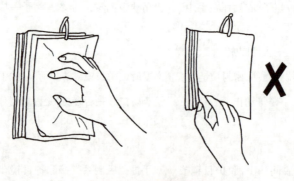

图 10-24 避污纸的使用

案例分析题

1. 刘某,女,40岁。半年前因车祸在某医院住院期间接受过输血。近日她感觉身体严重不适,到医院检查被确诊为丙型肝炎。刘某否认车祸前感染过丙型肝炎,家人也无丙型肝炎病史,因此认定是半年前的输血所致,于是将给她输血的医院起诉至法院。经调查,医院给病人输的血液中含有丙型肝炎病毒,该事件是一起医院感染事件。

请问:
(1) 什么是医院感染?
(2) 如何预防和控制医院感染?

2. 邢某,男,46岁。曾因走路不慎被钉子扎伤右脚,近2d开始发热、厌食,说话张口费力,咀嚼困难,急诊入院。

请问:
(1) 该病人最可能的诊断是什么?
(2) 该病人符合哪种隔离种类?
(3) 护士护理该病人时应注意哪些方面?

(姚娟 黄文娟)

第十一章

舒适与安全

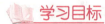

1. 掌握睡眠各时相的特点、睡眠异常的护理;掌握常用卧位的适用范围;掌握护士工作中常见的职业损伤危险因素。
2. 熟悉临床上常见的不安全因素及防护方法。
3. 了解促进病人休息和活动的具体措施。
4. 能够采取有效措施协助病人休息,促进病人睡眠;根据病人情况正确安置卧位及协助病人更换卧位;针对医院内常见的不安全因素,采取有效的防范措施;指导病人及家属学会促进休息和睡眠的方法、学会关节活动的方法、利用各种工具摆放舒适的卧位,减少并发症。

当机体处于健康状态、各种基本生理需要得到满足时,常常能够获得舒适体验。但在疾病、心理、外界环境等多种因素的影响下,正常的平静和安宁被打破,安全感降低甚至消失而使机体处于不舒适的状态。护士在临床护理中,应该及时发现影响病人舒适和安全的因素,消除隐患,创造良好的环境,满足其基本需要,促进疾病的康复。同时,护士在工作中应减少职业损伤,维护自身安全。

第一节　休息与活动

情景案例

吴某,女,55岁。右肩疼痛半年,活动受限,近来梳头困难,肩痛加重。检查:右肩活动受限,诊断为肩周炎。

请问:
1. 该病人尽早进行肩部活动的意义是什么?
2. 护士如何指导病人进行有效的肩部活动?

休息和活动是人们日常生活中必不可少的,是人类生存和发展的基本需要。对健康人来说,适当的休息和活动可以恢复体力和精力,消除疲劳,增强机体各个系统的功能,提高个体适应外界环境变化的能力。对于病人来说,良好的休息和适当的活动,可以减轻疾病带来的其他消耗,增强自身抵抗力,减少并发症产生,促进康复。

一、休息

(一) 休息的概念

休息(rest)是指在一定的时间内相对地减少活动,使人从生理和心理上得到松弛,消除或减轻疲劳,恢复精力的过程。它代表了一种宁静、安详和没有任何情绪压力的松弛状态。

(二) 休息的意义

对于病人而言,疾病是一种压力,它对病人的生理、心理两方面都产生应激作用。各种生理、心理上的不适,如疼痛、发热、忧郁、焦虑等都会引起不同程度的休息障碍。病人若保证有良好的休息,有助于:①减少代谢消耗,促进机体蛋白质的合成及组织修复;②促进体力和精力的恢复;③提高治疗效果,促进康复。

(三) 促进病人休息的方法

1. **去除不适因素** 首先要去除焦虑和疼痛,保持情绪的安宁。病人精神紧张、焦虑、躯体不适、疼痛都影响到休息。护士应安慰、鼓励病人,保持病室、床单位、病人自身的洁净,以积极的治疗护理工作去除不适症状,使病人精神放松,躯体舒适。

2. **为病人创造良好的休息环境** 护士应尊重病人的休息习惯与方式,为病人提供舒适的病床、安静的环境、适宜的光线、合理的空间、必要的遮挡等。另外要有计划地安排病人的检查、治疗、护理时间;合理安排探视及陪伴时间;对绝对卧床病人应主动及时做好基础护理工作,增加舒适度;危重病人的抢救应尽可能安排在单间,以免影响其他病人的休息。有条件的医院和科室,应设置病人娱乐室或阅览室,为病人创造一个轻松安静的休息场所。

3. **松弛疗法** 为了机体的休息,人们正在研究各种松弛肌肉的方法,其共同点是以姿势、呼吸、集中注意力、凝思冥想为辅助动作,结合意识按顺序放松肌肉,达到松弛的效果,它的训练有三个基本内容:①有节律的呼吸(深而慢的呼吸);②解除全身各部肌肉张力;③注意力集中。松弛肌肉法有降低耗氧量、降低血压、减慢呼吸速度、减少心跳次数、减轻肌肉紧张、缓解疼痛等作用。

4. **保证足够的睡眠** 护士在协助病人休息的过程中,要全面评估影响病人睡眠的因素及个人习惯,制订促进睡眠的措施,保证病人睡眠的时间和质量。

(四) 睡眠

1. **睡眠(sleep)概述** 睡眠是休息的一种重要形式,任何人都需要睡眠,人生的1/3时间都在睡眠中度过。过去认为睡眠是一种绝对失去意识的状态,现在研究结果表明睡眠是一种知觉的特殊状态,睡眠时虽然对周围环境的反应能力降低,但并未完全消失。睡眠是一种周期现象,睡眠的周期是循环式发生的,一般一天一次。我们可以将睡眠定义为:周期发生的知觉的特殊状态,由不同时相组成,对周围的环境可相对地不做出反应。

(1) 睡眠发生的机制:睡眠发生的原理尚无定论,主要有以下几种学说:

1) 被动发生学说:这种学说认为,人在觉醒状态下,中枢神经系统内某些中枢受感觉传入冲动的影响保持觉醒状态。当传入冲动减少时,觉醒状态停止,产生睡眠。简而言之即觉醒的停止导致了睡眠的发生,因此睡眠是被动的。

2) 主动发生学说:巴甫洛夫学派认为睡眠是大脑皮质的抑制过程扩散到一定程度和范围时产生的。另一种看法认为低位脑干存在着睡眠中枢,其发生的冲动作用于大脑皮质,与上行激动系统的作用相对抗,从而调整着睡眠与觉醒的相互转化。

3) 体液学说:这种学说认为睡眠是由脑脊液中的催眠物质所引起,这种物质的增多会抑制中枢而产生睡眠。

（2）睡眠时相与周期

1）睡眠时相（sleep phase）：根据睡眠发展过程中脑电波变化和机体活动功能的表现，将睡眠分为慢波睡眠和快波睡眠两个时相，在睡眠过程中两个时相互相交替进行。

慢波睡眠（slow wave sleep，SWS）：又称非快速眼动睡眠（non-rapid eye movement sleep，NREM sleep）或正相睡眠（orthodox sleep，OS）。慢波睡眠为正常人所必需，在此期睡眠中，机体的耗氧量下降，但脑的耗氧量不变，同时，腺垂体分泌生长激素明显增多。因此，慢波睡眠有利于促进生长和体力恢复。慢波睡眠又可分为四个时期：①Ⅰ期（入睡期），此期在所有睡眠时期中是入睡最浅的，并认为是从清醒到入睡的过渡阶段，只维持几分钟，很容易被唤醒，这期的脑电图（EEG）显示的一些特点与清醒时相同；②Ⅱ期（浅睡期），此期睡眠程度逐渐加深，持续10~20min，仍可听到声音，容易被唤醒，脑电图显示为梭形波；③Ⅲ期（熟睡期），此期持续15~30min，身体很少移动，很难唤醒，脑电图显示为梭形波和δ波交替出现；④Ⅳ期（深睡期），此期持续15~30min，身体无法移动，极难唤醒，脑电图显示为大而低频的δ波。

快波睡眠（fast wave sleep，FWS）：又称快速眼动睡眠（rapid eye movement sleep，REM sleep）或异相睡眠（paradoxical sleep，PS）。睡眠特点是眼球快速运动，脑电波活跃，与清醒时极为相似，部分躯体抽动，很难唤醒。在此期睡眠中，脑的耗氧量增加，脑血流量增多且脑内蛋白质合成加快，但生长激素分泌减少。快波睡眠与幼儿神经系统的成熟有密切关系，可能有利于建立新的突触联系，能够促进学习记忆和精力恢复。

睡眠各阶段的变化见表11-1。

表11-1 睡眠各阶段的变化

睡眠分期	临床表现	生理表现	脑电图
NREM期			
第Ⅰ期	入睡的过渡期，可被声响惊醒	全身肌肉开始松弛，呼吸均匀，心跳变慢	低电压α节律，频率为8~12次/s
第Ⅱ期	进入睡眠状态，仍易被惊醒	全身肌肉进一步松弛，呼吸均匀，心跳变慢，血压、体温下降	快速宽大的梭形波，频率为14~16次/s
第Ⅲ期	睡眠逐渐加深，需要巨大声响才能使之觉醒	全身肌肉完全放松，呼吸均匀，心跳缓慢，血压、体温继续下降	梭形波与δ波交替出现
第Ⅳ期	为深睡期，难以唤醒，可出现梦游和遗尿	身体完全松弛，无任何活动，心跳、体温继续下降，呼吸缓慢、均匀，腺垂体分泌生长激素增多，人体受损组织愈合加快	缓慢而高的δ波，频率为1~2次/s
REM期	眼球迅速转动，出现梦境，很难唤醒	肌肉几乎完全松弛，心输出量增加，血压上升，心率加快，呼吸加快，肾上腺素大量分泌，与恢复智力及精神有关，对学习、记忆和心理适应都起到良好的作用	去同步化快波

2）睡眠周期（sleep cycle）：睡眠是一种周期性的现象。每个睡眠周期60~120min，平均90min。成人每次睡眠有4~6个睡眠周期。睡眠周期从NREM第Ⅰ期开始，然后依次进入

第Ⅱ期、第Ⅲ期、第Ⅳ期，再依次返回到 NREM 的第Ⅲ期、第Ⅱ期，再进入 REM 期，当 REM 完成后，再回到 NREM 的第Ⅱ期，周而复始(图11-1)。

在刚开始入睡时，NREM 的Ⅲ、Ⅳ期占睡眠周期的绝大部分，而 REM 期则较为短暂；随着睡眠的进行，NREM Ⅲ、Ⅳ期缩短而 REM 期延长。所以在夜间睡眠中，前半段大多属于 NREM 期，而 REM 期通常发生在后半段。两

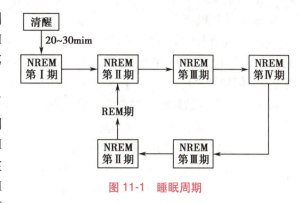

图 11-1　睡眠周期

种睡眠时相状态均可直接转为觉醒状态，但在觉醒状态下，一般只能进入慢波睡眠，而不能进入快波睡眠。

(3) 睡眠周期与昼夜节律

1) 昼夜节律：人体存在生理节奏，一般生理活动都是以一昼夜作为一个周期循环进行的，即称为昼夜节律(circadian rhythm)。例如：体温的昼夜变化，激素分泌速率的昼夜变化。

2) 睡眠与昼夜节律的关系：个体要维持最佳的功能状态，应使休息和活动与昼夜节律同步，即高潮期活动，低潮期休息。对某些人来说，由于职业或社交的影响，不能实现休息和活动昼夜节律同步化，而试图在已习惯的清醒和活动的时间内睡眠，或在已习惯的睡眠时间内活动，就会造成"节律移位"(phase shift)，这样的睡眠质量较低，易被唤醒，醒时的工作状态和情绪状态也较差。人体要达到"再同步化"至少需要 3d，一般需 5~12d。

2. 影响睡眠的因素

(1) 生理因素

1) 年龄：根据年龄的递增，需要的睡眠时间逐渐减小。如新生儿通常一天约睡 20h；青春期及整个成人期每天睡眠时间 7~9h；65 岁的老年人睡眠时间则更少，为 5~7h。

2) 疲劳：劳动强度大、工作时间长的人需要的睡眠时间较多。适度的疲劳有助于入睡，但过度疲劳会导致无法入睡。

3) 不适因素：进食过多、饥饿、尿多等影响睡眠。

4) 个人习惯：有的人睡前有些习惯，如泡热水澡、看报等，若由于其他原因使这些习惯受到阻碍，也可能影响睡眠。

5) 内分泌：一般妇女月经期都有嗜睡现象；肥胖者比瘦者需要的睡眠多。

(2) 病理性因素：疾病本身及其造成的不舒适等，都可使病人出现睡眠障碍。如肝衰竭的病人可出现日夜颠倒现象；手术切口疼痛、腹胀、恶心等都会使病人无法入睡。

(3) 心理因素：任何强烈的情绪变化及不良的心理反应，如焦虑、恐惧、悲哀、紧张等都会影响正常睡眠。病人由于对疾病的担忧、角色转变、经济压力等都可能造成睡眠障碍。

(4) 环境因素：睡眠环境改变、嘈杂声、强光、室温、床铺的不舒适等原因，都可能影响到个体的入睡及睡眠质量。

(5) 药物因素：药物也会影响睡眠型态。例如乙醇可以加速入睡，但会干扰 REM 期睡眠；长期服用安眠药，停药后会产生依赖性及戒断反应。

(6) 食物因素：咖啡、浓茶使人精神兴奋，难以入睡。

3. 睡眠障碍的护理

(1) 评估病人睡眠情况,制订护理计划:护理人员应了解病人每晚所需睡眠时间;睡觉与起床的时间;是否有午睡习惯,每次多长时间;是否易入睡;是否易醒;夜尿次数;有无特殊习惯;是否依赖药品睡眠;有无异常睡眠情况等。在此基础上制订合理的护理计划。

(2) 创造良好的睡眠环境:病室内要清洁、无异味、通风、光线幽暗、安静、温度适宜。尽量减少治疗活动时的声响,有计划地安排护理工作,尽量减少打扰病人正常睡眠的情况。

(3) 满足病人身心的需要:对有明显不适的病人,采取措施减少不适;对有心理压力的病人,护理人员应多与之沟通,帮助其稳定情绪。

(4) 睡眠障碍的护理:睡眠障碍(sleep disorder)是指睡眠量及质的异常,或在睡眠时出现某些临床症状,包括影响入睡或保持正常睡眠能力的障碍,以及异常的睡眠相关行为。睡眠受到各种因素的影响,使人不能从睡眠中得到休息,出现了不同的睡眠障碍。

1) 失眠:失眠(insomnia)是睡眠障碍中最常见的一种,主要表现为入睡困难、睡眠不稳(易醒、多梦、睡不深)、早醒。可有其中一种表现,也可有数种。护理措施包括:①分析原因,予以解决。首先应分析失眠的原因、特点及规律,然后予以消除问题。如术后切口疼痛的病人,予以药物止痛;饥饿难睡的病人可在无禁忌的情况下进食少量饼干;尽量防止由于护理工作而影响病人的睡眠,如凌晨5点测体温、抽血等。②催眠方法,可运用自我暗示法导入一种类似睡眠的特殊意境,然后再输入自我催眠的指令,调整呼吸,使机体放松。③安眠药如地西泮,可于睡前口服,也可使用镇静剂。服用安眠药时,加用维生素B_1或氨基酸,可改善脑代谢功能。应防止药物依赖性和戒断反应。

2) 睡眠过多:睡眠过多(hypersomnia)是指睡眠时间过长或长期处在想睡的状态。睡眠过多原因不明,但通常认为与进食失调和病态的肥胖有关,多发生在40~50岁的男性,表现为贪食、肥胖、白天无力、嗜睡并伴有头痛,夜间睡眠不稳。严重的睡眠过多称为发作性睡病(narcolepsy)。对此类病人,除用药物治疗外,应告诫其学会自我保护,注意发作前兆,预防外伤。此类病人不宜从事驾驶、高空、水上等危险作业。

3) 睡眠呼吸暂停:睡眠呼吸暂停(sleep apnea)是以睡眠期间呼吸反复停顿为特征的一组综合征,每次停顿≥10s,通常每小时停顿次数>20次。睡眠呼吸暂停可分为中枢性和阻塞性呼吸暂停两种类型。中枢性睡眠呼吸暂停(central sleepapnea)反映出中枢神经系统功能不良;阻塞性睡眠呼吸暂停(obstructive sleepapnea)常出现在严重的、频繁的、用力的打鼾或喘息之后。睡眠呼吸暂停可引起动脉血氧饱和度(SaO_2)下降,引起低氧血症和肺动脉高压,甚至出现右心衰竭、夜间猝死。对于此类病人应首先找出原因,治疗原发病,必要时采取减肥、服药、手术安装保护器等方法。指导病人采取正确的睡眠姿势,避免压迫,保持呼吸道通畅,并在夜间加强观察,随时消除呼吸道梗阻。

4) 梦游症:梦游症(noctambulism, somnambulism)又称睡行症(sleepwalking disorder),主要见于儿童,男性较多见,与遗传、性格、神经功能失调有关。梦游症常发生在NREM Ⅳ期。梦游者并未意识到自己的行为,虽然睁眼但不能真正看见什么。护理人员应做好防护工作,防止病人在梦游时碰伤、跌伤。

5) 遗尿:遗尿(enuresis)是指5岁以上的儿童仍不能控制排尿,反复出现不自主的排尿。遗尿常在NREM Ⅳ期发生,护理人员应让病人在睡前排空膀胱,睡前数小时限制饮水,或服用一些药物,使病人容易惊醒。

二、活动

(一) 活动的意义

活动是人的基本需要之一,对维持健康非常重要。人们通过饮水、进食、排泄等活动来满足基本的生理需要;通过学习和工作来满足自我实现的需要;通过身体活动来维持呼吸、循环、消化及骨骼肌肉的正常功能;通过思维活动维持个体意识和智力发展,防止大脑功能退化。一个人每天适量的活动,可以保持良好的肌肉张力,促进身体各部位的弹性,增强身体活动的协调性;同时还可促进消化,控制身体的重量,减少肥胖的发生;活动还有助于解除心理压力,减慢老化过程和减少慢性疾病的发生。通过适当的活动,人体会自觉身体强壮并能较好地适应内外环境的改变,维持身体的健康,使精神焕发,增强自信。所以,活动对维持人体的健康非常重要。

人患病后,正常的活动会受到疾病的影响而减少,特别是在病情较重的时期,往往会影响机体各系统的功能及病人的心理状况,无论是对个体疾病的恢复还是情绪状态的稳定都会带来很大的影响。例如长期卧床的病人,机体往往会出现肌张力下降、肌肉萎缩、关节僵硬、压疮、便秘等并发症,同时,病人还会产生焦虑、自卑、抑郁等心理问题。因此,护理人员除了要帮助病人很好地休息之外,还应从其身心需要出发,协助病人进行适当活动,以预防并发症的发生,促进康复。

(二) 促进病人活动的措施

根据病人活动的能力,可将病人的活动分为被动运动和主动运动。对于躯体活动受限的病人,在活动中可采用被动运动的方式,并鼓励病人尽力配合,使关节和肌肉得到最大范围的锻炼。对于可离床活动的病人,可选用主动运动的方式,徒手或利用简单的器械完成锻炼。

1. **选择合适的卧位** 病人卧床时,体位应舒适、稳定,全身尽可能放松,以减少肌肉和关节的紧张。

2. **保持脊柱的正常生理弯曲和各关节的功能位置** 脊柱对行走、跑跳时产生的震动具有缓冲作用,并对脊髓和脑组织起着重要的保护作用。长期卧床病人,如果床板不平,褥垫太薄而又缺少活动,脊柱就会因长期受压而损伤变形,失去弹性和正常的缓冲功能。因此,卧床病人应注意在颈部和腰部以软枕支托,如病情许可,还应经常变换体位,练习脊柱活动,以保持肌肉和关节的功能。各关节应尽量保持于功能位,防止关节畸形和功能丧失。

3. **防止皮肤压疮形成** 见第十二章第三节"皮肤护理"。

4. **维持关节的活动性** 关节活动范围(range of motion,ROM)是指关节运动时所通过的运动弧。关节活动范围练习(range of motion exercise)简称 ROM 练习,是指根据每一特定关节可活动的范围来对此关节进行屈曲和伸展的运动,是维持关节可动性、防止关节挛缩和粘连形成、恢复和改善关节功能的有效的锻炼方法。ROM 练习可分为主动性 ROM 练习和被动性 ROM 练习。躯体可移动的病人可采用主动性 ROM 练习,卧床病人则需要护理人员协助完成,为被动性 ROM 练习。对于活动受限的病人应尽快开始 ROM 练习,开始可由医务人员完全协助或部分协助完成,并最终达到病人能独立完成的目的。被动性 ROM 练习可利用为病人做清洁卫生护理、翻身和变换卧位时来完成,这样既节省时间,又可随时观察病人的病情变化。每天应做 2~3 次 ROM 练习。

5. **健康教育** 护理人员应向病人及家属介绍关节活动的重要性,讲解各关节活动的方法、活动强度及注意事项。鼓励病人利用健侧肢体帮助患侧肢体活动,并最终达到由被动运动方式转变为主动运动方式。

(三) 被动性 ROM 练习的方法

【目的】

1. 维持关节的活动性。
2. 预防关节僵硬、粘连和挛缩。
3. 促进血液循环,有利于关节营养供给。
4. 修复关节丧失的功能。
5. 维持肌张力。

【操作前准备】

1. **评估病人**

(1) 关节的情况:关节有无炎症,活动时有无疼痛及不适。

(2) 病人的全身情况:对急性关节炎、骨折、肌腱断裂、关节脱位的病人进行 ROM 练习时,应与医生商量完成,以避免进一步损伤。若病人患有心脏疾病,应特别小心观察其有无胸痛症状,因剧烈的活动可诱发心脏病的发作。

2. **用物准备** 支架。
3. **环境准备** 室内温暖、清洁、安静。
4. **操作者准备** 衣帽整洁,洗手,戴口罩。

【操作步骤】

1. **关节活动范围练习法** 操作步骤见表 11-2。

表 11-2 关节活动范围(ROM)练习法

步骤	要点说明
1. **核对解释** 备齐用物至床旁,核对床号、姓名,向病人解释关节活动的目的及方法	取得病人合作
2. **病人姿势** 让病人采取自然放松姿势,面向操作者,并尽量靠近操作者	正确运用人体力学的原理
3. ROM 练习	
(1) 当抬起病人的手脚时,移动自己的重心	
(2) 依次对颈部、肩、肘、腕、手指、髋、膝、踝、趾关节做外展、内收、伸展、屈曲、内旋、外旋等 ROM 练习,各关节的活动形式和范围见表 11-3	图 11-2、图 11-3 分别以膝关节和肩关节的活动范围解释各关节运动形式,操作者在完成每个关节的活动时,应观察病人的反应
(3) 每个关节每次可有节律地做 5~10 次完整的 ROM 练习	操作时关节前后应予以支托。活动关节时手应做环状或支架支撑关节远端的身体(图 11-4)
(4) 比较两侧关节活动的情况	帮助了解其原来的关节活动程度
(5) 每个病人关节运动的范围不同,应依其反应来完成运动	当病人出现疼痛、疲劳、痉挛或有抵抗反应时应停止操作
4. **评估** 运动结束后,测量生命体征;协助病人取舒适卧位,整理床单位	评估病人情况,避免发生意外
5. **记录** 记录病人每日操作的次数	为今后的操作提供参考

第十一章　舒适与安全

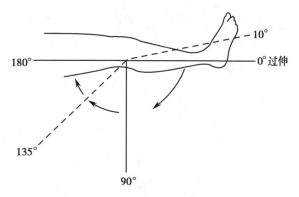

图 11-2　膝关节的活动范围

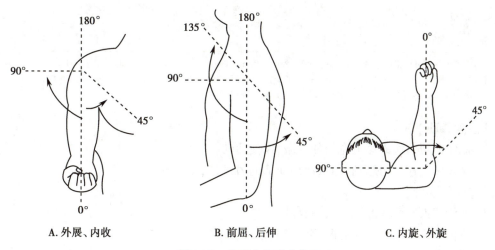

A. 外展、内收　　　B. 前屈、后伸　　　C. 内旋、外旋

图 11-3　肩关节的活动范围

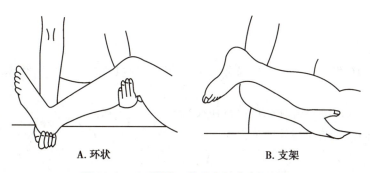

A. 环状　　　B. 支架

图 11-4　以手做成环状或支架来支托腿部

2. 各关节的活动形式和范围 见表 11-3。

表 11-3 各关节的活动形式和范围

部位	屈曲	伸展	过伸	外展	内收	内旋	外旋
脊柱	颈段前屈 35° 腰段前屈 45°	后伸 35° 后伸 20°			左右侧屈 30°		
肩部	前屈 135°	后伸 45°		90°	左右侧屈 30°	135°	45°
肘关节	150°	0°	5~10°		45°		
前臂						旋前 80°	旋后 100°
腕关节	掌屈 80°	背伸 70°		桡侧偏屈 50°		尺侧偏屈 35°	
手	掌指关节 90° 近侧指间关节 120° 远侧指间关节 60°~80°			拇指屈曲 50°		过伸 45° 屈曲 80° 外展 70°	
髋	150°	0°	15°	45°		40°	60°
膝	135°	0°	10°		30°		
踝关节	背屈 25°		跖曲 45°				

注:①屈曲(flection),指关节弯屈或头向前弯;②伸展(extension),指关节伸直或头向后仰;③伸展过度(hyperextension),指超过一般的范围;④外展(abduction),指远离身体中心;⑤内收(adduction),指移向身体中心;⑥内旋(internal rotation),指旋向中心;⑦外旋(external rotation),指自中心向外旋转。

【注意事项】
1. 操作前帮助病人穿上宽松的衣服,以便活动。
2. 操作中遵守节力原则,尽量使用腿部的力量,以减少疲劳。

【操作后评价】
1. 评价病人对活动的反应及耐受性。
2. 评价有无关节僵硬、疼痛、痉挛及其他不良反应。
3. 定期总结,确立下一步 ROM 练习的计划。

第二节 卧 位

情景案例

李某,男,26 岁。因支气管哮喘急性发作,呼吸极度困难不能平卧,焦虑不安。
请问:
1. 应为该病人安排何种卧位?为什么?
2. 护士如何为病人摆放卧位?

卧位(lying position)即病人卧床的姿势,临床上常根据病人的病情、治疗检查及护理的需要为病人调整相应卧位。正确的卧位对增进病人舒适、治疗疾病、减轻症状、预防并发症

及进行各种检查等均能起到良好的作用。

一、卧位的分类

按卧位的平衡性,可分为稳定性卧位(图11-5)和不稳定性卧位(图11-6)。卧位的平衡性与人体的重量、支撑面成正比,与重心高度成反比。稳定性卧位使病人感到舒适、轻松,可以得到良好的休息;不稳定性卧位使病人感到不舒适,肌肉紧张,易疲劳,所以护理过程中应尽量避免采取不稳定性卧位。

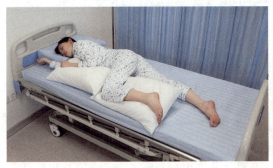

图 11-5 稳定性卧位

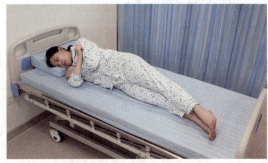

图 11-6 不稳定性卧位

根据卧位的自主性,可将卧位分为主动卧位、被动卧位和被迫卧位三种。

1. **主动卧位**(active lying position) 病人身体活动自如,可根据自己的意愿随意改变体位,称主动卧位。见于病情较轻的病人。

2. **被动卧位**(passive lying position) 病人自身无变换卧位的能力,处于被安置的卧位,称被动卧位。如极度衰弱、昏迷、瘫痪病人所取的卧位。

3. **被迫卧位**(compelled lying position) 病人意识存在,也有能力变换卧位,由于疾病影响,为了减轻痛苦或治疗的需要而被迫采取的卧位,称被迫卧位。如胸膜炎病人取患侧卧位,急性肺水肿病人取端坐位。

二、常用卧位

(一)仰卧位(supine position)

1. **去枕仰卧位**

(1)适用范围:①昏迷或全身麻醉未清醒的病人,可防止呕吐物流入气管造成窒息或肺部并发症。②蛛网膜下腔阻滞(简称腰麻)或腰椎穿刺术的病人,可以防止因颅内压降低而引起的头痛。因为穿刺后,脑脊液可能从穿刺处漏出至硬膜外腔,造成颅内压过低,牵张颅内静脉窦和脑膜而引起头痛。

(2)方法:去枕仰卧,头偏向一侧,枕头横立于床头,两臂放于身体两侧,两腿自然放平(图11-7)。

2. **屈膝仰卧位**

(1)适用范围:腹部检查或行导尿术(女病人导尿)。

(2)方法:病人仰卧,两臂放于身体两侧,两腿屈起,稍向外分开(图11-8)。

3. **中凹卧位**(supine shock position,又称休克卧位)

(1)适用范围:休克病人。因为抬高头胸部,有利于保持气道通畅,改善呼吸及缺氧症

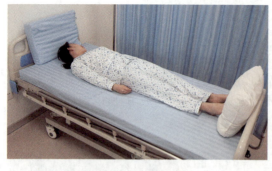
图 11-7　去枕仰卧位

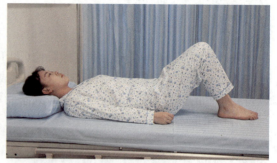
图 11-8　屈膝仰卧位

状；抬高下肢，有利于静脉血液回流，增加心输出量，缓解休克症状。

（2）方法：抬高病人头胸部 10°~20°，抬高下肢 20°~30°（图 11-9）。

（二）侧卧位（lateral position）

1. 适用范围

（1）侧卧位与平卧位交替，便于擦洗和按摩受压部位，以预防压疮发生。

（2）灌肠、肛门检查、臀部肌内注射、配合胃镜检查等。

（3）对单侧肺部病变者，视病情采取患侧卧位或健侧卧位。

2. 方法

病人侧卧，两臂屈肘，一手放于胸前，一手放于枕旁，下腿稍伸直，上腿弯曲（臀部肌内注射时，应下腿弯曲，上腿伸直，使注射部位肌肉放松）。必要时，两膝之间、后背和胸腹前放置软枕，给予支持（图 11-10）。

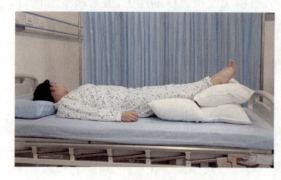
图 11-9　中凹卧位

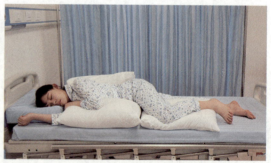
图 11-10　侧卧位

（三）半坐卧位（semi-Fowler position，又称斜坡卧位）

1. 适用范围

（1）某些面部及颈部手术后的病人：可减少局部出血，如甲状腺手术后的病人。

（2）心肺疾病引起呼吸困难的病人：取此卧位，由于重力作用，部分血液滞留于下肢和盆腔脏器内，回心血量减少，从而减轻肺部瘀血和心脏负担；同时膈肌位置下降，胸腔容量扩大，腹内脏器对心、肺的压力减弱，肺活量增加，有利于气体交换，使呼吸困难症状得到改善。

（3）腹腔、盆腔手术后或有炎症的病人：半坐卧位可使腹腔渗出物流入盆腔，使感染局限于盆腔，便于引流；因盆腔腹膜抗感染性较强，而吸收较差，可以减少炎症的扩散和毒素的吸收，从而减轻中毒反应；同时采取半坐卧位还可防止感染向上蔓延引起膈下脓肿；腹部手术后病人采取半坐卧位可减轻腹部切口缝合处的张力,减轻疼痛,利于愈合。

(4) 恢复期体质虚弱的病人:有利于向站立过渡。

2. **方法**

(1) 摇床法:先摇起床头支架呈 30°~50°,再摇起膝下支架,可防止身体下滑。必要时床尾可置一软枕,以免病人足底触及床栏,增加舒适度。放平时,先摇平膝下支架,再摇平床头支架(图11-11)。

(2) 靠背架法:帮助病人上半身抬高,在床头垫褥下放一靠背架,病人下肢屈膝,用大单包裹膝枕垫在膝下,大单两端固定于床缘,以免病人下滑,余同手摇床法(图11-12)。

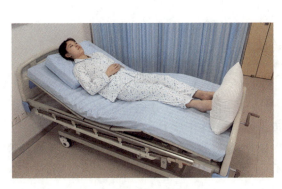

图 11-11 半坐卧位(摇床法)

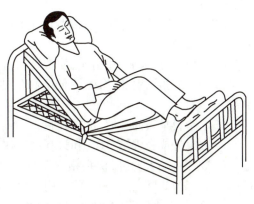

图 11-12 半坐卧位(靠背架法)

(四) 端坐位(sitting position)

1. **适用范围** 急性肺水肿、左心衰竭、心包积液、支气管哮喘发作的病人,由于呼吸极度困难病人常被迫采取端坐位。

2. **方法** 病人坐起,床上放一跨床小桌,桌上放软枕,身体稍前倾,可伏于小桌上休息;摇起床头支架 70°~80°,使病人背部能向后倚靠,同时膝部稍抬高 15°~20°,以防身体下滑。急性肺水肿病人两下肢下垂。有条件时用多功能床,跨床小桌用时拉至病人身体前,不用时折于床尾(图11-13)。

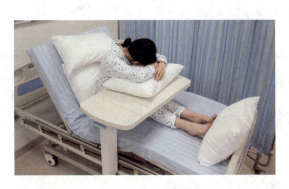

图 11-13 端坐位

(五) 俯卧位(prone position)

1. **适用范围**

(1) 腰背臀部有伤口,不能仰卧或侧卧的病人。

(2) 腰背臀部手术或检查,如配合胰、胆管造影检查。

(3) 胃肠胀气所致腹痛的病人。采取俯卧位,可使腹腔容积相对增大,缓解胃肠胀气所致的腹痛。

2. 方法 病人俯卧,头偏向一侧,两臂屈曲,放于头的两侧,两腿伸直,胸下、髋部、踝部、两侧腋下各置一软枕,使其舒适(图11-14)。

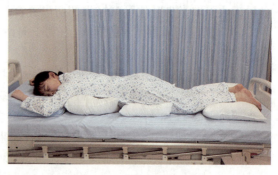

图 11-14 俯卧位

(六) 头低足高位(Trendelenburg position)

1. 适用范围

(1) 肺部分泌物顺位引流:使脓痰和血块易于咳出。

(2) 十二指肠引流:右侧头低足高位使十二指肠胆总管开口处位置提高,有利于胆汁引流。

(3) 胎膜早破的孕妇:可减轻腹压,降低羊水流出的冲力,防止脐带脱垂。

(4) 跟骨或胫骨结节牵引时,利用人体重力作为反牵引力,防止下滑。

2. 方法 病人仰卧,枕头横立于床头,以防碰伤头部,床尾用木墩或其他支托物垫高15~30cm(图11-15)。这种体位使病人感到不适,不可长时间使用,颅内高压者禁用。

(七) 头高足低位(dorsal elevated position)

1. 适用范围

(1) 预防脑水肿,减轻颅内压。

(2) 开颅术后。

(3) 颈椎骨折做颅骨牵引,利用人体重力作为反牵引力。

2. 方法 病人仰卧,床头两脚垫高15~30cm(视病情而定),枕头横立于床尾,以防足部触及床栏(图11-16)。

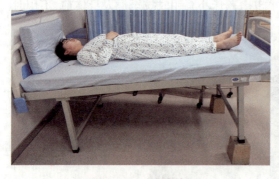

图 11-15 头低足高位

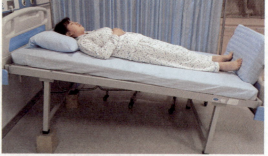

图 11-16 头高足低位

(八) 膝胸卧位(knee-chest position)

1. 适用范围

(1) 肛门、直肠、乙状结肠检查或治疗。

(2) 矫正子宫后倾。

(3) 矫正胎位不正,如臀先露,此体位使胎臀离开产妇盆底,胎儿重心头部由于重力的作用而改变位置。

（4）促进产后子宫复原。

2. **方法** 病人跪卧，两小腿平放床上，稍分开，大腿和床面垂直，胸贴床面，腹部悬空，臀部抬起，头转向一侧，两臂屈肘放于头的两侧（图11-17）。若孕妇取此卧位矫正胎位时，应注意保暖，每次不应超过15min。

（九）截石位（lithotomy position）

1. **适用范围**

（1）肛门及会阴的检查、治疗、手术。

（2）产妇分娩时。

2. **方法** 病人仰卧于检查台上，两腿分开，放于支腿架上，臀部齐床缘，两手放于胸部或身体两侧（图11-18）。采用此体位时，应注意遮挡和保暖。

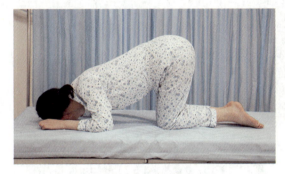

图11-17　膝胸卧位

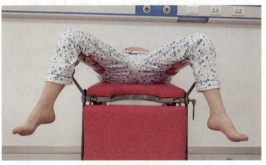

图11-18　截石位

三、变换卧位法

对于长期卧床的病人，若能经常更换卧位并采取正确卧位，可以防止压疮、消化不良、便秘、肌肉萎缩、精神萎靡及坠积性肺炎等并发症的发生。

【目的】

1. 协助躯体移动困难的病人更换卧位，增进病人舒适感。
2. 预防并发症，如压疮、坠积性肺炎等。
3. 适应治疗、护理的需要，如背部皮肤护理、整理和更换床单位等。

【操作前准备】

1. **评估病人** 病人的病情、体重、伤口、有无治疗性导管及骨牵引、躯体和四肢的活动度等，病人的心理状态、合作程度。

2. **用物准备** 根据需要备软枕等。

3. **环境准备** 要求安全、保暖。

4. **操作者准备** 衣帽整洁，洗手，戴口罩。

【操作步骤】

1. **协助病人翻身侧卧法** 见表11-4。

表11-4　协助病人翻身侧卧法

步骤	要点说明
（1）**核对解释**：核对病人信息，向病人解释操作目的、方法、注意事项	取得病人合作
（2）**安置导管**：将各种导管及输液装置等安置妥当	注意保持导管通畅
（3）**安置病人**：移开床旁椅，病人仰卧，两手放于腹部，两腿屈曲	便于翻身
（4）**协助翻身**	
◆ 一人协助病人翻身侧卧法（图11-19） 先将枕头移向近侧，然后将病人肩、腰、臀部、两下肢依次向护士侧移动；之后一手扶肩，一手扶膝，轻轻将病人翻向对侧，使病人背向护士	适用于体重较轻的病人 使病人尽量靠近护士，缩短重力臂达到省力 操作时不可推、拖、拉、拽，避免擦伤病人皮肤
◆ 二人协助病人翻身侧卧法（图11-20） 护士两人站于病床的同一侧，先将枕头移向近侧，一人托住病人颈肩部和腰部，另一人托住臀部和腘窝部，两人稍抬起移向近侧，然后分别托扶病人肩腰和臀膝部，将病人轻轻翻向对侧	适用于体重较重或病情较重的病人 两人动作应协调、轻稳
（5）**安置软枕**：在病人的背部、胸前、两膝间垫上软枕	使病人舒适、安全
（6）**检查安置**：检查并安置病人肢体各关节处于功能位置，各种管道保持通畅	
（7）**整理记录**：整理盖被，移回床旁椅，记录	记录翻身时间和皮肤情况

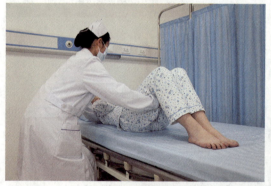

A. 将病人移向床边

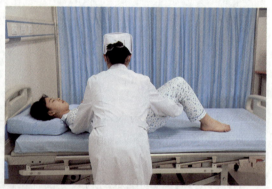

B. 一手托肩，一手托膝

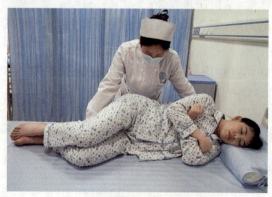

C. 将病人翻向对侧，背向护士

图11-19　一人协助病人翻身侧卧法

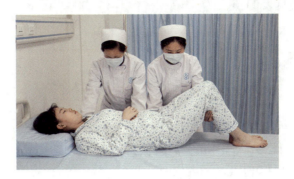

图 11-20　二人协助病人翻身侧卧法

2. 协助病人移向床头法　见表 11-5。

表 11-5　协助病人移向床头法

步骤	要点说明
(1) 核对解释：核对病人信息，向病人解释操作目的、方法、注意事项	取得病人合作
(2) 安置导管：将各种导管及输液装置等安置妥当	注意保持导管通畅
(3) 床铺准备：移开床旁椅，视病情放平床头支架，枕头横立于床头；必要时将盖被折叠于床尾或一侧	避免病人头部撞伤
(4) 移动病人 ◆ 一人协助病人移向床头法（图 11-21） 病人仰卧屈膝，双手握住床头栏杆，双脚蹬床面；护士一手稳住病人双脚，另一手托住臀部提供助力，使其移向床头 ◆ 二人协助病人移向床头法 护士两人分别站于病床两侧，交叉托住病人颈、肩部和臀部，协调地将病人抬起，移向床头；也可护士两人位于病床同侧，分别托住病人颈肩、腰部、臀部和腘窝部，同时抬起病人移向床头	适用于体重较轻的病人 减少病人与床之间的摩擦力，避免组织受损伤 适用于体重较重或病情较重的病人 病人的头部应予以托持
(5) 检查安置：检查并安置病人肢体各关节处于功能位置，各种管道保持通畅	使病人舒适、安全
(6) 整理记录：放回枕头，移回床旁椅，整理盖被。必要时抬高床头，用软枕支撑身体空隙处，记录	记录翻身时间和皮肤情况

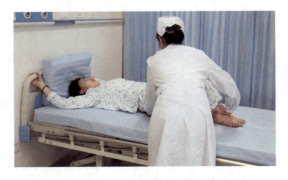

图 11-21　一人协助病人移向床头

3. 轴线翻身法 见表11-6。

表11-6 轴线翻身法

步骤	要点说明
(1) **核对解释**：核对病人信息，向病人解释操作目的、方法、注意事项	取得病人合作
(2) **安置导管**：将各种导管及输液装置等安置妥当	注意保持导管通畅
(3) **床铺准备**：移开床旁椅，视病情放平床头支架；必要时将盖被折叠于床尾或一侧	
(4) **取卧位**：病人取仰卧位	
(5) **翻身**	
◆ 二人协助病人轴线翻身法	适用于脊椎受损或脊椎手术后病人改变卧位
1) 两名护士站在床两侧，将大单置于病人身下，分别抓紧病人肩、腰背、髋部、大腿等处的大单，将病人拉至近侧，拉起床栏	
2) 护士至对侧，将病人近侧手臂置于头侧，远侧手臂置于胸前，两膝间放一软枕，两名护士同时抓紧病人肩、腰背、髋部、大腿等处的远侧大单，动作一致地将病人整个身体以圆滚轴式翻转至侧卧	翻转时勿让病人身体屈曲，以免脊柱错位
◆ 三人协助病人轴线翻身法	适用于颈椎损伤的病人
1) 第一名护士固定病人头部，纵轴向上略加牵引，使头、颈部随躯干一起缓慢移动	
2) 第二名护士双手分别安置在病人肩、背部	
3) 第三名护士双手分别安置在病人腰部、臀部	保持病人脊椎平直
4) 三名护士使病人头、颈、腰、髋保持在同一水平线上，移至近侧，同法翻转至侧卧位，翻转角度不超过60°	
(6) **放置软枕**：将软枕放于病人背部支撑身体，另一软枕置于两膝间	保持双膝处于功能位
(7) **检查安置**：检查并安置病人肢体各关节处于功能位置，各种管道保持通畅	
(8) **整理记录**：移回床旁椅，整理盖被。记录翻身时间及皮肤状况，做好交接班	

【注意事项】

1. 帮助病人翻身时，不可拖、拉、推、拽，以免擦伤皮肤。应将病人身体稍抬起再翻身。移动身体后，须用软枕垫好肢体，以维持舒适和安全的体位。两人协助翻身时，注意动作要协调轻稳。

2. 根据病情和皮肤受压情况，确定翻身间隔时间。发现皮肤发红或破损，应增加翻身次数，及时处理患处，并做好交接班工作。

3. 根据病人病情正确协助病人翻身。

(1) 对于手术后病人，翻身时应检查伤口敷料是否潮湿或脱落，若已脱落或被分泌物浸湿，应先换药再翻身，翻身后注意伤口不可受压。

（2）颅脑术后病人，注意头部不能翻转过剧，翻身时，只能将病人头部卧于健侧或平卧，以避免引起脑疝，压迫脑干而致突然死亡。

（3）颈椎、颅骨牵引的病人，翻身时不可放松牵引，并使头、颈、躯干保持在同一水平位翻动；翻身后注意牵引方向、位置，以及牵引力是否正确。

（4）脊椎受损或脊椎手术后的病人需要采用轴线翻身法，翻身时保持动作一致，将病人的整个身体保持在同一水平线上。

（5）石膏固定和伤口较大的病人，翻身后应将患处放于适当位置，防止受压。

4. 病人身上置多种导管，翻身时应先将导管安置妥当；翻身后，检查各导管是否有脱落、移位、扭曲、受压，以保持导管通畅。

5. 协助病人翻身时，注意应用节力原理。操作时护士应靠近床沿，病人尽量靠近护士，使其身体的重力线通过支撑面保持平衡，以缩短重力臂，从而省力。

【操作后评价】

1. 病人明确更换卧位的目的并配合护理。
2. 操作方法轻稳、节力，病人舒适、安全，未发生并发症。
3. 护患沟通有效，满足病人的身心需要。

第三节 病人的安全

> **情景案例**
>
> 万某，男，82岁。因肺部感染、低血压、低血钾，2d前急诊入住ICU。病人神志清楚，但不配合医疗护理工作，多次拔除心电监护及各种导管。
>
> 请问：
> 1. 为该病人应采取何种护理措施？
> 2. 护士在实施过程中应注意哪些问题？

每个人都有安全的需要，对住院病人而言，由于对医院环境的不熟悉，对住院生活的不习惯，对自身疾病及某些治疗护理手段的不了解，往往会感到安全受到威胁。护士应及时正确地评估影响病人的安全因素，积极加以防范，以满足病人的安全需要。

一、概述

（一）基本概念

1. **安全环境**（environment safety） 是指平安而无危险、无伤害的环境。

2. **病人安全**（patient safety） 是以病人为中心，从思想认识、管理制度、工作流程、医疗护理行为，以及医院环境、设施、医疗仪器设备等方面是否存在安全隐患进行考虑，采取必要措施，防范病人在医疗护理的全过程中发生意外的伤害。

3. **护理安全**（nursing safety） 是指在实施护理的全过程中，病人不发生法律和法定的规章制度允许范围以外的心理、机体结构或功能上的损害、障碍、缺陷或死亡。

（二）病人安全的发展

病人安全是当今世界各国卫生体系共同面临的重大议题之一。1999年，美国医学研究院(Institute of Medicine,IOM)发表了一项震惊全球卫生保健体系、在病人安全领域具有里程碑式意义的报告——《孰能无错:建立一个更为安全的卫生体系(To err is human:building a safer health system)》,报告中指出美国每年估计有 9.8 万人死于可预防的医疗差错。自此,病人安全问题在世界各国引发了广泛的关注和研究。2004 年 10 月 27 日,经 WHO 第 57 届世界卫生大会讨论,宣布正式成立"病人安全世界联盟"(World Alliance for Patient Safety),目的是在全世界协调、传播和加快改善病人安全。此后,WHO 组织开展病人安全专题研究,推出了病人安全实践指南,设立病人安全研究专项基金等活动,为促进全球病人安全起到了积极的引导和推动作用。

知识拓展

中国医院协会患者安全目标(2019 版)

目标一　正确识别患者身份
目标二　确保用药与用血安全
目标三　强化围手术期安全管理
目标四　预防和减少健康保健相关感染
目标五　加强医务人员之间的有效沟通
目标六　防范与减少意外伤害
目标七　提升管路安全
目标八　鼓励患者参与患者安全
目标九　加强医学装备安全与警报管理
目标十　加强电子病历系统安全管理

二、影响病人安全的因素

(一)病人因素

病人的年龄、身体状况、疾病状况(复杂性和危险性)、生活方式、语言和沟通能力、对医院环境的熟悉程度等都会影响病人的安全。

(二)医务人员因素

通常指医务人员素质和人员配备数量方面的因素。医务人员的素质包括思想政治素质、职业素质和业务素质等,其素质的高低直接影响病人安全,当业务素质未达到职业的要求时,就有可能因行为不当或过失,造成病人身心伤害;充足的人员配备有利于满足病人的基本需求和病情监测,保证病人的安全。

(三)医院环境因素

医院的基础设施、物品配置和设备性能存在的不安全因素,环境污染所致的隐性不安全因素,病区的治安问题等都会影响病人的安全。

(四)诊疗因素

针对病人病情采取的一些检查和治疗,是帮助病人康复的医疗手段。但一些特殊的诊疗手段,在发挥协助诊断、治疗疾病及促进康复作用的同时,也可能会给病人带来一些不安全的因素。

三、病人安全的评估与防范

(一) 病人安全评估

1. 个人危险因素的评估

(1) 个人特点:包括年龄、性别、教育背景、个性等,有无不良嗜好、有无交流受限,是否有安全意识、警觉性如何等。

(2) 身心健康状态:疾病的病程、严重程度,病人的自理能力、精神状态、感知觉功能、情绪情感状态等。

(3) 疾病诊治:是否在使用一些特殊的诊疗手段,如氧疗、冷热疗法等;是否在使用某些影响精神、感觉功能的药物;是否因为某些原因需给予行动限制或身体约束等。

(4) 既往就医经历:既往经历或目睹不良事件的病人,对安全预防的参与度更高。

2. 环境危险因素的评估 环境设施中安全辅助设施设计不合理、环境照明过暗或过亮、地板地面湿滑(不平或有障碍物)等,导致病人发生跌倒、坠床的危险系数增加。此外,陌生的环境使人产生焦虑、害怕、恐惧等反应,因而缺乏安全感。

(二) 医院常见的不安全因素及防范

1. 物理性损伤及防范 物理性损伤包括机械性、温度性、压力性、放射性损伤等。

(1) 机械性损伤:常见的有跌伤、撞伤等损伤。跌倒和坠床是医院最常见的机械性损伤原因。对其防范措施如下:①对意识不清、躁动不安、偏瘫病人及婴幼儿应使用床栏或约束带等保护具进行保护,以防坠床的发生。②对年老体虚、行动不便或长期卧床初次下床活动的病人应注意搀扶,防止跌倒发生。③病室地面应注意保持干燥、整洁;室内物品放置稳妥,减少障碍物;通道、楼梯等进出口处应避免堆放杂物,防止发生撞伤、跌伤。④病人常用物品应放在其容易拿取处;走廊、浴室、厕所应设置扶手,供病人行动不便时使用;浴室和厕所还应设置呼叫系统,以利病人必要时使用。⑤在精神科病房,应注意将刀片、剪刀等锐器、钝器收藏好,不让病人接触到。

(2) 温度性损伤:常见的温度性损伤有热水袋、热水瓶所致的烫伤;易燃易爆物品如氧气、煤气、酒精、汽油等所致的各种烧伤;各种电器如烤灯、高频电刀等所致的灼伤;应用冰袋等所致的冻伤等。其防范措施如下:①护士在应用冷、热疗法时,应严格掌握操作要求,注意观察局部皮肤的变化,鼓励病人及时反映不适,病人附近备有可触及的呼叫装置,以便随时求援之用;对于小儿或容易受伤的病人(如意识不清或使用镇静剂者),在做冷、热疗期间应有专人陪伴。②对易燃易爆物品应妥善保管,并设有防火措施,护士应熟练掌握各类灭火器的使用方法。③对医院内各种电器设备应经常检查,及时维修,以防发生由于漏电所致的温度性损伤。

(3) 压力性损伤:常见的压力性损伤有因长期受压所致的压疮;因打石膏或用夹板固定过紧形成的局部压疮;因高压氧舱治疗不当所致气压伤等。其防范措施如下:①在工作中,须加强对危重病人或长期卧床病人的护理,定时翻身、按摩,以促进受压部位的血液循环;②注意观察用石膏或夹板固定的病人其局部皮肤的变化,如皮温、皮肤颜色等有无异常;③应用高压氧舱治疗时,应掌握适应证,治疗时逐渐加压或减压,并注意观察副反应。

(4) 放射性损伤:在进行放射性诊断和治疗过程中,如处理不当,可致放射性皮炎、皮肤溃疡坏死等。其防范措施如下:①在使用 X 线及其他放射性物质进行诊断或治疗时,要对在场人员采取适当的保护措施,如穿铅衣外套、手套等进行保护;②对于接受放射性诊断或治疗的病人,应尽量减少病人身体不必要的暴露,保证照射区域标记的准确,同时要正确掌握照射剂量和时间;③对病人进行教育,保持接受放射部位皮肤的清洁干燥,避免搔抓、用力擦拭和用肥皂擦洗皮肤等。

2. 化学性损伤及防范 应用各种化学性药物时,由于药物剂量过大或浓度过高,用药次数过多,用药配伍不当,甚至用错药均可引起化学性损伤。其防范措施如下:①护士应具备一定的药理知识,掌握常用药物的保管原则和药疗原则;②进行药疗时,严格执行"三查七对",注意所用药物有无配伍禁忌,并注意观察病人用药后的反应;③还需向病人及家属讲解安全用药的有关知识。

3. 生物性损伤及防范 生物性损伤包括微生物及昆虫等对病人所造成的伤害。各种病原微生物侵入人体易致感染,甚至威胁生命。其防范措施如下:①护士应严格执行消毒隔离制度,遵守无菌技术操作原则,加强对危重病人的护理,增强病人的抵抗力;②昆虫叮咬不仅可严重影响病人的睡眠和休息,还可导致过敏性伤害,更重要的是传播疾病,故应采取有力措施予以消灭并加强防范。

4. 心理性损伤及防范 病人对疾病的认识和态度、病人与周围人们的情感交流、医护人员对病人的行为和态度等均可影响病人的心理,甚至导致心理性损伤的发生。其防范措施如下:①护士应重视病人的心理护理,注意自身的行为举止,避免传递不良信息,造成病人的误解;②护士应以高质量的护理取得病人的信任,提高其治疗的信心;③要建立良好的护患关系,并帮助病人与其他医务人员、病友之间建立和睦的人际关系;④护士应注意对病人进行有关疾病知识的教育,引导病人对疾病采取正确乐观的态度。

知识拓展

住院病人预防跌倒的护理措施

1. 床头设跌倒警示标志。
2. 为病人和家属提供书面的预防跌倒的健康教育宣传单。
3. 告知病人跌倒的高危因素,使其认识跌倒的危险。
4. 病人活动时,应有人陪同。
5. 确保病人在安全的环境内(地面干燥、通道无障碍等)活动。
6. 避免穿容易引起滑倒的衣服和鞋子,行动不便者使用助行器。
7. 指导病人及家属正确使用床栏、呼叫器。
8. 对于某些服用后易引起跌倒的药物,应该高度重视,提前告知病人注意。
9. 告知病人在日常生活中起居要遵守"三部曲"原则:醒后30s再起床,起床后30s再站立,站立后30s再行走。

四、保护具的应用

临床护理工作中,经常遇到意识模糊、躁动、行动不便等具有潜在安全隐患的病人。作为护士应综合考虑病人及家属的生理、心理及社会等方面,采用必要的安全措施,为病人提供全面的健康维护,提高其生活质量。保护具(protective device)就是在特殊情况下用来限制病人身体或机体某部分的活动,以达到维护病人安全与治疗效果的各种器具。

【目的】

1. 防止小儿或高热、谵妄、昏迷、躁动及危重病人因虚弱、意识不清而发生坠床、撞伤、抓伤等意外,确保病人安全。

2. 确保治疗和护理工作的顺利进行。

【操作前准备】

1. **评估病人** 根据病人病情、年龄、意识状况、肢体活动来选择保护具的种类。评估病人及家属对保护具作用及使用方法的了解,病人及家属接受保护具的使用及配合程度。

2. **用物准备** 根据需要备床栏、各种约束带及支被架等。

3. **环境准备** 病室安静,温度、光线适宜。

4. **操作者准备** 衣帽整洁,洗手,戴口罩。

【操作步骤】

根据病人的不同病情,使用不同的保护具,向病人及家属解释使用保护具的目的、方法,取得合作。

1. **床栏(bedrail)** 主要用于预防病人坠床。床栏必须两侧同时应用,治疗或护理时,可暂时拆除床栏,操作完毕后要随即将床栏安装牢固,保证病人安全。

(1) 多功能床栏:使用时可插入两边床缘,不用时插于床尾,必要时可垫于病人背部,作胸外心脏按压用(图11-22)。

(2) 半自动床栏:可按需升降(图11-23)。

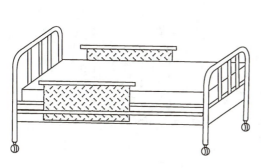

图11-22 多功能床栏

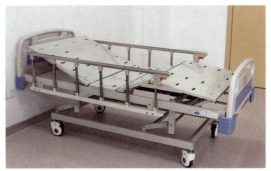

图11-23 半自动床栏

2. **约束带(restraint)** 用于保护躁动的病人,限制失控的肢体活动。根据部位的不同,约束带可分为手肘约束带(图11-24)或肘部保护具(图11-25)、约束手套(图11-26)、约束衣(图11-27)、肩部约束带及膝部约束带等。

(1) 宽绷带:常用于固定手腕和踝部。使用时,先用棉垫包裹手腕及踝部,再用宽绷带打成双套结套在棉垫外(图11-28),稍拉紧,确保肢体不脱出(图11-29),松紧以不影响血液循环为宜,然后将带子系于床缘。

(2) 肩部约束带:用于固定双肩,限制病人坐起。肩部约束带可以用布制成,也可用大单斜折成小长条使用。

1) 用布制成的肩部约束带,宽8cm,长120cm(图11-30A)。使用时,病人两肩套上袖筒,腋窝衬棉垫,两袖筒上的细带在胸前打结固定,把下面两条长带系于床头(图11-30B),以固定病人肩部,限制病人坐起。必要时将枕横立于床头。

2）用大单固定时，枕头横立于床头，斜折成长条的大单放在病人的肩背部，将带的两端由腋下经肩前绕至肩后，从横在肩下的单子下穿出，再将两端系于床头横栏上（图11-31）。

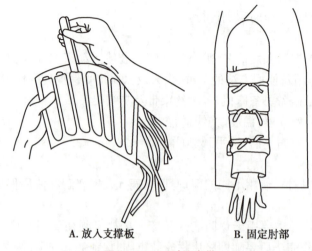

A. 放入支撑板　　B. 固定肘部

图 11-24　手肘约束带

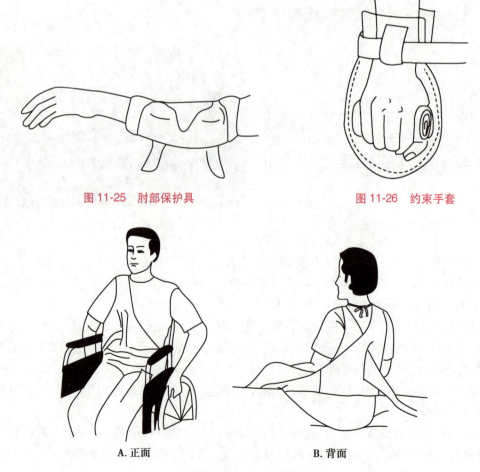

图 11-25　肘部保护具　　　　图 11-26　约束手套

A. 正面　　B. 背面

图 11-27　约束衣

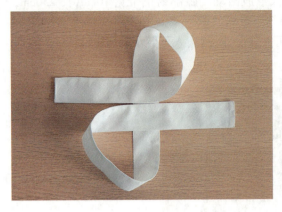
图 11-28　双套结

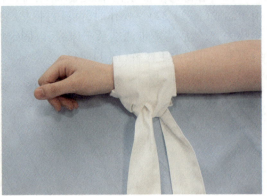
图 11-29　宽绷带约束法

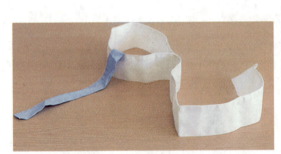
A. 肩部约束带

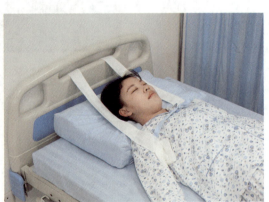
B. 固定方法

图 11-30　肩部约束带固定法

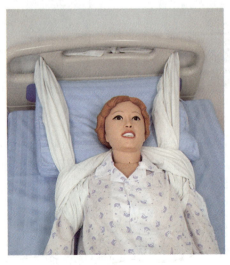
图 11-31　肩部大单固定法

（3）膝部约束带：用于固定膝部，限制病人下肢活动。膝部约束带宽 10cm，长 250cm，用布制成（图 11-32）。操作时，两膝衬棉垫，将约束带横放于两膝上，宽带下的头带各固定一侧膝关节，然后将宽带两端系于床缘，以固定病人膝部，限制病人下肢活动（图 11-33）。膝部约束带也可用大单代替（图 11-34）。

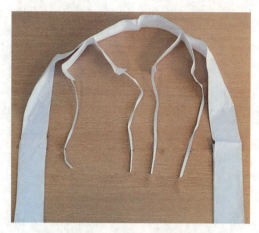

图 11-32　膝部约束带

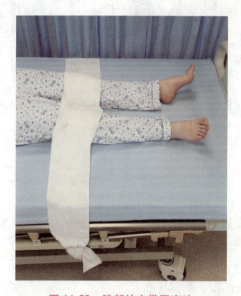 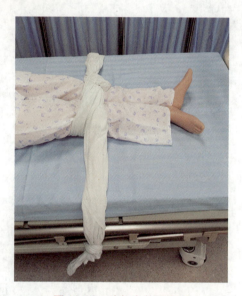

图 11-33　膝部约束带固定法　　　　图 11-34　膝部大单固定法

（4）尼龙搭扣约束带：用于固定手腕、上臂和踝部、膝部。约束带由尼龙搭扣和宽布带制成（图 11-35）。操作时将约束带置于关节处，被约束部位衬棉垫，选好适宜的松紧度，对合尼龙搭扣，将带子系于床边缘。

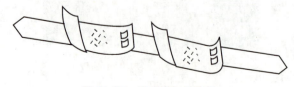

图 11-35　尼龙搭扣约束带

3. 支被架（overbed cradle） 用于支撑局部盖被或毛毯，适用于肢体瘫痪或极度衰竭的病人，防止盖被压迫肢体造成足下垂、足尖压疮和不适等，也可用于烧伤病人暴露疗法需保暖时。使用时，将支被架罩于防止受压的部位，盖好盖被（图11-36）。

【注意事项】

1. 严格掌握保护具应用的指征，向病人及家属解释清楚，以取得合作，维护病人自尊。

2. 保护性制动措施只能短期使用，使用时使肢体及各关节处于功能位置，协助病人经常更换卧位，保证病人安全、舒适。

3. 预防约束部位发生血液循环障碍或皮肤破损，应用约束带部位必须垫衬垫，约束带固定松紧适宜。每15～30min观察受约束部位及受约束肢体末端的血液循环，每2h放松约束带一次，发现异常及时处理。必要时按摩局部，以促进血液循环。

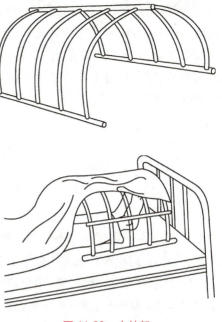

图11-36 支被架

4. 记录使用保护具的原因、目的、时间、每次的观察结果、护理措施及解除约束的时间。

第四节 护士安全与职业防护

护理工作环境是治疗与护理病人的场所，在为病人进行各种检查、治疗和护理的过程中，护士可能会受到不同职业有害因素的损伤。因此，护士应具备对各种职业性有害因素的认识、处理及防范的基本知识和能力，以减少职业损伤，保护自身安全，维护自身健康。

一、相关概念

1. 护士职业暴露（nursing occupational exposure） 是指护士在从事诊疗、护理活动过程中，接触有毒、有害物质或病原微生物，以及受到心理、社会等因素的影响而损害健康或危及生命的职业暴露。

2. 护理职业防护（nursing occupational protection） 是指在护理工作中针对各种职业性有害因素采取有效措施，以保护护士免受职业性有害因素的损伤，或将损伤降到最低程度。

二、职业损伤危险因素

（一）生物性因素

护士职业损伤的生物性因素主要是指细菌、病毒、支原体等微生物对机体的伤害。护士在护理工作中，每天与感染这些微生物的各种分泌物、排泄物，以及病人用过的各种器具、衣物等密切接触,因而容易受到病原微生物的侵袭。常见的是细菌和病毒。其中致病菌以葡萄球菌、链球菌、肺炎球菌和大肠埃希菌等常见,主要通过呼吸道、消化道、血液、皮肤等途径感染;病毒以肝炎病毒、艾滋病病毒、冠状病毒等常见,主要通过呼吸道和血液感染。其中最危险的、最常见的是艾滋病病毒、乙型肝炎病毒。生物性因素是最常见的职业损伤危险。

(二)化学性因素

1. **化学消毒剂** 护士在日常护理工作中,经常接触到的化学消毒剂,通过皮肤、眼及呼吸道等途径对护士造成损伤。轻者可引起皮肤过敏、流泪、恶心、呕吐、气喘等症状,严重的可引起眼结膜灼伤、上呼吸道炎症、喉头水肿、肺炎等,甚至造成肝脏和中枢神经系统的损害。

2. **化疗药物** 化疗药物不仅会使病人出现毒性反应,对经常接触化疗药物的护士,如果防护不当也会造成潜在危害。如护士在进行药物的准备、注射及废弃物丢弃过程中,化疗药物均有可能通过皮肤、呼吸道、消化道等途径侵入护士体内。常见的危害有白细胞数量减少、流产率增加,甚至导致畸形、肿瘤及脏器损伤等。

(三)物理性因素

1. **机械性损伤** 常见的有跌倒、扭伤、撞伤等,特别是负重伤对护士造成的危害不容忽视。负重伤比较常见的是腰椎间盘突出症。主要原因包括:①工作强度大;②外界温差的刺激;③长期的积累损伤。

2. **锐器伤** 锐器伤是最常见的职业损伤因素之一,也是导致血源性传播疾病的最主要因素。常见原因包括:①准备物品时被误伤;②掰安瓿、抽吸药液时被划伤;③双手回套针帽时被刺伤;④注射、拔针时病人不配合被误伤;⑤注射器、输液器毁形时被刺伤;⑥分离、浸泡、清洗用过的锐器被误伤;⑦整理治疗盘、治疗室台面时被裸露的针头或碎玻璃刺伤;⑧处理医疗污物时导致误伤;⑨手术中传递锐器时被误伤。

3. **放射性损伤** 护士在为病人进行放射性诊断和治疗的过程中,如果防护不当或发生泄漏,也会导致放射性损伤,引发皮肤、眼部,甚至血液系统的功能障碍。如皮肤的炎症、溃疡、癌症,眼部晶状体混浊等。

4. **温度性损伤** 包括热水瓶、热水袋所致烫伤;氧气、乙醇等易燃易爆物品所致烧伤;烤灯、高频电刀所致灼伤等。

5. **噪声** 长期处于声音强度超过35dB的环境中,可引起听力和神经系统的损害。医院噪声的主要来源包括监护仪、呼吸机的机械声、报警声,病人的呻吟声,小孩的哭闹声,电话铃声等。

(四)心理、社会因素

护理工作导致护士出现心理卫生问题的主要原因包括:人力资源不足、危重病人增加使临床护理工作更加繁忙;非常态的人际环境、护患纠纷时面临的潜在暴力损害;面对病人痛苦、死亡等的负性刺激;担心发生差错事故所致的压力;频繁的倒班所致身心疲惫等。这些因素不仅影响护士身体、心理的健康,也影响社会群体对护士职业的选择,是不容忽视的。

> **知识拓展**
>
> **锐器伤的危害**
>
> 锐器伤可引起经血传播病原体的感染,导致血源性疾病的传播,对医务人员的身心健康和职业安全带来严重威胁。已经证实有 20 多种病原体可通过被污染锐器进行传播,其中最为常见的经血传播病原体是乙型肝炎病毒(HBV)、丙型肝炎病毒(HCV)和人类免疫缺陷病毒(HIV)。锐器伤的发生给医务人员带来极大的心理压力,同时也对社会造成一定的危害性。医务人员发生锐器伤后经常会表现出各种负面心理,包括不同程度的压力、焦虑、愤怒和罪恶感,并且在损伤后的 2 周内对针头和锐器表现出明显的畏惧感。调查发现,锐器伤对情感耗竭及人格解体有直接正向作用,与未经历过锐器伤的护士相比较,经历过锐器伤的护士更容易发生职业倦怠。另外,还可能会造成包括经济损失和卫生资源浪费的危害,如误工工资、检查费用、预防性治疗费用等诸多社会危害和医疗卫生问题。由于各国处理锐器伤的流程不同及损伤后感染情况的差异,国外单次锐器伤总成本(直接成本和间接成本)为 747~2 173 美元,而在中国由于医务人员数量庞大,每年因锐器伤所致的经济负担高达 58 亿元。锐器伤已成为全球公共卫生领域关注的焦点问题之一。

三、防护措施

(一) 生物性危害的防护

生物性危害的防护属于医院感染控制的范畴,其基本防护措施在于进行标准预防。此外,疫苗接种对预防职业感染有着积极的意义,如接种乙肝疫苗的预防有效率可达 96%~99%。

(二) 化学性危害的防护

1. 化学消毒剂损害的防护　规范地保存、使用各种消毒剂,必要时戴防护手套、呼吸防护装置、护目镜及穿防护服等,及时、彻底洗手。

2. 化疗药物损害的防护

(1) 配制化疗药物的环境要求:条件允许应设专门化疗药物配药间,配备空气净化装置,在专用层流柜内配药,以防止药物对配制人员产生危害。操作台面覆以一次性防渗透性防护垫,以吸附溅出的药液,减少药液污染台面。

(2) 配制化疗药物的准备要求:①配制前洗手,戴帽子、口罩、护目镜,穿防渗透隔离衣,戴手套。②轻弹安瓿颈部,使附着药粉降落至瓶底。垫纱布掰安瓿,避免药粉、药液外溅,避免玻璃碎片飞溅,划破手套。

(3) 执行化疗药物操作的要求:①溶解药物时,溶媒沿瓶壁缓慢注入瓶底,待药粉浸透后再晃动,防止药粉溢出。②瓶装药液稀释后抽出瓶内气体,以防瓶内压力过高,药液从针眼处溢出。③抽取药液后,不要将药液排于空气中。④抽取的药液以不超过注射器容量的 3/4 为宜。⑤操作结束后擦洗操作台。脱去手套后彻底冲洗双手并行沐浴,以减轻药物的毒副作用。⑥静脉给药时戴手套,确保注射器及输液管接头连接紧密,以防药液外漏;加药速度不宜过快,以防药液从管口溢出。

(4) 化疗药物外漏和人员暴露时的处理要求:①若化疗药物外漏,应立即标明污染范围,避免他人接触。药液溢洒在桌面或地面上,应用吸水毛巾或纱布吸附,若是药粉,则用湿纱布轻轻抹擦,以防药粉飞扬污染空气,再用肥皂水擦拭污染表面。②药液溅到工作服或口罩上,立即更换;药液溅到皮肤上用肥皂水和清水清洗;眼睛污染时,应立即用清水或生理盐水反复冲洗。③记录接触情况,必要时就医治疗。

(5) 污染废弃物的处置要求:①凡与化疗药物接触过的注射器、输液器等放置在有特别标记的防刺防漏容器中。②一次性防护衣、帽等焚烧处理;非一次性物品如隔离衣等,与其他物品分开放置,高温处理。③处理48h内接受过化疗病人的分泌物、血液等时须穿隔离衣、戴手套;被化疗药物污染过的床单单独洗涤。④病人使用过的洗手池、马桶用清洁剂清洗。⑤混有化疗药物的污水,经医院污水处理系统处理后再排入城市污水系统。

(三) 物理性危害的防护

1. 锐器伤的防护

(1) 防护措施:锐器伤防护的关键是建立锐器伤防护制度,提高自我防护意识,规范操作行为。

1) 进行侵袭性操作过程中光线充足;严格按规程操作,防止被各种针具、刀片、破裂安瓿等医用锐器刺伤或划伤。

2) 使用安瓿制剂时,先用砂轮划痕再垫棉球或纱布掰安瓿。

3) 抽吸药液后单手操作套上针帽;经三通装置静脉加药须去除针头。

4) 制定完善的手术器械摆放及传递规定。

5) 手持针头或锐器时勿将针头或锐器面对他人。

6) 禁止用手接触使用后的针头、刀片等锐器;禁止直接用手传递锐器。

7) 禁止将使用后的针头重新套上针帽(除某些特殊操作,如抽动脉血进行血气分析);禁止用双手分离污染的针头和注射器,禁止用手折弯或弄直针头。

8) 严格执行医疗废物分类标准。使用后的锐器须放入耐刺、防渗漏的锐器盒中。锐器盒标志明显。

9) 为不合作的病人治疗、护理时,须有他人的协助。

10) 选用安全器材,如真空采血用具、自动毁形注射器、带保护性针头护套的注射器及安全型静脉留置针等。

11) 发生锐器伤后做好局部处理。建档,定期体检,接种疫苗。建立损伤后登记上报制度、处理流程、监控系统、追踪伤者健康状况。

(2) 紧急处理方法

1) 发生针刺伤时立即从伤口的近心端向远心端挤压,挤出伤口的血液,禁止伤口局部按压,以免产生虹吸现象,将污染的血液吸入血管,增加感染机会。

2) 用肥皂水、流动水冲洗皮肤;等渗盐水冲洗黏膜。

3) 用0.5%碘伏或75%乙醇消毒伤口,并包扎。

4) 根据病人血液中含病毒、细菌的多少和伤口情况的评估,做相应处理:①病人HBsAg阳性,受伤护士HBsAg阴性或抗HBs阴性且未注射过乙肝疫苗,应该在24h内注射乙肝免疫球蛋白(HBIG)并注射乙肝疫苗,于受伤当天、第3个月、第6个月、第12个月随访和监测;②病人HIV阳性,受伤护士HIV抗体阴性,经专家评估后立即预防性用药(应在4h内,不超过24h),并进行医学观察1年,于受伤后4周、8周、12周、6个月检查HIV抗体。

5) 及时上报:填写锐器伤登记表,并尽早报告科室负责人、预防保健科、医院感染管理科等。

2. 负重伤的防护

（1）加强身体锻炼：健美操、广播体操、太极拳、瑜伽等，可提高肌肉韧性，关节灵活性；加强腰部锻炼，预防腰椎间盘退变。

（2）保持正确的工作姿势：①工作间歇适当变换体位减轻脊柱负荷，尽可能抬高下肢或锻炼下肢，促进血液回流；②站立时，双下肢轮流支撑身体重量，适当做踮脚动作，促进小腿肌肉的收缩及静脉血回流；③站立或坐位时，保持腰椎伸直，使脊柱支撑力增大，避免过度弯曲造成腰部韧带劳损；④弯腰搬重物时，伸直腰部，双腿分开，屈髋下蹲，后髋及膝关节用力，挺身搬起重物。

（3）使用劳动保护用品：①工作期间，护士可以佩戴腰围以加强腰部的稳定性，休息时解下，以免长时间使用造成腰肌萎缩。②协助危重病人翻身时采用合适的辅助器材。③穿弹力袜或绑弹力绷带，减轻肢体沉重感或疲劳感，促进下肢血液回流。④穿软底鞋。

（4）养成良好生活习惯：①选用硬板床或硬度、厚度适宜的床垫；②从事家务劳动或活动时，避免长时间弯腰，减少弯腰次数；③减少持重物的时间和重量；④合理膳食，均衡营养，适当增加蛋白质的摄入，多食富含维生素B、维生素E的食物，以营养神经、促进血流、改善血液循环。

（5）避免过重工作负荷：合理排班，避免护士工作强度过大，或一次性工作时间过长，以减轻身体负荷和职业压力。

（四）心理社会危害的防护

通过构建积极良好的护患关系，尽量避免因护患关系紧张导致的心理社会危害。采取积极、正性的应对方式有效应对心理社会因素所致危害。培养积极、乐观、开朗的性格特征有利于护士能以积极的心态去应对各种可能面临的困难。护士帮助病人和自身争取社会支持，有利于构建良好的护患关系和工作关系。护士应合理安排自己的生活和工作，注意劳逸结合，经常性精神放松，利于预防身心耗竭综合征。同时，护士在应对应激时，应积极寻求专业人员的帮助，如专业指导、心理支持等。

案例分析题

1. 何某，男，30岁。剧烈腹痛1h伴频繁的恶心呕吐，夜间急诊入院。经过医生查体及辅助检查，诊断为"急性阑尾炎合并穿孔"，随即在腰麻下行阑尾切除术。手术顺利，术后回普外科病房。

请问：

（1）术后病人需立即采取哪种卧位？为什么？

（2）手术后第2天病人主诉切口疼痛，体温为38.2℃，此时护士为病人安置哪种卧位？为什么？

2. 张某，女，45岁。因"右乳肿块"拟行手术治疗，早上7点40分，手术室人员将病人接走，下午13点20分，病人行"乳腺癌根治术"后被送回病房。

请问：

（1）影响病人安全的因素有哪些？

（2）在交接和转运病人的过程中应如何保障病人的安全？

（姚　娟）

第十二章

清 洁 护 理

学习目标

1. 掌握口腔护理、头发护理、皮肤护理的目的及注意事项;掌握特殊口腔护理常用的溶液及其作用;掌握压疮的定义、原因、好发部位及高危人群。
2. 熟悉晨晚间护理的目的、内容。
3. 了解一般口腔护理健康教育内容。
4. 能够熟练进行口腔、头发、皮肤的护理及晨晚间护理,采取有效措施预防压疮的发生并正确实施压疮的治疗和护理措施。

清洁(cleanliness)是人类最基本的生理需要之一,清洁可以清除物品表面的微生物和污垢,防止微生物繁殖,促进血液循环及废物排泄;同时,清洁还可以改善自我形象,使人拥有自信和自尊,感到舒适轻松。良好的清洁状况是确保个体舒适、安全和健康的重要保证,不良的清洁状况会对个体的心理和生理产生负面的影响,甚至诱发各种并发症。因此,满足病人清洁的需要,是护士的重要职责之一。护士在与病人接触时,应及时评估病人的清洁状况,并根据病人的自理能力、需求及个人习惯协助病人进行清洁护理,确保病人清洁、舒适,预防感染及并发症的发生。

第一节 口 腔 护 理

> **情景案例**
>
> 王女士,75 岁,以胃癌收治入院。于昨日上午 8 时在全身麻醉下行胃癌根治术,现术后第 2 天,体温 38℃,脉搏 88 次/min,呼吸 20 次/min,血压 150/86mmHg,经检查发现其口腔黏膜有白色膜状物。
> 请问:
> 1. 护士应为该病人选择何种漱口溶液?
> 2. 护士如何为该病人进行口腔护理?

口腔(oral cavity)是消化道的起始部,担负着咀嚼、消化、味觉、语言、辅助呼吸等重要功能。同时,口腔是病原微生物侵入人体的途径之一,口腔的温度、湿度和食物残渣很适宜微生物的生长繁殖。正常人的口腔中存在着大量的致病性和非致病性微生物。当身体健康时,由于机体抵抗力强,饮水、进食、刷牙(brushing teeth)及漱口(gargling)等活动,对细菌都有一定的清除作用,因而很少出现口腔问题。当人患病时,由于抵抗力减弱,饮水、进食、漱口等活动减少,为细菌在口腔内迅速繁殖创造了条件,常引起口腔炎症、溃疡,还可致口臭(halitosis),影响食欲(appetite)及消化功能,甚至影响病人的自我形象,产生一定的交往障碍。有些病人因长期应用抗生素和激素,易发生真菌感染。所以保持口腔卫生对人体健康很重要,护士应认真评估病人的口腔卫生状况,指导病人进行口腔清洁,对生活不能自理的病人,应协助其完成口腔护理(oral care)。

一、口腔的评估

1. 口腔状况 正常人口腔状况:口唇红润,口腔黏膜光洁呈粉红色;牙齿齐整,无牙病变;牙龈粉红色,无疼痛;舌苔薄白、舌面湿润;腭部、腭垂(又称悬雍垂)及扁桃体无肿胀,无异常分泌物;口腔内无异味。

(1) 口唇的色泽、湿润度,有无干裂、出血及疱疹等。

(2) 口腔黏膜的颜色、完整性,是否有溃疡、疱疹,是否有不正常的渗液,如血液、脓液等。

(3) 牙齿是否齐全,有无义齿(denture)、龋齿(dental caries)、牙结石、牙垢等。

(4) 牙龈的颜色,是否有溃疡、肿胀、萎缩或出血等。

(5) 舌的颜色、湿润度,有无溃疡、肿胀及舌面积垢等。

(6) 腭部、腭垂、扁桃体的颜色,是否肿胀,有无不正常的分泌物等。

(7) 口腔有无异常气味,如烂苹果味、氨臭味等。

2. 自理能力 评估病人口腔清洁的自理能力,分析判断是否存在自理缺陷及自理缺陷的具体表现,由此制定病人口腔清洁活动的护理方案。

3. 口腔卫生知识的了解程度 个人对口腔卫生的重要性及预防口腔疾病知识的了解程度,是否掌握正确的清洁口腔的方法等。

4. 疾病或治疗情况 是否存在口腔疾病、高热、昏迷、禁食、鼻饲、大手术后等情况;所患疾病是否有传染性,是否需要进行相关的隔离及防护措施。

🔍 知识拓展

世界爱牙日

口腔健康是人体健康的一个重要环节,是一个国家社会文明的象征。世界卫生组织已把龋病列为仅次于癌症、脑血管疾病的第三大顽疾,并将口腔健康列入评价人类健康水平的一项重要指标,把每年的9月20日定为"世界爱牙日"。世界卫生组织对口腔健康标准的定义是:"牙齿清洁,无龋洞,无疼痛感,牙龈颜色正常,无出血现象"。通过爱牙日活动,广泛动员社会的力量,在群众中进行牙病防治知识的普及教育,增强口腔健康观念和自我口腔保健的意识,建立口腔保健行为,从而提高全民族的口腔健康水平。

二、口腔的清洁护理

(一)一般口腔护理

1. 对于不能起床的病人 视病情让病人取侧卧位,或头偏向一侧,或抬高床头支架予半坐卧位,取病人的干毛巾围于颌下,脸盆放于旁边接取漱口污水,备好牙刷(toothbrush)、牙膏(toothpaste)、漱口水(mouthwash),让病人自己刷牙,刷牙后擦干面部,整理用物。病情需要时可以由护士协助。

2. 对有活动性义齿者 应做好义齿的护理。取义齿时,先取上面的义齿,后取下面的义齿,并放置于容器内,用冷开水冲洗刷净,待病人漱口后戴上或浸于清水中备用。对于昏迷病人,义齿应清洁后放于清水中保存。浸泡义齿的清水应每日更换,义齿不可浸在乙醇、热水中,以免变色、变形和老化。

3. 健康教育

(1) 向病人和家属解释保持口腔卫生的重要性。

(2) 教会病人选择合适的牙刷、牙膏,掌握正确的刷牙方法:①牙刷的外形应较小,便于刷到牙齿的各面,软毛牙刷不会磨损牙龈,并可按摩牙龈部位,牙刷应每隔 3 个月更换一次。②牙膏不应具有腐蚀性,含氟牙膏具有抗菌和保护牙齿的作用,牙膏不宜常用一种,可以轮换使用。③目前提倡的刷牙方法有竖刷法和震颤法。竖刷法是将牙刷刷毛末端置于牙龈和牙冠交界处,沿牙齿方向轻微加压。刷上牙时,通过手腕的上下活动,刷毛自牙龈顺着牙缝向下刷,在同一部位反复数次;刷下牙时用同样的方法从下往上刷,这样可以把牙缝中的食物残渣和牙菌斑清洁掉;刷牙齿的咬合面时可做来回拉锯动作。震颤法刷牙时,牙刷毛面与牙齿呈 45°,刷头指向牙龈方向,使刷毛进入牙龈沟和相邻牙缝内,做短距离的快速环形颤动。每次刷 2~3 颗牙,刷完一个部位再刷相邻部位。刷牙齿的时候要仔细,里面、外面、前牙及后牙都要刷到。

(3) 教会病人养成良好的口腔卫生习惯:每次饭后漱口,刷牙一般在晨起和晚上临睡前进行;目前有人主张采用"三三"刷牙法,也就是每天刷 3 次牙,每次刷 3min。睡前不食用对牙齿有刺激性或腐蚀性的食物。

(4) 指导病人正确使用剔牙线(dental floss):为了能完全清除牙齿周围的牙菌斑和碎屑,需辅以牙线使用,每日剔牙 1~2 次,餐后立即剔牙更好。牙线用棉、丝、麻、尼龙或涤纶等材料制成。首先拉取出一段约 25cm 长的牙线,将线头两端略松地缠于两手的示指 2~3 圈;用大拇指或中指支撑将牙线拉直,引导牙线沿牙齿侧面缓和地滑进牙缝内,同时带出食物嵌渣;将牙线贴紧牙齿的邻接牙面并使其略成 C 型,以增加接触面积,然后上下左右缓和地刮动,清洁牙齿的表面、侧面及牙龈深处的牙缝;刮动牙齿的一边邻面后,再刮同一牙缝的另一边邻面,直至牙缝中的食物嵌渣、牙菌斑及软牙垢随牙线的移动而被带出为止;然后漱口,彻底漱去刮下的食物嵌渣、牙菌斑及软牙垢(图 12-1)。

(二) 特殊口腔护理

对于禁食(fasting)、高热、昏迷、鼻饲(nasogastric feeding)、危重、大手术后、口腔有疾病及其他生活不能自理的病人,护士应给予特殊口腔护理,一般每日进行 2~3 次,根据病情应酌情增加次数,并选用合适的漱口溶液。

【目的】

1. 保持口腔清洁、湿润,预防口腔感染等并发症。

2. 防止口臭,清除牙垢,促进食欲,保持口腔正常功能。

3. 观察口腔黏膜、舌苔、牙龈等处的变化及口腔气味,了解病情的动态变化。

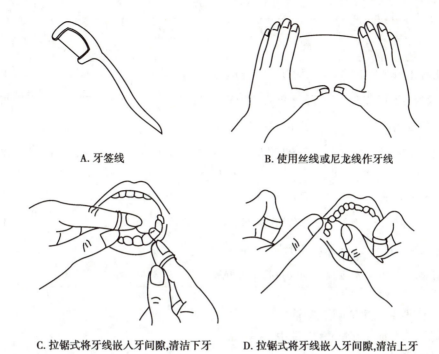

A. 牙签线　　　　　　B. 使用丝线或尼龙线作牙线

C. 拉锯式将牙线嵌入牙间隙,清洁下牙　　D. 拉锯式将牙线嵌入牙间隙,清洁上牙

E. 将牙线用力弹出,每个牙缝反复数次

图 12-1　牙线剔牙法

【操作前准备】

1. **评估病人**　病人的病情、用药情况(如抗生素、激素等)、自理能力、心理反应、合作程度及口腔状况(有无异常气味、特殊病菌感染、溃疡出血等)。

2. **用物准备**

(1) 治疗盘内用物:治疗碗内盛浸有漱口溶液的棉球若干(棉球数量根据对病人口腔健康评估而定)、弯血管钳一把、镊子一把、压舌板、弯盘、吸水管(straw)、杯子(内盛温水)、治疗巾、手电筒,必要时备张口器、拉舌钳。

(2) 外用药:如液状石蜡、冰硼散、锡类散、西瓜霜、金霉素甘油、制霉菌素甘油等,根据对病人健康评估而酌情准备。

(3) 常用漱口溶液:见表 12-1。

表 12-1 常用漱口溶液

名称	作用	适用的口腔 pH
0.9%氯化钠溶液(生理盐水)	清洁口腔,预防感染	中性
复方硼酸溶液(朵贝尔溶液)	除臭抑菌,治疗轻度口腔感染	中性
0.02%呋喃西林溶液	清洁口腔,广谱抗菌	中性
1%~3%过氧化氢溶液(双氧水)	遇有机物时,放出新生氧,除臭抗菌,用于口腔感染有出血、溃烂及坏死组织者	偏酸性
1%~4%碳酸氢钠溶液	破坏细菌的生长环境,用于真菌感染	偏酸性
2%~3%硼酸溶液	酸性防腐溶液,有抑制细菌作用	偏碱性
0.1%醋酸溶液	用于铜绿假单胞菌感染	偏碱性
氯己定含漱液	清洁口腔,广谱抗菌	偏碱性

3. 环境准备 病室清洁、安静。
4. 操作者准备 衣帽整洁,洗手,戴口罩。

【操作步骤】

口腔护理操作步骤见表 12-2。

表 12-2 口腔护理

步骤	要点说明
1. 核对解释 备齐用物至床旁,核对床号、姓名、腕带,向清醒病人解释	确认病人,取得合作
2. 安置体位 协助病人侧卧或仰卧,头偏向护士	防止分泌物及多余水分反流造成误吸,并且利于护士操作时节力
3. 铺巾置盘 将治疗巾围于病人颌下,弯盘置于口角旁	防止污染床单位
4. 湿润观察 湿润口唇与口角,嘱病人张口,观察口腔,取下义齿	防止病人张口时口唇口角干裂疼痛义齿按正确处理方法护理
5. 漱口 协助病人用吸水管吸水漱口	昏迷病人忌漱口
6. 擦洗口腔	
(1) 嘱病人咬合上下齿,用压舌板轻轻撑开对侧颊部,以弯血管钳夹紧含有漱口溶液的棉球,由臼齿向门齿纵向擦洗牙齿外侧面。同法擦另一侧牙齿外侧面	棉球应包裹血管钳的尖端,防止钳端直接接触口腔黏膜及牙龈 棉球不可过湿,以不能挤出液体为宜,防止水分过多造成误吸
(2) 嘱病人张口,依次擦洗对侧牙齿上内侧面→上咬合面→下内侧面→下咬合面→弧形擦洗对侧颊部。同法擦洗近侧	根据擦拭部位及清洁程度及时更换棉球,一个棉球擦洗一个部位
(3) 擦洗硬腭、舌面、舌下	勿触及咽部,以免引起恶心

续表

步骤	要点说明
7. **再次观察漱口** 再次观察口腔,清醒病人再次漱口;治疗巾拭去口角水渍	使口腔清爽
8. **涂药润唇** 口腔黏膜如有溃疡、真菌感染,酌情涂药于患处;口唇干裂者可涂液状石蜡或润唇膏	促进溃疡、感染愈合 防止口唇干燥、破裂
9. **整理用物** 撤去治疗巾,整理用物;帮助病人取舒适卧位,必要时协助病人佩戴义齿,整理床单位	告知病人操作已完毕,询问病人的感受,感谢病人

【注意事项】

1. 擦洗动作要轻,特别是对凝血功能差的病人,要防止碰伤黏膜及牙龈。
2. 昏迷病人禁漱口;用张口器时,从磨牙处撑开;对牙关紧闭(trismus)者,不可用暴力助其张口;用棉球擦洗时,每次用一个棉球并夹紧,防止遗留于口腔;棉球蘸漱口水不可过多,以防溶液流入气管;必要时要清点棉球数量。
3. 传染病病人操作及用物按隔离消毒原则处理。

【操作后评价】

1. 病人感到口腔清洁、无异味,口唇湿润。
2. 病人口腔黏膜及牙龈无损伤,病人未诉不适。
3. 护患沟通有效,满足病人的身心需要。

知识拓展

口腔护理海绵棒

口腔护理海绵棒是一种清洁牙齿或口腔的器具,用于清洁齿、唇、舌、腭、两颊部、齿根、舌下等口腔部分。它包含一根棒和与棒固定相连一体的海绵团,由无毒无刺激的柔软海绵制成,具有较强的吸水性、良好的柔软性和弹性,无纤维脱落,不损伤黏膜、创面、牙周组织等优点。其海绵头中的塑料棒顶端距海绵头的顶端有 0.5cm 的距离,所以柔软、有弹性的海绵头顶端可方便伸入凹型的创面进行清洁、消毒和护理,可为护理病人口腔提供一种清洁效果好、结构柔软、使用安全且使病人无不适感的器具。

第二节 头发护理

头发护理(hair care)是维持个人清洁卫生中重要的部分。但头面部皮脂腺丰富,皮脂、汗液、灰尘黏附于毛发和头皮上,形成污垢,既使皮肤抵抗力下降,又会发出异味。因此,护士要指导或协助病人进行头发护理。通过头发护理既可以保持清洁和整齐的头发、头皮,减少刺激与感染,还可以增加自信,维护自尊。同时,通过按摩头皮等方式,也可以促进头部血液循环,促进头发生长。

一、头发的评估

1. 头发与头皮状况　正常头发分布均匀,浓密适度,富有弹性及光泽,无异味,头皮清洁完整,无感染及其他病变。

(1) 头发分布情况:有无脱落或明显增多现象。

(2) 发质:有无光泽,是否粗糙,尾端有无分叉。

(3) 头发、头皮清洁程度:有无积存污垢、不洁气味。

(4) 头皮健康情况:有无头皮屑抓痕、破溃、感染、损伤、皮疹等。

2. 病人自理能力　分析判断是否存在自理缺陷及自理缺陷的具体表现,由此制定病人头发护理的方案。

3. 头发护理知识　评估病人及家属对头发清洁护理相关知识的了解程度,病人生活背景、生活习惯的不同也会影响到头发清洁情况。

4. 病情和治疗情况　评估是否有卧床、关节活动受限、肌肉张力降低等因患病或治疗妨碍病人头发清洁的因素。

二、头发的清洁护理

对可自行完成头发清洁护理的病人,护士可向病人讲解头发的生长及保养知识,帮助病人选择适宜的清洁和护理用品,鼓励并协助有自理能力的病人每日梳理及定期清洗头发。对长期卧床、关节活动受限、肌肉张力降低等生活不能自理的病人,护士可以协助病人采用床上梳头(combing hair in bed)、床上洗头法(shampooing hair in bed),帮助其保持头发清洁。

(一) 床上梳头法

【目的】

1. 去除头皮污垢及脱落的头发,保持头发清洁和整齐,预防感染,使病人整洁、舒适、美观。

2. 按摩头皮,促进头皮血液循环,促进头发的生长与代谢。

3. 维护病人自尊,增加病人自信,建立良好的自我形象(self-image),改变精神面貌,有助于建立良好的护患关系。

【操作前准备】

1. 评估病人　病人的病情、自理能力、配合程度、个人习惯及头发头皮的状况(包括清洁程度、有无疾病、有无破损等)。

2. 用物准备　治疗巾、梳子(病人自备)、30%乙醇、纸袋(盛放脱落的头发),必要时备橡皮圈、发夹。

3. 环境准备　宽敞舒适,光线充足。

4. 操作者准备　衣帽整洁,洗手,戴口罩。

【操作步骤】

床上梳头法操作步骤见表12-3。

表 12-3　床上梳头法

步骤	要点说明
1. 核对解释　备齐用物至床旁,核对床号、姓名、腕带,向病人解释	确认病人,取得病人合作
2. 梳头	
（1）铺治疗巾于枕头上,协助病人取平卧位、坐位或半坐卧位	若病人病情较重,可协助病人取侧卧位或平卧位,头偏向一侧
（2）将头发从中间分成两股,一手握住一股头发,由发根梳到发梢;长发或遇有打结时,可将头发绕在示指上慢慢梳理,由发梢一段段梳到发根。同法梳理另一边	头发很乱、纠集成团时,可用30%乙醇湿润后,再小心梳顺
（3）长发酌情编辫或扎成束	辫或束不能太紧,以免引起疼痛,发型尽可能满足病人喜好
（4）将脱落头发置于纸袋中,撤下治疗巾	
3. 整理　协助病人取舒适卧位,整理病床单元,清理用物	

【注意事项】
1. 梳发时避免强行梳拉头发,造成病人疼痛。
2. 操作时注意观察病人的反应。

（二）床上洗头法

【目的】
1. 去除头皮屑和污垢,保持头发清洁和整齐,减少感染,使病人整洁、舒适、美观。
2. 按摩头皮,促进头皮血液循环,促进头发的生长与代谢。
3. 维护病人自尊,增加病人自信,建立良好的自我形象,改变精神面貌,有助于建立良好的护患关系。

【操作前准备】
1. 评估病人　病人的病情、自理能力、配合程度、个人习惯及头发的状况（包括清洁程度、有无疾病等）。
2. 用物准备　治疗盘内置两条小橡胶单或一次性护理垫、大中毛巾各一条、眼罩或纱布、耳塞或棉球两只(不吸水棉球为宜)、纸袋、洗发液、梳子(comb)、镜子(mirror)、温水(40~45℃)、污水桶、生活垃圾桶,必要时备量杯、护肤霜、电吹风(hair dryer)。洗头车洗头另备洗头车(图12-2);橡胶马蹄形垫洗头另备一只橡胶马蹄形卷或自制马蹄形垫;扣杯式洗头另备脸盆、搪瓷杯、橡胶管、毛巾两块。

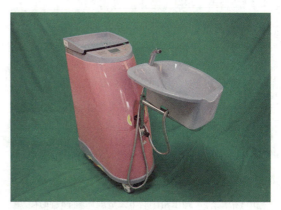

图 12-2　洗头车

3. **环境准备**　关闭门窗,调节室温至24℃左右,注意保暖。
4. **操作者准备**　衣帽整洁,洗手,戴口罩。

【操作步骤】

床上洗头法操作步骤见表12-4。

表12-4　床上洗头法

步骤	要点说明
1. **核对解释**　备齐用物至床边,核对床号、姓名、腕带,向病人解释	确认病人,取得病人合作
2. **调节室温**　至24℃左右,关闭门窗(根据季节需要);移开床旁桌椅,松开被尾;需要时给予便盆	使病人舒适
3. **铺巾松领**　垫小橡胶单或一次性护理垫及大毛巾于枕头上;松开病人衣领向内反折,将中毛巾围于病人颈部,用别针固定	防止洗发过程中床单、枕头、衣领被打湿
4. **安置体位**　协助病人斜角仰卧,移枕于肩下,病人屈膝	可垫膝枕于两膝下,使病人舒适
5. **保护眼耳**　以棉球或耳塞塞两耳,用眼罩或纱布遮盖双眼	也可嘱病人闭双眼
6. **洗发** ◆ **洗头车床上洗头法**(图12-3) 将洗发车拉至床旁,使其水槽边缘与床缘平齐,病人颈部枕在洗头车水槽边缘处,头部在水槽中 ◆ **马蹄形垫床上洗头法**(图12-4) 置马蹄形垫于病人后颈部,使病人颈部枕于隆起处,头部在槽中,槽型下部接污水桶 ◆ **扣杯式床上洗头法**(图12-5) 取脸盆一只,盆底放一条毛巾,倒扣搪瓷杯于盆底,杯上垫折成四折并外裹防水薄膜的毛巾。将病人头部枕于毛巾上,脸盆内置一根橡胶管,下接污水桶 先掬少量温水试温,用温水充分湿润头发。倒洗发液于手掌,涂遍头发,用指腹揉搓头皮和头发,由发际向头顶部,再轻轻将病人的头偏向一侧,揉搓后枕部。梳去脱落头发,置于纸袋中,用温水冲洗头发,直至洗净	 利用虹吸原理,将污水引入污物桶 在洗发的过程中观察病人病情、面色变化,并注意保暖,揉搓力量适中,避免用指甲搔抓
7. **擦干梳理**　解下颈部毛巾包住头发并擦干;移去洗发用物;除去眼上的眼罩或纱布,取出耳道的棉球或耳塞;协助病人卧于床正中,置回枕头,并用电吹风吹干头发,梳成病人习惯的发型	注意保暖 尊重病人的习惯
8. **整理记录**　撤去枕头上的橡胶单或一次性护理垫、大毛巾;帮助病人卧于舒适体位,整理床铺;放回床旁桌椅,清理用物,洗手记录	注意与病人交流 记录执行时间和效果

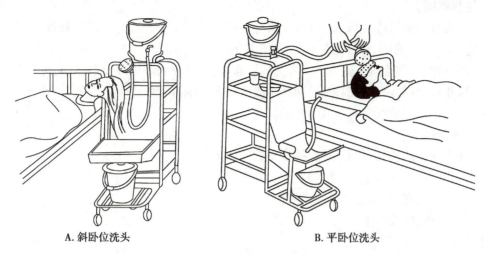

A. 斜卧位洗头　　　　　　　　　B. 平卧位洗头

图 12-3　洗头车床上洗头法

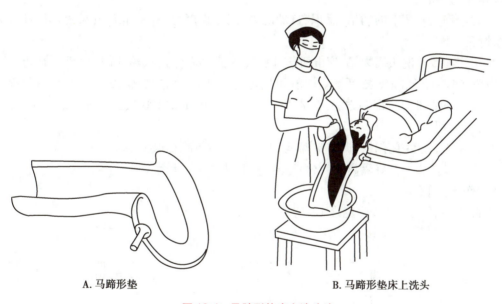

A. 马蹄形垫　　　　　　　　　B. 马蹄形垫床上洗头

图 12-4　马蹄形垫床上洗头法

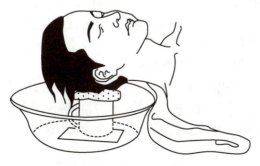

图 12-5　扣杯式床上洗头法

【注意事项】

1. 洗发过程中保持与病人的沟通,及时了解其感受、观察病情并酌情处理,若发现面色、脉搏、呼吸有异常时,应停止操作,并做相应处理。

2. 注意保暖,防止病人受凉。洗发时间不宜过长,以免引起头部充血,造成病人不适。

3. 操作轻稳,勿使水沾湿被服,勿将水流入病人的眼及耳内。

4. 病情危重及极度衰弱病人不宜洗发。

【操作后评价】

1. 病人头发清洁,感觉舒适,保持良好的个人形象。

2. 操作时保护病人安全,动作轻稳节力。

3. 护患沟通有效,满足其身心需要。

(三)头虱、虮灭除法

【目的】

消灭头虱、虮,预防病人间的传染和疾病传播。

【操作前准备】

1. **评估病人** 病人的病情、意识、自理能力、配合程度等,并了解头发长短,清洁度,头虱、虮情况。

2. **用物准备** 洗头用物、治疗巾两条、篦子(内嵌少许棉絮)、治疗碗(内盛灭虱药物)、纱布数块、塑料帽子、隔离衣、手套、布袋(可用枕套)、纸袋、清洁衣裤、被服、屏风。常用灭虱药液:30%含酸百部酊。配制方法:百部 30g+50%乙醇 100mL+100%乙酸 1mL,装瓶中盖严,48h 后即可使用。

3. **环境准备** 关闭门窗,调节室温至 24℃左右,注意隐私保护。

4. **操作者准备** 穿好隔离衣,衣帽整洁,洗手,戴口罩、手套。

【操作步骤】

头虱、虮灭除法操作步骤见表 12-5。

表 12-5 头虱、虮灭除法

步骤	要点说明
1. **核对解释** 备齐用物至床旁,核对床号、姓名、腕带,向病人解释,用屏风遮挡	确认病人,取得病人合作
2. **剃头剪发** 动员病人先剪短头发	剪下的头发用纸包裹焚烧
3. **蘸药涂擦** 将头发分为若干小股,以纱布蘸百部酊,按顺序擦遍头发,同时用手搓揉,直至湿透全部头发,反复搓揉 10min,然后戴上塑料帽,包住所有头发	避免挥发,保证效果
4. **篦虱、虮** 24h 后取下塑料帽,用篦子篦去死虱及虮,并洗发	如发现仍有活虱,需重复用百部酊杀灭
5. **更换衣被** 灭虱完毕,协助病人更换衣裤、被服,将污衣裤和被服放入布口袋内	按隔离原则处理
6. **整理记录** 协助病人取舒适卧位,整理病床单元,清理用物	

【注意事项】
1. 为维护病人自尊,应使用屏风,若病情许可,最好在治疗室内灭虱。
2. 用药后注意观察病人局部及全身反应,使用百部酊时应防止药液污染面部及眼部。
3. 操作中避免虱虮传播。
4. 护士在操作过程中,应注意保护自己,免受传染。
5. 凡病人用过的布类物品及接触病人的隔离衣全部装入袋内,扎好袋口,送高压灭菌锅内灭虱后再清洁;梳子和篦子用消毒液浸泡后以清水冲洗刷净。

第三节 皮肤护理

情景案例

王女士,75岁,脑卒中急诊入院。病人浅昏迷,消瘦,大小便失禁。今晨间护理时发现其骶尾部有一2cm×2cm红色斑块,侧卧30min后,斑块不能退去。
请问:
1. 该病人发生了什么情况?
2. 发生的原因有哪些?

皮肤具有保护人体、调节体温、吸收、分泌及排泄等功能,完整的皮肤是人体的天然屏障。皮肤的新陈代谢旺盛,其分泌的皮脂、汗液与脱落的表皮碎屑与外界细菌和灰尘结合成污物,若不及时清除,皮肤会受到刺激而降低抵抗力,以致破坏其屏障作用,成为细菌入侵的门户,造成皮肤的炎症、感染。

皮肤护理(skin care)可促进皮肤的血液循环,增强排泄功能,预防皮肤感染,预防压疮等并发症的发生,同时可满足病人清洁、舒适的需要。

一、皮肤的评估

1. **皮肤状况** 正常皮肤完整无损伤,温暖、光滑、有弹性,对冷、热、触摸等感觉良好。
(1) 注意观察病人皮肤的颜色、温度、湿度、完整性、清洁度。
(2) 皮肤的质地,包括其柔软度、厚度、弹性。
(3) 病人的体味、体表出汗情况、皮脂分泌量、皮肤的感觉。
(4) 皮肤有无破损、感染、皮疹、水疱或结节,皮肤病灶的分布部位。

2. **病人自理能力** 分析判断病人是否存在自理缺陷及自理缺陷的具体表现,由此制定病人皮肤护理的方案。

3. **皮肤护理知识** 评估病人及家属对皮肤护理相关知识的了解程度,病人生活背景、生活习惯的不同也会影响到皮肤清洁情况。

4. **病情和治疗情况** 评估病人的意识状况,有无瘫痪,是否有卧床、关节活动受限等因患病或治疗妨碍病人皮肤清洁的因素。

二、皮肤的清洁护理

(一) 淋浴(shower)和盆浴(tub bath)

适用于病情较轻,生活能自理,全身情况良好的病人。

【目的】
1. 去除皮肤污垢,保持皮肤清洁,使病人舒适。
2. 促进血液循环,增强皮肤排泄功能,预防皮肤感染和压疮等并发症。
3. 使肌肉放松,保持良好的精神状态。
4. 观察和了解病人的一般情况,满足其身心需要,为临床诊治提供依据。

【操作前准备】
1. **评估病人** 病人的病情、自理能力、心理反应、合作程度及沐浴习惯;皮肤情况(清洁程度、完整性等)。
2. **用物准备** 盆、浴皂或沐浴露、毛巾两条、拖鞋一双、洗发用物、清洁衣裤、浴巾。
3. **环境准备** 关闭门窗,调节室温至24℃左右,注意保暖,浴室防滑,有信号铃、扶手。
4. **操作者准备** 衣帽整洁,洗手,戴口罩。

【操作步骤】
淋浴和盆浴法操作步骤见表12-6。

表12-6 淋浴和盆浴法

步骤	要点说明
1. 准备检查 协助病人准备沐浴用物;检查浴室环境,将用物放于浴室内易取处	注意防滑措施是否到位 防止病人在取用物时出现意外性跌倒
2. 核对解释 核对床号、姓名、腕带;向病人交代有关事宜;代为保存贵重物品	为保证沐浴安全,为病人介绍信号铃使用法、水温调节法,勿用湿手去碰电源开关等
3. 护送沐浴	
(1) 携带用物,送病人入浴室,调节水温至40~45℃	防止病人受凉或烫伤 叮嘱病人浴室不能闩门,可在门外挂牌示意
(2) 如需帮助沐浴的病人,护士进入浴室,协助病人脱衣、沐浴及穿衣	
(3) 注意病人入浴时间,若时间过久应予以询问	护士不要离浴室太远,防止发生意外情况,若病人发生晕厥,应迅速到位进行救治;一般盆浴浸泡时间不超过20min
4. 观察处理 病人沐浴后,应再次观察病人的一般情况,处理用物	

【注意事项】
1. 病人进餐1h后才能进行沐浴,以免影响消化功能。
2. 妊娠7个月以上孕妇禁用盆浴,衰弱、创伤和患心脏病需卧床休息的病人,不宜盆浴和淋浴。
3. 防止病人受凉、晕厥、烫伤、滑倒等意外情况。

4. 传染病病人的沐浴,应根据病种、病情按隔离原则进行。

(二) 床上擦浴(bath in bed)

适用于病情较重,长期卧床、活动受限,生活不能自理的病人。

【目的】

同淋浴和盆浴的目的。

【操作前准备】

1. **评估病人** 病人的病情、自理能力、心理反应、合作程度、皮肤情况(清洁程度、完整性等)、伤口及引流管情况。

2. **用物准备** 治疗盘内有毛巾 2~3 条、浴巾 1 条、浴毯 1 条,浴皂、梳子(病人自备)、弯盘、小剪刀、50%乙醇、爽身粉、清洁衣裤及被服;治疗车下层置盆 2 只,水桶 2 只(一只装热水,水温可根据病人习惯、年龄和季节适当调整;另一只为污水桶);另备便盆(图 12-6)、便盆巾、屏风。

3. **环境准备** 关闭门窗,调节室温至 24℃左右,注意保暖,拉上窗帘或屏风遮挡。

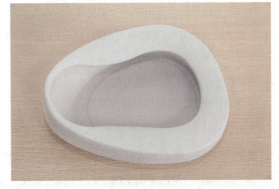

图 12-6 便盆

4. **操作者准备** 衣帽整洁,洗手,戴口罩。

【操作步骤】

床上擦浴法操作步骤见表 12-7。

表 12-7 床上擦浴法

步骤	要点说明
1. **核对解释** 备齐用物至床边,核对床号、姓名、腕带,向病人解释	确认病人,取得病人合作
2. **调节室温** 关好门窗,调节室温至 24℃左右;屏风遮挡,按需递予便盆;移开床旁桌椅,松开被尾,若为支起床,应先放平床尾及床头支架	防止受凉;保护病人隐私;便于操作
3. **调节水温** 将盆置于床旁桌上,倒入热水 2/3 满,试水温并调节	防止受凉或烫伤
4. **擦洗脸部、颈部**	
(1) 护士将微湿毛巾包于右手上,光面在外(图 12-7),左手扶病人头顶	
(2) 擦洗眼部,由内眦向外眦擦拭	
(3) 擦洗脸、鼻、颈部:像写"3"一样,依次擦洗一侧额部、颊部、鼻翼、人中、耳后、下颌直至颈部。同法擦另一侧	注意擦净耳后和颈部皮肤皱褶处

续表

步骤	要点说明
5. 擦洗上肢及手	
（1）为病人脱去上衣,盖好浴毯。先脱近侧,再脱对侧;如有患肢,先脱健侧,再脱患侧	先脱健侧便于操作,避免患侧关节过度活动
（2）在一侧上肢下垫上浴巾,从远心端向近心端擦洗,擦浴方法为:涂肥皂的湿毛巾擦洗→湿毛巾擦去肥皂→洗净毛巾后擦洗→浴巾擦干	擦洗时,力量要适当,以促进皮肤的血液循环 注意擦洗腋窝等皮肤皱褶处
（3）一侧上肢擦洗完毕,协助病人侧卧,面向护士,同法擦另一侧上肢	若病情危重,不能翻身,护士应移至对侧进行操作
（4）置脸盆于浴巾上,协助病人将手置于脸盆中,洗净双手并擦干。根据情况修剪指甲	
6. 擦洗胸、腹部	
（1）根据需要换水,测试水温	
（2）协助病人仰卧,在病人胸腹部下垫上浴巾,浴毯适当遮盖暴露皮肤,先擦胸部再擦腹部,擦浴方法同上肢。擦洗女性乳房时,应环形用力;擦洗腹部时,以脐为中心,顺结肠方向擦洗	浴巾可防止弄潮床单被褥 注意保暖,减少病人身体不必要的暴露,保护病人隐私 注意脐部和女性乳房下的清洁
（3）协助病人侧卧,背向护士,以同样的擦浴方法擦净后颈、背、臀部,撤去浴巾	必要时受压部位用50%乙醇按摩,扑爽身粉
（4）协助病人穿清洁上衣,先对侧,再近侧;如有患肢,先患侧,再健侧。理平衣服,助病人平卧	节力原则,同时保护患肢,减少病人痛苦
7. 擦洗下肢及足	
（1）换水、换盆、换毛巾。协助病人脱裤,在下肢下垫浴巾,浴毯盖住远侧腿部及会阴部	减少身体不必要暴露,保护病人隐私
（2）同法擦洗下肢,由远心端向近心端擦洗,依次擦洗踝部、膝关节、大腿	由远心端向近心端擦洗,促进静脉回流 注意擦净腹股沟、腘窝等皮肤皱褶处
（3）病人屈膝,脚下垫浴巾,放上脚盆,一只脚或双脚浸入热水中,浸泡片刻,用毛巾擦洗,酌情用浴皂,洗毕,撤脚盆,双脚放于浴巾上,擦干。根据情况修剪趾甲	浸泡可以软化角质层 确保洗净趾间部位,因趾间比较潮湿,有分泌物存在
8. 清洗会阴 换水、换毛巾,浴毯盖好下肢,擦会阴,协助穿清洁裤子	女病人可帮助做会阴冲洗 穿裤要同穿上衣
9. 整理 整理床单位及用物,协助病人摆舒适体位。洗手,记录	根据需要更换床单、被套、枕套

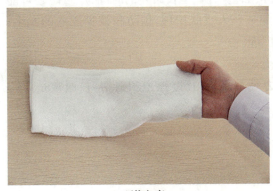
A. 环绕包裹

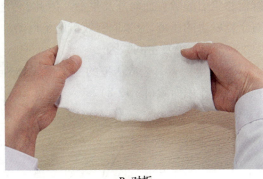
B. 对折

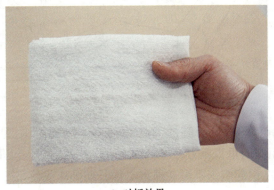
C. 对折效果

图 12-7　包小毛巾法

【注意事项】

1. 操作中遵守节力原则,站立时两脚稍分开,重心在身体中央,用物靠近身边,减少体力消耗。

2. 擦浴时,动作应敏捷、轻柔,减少翻动暴露病人的次数,防止病人受凉,维护病人自尊,关心体贴病人。

3. 擦浴过程中注意观察皮肤有无异常情况和病人的反应,发现寒战、面色苍白、速脉等情况,应立即停止擦浴,给予适当处理。

4. 擦浴过程中,注意保护伤口和管路,避免伤口受压、管道打折或扭曲。

【操作后评价】

1. 病人皮肤清洁,感觉舒适,无并发症发生。

2. 护士动作轻稳,确保病人的安全。

3. 护患沟通有效,满足病人的身心需要。

三、压疮的预防与护理

压疮(pressure ulcer),是局部组织长期受压,血液循环障碍,持续缺血、缺氧、营养不良,使皮肤失去正常功能而引起的局限性组织破损和坏死,通常位于骨隆突处。

压疮本身不是原发病,一般是由于某些疾病发生后,病人没有得到很好的护理而造成的皮肤损伤。一旦发生压疮,不仅给病人带来痛苦、加重病情、延长康复的时间,严重时还可能继发感染引起败血症而危及生命。因此,必须加强病人皮肤护理,预防和减少压疮的发生;对于已发生的压疮,应采取有效措施予以治疗护理。

(一) 压疮发生的原因

1. 力学因素　造成压疮的三个主要物理力是垂直压力、摩擦力和剪切力,通常是 2~3 种力共同作用所致(图 12-8)。

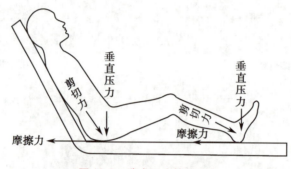

图 12-8　造成压疮的物理力

(1) 垂直压力(vertical pressure):垂直压力作用于局部组织,是导致压疮的最重要因素。若外界施于局部组织的垂直压力超过毛细血管压的两倍,且受压时间超过 2h,即可阻断毛细血管对组织的灌注,引起组织不可逆损害。如长期卧床或使用石膏绷带及夹板时,衬垫不当,松紧不适宜,致使局部血液循环不良。

(2) 摩擦力(friction force):是由两层相互接触的表面发生相对移动而产生的。摩擦力作用于皮肤时,会直接损伤皮肤的角质层。病人长期卧床,皮肤会受到衣、裤或床单的逆行阻力摩擦,尤其当床面不平整时,皮肤受到的摩擦力会增加。若皮肤被擦伤后,再受到汗、尿、粪或渗出液的浸渍,就更易发生压疮。

(3) 剪切力(shearing force):是因两层组织相邻表面间的滑行而产生的进行性相对移位引起的,由摩擦力和压力相加而成,与体位关系密切。如病人半坐卧位时,由于重力作用,使骨骼及深层组织移动下滑,但由于皮肤和床单之间存在摩擦力,皮肤和表层组织无法移动,仍停留在原位,从而导致两层组织间相互移位、产生牵张而形成剪切力。剪切力使供应皮肤的毛细血管被牵拉、扭曲、撕裂,阻断了血液供应,引起血液循环障碍而发生深层组织的坏死,形成剪切力性溃疡。由剪切力造成的严重伤害早期不易被发现,且多表现为口小底大的潜行伤口。

2. 理化因素　皮肤经常受汗液、尿液等排泄物、分泌物及各种引流液的刺激而变得潮湿,皮肤被软化而抵抗力降低;此外,尿液和粪便中化学物质的刺激使皮肤的酸碱度发生改变,皮肤耐受性变差,皮肤组织容易受损;皮肤的潮湿也增加了摩擦力,进而加重皮肤的损伤。

3. 全身营养不良或水肿　全身营养不良或水肿是压疮形成的重要因素。营养不良者,若营养摄入不足,蛋白质合成减少,会出现负氮平衡,皮下脂肪减少,肌肉萎缩,一旦受压,骨隆突处皮肤要承受外界压力和骨隆突本身对皮肤的挤压力,受压处因缺乏肌肉和脂肪组织保护而容易引起血液循环障碍,出现压疮。若饮食过量导致肥胖者,卧床时体重对皮肤的压力较大,也容易发生压疮。水肿的病人皮肤变薄,皮肤抵抗力下降,受压后极易破损。

4. 医疗器械使用不当　心电监护仪、吸氧面罩、呼吸机、各种约束装置等如使用不当,可在医疗器械使用部位产生压力和/或造成局部温湿度改变,进而发生不同程度的压疮。此类损伤因为医疗器械的固定,使接触部位皮肤破损隐秘而难以被及时发现。

（二）高危人群

1. 神经系统疾病病人　自主活动丧失或受限,长期卧床,身体局部组织长时间受压,如瘫痪病人。

2. 老年病人　老年人因老化过程中皮肤在解剖结构、生理功能及免疫功能等方面均出现衰退,皮肤抵抗力下降,易损性增加。

3. 营养失调或水肿病人　肥胖者机体过重,承受压力过大;消瘦者受压处缺乏保护;水肿病人皮肤较薄,皮肤抵抗力下降。

4. 医疗器械使用不当病人　心电监护仪、吸氧面罩、呼吸机、各种约束装置等如使用不当,可在医疗器械使用部位产生压力和/或造成局部温湿度改变,进而发生不同程度的压疮。

5. 其他高危人群　疼痛病人处于强迫体位,活动减少;石膏固定病人翻身活动受限;强迫体位者严格限制翻身;使用镇静剂的病人活动减少;身体衰弱者活动无耐力;大小便失禁病人皮肤经常受到潮湿、污物的刺激;发热病人体温升高致排汗增多,汗液刺激皮肤。

（三）好发部位

压疮好发于缺乏脂肪组织保护、无肌肉包裹或肌层较薄的骨骼隆突处及受压部位。发生的部位与卧位有密切的联系。

1. 仰卧位时　枕部、肩胛骨、肘部、骶尾部、足跟处好发;长期卧床病人,压疮最好发于骶尾部。

2. 侧卧位时　耳部、肩峰、肋骨、髋部、膝关节内外侧及内外踝好发。

3. 俯卧位时　面颊、耳部、肩峰、髂前上棘、膝部、足趾、乳房（女性）、生殖器（男性）好发。

4. 坐位时　好发于坐骨结节处。

（四）压疮的分期及临床表现

压疮的发生是一个渐进的过程,根据已发生的压疮的损伤程度,可将其分为四期（表12-8）。

表12-8　压疮的分期

分期	定义	临床表现
淤血红润期（Ⅰ期）	指压不变白的红斑,皮肤完整	为压疮初期,局部皮肤红、肿、热、麻木,或有触痛,出现压之不变白的红斑。为暂时性血液循环障碍,为可逆性改变
炎性浸润期（Ⅱ期）	部分皮肤缺失伴真皮层暴露	皮肤的表皮层、真皮层或两者发生损伤或坏死。受损皮肤呈紫红色,皮下有硬结。皮肤因水肿而变薄,有炎性渗出,表皮有水疱形成。水疱破溃后,表皮易脱落而形成潮湿红润的溃疡面,病人有疼痛感

续表

分期	定义	临床表现
浅度溃疡期（Ⅲ期）	全层皮肤缺失	全层皮肤破坏，可深及皮下组织和深层组织。表皮水疱逐渐扩大、破溃，真皮层创面有黄色渗出液，感染后表面有脓液流出，致使浅层组织坏死，形成溃疡。疼痛感加重
坏死溃疡期（Ⅳ期）	全层皮肤和组织缺失	坏死组织侵入真皮下层和肌肉层，感染向周围及深部扩散，常可抵达骨面。坏死组织发黑，脓性分泌物增多，有臭味。若细菌及毒素入侵血液循环，可引起败血症，危及病人生命

（五）压疮的评估和预防

1. 压疮的评估 临床常用 Braden 评分和 Norton 评分对病人进行压疮危险因素评估。Braden 评分总分 23 分，评分在 15~18 分提示轻度危险，13~14 分提示中度危险，10~12 分提示高度危险，9 分以下提示极度危险（表 12-9）。

表 12-9 Braden 危险因素评估

项目	评分			
	1	2	3	4
感觉：对压力相关不适的感受能力	完全受限	非常受限	轻度受限	未受损
潮湿：皮肤暴露于潮湿环境的程度	持续潮湿	潮湿	有时潮湿	很少潮湿
活动力：身体活动程度	限制卧床	坐位	偶尔行走	经常行走
移动力：改变和控制体位的能力	完全无法移动	严重受限	轻度受限	未受限
营养：日常食物摄取状态	非常差	可能缺乏	充足	丰富
摩擦力和剪切力	有问题	有潜在问题	无明显问题	

Braden 评分≤18 分应建立压疮风险因素评估表，采取预防压疮的措施，记录观察皮肤受压情况；Braden 评分>18 分取消预警防范。Braden 评分≤12 分，于床头卡处放置"预防压疮"警示标识，同时根据病人实际情况采取适当的压疮防范措施，观察记录皮肤受压情况。

2. 压疮的预防措施 预防压疮关键在于消除其发生的诱因，因此，要求护士在工作中做到"六勤"——勤观察、勤翻身、勤按摩、勤擦洗、勤更换、勤整理，严格交接班。

（1）避免局部组织长期受压

1）鼓励、协助病人更换卧位，翻身间隔的时间根据病情及局部皮肤受压情况而定。一般每 2h 翻身一次，必要时半小时翻身一次。建立床头翻身记录卡（turning chart）（表 12-10），翻身后记录时间、体位及皮肤情况。经常翻身，可使骨隆突部位交替减轻压迫，轮流承受身体的重量。

2）保护骨隆突处，支持身体空隙处。病人体位安置妥当后，可使用软枕、海绵等架空骨隆突处，支持身体空隙处，降低骨隆突部位皮肤所受压力。有条件者，还可使用翻身床、气垫床、水床、电动旋转床等。对瘫痪、水肿病人，可用支被架抬高被毯，减轻被毯对足部的压力。

表 12-10　翻身记录卡

姓名_____	床号_____		
日期/时间	卧位	皮肤情况及备注	执行者

3）正确使用石膏绷带及夹板。对使用石膏绷带、夹板、牵引器的病人，一定要注意松紧度适宜。一般石膏绷带及夹板与皮肤间有 1cm 的空隙。衬垫要平整、松软适宜，特别注意骨隆突部位的衬垫。必须仔细观察局部皮肤变化和肢端皮肤颜色改变情况，认真听取病人反映，如发现石膏绷带凹凸不平，夹板松紧及牵引力量不当，应立即报告医生，及时修正或调整。

（2）避免皮肤受到局部理化因素刺激

1）保持皮肤清洁干燥，对大量出汗、大小便失禁等病人，应及时擦洗、及时更换。

2）床铺要保持清洁、干燥、平整、无渣屑，每日定时整理床铺。

3）不可将病人直接卧于橡胶单、塑料单上，小儿要勤换尿布。

4）不用破损的便盆，使用时应尽量抬高病人臀部，避免硬塞硬拉，必要时便盆边垫软纸或布垫，或撒滑石粉，以防擦伤皮肤。

（3）全背按摩，促进局部血液循环：协助病人俯卧或侧卧，露出背部，先以温水擦洗，再用手蘸上少许 50% 乙醇做按摩。按摩者斜站在病人右侧，从病人骶尾部开始，沿脊柱两侧向上按摩，用力要足够刺激肌肉组织，至肩部时，用力稍轻，以环状动作向下按摩至腰部及骶尾部，如此有节奏地按摩数次。再用拇指指腹蘸 50% 乙醇，由骶尾部开始沿脊柱按摩至第七颈椎处（图 12-9）。需注意的是，若出现压疮的早期症状，则不主张按摩，因此时的软组织已经受到损伤，实施按摩可造成深部组织的损伤。

（4）改善机体营养状况：营养不良既可导致压疮形成，又会影响压疮愈合。蛋白质是机体组织修复必需的物质，维生素可促进伤口愈合，某些矿物质，如锌可促进慢性溃疡的愈合。因此，在病情许可的情况下，可给病人以高蛋白、高维生素的饮食，并补充矿物质，如口服硫酸锌。另外，水肿的病

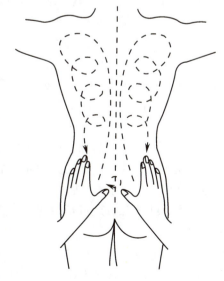

图 12-9　全背按摩

人应限制水和盐的摄入,脱水病人应及时补充水和电解质。

（5）心理护理:压疮多发生于长期卧床的老年、瘫痪及生活不能自理者,病人因病程迁延感到痛苦,容易产生焦虑、孤独、急躁、悲观等消极心理,对疾病治疗失去信心。护士应主动运用同理心沟通技巧,耐心安慰和积极疏导病人,消除其不良心理,帮助他们树立疾病恢复的信心,促进早日康复。

（6）健康宣教:①说明增加活动的意义,协助病人活动练习,鼓励病人及早离床活动;②使病人学会自己检查发生压疮部位的皮肤状况,并能做出判断;③使病人学会利用简便可行的方法,如使用枕头、软垫等减轻皮肤受压程度,并能够按计划进行身体的活动。

（六）压疮的治疗和护理

对压疮采取局部治疗为主、全身治疗为辅的综合治疗措施。

1. 全身治疗 积极治疗原发病,对已发生压疮的病人,必须重视饮食护理,增强营养,进行全身抗感染治疗等,促进压疮愈合。

2. 局部治疗和护理 根据压疮发展过程和轻重程度,分别给予相应的治疗和护理。

（1）淤血红润期（Ⅰ期）:此期护理要点是去除危险因素,避免压疮进展。主要措施为增加翻身次数,避免局部过度受压,避免摩擦力和剪切力等,增加营养,改善全身状况等。除加强压疮预防措施外,局部可用半透膜敷料或水胶体敷料加以保护。

（2）炎性浸润期（Ⅱ期）:此期护理要点是保护创面,预防感染。主要措施为:

1）防止局部继续受压和刺激,改善局部血液循环。

2）妥善处理水疱:小水疱要减少摩擦,防止破裂、感染,使其自行吸收;大水疱应在无菌操作下用无菌注射器抽吸疱内液体,注意不必剪去表皮,之后消毒局部皮肤,再用无菌敷料包扎;水疱若已破溃并露出创面,则应消毒创面及创周皮肤后,并根据创面类型选择合适的伤口敷料。

3）选择合适的伤口敷料:人工细胞生长膜,是临床治疗压疮的一种新型生物制剂,涂于伤口表面后可形成一层透明膜,允许氧气透入,并对上皮细胞的生长有促进作用,可加速创面愈合;也可选择透明贴、溃疡贴、渗液吸收贴等敷料。

（3）溃疡期（Ⅲ~Ⅳ期）:此期的治疗护理要点是解除压迫,清洁创面,去除坏死组织和促进肉芽组织的生长,并预防和控制感染。

1）解除压迫,经常翻身,患处应架空,清洁创面。创面无感染时,多采用对健康组织无刺激性的生理盐水冲洗;创面有感染时,需根据创面细菌培养及药物敏感试验结果选择消毒液或抗菌液,比如溃疡较深、引流不畅者,可用3%过氧化氢溶液冲洗,抑制厌氧菌生长。

2）根据渗出液的特点,选择合适的湿性敷料,并根据伤口渗出情况确定换药频率。

3）为控制感染和增加局部营养供给,可于局部采用药物治疗,如碘伏、碱性成纤维因子等,或采用具有清热解毒、活血化瘀、去腐生肌的中草药治疗。

4）除以上方法外还可辅以物理疗法,如局部氧疗、高频电疗和超声疗法等,以促进创面愈合。

5）对大面积深达骨骼、保守治疗不佳或久治不愈的压疮,护士应积极配合医生进行外科手术治疗,如手术修刮引流、植皮修补缺损或皮瓣移植术,加速压疮愈合,缩短病程,减轻痛苦,提高治愈率。

> **知识拓展**
>
> **湿性愈合理论**
>
> 1962年,英国皇家医学会Winter博士在动物实验中证实:在湿性环境下,伤口愈合速度是干性环境下的2倍。这一实验结论不仅为现代湿润创面处理理论奠定了基础,同时亦促进了湿性伤口愈合在护理技术方面的应用。
>
> 湿性愈合使创面处于密闭性及半密闭性环境下,具有如下特点:①无痂皮形成;②湿润和低氧环境能刺激毛细血管的生成,促进成纤维细胞和内皮细胞的生长,促进角质细胞的增殖;③发挥了渗液的重要作用,保证伤口渗液不粘连创面,避免新生肉芽组织再次机械性损伤,明显减轻了换药时的疼痛,为创面的愈合提供了适宜的环境;④保留在创面中的渗液释放并激活多种酶和酶的活化因子,促进坏死组织与纤维蛋白的溶解,渗液还能有效地维持细胞的存活,促进多种生长因子的释放,刺激细胞增殖;⑤密闭状态下的微酸环境能直接抑制细菌生长,有利于白细胞繁殖及发挥功能,提高局部的免疫力。

附12-1 指(趾)甲护理

病人住院期间,由于自理能力的下降,指(趾)甲护理易被忽视,因而常会产生一些问题,如指(趾)甲长得过长嵌入周围软组织而造成嵌甲或引起划伤、劈裂;拔倒刺引起甲沟炎等。指(趾)甲护理包括以下几方面:

1. **查看指(趾)甲** 注意其颜色、外形、长度和结构;查看指(趾)甲柔软性、脆性、厚度。压迫指(趾)甲测苍白程度和复原的速率,以了解循环状况。观察有无甲沟炎、甲周炎、指头炎和其他软组织感染征象;观察指(趾)之间有无霉菌感染和破损。

2. **清除指(趾)甲污垢** 先将双手(脚)泡于温水中(水温以病人能耐受为宜),水内加肥皂或软化剂以软化皮肤与指(趾)甲,清除污垢,减轻异味。

3. **修剪指(趾)甲** 清洗与浸泡后的指(趾)甲变软,容易修剪。一般用指甲钳修剪指甲,修剪后磨平;趾甲用小剪刀修剪,指(趾)甲要保持平整光滑,防止抓破皮肤或长入指(趾)甲周软组织。修剪时不宜剪得太短,以防损伤组织,有倒刺应剪去,不能硬性拔除,以免造成组织损伤,而引起甲沟炎。指(趾)甲应修剪于弯盘中,用过的指甲钳和剪刀应消毒、清洁。对于某些难以修理的指(趾)甲,可由专门修脚师处理。遇有灰指(趾)甲应及时治疗。

4. **卫生指导** 向病人和家属讲解指(趾)甲护理的重要性。教会他们修剪指(趾)甲的正确方法。告知其修剪指(趾)甲时,注意保护眼睛,防止被弹跳的指(趾)甲碎片刺伤。教育其养成良好的卫生习惯,防止指(趾)甲并发症的发生。

附12-2 给便盆法

对某些生活不能自理的病人,护理人员需要帮助病人给予便盆(bedpan),若便盆使用不当,可能会造成病人皮肤的破损。

【目的】

满足病人排泄需要,促进病人舒适。

【操作前准备】

1. **评估病人** 病人的病情、意识、自理能力、配合程度等。
2. **用物准备** 清洁便盆、便盆巾(软塑料布)、治疗巾和小橡胶单或一次性护理垫各一条、手纸,必要时备软纸、屏风。

3. 环境准备 安静舒适,病人保暖,注意隐私保护。

4. 操作者准备 衣帽整洁,洗手,戴口罩。

【操作步骤】

给便盆法操作步骤见表12-11。

表12-11 给便盆法

步骤	要点说明
1. **核对解释** 备齐用物至床旁,核对床号、姓名、腕带,向病人解释,用屏风遮挡	确认病人,取得病人合作
2. **铺单** 移开床旁桌椅,松开被尾,如为支起床,应先放平床尾和床头支架;协助病人脱裤、屈膝,臀下铺治疗巾和橡胶单或一次性护理垫	如果病人不习惯平卧姿势排便,可根据病情采用其他卧位姿势
3. **放置便盆**	
(1) **能抬高臀部者**:嘱病人双脚蹬床面,尽量抬高臀部,护士一手托起病人腰骶部,另一手将便盆放于臀下,便盆的宽边端向病人头部(图12-10)	不可强行塞、拉便盆,以免损伤病人骶尾部的皮肤
(2) **不能自主抬高臀部者**:先助病人侧卧,放置便盆于臀后,护士一手扶便盆,另一手帮助病人恢复平卧位,或两人协力抬起病人臀部,按图12-10法放置便盆	
4. **协助排便** 询问病人是否需要陪护,如不需要,将手纸和呼叫器置于病人手边,暂离病室,等待呼唤	尊重病人的隐私
5. **撤除便盆** 便毕,病人按铃呼叫,需要时护士协助其擦净肛门。嘱病人双脚用力,将臀部抬起,护士一手托起病人腰骶部,另一手轻轻将便盆取出,盖上便盆巾,协助病人穿裤	
6. **洗手整理** 协助病人洗手,安置舒适卧位,为病人盖好被子,整理床铺,放回床旁椅,撤去屏风,开窗换气	保证良好的室内环境
7. **用物处理** 及时倒掉排泄物,消毒处理便盆,必要时留取标本	

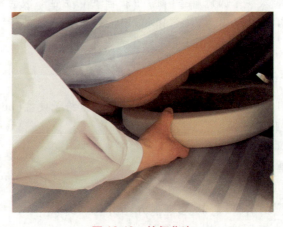

图12-10 给便盆法

【注意事项】

1. 使病人及家属了解使用便盆的要求,如不用破损便盆;不能硬塞、硬拉便盆;对极度消瘦者可在便盆边垫软纸或布;对肥胖或水肿病人可在便盆边缘撒上滑石粉,以避免损伤骶尾部皮肤。

2. 观察排泄物的性状,以协助诊断。

第四节　晨晚间护理

晨晚间护理是护理工作的重要内容之一,是根据人们的日常生活习惯,为满足病人日常清洁和舒适需要而于晨起和就寝前执行的护理措施。危重、昏迷、瘫痪、高热、大手术后或年老体弱等自理能力受限的病人,护士需要根据其病情协助进行晨晚间护理,以满足病人身心需要,促进舒适。

一、晨间护理

护理人员应在每日清晨给病人进行晨间护理(morning care),特别是重症病人。晨间护理一般在清晨诊疗工作前完成。

(一) 目的

1. 使病人清洁、舒适,促进身体受压部位的血液循环,预防压疮及肺炎等并发症的发生。
2. 观察和了解病情,为诊断、治疗和护理计划的制订提供依据。
3. 增进护患沟通交流,满足病人的身心需要。
4. 保持病人、病床、病室整洁。

(二) 内容

1. 协助病人排便、漱口(口腔护理)、洗脸、洗手、梳头、翻身,查看受压皮肤情况,擦洗背部,按摩骨隆突处。
2. 整理床铺,必要时更换床单等。
3. 问候病人,了解病情,收集资料,实施心理护理和卫生宣教。
4. 整理病室,酌情通风换气,保持室内空气新鲜。

二、晚间护理

为病人创造良好的睡眠条件,护士应给予必要的护理。晚间护理(evening care)于晚饭后开始进行。

(一) 目的

1. 保持病室安静、整洁,使病人清洁、舒适、易于入睡。
2. 观察病情,解除病人顾虑,加强其治愈疾病的信心。

(二) 内容

1. 协助病人漱口(口腔护理)、洗脸、洗手、擦背、热水泡脚,为女病人清洗会阴。
2. 检查病人皮肤受压情况,必要时用50%乙醇按摩背部及骨骼隆突处,协助病人翻身,安置舒适的卧位。
3. 整理床铺,需要时更换床单、被套、枕套及衣裤,必要时增加毛毯或盖被。

4. 创造良好的睡眠环境,充分的睡眠可使病人消除疲劳,稳定情绪,促进伤口的愈合,利于疾病的康复。护理人员应主动帮助病人及时去除疾病造成的疼痛与焦虑,消除噪声、强光及污浊的空气,调整卧位,协助排尿等。

5. 经常巡视病房,了解病人的睡眠情况,注意观察病情动态变化,发现异常及时处理,必要时与医生联系。

三、卧有病人床整理法及更换床单法

【目的】
1. 保持病室整洁、美观、舒适。
2. 病床床铺清洁、干燥、平整,病人舒适,预防压疮等并发症发生。

【操作前准备】
1. **评估病人** 病人的病情、躯体活动状况、病人的卫生习惯、心理反应及合作程度。
2. **用物准备** ①有人床整理法:扫床巾(略潮)或床刷及床刷套,为防止交叉感染,采用一床一巾(套)湿扫法;②有人床更换床单法:扫床巾(略潮)或床刷及床刷套,清洁的大单、中单、被套、枕套,必要时备清洁衣裤。
3. **环境准备** 要求安全、保暖,同病室内无病人进行治疗或进餐等。必要时用屏风遮挡病人。
4. **操作者准备** 衣帽整洁,洗手,戴口罩。

【操作步骤】
1. **有人床整理法** 见表 12-12。

表 12-12 有人床整理法

步骤	要点说明
(1) 解释:携用物至床边,核对床号、姓名、腕带,向病人解释,酌情关门窗	确认病人,取得病人合作
(2) 移开桌椅:病情许可放平床尾、床头支架;移开床旁桌椅,必要时移床垫齐床头	便于彻底清扫床单
(3) 清扫各单	
1) 协助病人翻身至对侧,松开近侧各层被单,取扫床巾或床刷扫净中单、橡胶单,分别搭在病人身上,然后自床头至床尾扫净大单上的渣屑。将大单、橡胶单、中单逐层拉平铺好	注意将枕下及病人身下各层彻底扫净
2) 协助病人翻身侧卧于扫净一侧,转至对侧,用同样的方法逐层扫净,拉平铺好	卧位舒适,保证病人安全
(4) 整理盖被、枕头:把棉被和被套拉平,叠成被筒,为病人盖好。取下枕头,拍松后放于病人头下	防止病人受凉
(5) 还原床单位:支起床上支架,还原床旁桌椅。扫床巾集中消毒清洗	保持桌、椅、病床整齐 一次性床刷套弃去

2. 有人床更换床单法　见表12-13。

表12-13　有人床更换床单法

步骤	要点说明
◆ 侧卧更换床单法(图12-11)	用于卧床不起,病情允许翻身侧卧者
(1) 解释:备齐用物至床边,核对床号、姓名、腕带,向病人解释,酌情关门窗	确认病人 取得病人合作,防止病人受凉
(2) 移开桌椅:病情允许,放平床头和床尾支架;移开床旁桌椅,将床旁椅放至床尾,清洁被服按更换顺序放于椅上	便于操作
(3) 翻身侧卧:将枕头移向对侧,协助病人侧卧于床的一边,背向护士	保证卧位安全,防止坠床
(4) 更换清洁大单、中单	
1) 松单扫床:松开近侧各层被单,将污中单卷入病人身下,扫净橡胶单,搭于病人身上,再将污大单卷入病人身下,扫净褥垫上的渣屑	操作过程中,注意保护病人 清扫原则:自床头至床尾,自床中线至床外缘 将污中单、大单污染面向内翻卷
2) 铺近侧各单:将清洁大单的中线与床中线对齐,近侧的一半大单按床头、床尾、中间顺序铺好,放平橡胶中单,铺上中单,对侧的一半中单塞到病人身下,近侧的半幅中单和橡胶单一起塞于床垫下铺好	注意各单中线对齐,各层平整 铺清洁的大单、中单时将清洁面向内翻卷
3) 改变卧位:枕头移至近侧,助病人侧卧于铺好的一边,面向护士	
4) 铺对侧各单:护士转至对侧,卷起并撤去脏中单,扫净橡胶单,搭于病人身上,卷起并撤去污大单,将污中单和污大单卷出,放于治疗车下层或床尾污物袋内,扫净褥垫上的渣屑。依顺序将清洁大单、橡胶中单、中单逐层拉平,同上法铺好	撤除污中单、大单时污染面向内翻卷
(5) 协助平卧:协助病人取仰卧位	
(6) 更换被套:松开被筒,解开被尾带子或搭扣,将被胎折成三折,把清洁被套正面向外铺于床上,并将被尾开口暴露1/3,然后迅速把棉胎拉成"S"形,放入清洁被套内,展开棉胎,系好被尾带子或搭好搭扣,卷出污被套,将清洁被子折成被筒状。嘱病人抓被头,两腿屈曲,将被尾部分平齐床尾向内折叠	纵向折被胎 折被筒前注意病人衣裤平整 注意棉胎与被套要相吻合,使被筒两侧与床缘平齐
(7) 更换枕套:取出枕头,更换枕套,拍松枕头放于病人头下	枕头开口背门
(8) 整理:协助病人舒适卧位,床旁桌椅回位,整理用物	

续表

步骤	要点说明
◆ **平卧更换床单法**	适用于病情不允许翻身侧卧病人
(1)~(2) 同侧卧更换床单法	
(3) 铺清洁大单、中单	
1) 一手托起病人的头,另一手迅速将枕头取出放于床尾椅子上,松开近侧各层单子,转至对侧以同样的方法松开各层单子	
2) 将床头大单向床尾方向卷起,置卷好的清洁大单于床头褥垫上,使其中线与床中线对齐	
3) 铺好床头大单,然后抬起病人上半身,将污大单、中单及橡胶中单一起从床头拉至病人臀部	骨科病人可利用牵引架上拉手抬起上半身
4) 放下病人的上半身,抬起臀部迅速撤去污大单、中单及橡胶中单,同时将清洁大单拉至床尾,橡胶中单放于床尾椅背上,展平铺好清洁大单	动作迅速、轻柔,减少病人痛苦
5) 先铺好一侧橡胶中单及中单,将余下半幅塞于病人身下,转至床对侧,将橡胶中单及中单拉出展平铺好	
(4)~(6) 同侧卧更换床单法(6)~(8)	

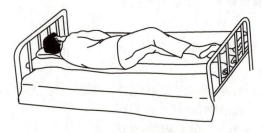

图 12-11 侧卧更换床单法

【注意事项】
1. 保证病人的安全、舒适,防止病人在翻身时坠床,必要时可使用床栏。
2. 操作时要观察病人病情并与其交流,一旦病情变化,立即停止操作并予以处理。
3. 护士操作时要注意节时省力,如两人操作,要协调配合。

【操作后评价】
1. 病人感觉安全、舒适。
2. 床单位整洁、美观。
3. 护士操作轻柔、敏捷、节力。
4. 护患沟通有效,满足病人的身心需要。

案例分析题

1. 杨女士,65岁。与家人争吵时突然倒地,意识不清,入院诊断为脑梗死,右侧肢体偏瘫。护士在为其体检时发现其装有活动性义齿,且口腔黏膜有 1.0cm×1.5cm 溃疡。

请问:

(1) 为该病人口腔护理时应选用何种漱口溶液?需要注意哪些问题?

(2) 如何对该病人进行皮肤清洁护理?

2. 唐女士,70 岁。3 周前因脑血管意外,导致左侧肢体瘫痪,大小便失禁。近日发现其骶尾部皮肤呈紫红色,有大小不同的水疱,皮下可触及硬结。

请问:

(1) 此病人处于压疮的哪一期?

(2) 针对该病人情况应该采取什么护理和治疗措施?

(3) 如何预防压疮的发生?

(纪忠红　邹晶莹)

第十三章

生命体征的评估及护理

学习目标

1. 掌握生命体征的评估内容、测量方法及注意事项。
2. 熟悉生命体征的生理性变化;熟悉体温计和血压计的种类及构造。
3. 了解与生命体征有关的解剖和生理知识。
4. 能够指导病人及照顾者如何评估生命体征及出现异常时如何处理;能够正确识别异常生命体征,并对生命体征异常病人给予相应护理措施;能够正确地测量和记录生命体征,操作规范、数值准确,在操作中能够与病人有效沟通、关爱病人。

病人对疾病的应激反应和对身体功能障碍的反应,表现为症状和体征。护士可以据此评估病人的身体状况和情绪状态。体温、脉搏、呼吸和血压被视为人体的四大生命体征(vital signs)。正常人的生命体征相对稳定,在一定范围内波动。各生命体征之间也有内在的相互联系,当机体出现异常时,体温、脉搏、呼吸、血压等生命体征均可发生不同程度的变化。因此正确评估生命体征可以为临床上的诊断、预防、护理提供第一手资料和依据,具有极其重要的意义。

第一节 体温的评估及护理

情景案例

王同学,女,13 岁,肺炎。体温在 39~40℃ 波动,持续 1 周,日差不超过 1℃。脉搏 106 次/min,呼吸 28 次/min。病人神志清楚,面色潮红,口唇干裂,精神不振,食欲差。

请问:
1. 该病人可能的热型是哪一种?
2. 护士如何给该病人测量口腔温度?

体温(body temperature,T),也称体核温度(core temperature),是指人体内部胸腔、腹腔和中枢神经的温度,其相对稳定,且较皮肤温度高。皮肤温度也称体壳温度、体表温度(shell temperature),是指人体表面皮肤、皮下和肌肉的温度,常受环境温度和衣着厚薄的影响,较不稳定,且低于体核温度。正常人的体温保持在相对恒定的状态,通过大脑和下丘脑的体温调节中枢及神经体液的调节,机体的产热和散热保持动态平衡。当体温中枢受到各种理化因素的影响时,体温可发生变化。体温的相对恒定是机体新陈代谢和生命活动正常进行的必要条件,因此体温被认为是观察生命活动的重要体征之一。

一、体温的产生与调节

人体不断地产热,同时也在不断地散热,以此保持体温的动态平衡,以满足正常生命活动的需要。

(一) 体温的产生

人体不断进行着物质代谢,糖、脂肪、蛋白质三大营养物质在人体内通过氧化分解而释放能量。其总量的50%以上迅速转化为热量,用以维持体温,并不断以热能的形式散发到体外;其余不足50%的能量贮存于三磷酸腺苷(ATP)内,以供机体利用,经过能量的转换与利用,最终转化为热能散发到体外。

(二) 产热与散热

1. **产热过程** 人体通过化学方式产热。机体产热的过程是细胞新陈代谢的过程,主要的产热部位是肝脏和骨骼肌。机体的总产热量主要包括基础代谢、食物特殊动力作用和肌肉活动所产生的热量。使产热增加的因素有进食、骨骼肌运动、交感神经兴奋、甲状腺素分泌增多等;使产热减少的因素有禁食、肌肉运动减少等。

2. **散热过程** 人体通过物理方式散热。人体散热的最主要部位是皮肤,占总散热量的70%,其余散热途径为呼吸和排泄。人体散热的方式主要有辐射、传导、对流、蒸发四种。当外界环境温度低于体温时,前三种散热方式发挥作用,当外界环境温度高于体温时,蒸发是人体唯一的散热方式。

(1) 辐射(radiation):是指机体以热射线的形式经皮肤表面向周围散发热量的方式,是人体在安静状态下处于气温较低环境中最主要的散热方式,约占总散热量的60%。影响辐射散热的主要因素有皮肤与外界环境的温度差和机体有效辐射面积。临床工作中,为中暑病人降温时适当降低病室温度,就是利用此原理。

(2) 传导(conduction):是指机体的热量直接传给与它接触的温度较低的物体的一种散热方式。影响传导散热的因素为所接触物体的导热性能、接触面积及温差大小。水的导热性好,故临床上采用冰袋、冷湿敷为高热病人物理降温,就是利用此原理。

(3) 对流(convection):是指通过气体或液体的流动来交换热量的一种散热方式,是传导散热的一种特殊形式。影响对流散热的因素是气体或液体流动速度和温差大小,风速越大,温差越大,散热越多。临床工作中,开窗通风就是利用对流原理,不但能散热,还能净化空气。

(4) 蒸发(evaporation):是指水分由液态转变为气态,同时带走大量热量的一种散热方式(每蒸发1g水可散失2.43kJ的热量)。影响蒸发散热的主要因素为环境温度和湿度。临床工作中,对高热病人使用乙醇或温水拭浴,就是通过乙醇和水分的蒸发,起到降温作用。

(三) 体温的调节

人体的体温是相对恒定的,维持体温相对恒定依赖于自主性体温调节(autonomic thermoregulation)和行为性体温调节(behavioral thermoregulation)。自主性体温调节是在下丘脑体温调节中枢控制下,通过发汗、寒战等一系列生理反应,调节机体的产热和散热,将体温维持在相对稳定水平(称为调定点)。行为性体温调节是以自主性体温调节为基础,人们根据环境温度和个人对冷热的不同感觉,所产生的一种有意识的行为活动,如开窗通风、增减衣服、搓手跺脚等可随意控制的行为,达到调节控制体温的目的。一般所说的体温调节是指自主性体温调节。

二、正常体温及生理变化

(一)正常体温

正常体温并不是一个固定的数值,而是在正常范围内有一定的波动。体温可用摄氏温度(单位为℃)和华氏温度(单位为℉)来表示。摄氏温度和华氏温度数值的换算公式为:

$$华氏温度数值 = 摄氏温度数值 \times 9/5 + 32$$
$$摄氏温度数值 = (华氏温度数值 - 32) \times 5/9$$

由于体核温度不易测量,临床上常通过测量口腔、直肠、腋下等部位的温度来代表体温。在三种测量方法中,直肠温度最接近于人体深部温度,而口腔、腋下测量体温更为方便、常用。健康成人不同部位正常体温的范围见表 13-1。

表 13-1　成人正常体温平均值及波动范围

部位	平均值	正常范围
口腔	37.0℃(98.6℉)	36.3~37.2℃(97.3~99.0℉)
腋下	36.5℃(97.7℉)	36.0~37.0℃(96.8~98.6℉)
直肠	37.5℃(99.5℉)	36.5~37.7℃(97.7~99.9℉)

(二)体温的生理性变化

人体体温可受多种因素影响而发生生理性变化,但波动范围很小,一般不超过 0.5~1℃。常见的因素有:

1. **昼夜**　人的体温在 24h 内呈周期性波动,一般清晨 2~6 时最低,午后 2~8 时最高。这种周期性的变化与机体昼夜活动的生物节律性有关,如长期从事夜间工作的人员,也可出现夜间体温上升、白天体温下降的现象。

2. **年龄**　由于基础代谢水平不同,随着年龄的增长,体温有所降低,儿童略高于成年人,成年人略高于老年人。新生儿尤其是早产儿,由于体温调节中枢发育不完善,调节功能差,其体温变化易受外界环境的影响而发生变化。

3. **性别**　女性平均体温比男性约高 0.3℃,可能与女性皮下脂肪较厚、散热减少有关。成年女性体温随月经周期呈规律性变化,在排卵至经前期和妊娠早期受体内孕激素水平影响,体温略升高 0.2~0.5℃。

4. **环境**　环境温度高低会影响体温,在环境温度较高的夏季,体温比冬季高。

5. **药物**　麻醉药物可抑制体温调节中枢并能扩张血管,增加散热,因此对手术病人术中、术后应注意保暖。

6. **其他**　日常生活中进食、运动、情绪激动、精神紧张时,均会使体温略升高。

三、异常体温的评估及护理

(一)体温过高

体温过高(hyperthermia)又称发热(fever),是指机体在致热原的作用下,体温调节中枢的调定点上移,产热增加、散热减少,引起体温升高超过正常范围。发热的原因很多,根据致热原的性质和来源的不同,分为感染性发热和非感染性发热两大类。感染性发热较多见,主要由各种病原微生物感染引起,如细菌、病毒、真菌、螺旋体、支原体、寄生虫等;非感染性发热由病原微生物以外的各种物质引起,主要包括无菌性坏死物质的吸收所引起的吸收热、变态反应性发热、体温调节中枢功能紊乱引起的中枢性发热等。一般而言,当腋下温度超过37℃或口腔温度超过37.3℃时,可称为发热。

1. **发热的程度** 以口腔温度为标准,发热程度可划分为:
（1）低热:37.3~38.0℃(99.1~100.4℉)。
（2）中等热:38.1~39.0℃(100.6~102.2℉)。
（3）高热:39.1~41.0℃(102.4~105.8℉)。
（4）超高热:41℃以上(105.8℉以上)。

2. **发热的过程及表现** 一般发热分为三个阶段。
（1）体温上升期:特点为产热大于散热。主要表现是疲乏无力、畏寒、无汗、皮肤苍白干燥,严重者有寒战。体温上升有骤升和渐升两种方式,前者是指体温突然升高,数小时内即升至高峰,多见于肺炎球菌肺炎、疟疾等;后者是指体温逐渐上升,数日内达到高峰,多无明显寒战,常见于伤寒等。
（2）高热持续期:特点为产热和散热在较高水平上趋于平衡。主要表现是皮肤灼热,颜面潮红、呼吸、脉搏加快,口唇干燥,头痛、头晕,食欲减退,全身不适,软弱无力。严重者可出现谵妄、昏迷。
（3）退热期:特点为散热增加而产热趋于正常,直至体温恢复至正常水平。主要表现是大量出汗、皮肤温度降低。退热方式有骤退和渐退两种,骤退是指体温突然下降,在数小时内降至正常,多见于肺炎球菌肺炎、疟疾或用退热剂后等,病人由于大量出汗,体液丢失过多,易出现血压下降、脉搏细速、四肢冰冷等虚脱或休克现象;渐退是指体温在数天内降至正常,多见于伤寒、风湿热等。

3. **常见热型** 有一定特征的体温曲线形态,称为热型(fever type)。某些疾病具有其独特的热型,对协助疾病诊断和了解疾病转归有重要意义。常见的热型有四种(图 13-1)。
（1）稽留热(continued fever):体温维持在39℃以上,持续数天或数周,24h 内波动范围不超过1℃。多见于肺炎球菌肺炎、伤寒等。
（2）弛张热(remittent fever):体温最高在39℃以上,波动幅度大,24h 内温差可达1℃以上,体温最低仍高于正常水平。多见于败血症、风湿热、严重化脓性疾病等。
（3）间歇热(intermittent fever):体温骤然升至39℃以上,持续数小时或更长,然后下降至正常或正常以下,经过一个间歇,体温再次升高,并反复发作,即高热期和无热期交替出现。多见于疟疾等。
（4）不规则热(irregular fever):发热无一定规律,持续时间不等。多见于流行性感冒、癌性发热等。

4. **发热病人的护理**
（1）病情观察:定时测体温,一般每日测量 4 次,高热病人应每 4h 测量一次,待体温恢复正常 3d 后,改为每日 1~2 次。同时注意观察病人面色、呼吸、脉搏及出汗等体征,必要时监测血压。

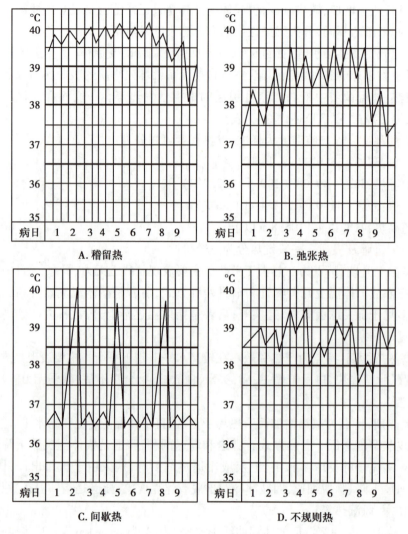

图 13-1 常见热型

（2）降温：遵医嘱选用物理降温或药物降温。

1）物理降温：①通过传导降温。体温高于39℃在病人头部、腋窝、腹股沟放置冰袋。②通过传导和蒸发散热降温。体温高于39.5℃，可给予病人温水或酒精擦浴。③冷生理盐水灌肠。

2）针灸降温：可针刺大椎、合谷、曲池、尺泽、外关等穴位。

3）药物降温：按医嘱给予降温药物等。

物理降温或药物降温后应密切观察降温情况，30min 后测体温一次，并做好记录。

（3）补充营养和水分：高热时，由于迷走神经兴奋性降低，使胃肠蠕动减弱，消化液分泌减少，从而使机体消化吸收功能降低。另一方面，机体分解代谢增加，三大营养物质及维生素大量消耗，因此应给予高热病人营养丰富易消化的流质或半流质饮食，鼓励少食多餐；高热还可导致水分大量丧失，因为高热时病人呼吸加快，蒸发水分增多，同时皮肤出汗增多也丧失很多水分，因此需鼓励病人多饮水，每日水的摄入量不少于 3 000mL。如病人不能进食或进食少可按医嘱给予输液补充水分、营养物质和维生素。

（4）保证休息：为病人提供安静、温湿度适宜的休息环境。低热者可酌情减少活动,适当休息；高热者应卧床休息,以减少能量的消耗,有利于机体康复。

（5）调节衣着、被褥：体温上升期,病人寒战怕冷,此时应注意保暖；高热持续期及退热期则应适当减少衣被利于散热。

（6）促进舒适,预防并发症

1）口腔护理：发热时唾液分泌减少,口腔黏膜干燥,且抵抗力下降,有利于病原微生物生长、繁殖,易引起口腔疾病和黏膜溃疡,故应在晨起、餐后、睡前协助病人做好口腔护理。

2）皮肤护理：病人退热期大量出汗,应及时擦干汗液,更换衣服和床单,防止受凉,保持皮肤的清洁、干燥。

3）安全护理：高热病人可能会出现谵妄、惊厥、躁动不安,应注意防止出现坠床、舌咬伤等安全隐患,必要时可使用床栏或约束带固定。

（7）健康教育：教会病人及家属自我监测体温的方法及发热病人的一般家庭护理方法。

（二）体温过低

体温过低(hypothermia)是指体温降低在35℃以下。体温过低是一种危险的信号,常常提示疾病的严重程度和不良预后。

1. 常见原因

（1）散热过多：长时期暴露在低温环境中,使机体散热过多、过快；在寒冷环境中大量饮酒,使血管过度扩张,热量散失。

（2）产热减少：严重营养不良、极度衰竭,使机体产热减少。

（3）体温调节中枢发育不良或受损：前者如早产儿由于体温调节中枢尚未发育成熟,对外界的温度变化不能自行调节；后者如颅脑外伤、脊髓受损、药物中毒等致体温过低。

2. 临床表现 体温过低时,病人可出现皮肤苍白、皮温下降、呼吸减慢、心律不齐、脉搏细弱、血压下降、感觉和反应迟钝,严重者可出现昏迷。

3. 体温过低病人的护理

（1）密切观察生命体征：持续监测体温的变化,至少每小时测量一次,直至体温恢复至正常且稳定,同时注意脉搏、呼吸、血压的监测及病情变化的观察。

（2）提高环境温度：维持室温在22~24℃,室内避免空气对流。

（3）给予保暖措施：给予毛毯、棉被、电热毯、热水袋、暖箱等保暖措施,给病人热饮,以提高机体温度,操作中注意防止烫伤。

（4）加强病因治疗：去除引起体温过低的原因,使体温恢复正常。

（5）做好健康宣教：待病人好转后,向病人及家属讲解引起体温过低的原因及护理方法。

四、体温的测量

（一）体温计的种类及构造

1. 玻璃体温计(glass thermometer)

（1）构造：玻璃体温计又称水银体温计(mercury thermometer),是一根真空毛细玻璃管,一端为贮汞槽,内盛汞液(图 13-2)。当贮汞槽受热后,汞膨胀沿毛细管上行,其上行的高度与受热程度呈正相关。毛细管与汞槽的连接处为一凹陷,使汞遇冷不致自行下降。毛细玻璃管外标有摄氏温度值,从 35℃ 到 42℃,每一度用短线标出 10 小格,在 0.5℃ 和 1℃ 的地方用较粗且长的线标记,在 37℃ 处则染以红色。

(2) 种类:分为口表(oral thermometer)、腋表(axillary thermometer)、肛表(rectal thermometer)(图 13-2)。

1) 口表:贮汞槽细而长,可用来测量口腔温度和腋窝温度。
2) 腋表:贮汞槽长而扁,毛细玻璃管呈扁平状,以便于贴近腋窝皮肤。
3) 肛表:贮汞槽略粗短,用于测量直肠温度。

2. **电子体温计**(electronic thermometer)　采用电子感温探头测量体温,测得的温度值直接由数字显示器显示,读数直观,测温准确,灵敏度高,适合家庭或个人卫生保健备用(图 13-3)。

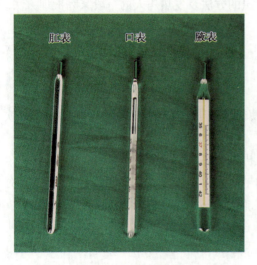

图 13-2　玻璃体温计

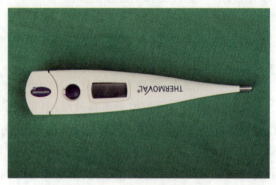

图 13-3　电子体温计

使用时,按压电源键,体温计自动校准,当显示器显示"L℃"时即可测量。将探头置于测量部位(口腔、腋下、肛门),当蜂鸣器发出蜂鸣声且持续 3s 时,便可取出检视显示出的数值。

3. **可弃式体温计**(disposable thermometer)　此体温计内有若干化学单位,在 45s 内能按特定的温度来改变体温表上点状的颜色(图 13-4)。体温计受热后体温点的颜色从原始颜色逐渐变绿色或蓝色,最后出现的绿点或蓝点,即为所测得的体温。该体温计使用后即可丢弃,无交叉感染及污染的危险。

4. **红外体温计**　红外体温计的原理是将被测目标辐射的红外线汇集在高灵敏的红外探测仪上,再经特殊处理成被测目标的温度值。红外体温计具有非接触、快速测温、减少传染概率的优点,但受体表血液循环及周围环境导热情况的影响较大。可以分为额式红外体温计和耳式红外体温计(图 13-5),因外耳道深部的温度接近人体深部温度,后者较前者准确率高。一般用于公共场所的体温筛查等。

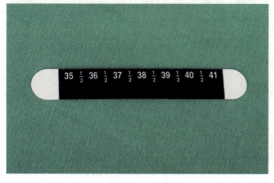

图 13-4 可弃式体温计

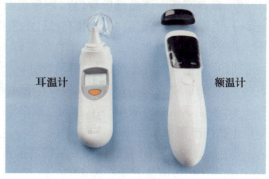

图 13-5 红外体温计

（二）体温计的消毒与检查

1. 体温计的消毒 为防止交叉感染,测量后的体温计应进行消毒处理。常用的消毒液有 75% 乙醇、1% 过氧乙酸、0.5% 碘伏等。操作方法（玻璃汞柱式体温计）：测温后将体温计全部放入消毒液中浸泡,5min 后取出用清水冲洗,擦干,用离心机或腕部力量将水银柱甩至 35℃ 以下,再放入另一容器中进行第二次浸泡,30min 后取出,用冷开水冲洗,擦干,放入清洁干燥容器中备用。消毒液应定时更换,盛放消毒液和体温计的容器应定期消毒。注意肛表用消毒液纱布擦净,同上法另行消毒；口表、腋表、肛表应分别清洗和消毒。

2. 体温计的检查 为确保测量体温的准确性,应定期对体温计进行检查。操作方法（玻璃汞柱式体温计）：将全部体温计的水银柱甩至 35℃ 以下,于同一时间放入已测好的 40℃ 温水中,3min 后取出检视,凡误差在 0.2℃ 以上、玻璃棒有裂缝、水银自行下降等,则不能使用。

（三）测量方法（玻璃体温计）

【目的】

判断体温有无异常,动态监测体温变化,分析热型及伴随症状协助诊断,为预防、治疗、护理等提供依据。

【操作前准备】

1. 评估病人

（1）健康状况、治疗经过决定体温测量的次数和时间

1）常规测量体温 1~2 次/d,但手术后体温异常的病人及新入院 3d 内的病人则应增加测量次数。

2）吸烟、进食、饮冷热水、面部冷热敷后或热水坐浴、灌肠后至少间隔 30min,方可测得准确体温,因局部温度的改变可影响测量值的准确性。

（2）年龄、性别、生活规律可使病人体温出现生理性的波动。

（3）病情、病人的自理合作能力决定测量的部位、方法及体温计的选择。

1）呼吸困难、口鼻手术者不宜测口腔温度；腹泻、直肠肛门手术者及某些心脏病病人（如心肌梗死病人）不宜测直肠温度；极度瘦弱者不宜测腋下温度。

2）自理合作能力低下者不可测口腔温度,如婴幼儿、精神异常、昏迷、极度衰竭、拒绝合作的病人。测体温时,护士须守护在旁,有条件可选择电子体温计或可弃式化学体温计以确保病人的安全。

2. 用物准备 体温测量盘(篮)内盛放清洁容器(置清洁体温计)、消毒容器(置污染体温计)、消毒液纱布、记录本、笔和有秒针的表。

3. 环境准备

(1) 病室内光线充足、干净整洁。

(2) 测肛温或女病人测腋温应拉床帘或用屏风遮挡,以保护病人隐私。

4. 操作者准备 衣帽整洁,洗手,戴口罩。

【操作步骤】

测量前洗净双手,根据病人数及病情准备体温计的数量及种类,检查体温计读数是否在35℃以下。体温测量方法见表13-2。

表13-2 测量体温法

步骤	要点说明
1. **核对解释** 携用物至病人处,核对,解释,根据病情选择合适的测量体温的部位,并安置病人于舒适体位	
2. **测量体温**	
◆ 口腔温度测量法	
(1) 嘱病人张口抬舌,将体温计汞端斜置于其舌下热窝处(图13-6)	舌系带两侧的舌下热窝处温度较其他部位高
(2) 嘱病人闭嘴含住体温计,用鼻呼吸	勿讲话,勿用牙咬体温计,此时可测量脉搏、呼吸
(3) 测量3min	
◆ 腋下温度测量法(图13-7)	
(1) 擦干腋下汗液	
(2) 将体温计汞端放于腋窝深处并紧贴皮肤,嘱病人屈臂过胸夹紧体温计。不能合作者,护士应协助夹紧上臂	嘱病人保持该姿势,以防松脱
(3) 测量10min	
◆ 直肠温度测量法(图13-8)	
(1) 病人取侧卧、俯卧或屈膝仰卧位	暴露肛门
(2) 用肥皂液或油剂润滑肛表汞端,轻轻插入肛门3~4cm;婴幼儿可取仰卧位,护士一手握住患儿双踝,提起双腿;另一手将已经润滑的肛表插入肛门(婴儿1.25cm,幼儿2.5cm),并握住肛表用手掌根部和手指将臀部轻轻捏拢,固定	减轻插入肛表时对肛门直肠的刺激
(3) 测量3min	为婴幼儿、危重病人测温时,应守护在旁
3. **准确记录** 取出体温计用消毒液纱布擦净,检视读数并记录;将体温计放入消毒液容器	从手端擦向汞端
4. **安置病人** 整理床单位,协助病人取舒适卧位	肛表取出后用卫生纸擦拭肛门处遗留的润滑剂及污物;合理解释测温结果,感谢病人的合作
5. **消毒用物** 甩下汞柱于35℃以下,按体温计消毒法进行消毒	
6. **绘制曲线** 洗手,将测得的体温绘制于体温单上	

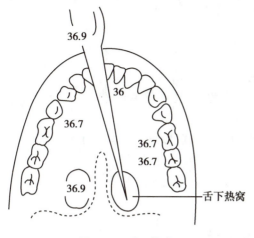

图 13-6　舌下热窝

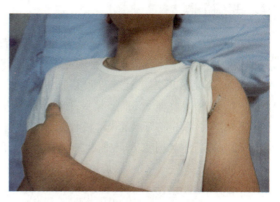

图 13-7　腋下温度测量法

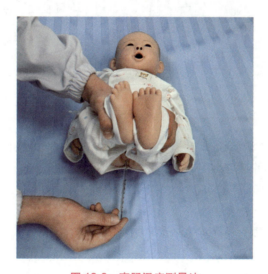

图 13-8　直肠温度测量法

【注意事项】
1. 甩体温表用腕部力量,以节省臂力,同时又可避免触及他物,碰碎体温表。
2. 集中测量多个病人的体温时,在测量前后均应仔细清点和检查体温计的数量及有无损坏,以免将体温计遗留在病人床上造成意外伤害。
3. 如发现体温与病情不相符时,应在床旁监测。必要时可同时测口腔温度、直肠温度作为对照。
4. 如病人不慎咬碎体温计时,应立即清除口腔内玻璃碎屑,以免损伤唇、舌、口腔、食管和胃肠道的黏膜,再口服蛋清液或牛奶以延缓汞的吸收。如病情允许,可服用膳食纤维丰富的食物(韭菜、芹菜等),以促进汞的排出。
5. 切忌将体温计放在热水中清洗或用沸水煮,以防爆裂。

【操作后评价】
1. 病人理解测量体温的目的及意义,并乐意配合。

2. 操作方法正确,测量体温值准确。

知识拓展

玻璃体温计破碎后的处理方法

玻璃体温计是利用汞的热胀冷缩原理测量温度的,汞被包裹在玻璃中,玻璃易碎,而汞有害,因此玻璃体温计破碎后应正确处理。具体方法为:

1. 应立即收集汞,戴上橡胶手套,用硬一点的纸片或胶带把汞收集起来放在塑料袋里密封。注意不能用吸尘器、扫帚或抹布清理,不能把汞倒入下水管道。
2. 汞泄漏房间应及时通风,时间最好为24h以上,如有可能用风扇吹。
3. 用肥皂洗手,如果汞沾到皮肤要洗澡。
4. 扔掉被汞污染的物品。
5. 对掉在地上不能完全收集起来的汞,可撒些硫黄粉清理,因为硫和汞会产生化学反应生成无毒的硫化汞。

第二节 脉搏的评估及护理

情景案例

刘某,女,58岁。因心悸、眩晕、胸部不适入院。查体:心率204次/min,脉搏125次/min,且心律完全不规则,心率快慢不一,心音强弱不等。

请问:
1. 该病人属于哪一种心律失常?
2. 护士如何教会病人家属正确测量脉搏?

随着心脏有规律的收缩和舒张,动脉血管壁的容积和压力发生相应的改变,使动脉血管形成搏动且于浅表动脉处可触及,称为脉搏(pulse,P)。

一、正常脉搏及生理变化

(一)正常脉搏

1. **脉率(pulse rate)** 即每分钟脉搏搏动次数,成人安静状态下脉搏搏动的频率为60~100次/min。正常情况下脉率和心率是一致的,脉率是心率的指示。
2. **脉律(pulse rhythm)** 即脉搏的节律性。正常时搏动均匀规则,间隔时间相等。
3. **脉搏的强度(pulse force)** 即血流冲击血管壁的力量强度的大小,也可称脉量。
4. **脉搏的紧张度(pulse tensity)** 正常的动脉管壁光滑柔软,有一定的弹性。

(二)脉搏的生理变化

脉搏可随年龄、性别、运动、情绪等因素而变化。一般幼儿较成人快,同年龄女性比男性快;进食、运动、情绪激动时增快;同一人在卧位时最慢,坐位时其次,立位时最快;日间较快,休息和睡眠时较慢。

二、异常脉搏的评估及护理

(一) 异常脉搏(abnormal pulse)的评估

1. 频率异常

(1) 心动过速(tachycardia):成人脉率超过 100 次/min,称为速脉。多见于发热、大出血、甲状腺功能亢进、心力衰竭等病人。

(2) 心动过缓(bradycardia):成人脉率低于 60 次/min,称为缓脉。见于颅内压增高、房室传导阻滞等病人。

2. 节律异常

(1) 间歇脉(intermittent pulse):在一系列正常均匀的脉搏中出现一次提前而较弱的搏动,其后有一较正常延长的间歇(即代偿性间歇),也称期前收缩。常见于各种心脏病、洋地黄药物中毒的病人;正常人在过度疲劳、精神兴奋、体位改变时也偶尔会出现间歇脉。间歇脉有规律地频繁出现,每隔一个正常搏动,出现一次提前的搏动,称为二联律;每隔两个正常搏动出现一次提前的搏动,称为三联律。常见于心肌受损的病人。

(2) 细脉(deficient pulse)(脉搏短绌):单位时间内脉率少于心率,触诊脉搏细速且极不规则。发生机制是由于心率快慢不一,心肌收缩力强弱不等,有些心输出量少的搏动可发生心音,但不能引起周围血管的搏动,造成脉率低于心率。细脉可见于心房颤动的病人,当病情好转时,细脉可以消失。

3. 强度异常

(1) 洪脉(full pulse):当心输出量增加,脉搏充盈度和脉压较大时,脉搏强大有力,称为洪脉。见于高热病人。

(2) 丝脉(thready pulse):当心输出量减少,动脉充盈度降低时,脉搏细弱无力,扪之如细丝,称为丝脉。见于大出血、休克、全身衰竭病人。

(3) 水冲脉(water hammer pulse):指脉搏骤起骤落,有如潮水涨落。主要由于收缩压偏高,舒张压偏低使脉压增大所致。常见于主动脉瓣关闭不全、先天性动脉导管未闭等。检查者将病人手臂抬高过头并用手紧握其手腕掌面,可明显感知犹如水冲的急促而有力的脉搏冲击。

(4) 奇脉(paradoxical pulse):当平静吸气时,脉搏明显减弱甚至消失,其产生机制是左心室搏出量减少所致。常见于心包积液、缩窄性心包炎等。

(5) 交替脉(alternating pulse):节律正常而强弱交替出现的脉搏。主要由于心室收缩强弱交替出现而引起,是心肌损害的一种表现。常见于高血压心脏病、冠状动脉粥样硬化性心脏病等。

4. 紧张度异常 动脉硬化时管壁可以变硬,失去弹性而呈迂曲状,用手触摸有紧张条索感。见于动脉硬化病人。

(二) 异常脉搏的护理

1. 加强观察 观察病人的脉搏情况及其他的生命体征值,指导病人按时服药,并观察疗效和不良反应。

2. 充分休息 嘱病人增加卧床休息的时间,减少心肌的耗氧量。

3. 给予氧气 根据病情,可适当给予氧气吸入。

4. 急救准备 危重病人需备好急救设备及药品。

5. 健康教育　指导病人要保持情绪稳定,戒烟限酒,饮食宜清淡;教会病人及家属自我监测脉搏的方法,掌握简单的自救技巧等。

三、脉搏的测量

【目的】

判断脉搏有无异常,动态监测脉搏变化,间接了解心脏情况,为预防、治疗、护理等提供依据。

【操作前准备】

1. 评估病人

(1) 测量部位:凡浅表且靠近骨骼的大动脉均可用于诊脉,最常用的是桡动脉,其次是颞动脉、颈动脉、肱动脉、腘动脉、足背动脉、胫后动脉及股动脉等。偏瘫病人诊脉,应选择健侧动脉;脉搏细弱致诊脉不清或婴幼儿可直接听心率。常用诊脉部位如图13-9所示。

(2) 脉搏的生理性波动:若测量脉搏前病人有剧烈活动、紧张、哭闹等,应让其休息20～30min后再测量。

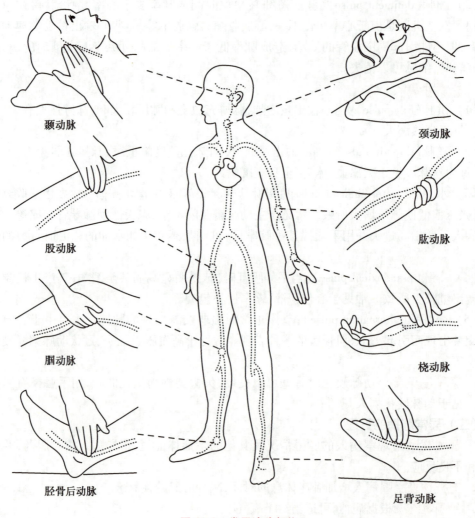

图 13-9　常用诊脉部位

2. **用物准备** 有秒针的表、记录本、笔。
3. **环境准备** 安静、光线充足、整洁。
4. **操作者准备** 衣帽整洁,洗手,戴口罩。

【操作步骤】

测量脉搏操作步骤见表 13-3。

表 13-3 测量脉搏法(以桡动脉为例)

步骤	要点说明
1. 核对解释 备齐用物至病人床旁,向病人及其家属做好解释以取得合作	
2. 病人体位 嘱病人取坐位或卧位,手腕伸展,手臂放舒适位置	
3. 测量脉搏 护士以示指、中指、环指的指端放于病人的桡动脉处,压力大小以触及动脉搏动为宜	按压过重会阻断脉搏,按压过轻可能无法感觉脉搏
(1) 一般情况下测 30s,将所测脉搏数值乘以 2,即为脉率;异常脉搏、危重病人及幼儿应测足 1min,诊脉不清可用听诊器测心率 1min	同时注意脉搏的节律、强弱度及动脉管壁的弹性
(2) 脉搏短绌的病人,由两名护士同时测量,一人听心率,另一人测脉搏。由听心率的护士发出"始""停"口令,计时 1min	
4. 准确记录 记录脉搏值:次/min。绌脉的记录方式为分数式记录:心率/脉率,如 100 次/70 次/min	
5. 安置病人 整理床单位,安置病人于舒适体位	合理解释测脉搏结果,感谢病人的合作
6. 绘制曲线 洗手,将测得的脉搏绘制在体温单上	

【注意事项】

1. **不用拇指诊脉** 因拇指小动脉搏动较强,易与病人的脉搏相混淆。
2. **保持病人安静状态** 因脉搏受生理、精神因素影响较大,需密切观察脉搏的病人,应使其处于安静状态。

【操作后评价】

1. 病人认识测量脉搏的目的及意义,并乐意配合。
2. 操作方法正确,测量脉搏值准确。

第三节 呼吸的评估及护理

呼吸(respiration,R)为机体和外环境之间的气体交换,即生命过程中机体持续排出二氧化碳,吸取氧气的过程。呼吸是最基本的生命活动,其他生命体征均有赖于呼吸的气体交换。呼吸是通过呼吸中枢、呼吸的反射性调节、呼吸的化学调节而实现的。

一、正常呼吸及生理变化

(一)正常呼吸

正常成人安静状态下的呼吸频率为 16~20 次/min。深度较均匀,有一定的节律。

（二）呼吸的生理变化

呼吸频率及深浅度可随年龄、活动、情绪、意志等因素影响而改变。如小儿快于老年人、女性快于男性，活动和情绪激动时快于休息和睡眠时，意志也能控制呼吸的频率和深浅度。

二、异常呼吸的评估及护理

（一）异常呼吸（abnormal respiration）的评估

1. 频率（rate）异常

（1）呼吸过速（tachypnea）：成人呼吸超过 24 次/min。常见于高热、甲状腺功能亢进、疼痛等病人。

（2）呼吸过缓（bradypnea）：成人呼吸低于 12 次/min。常见于颅内压增高、麻醉药过量等呼吸中枢受抑制的病人。

2. 节律（rhythm）异常

（1）潮式呼吸：又称陈-施呼吸（Cheyne-Stokes respiration），为呼吸由浅慢逐渐加深加快，达高潮后又逐渐变浅慢至呼吸暂停（5~30s），如此周而复始，呈潮水样起伏的周期性的呼吸节律异常（周期为 30~120s）。潮式呼吸为呼吸中枢兴奋性减弱的表现，常见于颅脑损伤的病人。

（2）间停呼吸：又称比奥呼吸（Biot respiration），为呼吸与呼吸暂停现象交替出现，表现为有规律的呼吸几次后，突然停止呼吸，间隔一段时间后，又开始呼吸，如此反复交替。间停呼吸是较之潮式呼吸更为严重的表现，多在呼吸停止前出现。

3. 深浅度异常

（1）深度呼吸（deep breathing）：又称库斯莫尔呼吸（Kussmaul respiration），是一种深而规则的呼吸。多见于代谢性酸中毒，如糖尿病的酮症酸中毒。

（2）浮浅呼吸（shallow breathing）：是一种浅表而不规则的呼吸。有时显叹息样，见于濒死病人。

4. 声音异常

（1）蝉鸣样呼吸（stridulant respiration）：表现为吸气时产生一种极高的似蝉鸣样音响。多由于声带附近阻塞，使空气进入困难所致。常见于喉头水肿、痉挛或喉头有异物等病人。

（2）鼾声呼吸（stertorous respiration）：表现为呼吸时发出一种粗大的鼾声。多由于气管或支气管有较多的分泌物蓄积。可见于昏迷病人。

5. 呼吸困难（dyspnea） 指呼吸频率、节律、深浅度均发生异常。病人自感空气不足，呼吸费力，胸闷烦躁，不能平卧，口唇、指（趾）甲发绀，鼻翼扇动。根据呼吸困难时的不同表现又可分为三种：

（1）吸气性呼吸困难（inspiratory dyspnea）：表现为吸气费力，吸气时间明显长于呼气时间，辅助呼吸肌显著的收缩增强，出现三凹征（three depressions sign）（胸骨上窝、锁骨上窝、肋间隙均显极度凹陷），且常伴有蝉鸣音。系由上呼吸道部分阻塞所致，见于喉头水肿、气管异物等病人。

（2）呼气性呼吸困难（expiratory dyspnea）：表现为呼气费力，呼气时间明显长于吸气时间，且常伴有哮鸣音。多由于下呼吸道狭窄所致，常见于哮喘发作。

（3）混合性呼吸困难（mixed dyspnea）：表现为吸气、呼气均感困难，呼吸快而浅表。多由于呼吸面积减少所致，常见于肺部感染。

（二）异常呼吸的护理

1. **调整室内空气** 注意调节室内温度、湿度,保持室内空气新鲜,病室内禁止吸烟,以使病人更舒适地呼吸。
2. **调整体位** 卧床病人可抬高头部20°左右,使病人胸部得以充分扩张,还可视病情变化帮助病人取半卧位或端坐位。
3. **保持呼吸道通畅** 及时清除呼吸道分泌物,必要时给予吸痰。
4. **按医嘱给氧** 根据病情予以氧气吸入或使用人工呼吸机。
5. **做好健康教育** 讲解呼吸异常的原因及护理措施,以缓解病人的紧张情绪,取得病人及家属的合作。教会病人正确的咳嗽方法。

三、呼吸的测量

【目的】

判断呼吸有无异常,动态监测呼吸变化,了解病人呼吸功能情况,为预防、治疗、护理等提供依据。

【操作前准备】

1. **评估病人**
（1）了解呼吸的生理性变化对测量的影响。
（2）病人的病情、意识状态、体位、合作程度等。
2. **用物准备** 同测量脉搏法。
3. **环境准备** 同测量脉搏法。
4. **操作者准备** 同测量脉搏法。

【操作步骤】

测量呼吸的方法见表13-4。

表13-4 测量呼吸法

步骤	要点说明
1. **病人体位** 保持测量脉搏的体位	护士仍保持诊脉姿势,不让病人察觉,使病人处于自然呼吸的状态
2. **测量呼吸**	
（1）观察病人胸腹的自然起伏,一次起伏为一次呼吸	同时注意呼吸的节律、深浅度及呼吸困难的症状
（2）一般情况下测30s,所得数值乘以2即为每分钟的呼吸次数。呼吸异常病人及婴幼儿应测足1min	
3. **准确记录** 记录呼吸值为:次/min	合理解释测呼吸结果,感谢病人的合作

【注意事项】

1. 保持病人安静状态,病人在活动后休息30min方能测量呼吸。
2. 呼吸微弱不易察觉的病人,可用少许棉花纤维置于病人鼻孔前,观察棉花纤维被吹动的次数,测足1min。

【操作后评价】

同测量脉搏法。

第四节 血压的评估及护理

> **情景案例**
>
> 蔡某,女,45岁。单位体检时,护士为其测量的血压值为125/100mmHg。
> **请问:**
> 1. 该女士血压正常吗?
> 2. 护士应如何对其进行健康教育?

血压(blood pressure,BP)是血管内的血液在流动时对血管壁的侧压力。一般指动脉血压,如无特别注明,均指肱动脉的血压。

当心脏收缩时,血液射入主动脉,此时动脉的压力达到最高值,称为收缩压(systolic pressure)。当心脏舒张时,动脉管壁弹性回缩,此时动脉管壁压力降到最低值,称为舒张压(diastolic pressure)。收缩压与舒张压之差称为脉压(pulse pressure)。

测量血压时,是以血压和大气压作为比较的,用血压超过大气压的高度值表示血压数值。其计量单位为mmHg(毫米汞柱)或kPa(千帕),两者的换算关系为:1kPa=7.5mmHg,1mmHg=0.133kPa。

一、正常血压及生理变化

(一)正常血压

正常成人安静状态下收缩压为90~139mmHg(12.0~18.6kPa),舒张压为60~89mmHg(8.0~12.0kPa),脉压为30~40mmHg(4.0~5.3kPa)。

(二)血压的生理性变化

1. **年龄和性别** 血压随年龄的增长而增高。中年以前,女性血压略低于男性,中年以后差别较小。
2. **昼夜和睡眠** 一般傍晚高于清晨。过度疲劳与睡眠不佳时血压可稍增高。
3. **体位** 一般立位高于坐位,坐位高于卧位,这是由于重力引起的代偿机制导致的。对于长期卧床或使用某些降压药的病人,如突然由卧位改为立位时,可出现头晕、血压下降等直立性低血压的表现。
4. **环境** 寒冷环境中,血压可升高,高温环境中血压可略下降。
5. **不同部位** 因左右肱动脉解剖位置的关系,一般右上肢血压高于左上肢。因股动脉的管径较肱动脉粗,血流量多,故下肢血压比上肢高。
6. **其他** 进食、情绪紧张、恐惧、兴奋及疼痛等均可导致血压升高。

二、异常血压的评估及护理

凡与动脉血压形成有关的因素发生改变,都可影响动脉血压,因此影响血压的因素有心脏每搏输出量、心率、外周阻力、主动脉和大动脉管壁的弹性及循环血量和血管容量。使上述因素改变的疾病均可导致血压的异常。

（一）异常血压的评估

1. 高血压（hypertension） 未使用降压药物情况下，病人收缩压≥140mmHg（18.6kPa）和/或舒张压≥90mmHg（12.0kPa）称为高血压。中国高血压分级标准（2010版），见表13-5。

表13-5 成人高血压的定义和分类

分级	收缩压/mmHg		舒张压/mmHg
正常血压	<120	和	<80
正常高值	120~139	和/或	80~89
高血压	≥140	和/或	≥90
1级高血压（轻度）	140~159	和/或	90~99
2级高血压（中度）	160~179	和/或	100~109
3级高血压（高度）	≥180	和/或	≥110
单纯收缩期高血压	≥140	和	<90

注：若收缩压、舒张压分属不同等级，则以较高分级为准。

正常高值是根据流行病学数据分析结果设定的，血压在此范围内者，有较大可能性发展为高血压，因此应认真改变生活方式，及早预防，以免发展为高血压。

2. 低血压（hypotension） 收缩压<90mmHg，舒张压<60mmHg称为低血压。

3. 脉压变化

（1）脉压增大：脉压>40mmHg称为脉压增大。多见于主动脉瓣关闭不全、动脉导管未闭、甲状腺功能亢进等。

（2）脉压减少：脉压<30mmHg称为脉压减少。多见于主动脉瓣狭窄、心力衰竭、心包积液等。

（二）异常血压的护理

1. 加强观察 观察病人的血压变化，指导病人按时服药，并观察药物治疗效果和不良反应。

2. 合理饮食 高血压病人应进食低盐、低脂、低胆固醇、高维生素、高纤维素饮食，避免辛辣刺激性食物。应减少钠盐的摄入，逐步降至WHO推荐的每人每日6g食盐的要求。

3. 生活规律 良好的生活习惯是保持健康、维持正常血压的重要条件。如保证足够的睡眠、养成定时排便的习惯、避免冷热刺激等。

4. 坚持运动 积极参加力所能及的体力劳动和适当的体育运动，以改善血液循环，增强心血管功能。如步行、快走、慢跑、游泳、气功、太极拳等，应注意量力而行，循序渐进。

5. 控制情绪 精神紧张、情绪激动、烦躁、焦虑、忧愁等都是诱发高血压的精神因素，因此高血压病人应保持心情舒畅、注意控制情绪。

6. 健康教育 指导病人要按时服药，学会自我监测血压，学会观察药物的不良反应；保持情绪稳定，戒烟戒酒，饮食清淡，保持大便通畅，注意保暖，避免冷热刺激，养成良好的生活规律。肥胖者需控制体重，适当运动。

三、血压的测量

血压的测量可分为直接测量血压法和间接测量血压法。直接测量法，即将特制导管经穿刺周围动脉送入主动脉，导管末端经换能器外接床边监护仪，自动显示血压数值。此方法优点是可直接测量主动脉内压力，不受周围动脉舒缩的影响，测得的血压数值准确。缺点是需用专门设备，技术要求高，且有一定创伤性，故仅用于危重和大手术病人。间接测量法，即目前广泛采用的应用血压计测量的袖带加压法。血压计是根据血液通过狭窄的血管形成涡流时发出响声而设计的。此方法简单易行,无创伤,适用于任何病人。

> **知识拓展**
>
> ### 科氏音(Korotkoff sound)听诊法
>
> 1905年,俄国医生尼古拉·科罗特科夫(Nikolai Korotkoff)发明袖带加压法并延续至今。原理:袖带压大于收缩压可阻断动脉血流而无声音,当其等于或低于动脉内最高压力时,血流开始恢复并引起湍流而致动脉壁振动,此时可通过听诊器听到声音并可触及脉搏,一旦袖带压降至舒张压水平,血管完全通畅而无湍流,此时声音消失。上述听到的声音一般分为 Korotkoff 5 期。首次听到的响亮拍击声为第 1 期(即收缩压,低于直接测量法所测得的收缩压),随后拍击声减弱并伴柔和吹风样杂音为第 2 期,继而拍击声增强和杂音消失为第 3 期,随之音调沉闷为第 4 期,最终声音消失为第 5 期(即舒张压,高于直接测量法所测得的舒张压)。

(一)血压计(sphygmomanometer)的种类和构造

1. **血压计的种类** 常用血压计有汞柱式血压计、弹簧表式血压计和电子血压计三种。
2. **血压计的构造** 血压计主要由三个部分组成。

(1) 输气球及空气压力调节阀:输气球可以向袖带气囊内充气,压力调节阀用来控制放气的速度。

(2) 袖带(cuff):为长方形扁平橡胶袋,长为 24cm,宽为 12cm(下肢袖带宽 18cm);外层布套长 60cm(下肢袖带长约 135cm)。小儿袖带宽度是上臂长度的 1/3~1/2。袖带一侧装有两根橡胶管,其中一根与输气球相接,另一根与测压计相连。

(3) 测压计

1) 汞柱式血压计:又称水银血压计(mercury manometer),分台式和立式两种(图13-10)。

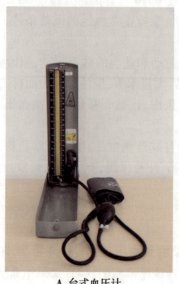 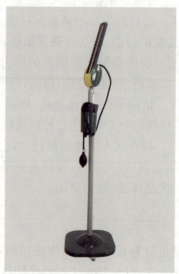

A. 台式血压计　　B. 立式血压计

图 13-10　汞柱式血压计

在血压计盒盖内壁上固定一玻璃管,管表面标有刻度,右为千帕单位,左为毫米汞柱单位,数值范围为 0~300mmHg(0~40kPa),每一小格相当于 2mmHg。玻璃管顶端开口与大气相通,底端与汞槽相接,汞槽贮有汞液。汞柱式血压计的优点是测量的数值较准确可靠。为保证测量的准确性,应定期对汞柱式血压计进行校验,汞液的量直接影响到测量值。

2) 弹簧表式血压计:又称无液血压计(aneroid manometer)。外形似圆盘状表,表面标有刻度和数值,表中央的指针指示血压数值(图 13-11)。其优点为体积小,便于携带,但需要定期用汞柱式血压计进行校验。

3) 电子血压计(electronic manometer):袖带内有一换能器,具有自动采样、微电脑控制数字运算、自动放气程序,测血压时不用听诊器,液晶数字显示血压数值(图 13-12)。其优点为使用方便,可排除测量者的听觉不灵敏、噪声干扰等造成的误差,但本身欠准确,一般用于常规体检,对严重心律不齐或心力衰竭、急救、术后重症监护及手臂过细、过粗或手臂过短的婴幼儿不适用。常见的有臂式和腕式电子血压计。

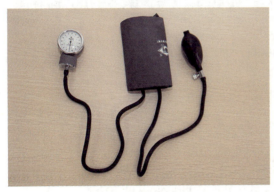

图 13-11 弹簧表式血压计　　　　图 13-12 电子血压计

(二) 测量方法

【目的】

判断血压有无异常,动态监测血压变化,间接了解循环系统的功能状况,为预防、治疗、护理等提供依据。

【操作前准备】

1. 评估病人

(1) 了解血压的生理性变化对测量的影响。

(2) 评估被测肢体血管功能及治疗情况。

1) 偏瘫、一侧肢体外伤或肢体手术病人应在健侧肢体测量血压。因患肢血管受损或肌张力降低,血液循环障碍,影响血压值的准确性。

2) 一侧肢体输液、输血或行透析疗法则应在另一侧肢体测量,以免加压造成穿刺处回血而堵塞针头。

2. 用物准备

(1) 血压计:根据病人选择合适的袖带,并检查血压计的汞柱有无裂隙或是否保持在"0"点处;橡胶管和输气球有无漏气;玻璃管上端是否与大气相通。

(2) 听诊器(stethoscope)、记录本、笔。

3. 环境准备 安静,光线充足,整洁。

4. 操作者准备 衣帽整洁,洗手,戴口罩。

> **知识拓展**
>
> **听诊器的发明**
>
> "听诊"的概念早在希波克拉底时代就已形成,但那时医生只能将耳朵贴在病人的胸膛或后背,通过直接听声探查心脏、肺部等胸腔内脏器的活动情况。
>
> 1816年的一天,法国医生何内·雷奈克(René Laennec)在为一名年轻女性看病时,由于该病人十分肥胖,用传统的贴身法无法听清,这时,雷奈克医生突然想起他曾经看过的一个场景:一个小孩在圆木一端刮木头,而另一个孩子的耳朵无意间贴近了圆木另一端,突然高兴地欢呼听见了对面的声音。想到此,他顿时得到启发,将纸卷成一个圆筒,一端放在病人心脏部位,一端贴在自己的耳朵上,果然听见了心脏清晰的跳动声。随后,根据这一原理,雷奈克创造出一种与单耳式木质听诊器相似的听诊器,并于1819年将这个发明写进了《间接听诊法》一书中。

【操作步骤】

1. 汞柱式血压计测量法

(1) 上肢肱动脉血压测量法见表13-6。

表13-6 测量血压法

步骤	要点说明
1) **核对解释**:携用物至病人处,核对,询问病人活动情况,必要时休息片刻后再测	确认病人,取得合作 一般应让病人安静休息5~10min;病人若运动、洗澡、情绪激动、紧张、吸烟等,须休息30min后再行测量
2) **选取体位**:协助病人取坐位或仰卧位,被测肢体(肱动脉)与心脏位于同一水平。坐位:平第4肋软骨;仰卧位:平腋中线。卷衣袖,露出一侧上臂。手掌向上,肘部伸直	必要时脱衣袖,以免衣袖过紧,影响数值的准确性
3) **测量血压**	嘱病人保持安静,不要讲话
①**绑好袖带**:放妥血压计,开启汞槽开关,驱尽袖带内空气,平整地缠于上臂中部,气袋的中部应对着肘窝,袖带下缘距肘窝上2~3cm,松紧以能放入一指为宜(图13-13)	袖带过松或过紧均会影响所测血压的准确性
②**固定充气**:戴好听诊器,先触及肱动脉搏动处,用一手稍加固定,另一手握输气球,关闭气门,充气至肱动脉搏动音消失,再升高20~30mmHg(2.6~4.0kPa)(图13-14)	胸件的整个膜面都要和皮肤紧密接触,但不可压得太重。胸件勿塞在衣袖带下,以免局部受压较大和听诊时出现干扰声。充气不可过猛、过高,以避免汞溢出和病人不适,以及肱动脉充盈不够测不到正确的收缩压。肱动脉搏动音消失表示袖带压力大于心脏收缩压,血流阻断

续表

步骤	要点说明
③**匀速放气**：以每秒4mmHg（0.5kPa）的速度放气，使汞柱缓慢下降，同时注意汞柱所指刻度和动脉搏动情况	视线应与汞柱所指刻度保持同一高度
④**仔细视听**：当闻及第一声搏动音时，汞柱所指刻度为收缩压；随后搏动逐渐增强，直到声音突然减弱或消失，此时汞柱所指刻度为舒张压（WHO规定以动脉搏动音消失时的读数作为舒张压）	第一声搏动音出现表示袖带内压力降至与心脏收缩压相等时，血流能通过被压迫的肱动脉
4）**整理**	
①**安置病人**：测量毕，松开袖带，协助病人穿衣，取舒适体位，整理床单位	解释测量结果，感谢病人的配合
②**驱气整理**：排尽袖带内空气，关闭气门，整理袖带，放入盒内，血压计盒盖右倾45°，使汞全部流回汞槽内，关闭汞槽开关，关上盒盖，平稳放置	输气球应放于盒内固定处，避免玻璃管被压碎而致汞漏出
5）**准确记录**：收缩压/舒张压 mmHg	口述：先读收缩压，后读舒张压

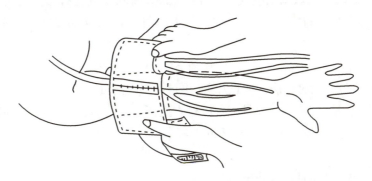

图 13-13　袖带与手臂位置

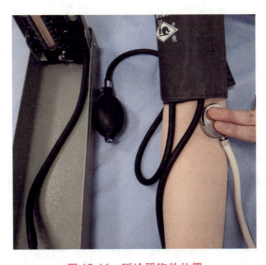

图 13-14　听诊器胸件位置

(2) 下肢血压测量法：与上肢血压测量法有不同之处。

1）协助病人取仰卧位、俯卧位或侧卧位，露出大腿部。

2）将下肢袖带缠于大腿下部，其下缘距腘窝 3～5cm，将听诊器胸件置于动脉搏动处。

3）记录时注明下肢血压。

2. 电子血压计测量法

（1）连接充气插头，接通电源。

（2）把袖带的换能器放于肱动脉搏动处，按汞柱式血压计扣好袖带。

（3）按键充气片刻后自动放气，最后发出蜂鸣音，显示屏显示收缩压和舒张压的读数。

【注意事项】

1. 排除影响准确测量血压值的客观因素

（1）袖带太松，有效受压面积变小，测得血压值偏高；袖带太紧，充气前血管已受压，测得血压值偏低。

（2）被测肢体高于心脏水平，测得血压值偏低，低于心脏位置则血压值偏高。

（3）袖带过宽，使大段血管受压，以致搏动音在到达袖带下缘之前已消失，故测出的血压值偏低；袖带太窄，需用较高的空气压力才能阻断动脉血流，使测得的血压值偏高。

2. 需密切观察血压的病人应做到四定　即定时间、定部位、定体位、定血压计，保证测量的可比性。

3. 如对血压值有疑惑或未听清动脉搏动音，应重复测量　重复测量需驱尽袖带内空气，使汞柱降至"0"点，同时让病人休息片刻，再行第二次测量。

4. 定期检测和校对血压计　测量前，应检查血压计，注意玻璃管有无裂损，输气球和橡胶管有无老化、不漏气，水银是否充足、无断裂等。

【操作后评价】

1. 病人认识测血压的目的，并乐意配合。

2. 操作方法正确，测量结果准确。

案例分析题

1. 李女士，35 岁。畏寒、发热、头痛伴腰痛、尿频、尿急、尿痛 2d。体格检查：体温 39.8℃，脉搏 118 次/min，呼吸 20 次/min，血压 110/70mmHg。急性病容，烦躁不安，肾区和膀胱区压痛。尿镜检查示大量脓细胞，少许红细胞；血常规示白细胞 14×10^9/L，中性粒细胞占 89%。住院后急躁不安，希望早日康复。医学诊断：急性肾盂肾炎。

请问：

（1）该病人生命体征有何变化？

（2）该病人发热的程度如何？

（3）如何对发热病人进行护理？

2. 张先生，67 岁。一周前因家庭琐事生气而郁闷不乐，今晨家人发现其跌倒在厕所，口角歪斜、言语不清、右侧肢体运动失灵，但意识清晰，急诊入院。体格检查：体温 37.6℃，脉搏 76 次/min，呼吸 16 次/min，血压 160/95mmHg。经抢救后病人仍言语不清，喝水呛咳，右侧肢体瘫痪。病人时常发脾气,郁闷不乐。医学诊断:脑血栓形成。

请问:

(1) 护士应如何给该病人测量血压?

(2) 护士测量血压时应该注意什么?

(吴丽荣　孙靖)

第十四章 营养和饮食护理

学习目标

1. 掌握医院饮食种类、饮食原则及适用范围；掌握鼻饲法的概念、操作要点及注意事项。
2. 熟悉病人的饮食护理措施，以及肠内饮食、肠外营养使用方法及注意事项。
3. 了解人体对营养的需求，以及饮食营养与健康的关系。
4. 能够正确评估病人的营养状况并进行合适的饮食护理；能规范地进行鼻饲法操作，并对鼻饲病人给予相应的护理措施；能指导病人及照顾者学会选择合适的饮食。

营养与饮食（nutrition and diet）和健康与疾病有非常重要的关系。合理的营养与饮食可以保证机体正常生长发育，维持机体各种生理功能，促进组织修复，提高机体免疫力。而不良的营养与饮食可以引起人体各种营养物质失衡，甚至容易导致各种疾病的发生。此外，当机体患病时，通过适当的途径给予病人均衡的饮食及充足的营养，也是促进病人康复的有效手段。如饮食疗法是糖尿病病人治疗的基本措施，低盐饮食是心力衰竭病人的重要辅助治疗措施。同时，良好的饮食会给病人带来安全感和愉快感。因此，护士必须具备营养和饮食的知识，正确评估营养状况，确认病人的营养需求和营养问题，寻求解决方法，并将之纳入护理计划中，从而促进病人的康复。

第一节 概 述

情景案例

患儿，男，8月龄。易激惹、烦闹、多汗1个月余，通过血生化与骨骼X线检查诊断为"佝偻病"。

请问：
1. 该患儿最缺乏何种营养素？
2. 护士如何给该患儿调整饮食？

为了维持生命与健康、预防疾病及促进疾病康复，人体必须从食物中获取一定量的营养素（nutrient）。护士必须掌握人体对营养的需要，以及饮食、营养与健康和疾病痊愈的关系，才能够采取有效的措施，满足病人在疾病康复过程中的营养需求，从而达到恢复健康和促进健康的目的。

一、人体对营养的需求

食物中对人体有用的成分称为营养素,大体可分为蛋白质、脂类、碳水化合物、维生素、无机盐、水、膳食纤维。人体生命活动所消耗的热能主要来源于碳水化合物,其次是脂肪和蛋白质。热能的需要视性别、年龄、身高、体重、劳动强度和环境等因素不同而异。按中国营养学会推荐标准,我国成年男子每日需要 9.41~12.55MJ 的热能,成年女子每日需要 7.53~10.04MJ 的热能,用以维持人体基础代谢及从事各种劳动和食物特殊动力作用所需的消耗。

(一) 蛋白质

蛋白质(protein)是构成和修复人体各种组织的重要成分,是一切生命的物质基础。一般成人每日需要量为 0.8~1.2g/kg 体重,占总热能的 10%~15%。蛋白质不足可引起营养不良,表现为体重下降、皮下脂肪消失、抵抗力降低,儿童可出现生长停滞。

(二) 脂类

脂类可分为脂肪(fat)和类脂(lipid),是构成人体细胞的必需成分,还能供给热能,促进脂溶性维生素的吸收、利用,供给必需脂肪酸。一般成人每日需要量为 0.8~1.2g/kg 体重,占总热能的 20%~30%。

(三) 碳水化合物

碳水化合物(carbohydrate)又称糖类,是人体所需热能的主要来源,一般成人每日需要量为 5~8g/kg 体重,占总热能的 55%~65%。碳水化合物过多摄入可致龋齿、动脉硬化、心脏病和肥胖病,过少摄入可致低血糖。

(四) 维生素

维生素(vitamin)是维护人体健康、促进生长发育和调节生理功能所必需的有机化合物。维生素既不参与组织构成也不供给热量,但缺乏其中任何一种或几种,都将对整个机体代谢产生影响,甚至导致机体发生维生素缺乏性疾病。维生素在体内不能合成或合成较少,必须从食物中摄取。维生素的种类很多,通常按溶解性把维生素分为水溶性和脂溶性两大类。

(五) 无机盐

无机盐(inorganic salt)又称矿物质(mineral),是能量制造、身体建造及修复等过程中的必须物质,在维持生物体和细胞的生命活动中起到重要的作用。人体所需的矿物质一般分为两类:

1. **常量矿物质** 包括 Ca(钙)、Mg(镁)、Na(钠)、K(钾)、P(磷)、S(硫)、Cl(氯)等。
2. **微量矿物质** 包括 Fe(铁)、Cu(铜)、I(碘)、Mn(锰)、Co(钴)、Zn(锌)、Mo(钼)等。

(六) 水

水(water)是维持生命最基本的物质,是构成体液的重要成分,占体重的 50%~70%,正常情况下每日的饮水量为 2 000~3 000mL。

(七) 膳食纤维

膳食纤维(dietary fiber)是一种多糖类物质,不能被人体消化吸收,但能促进肠蠕动,在维持正常代谢、预防疾病中起重要作用。

二、饮食、营养与健康的关系

食物是供给人体营养、维持生命活动的源泉,是人类赖以生存的物质基础,合理的饮食及平衡的营养是维持健康的基本条件之一。

(一) 合理饮食与健康

合理饮食(adequate diet)对于维持及促进机体健康有非常重要的作用。

1. 促进生长发育 营养素是维持生命活动的重要物质基础,对人体的发育起着决定性作用。某些营养素的缺乏可影响病人的身心生长发育。

2. 构成机体组织 营养素是构成机体组织的物质基础,其中蛋白质是构成机体的重要成分,糖类参与构成神经组织,脂类参与构成细胞膜,维生素参与合成酶和辅酶,钙、磷是构成骨骼的主要成分。

3. 提供能量 机体需要能量维持各种生命活动。碳水化合物、蛋白质、脂类三大产热营养素在体内氧化可提供能量,供给机体进行各种生命活动。

4. 调节机体功能 各种营养素是构成人体调节系统的物质基础。神经系统、内分泌系统及各种酶类共同调节人体的活动,这些调节系统是由各种营养素构成的。适量的蛋白质及矿物质中的各种离子对维持机体内环境的稳定具有重要的调节作用。

(二) 不合理饮食与健康

不合理饮食(inadequate diet)可能损害健康,并引发某些疾病的发生与发展,如营养过剩、营养不足或饮食不当都可能引发某些疾病。

1. 营养过剩 营养过剩可造成某些营养失调性疾病,如肥胖、心脑血管疾病、恶性肿瘤等。

2. 营养不足 食物短缺或单调可造成营养缺乏性疾病,如缺铁性贫血、佝偻病等。

3. 饮食不当 不适当的饮食,如食品处理不当、食品搁置过久、生熟食品交叉污染、暴饮暴食等均可引起一些食源性疾病,如胃肠炎。不卫生的饮食或食入有毒食物时可引起食物中毒。某些人对特定食物还可发生过敏反应。

(三) 合理日常膳食

日常生活中的饮食应做到:食物多样,合理搭配;吃动平衡,健康体重;多吃蔬果、奶类、全谷、大豆;适量吃鱼、禽、蛋、瘦肉;少盐少油,控糖限酒;规律进餐,足量饮水;会烹会选,会看标签;公筷分餐,杜绝浪费。为了帮助人们合理搭配日常膳食,中国营养学会2022年联合发布了《中国居民膳食指南(2022)》,提供了比较理想的膳食宝塔模型(图14-1)。

三、饮食、营养与疾病痊愈的关系

饮食是否合适对疾病的痊愈有很大的影响,人体患病时常伴有不同程度的代谢变化,需要通过特定的营养和饮食进行调理,从而达到辅助治疗疾病、促进身体康复的作用。

(一) 补充额外所需的营养素

机体出现疾病和创伤的应激状态时,病人会因代谢的改变、热能的过度消耗及某些特定营养素的损失而出现抵抗力、免疫力的下降,影响疾病的痊愈。若能及时、合理地调整营养素的摄入,补充足够的营养素,则可使机体内糖原分解、蛋白质消耗减少,从而提高病人的抵抗力,促进创伤组织的修复及疾病的痊愈。如烧伤病人新陈代谢快,营养素过度地消耗和损失,因此,该类病人在胃肠功能正常情况下,需给予高蛋白质、高热量的饮食,补充身体的额外消耗和损失的营养素,从而满足身体的需要。

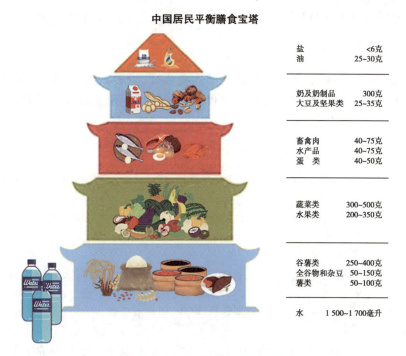

图 14-1　中国居民平衡膳食宝塔

（二）辅助疾病的诊断

特定的饮食可辅助疾病诊断，提高疾病诊断结果的正确率。如胆囊造影饮食可辅助检查胆囊、胆管、肝胆管的功能；肌酐试验饮食可辅助检查肾小球滤过功能。

（三）辅助疾病的治疗

特定的饮食能够辅助治疗某些疾病，促进疾病的痊愈。对于某些疾病，饮食治疗已经成为重要的治疗手段之一。如控制热量可使肥胖症病人减轻体重；控制钠盐的摄入可以使肾衰竭病人的肾脏负担减轻；控制盐和胆固醇的摄入可以平稳高血压病人的血压，从而达到治疗疾病的效果。

某些病人，不能正常获取身体所需要的营养素，需要特殊的饮食、营养支持，如胃肠内营养、胃肠外营养。根据疾病的病理生理特点，提供相应的饮食治疗方案和特定的饮食配方，从而增强机体抵抗力，促进组织修复，恢复代谢功能。

第二节　医 院 饮 食

> **情景案例**
>
> 何某，男，13 岁。因晨起眼睑水肿多日，伴有肉眼血尿而就诊，以"急性肾小球肾炎"收入院。住院第 2 天，医嘱：测尿肌酐清除率、测血肌酐。
> 请问：
> 1. 住院第 1 天应用何种治疗饮食？
> 2. 护士在看到医嘱后应如何指导饮食？

医院饮食(hospital diet)基本上分为三大类:基本饮食、治疗饮食和试验饮食。

一、基本饮食

基本饮食(basic diet)适合大多数病人的饮食需要,营养素种类和摄入量未作调整而食物质地各有不同。基本饮食包括普通饮食、软质饮食、半流质饮食和流质饮食四种(表14-1)。

表14-1 基本饮食

类别	适用范围	饮食原则	用法
普通饮食(general diet)	消化功能正常;无饮食限制;体温正常;病情较轻或疾病恢复期	营养平衡、易消化、无刺激性食物;与健康人饮食相似	每日总热量2 200~2 600kcal,蛋白质70~90g/d,进餐3次
软质饮食(soft diet)	消化吸收功能差;低热;咀嚼不便;年老、婴幼儿;消化道术后恢复期等	营养平衡;食物以软、烂、碎、无刺激性、易消化为主,如软饭、面条、切碎煮烂的菜和肉等	每日总热量2 200~2 400kcal,蛋白质60~80g/d,进餐3~4次
半流质饮食(semi-liquid diet)	口腔及消化道疾患;中度发热;体弱;手术后等	少食多餐;无刺激性,易于咀嚼及吞咽;膳食纤维含量少,营养丰富;食物呈半流质状,如粥、烂面条、馄饨、藕粉、蒸鸡蛋、肉末、豆腐、菜末等	每日总热量1 500~2 000kcal,蛋白质50~70g/d,进餐5~6次
流质饮食(liquid diet)	口腔疾病;高热;各种大手术后;急性消化道疾病;危重或全身衰竭等	食物呈液体状,如奶类、豆浆、米汤、肉汁、菜汁、果汁等。因所含热量及营养素不足,故只能短期使用	每日总热量836~1 195kcal,蛋白质40~50g/d,进餐6~7次,每次200~300mL

二、治疗饮食

治疗饮食(therapeutic diet)是指在基本饮食的基础上,针对营养失调及疾病的情况而调整某一种或几种营养素的摄入量,以达到治疗或辅助治疗目的的饮食(表14-2)。

表14-2 治疗饮食

饮食种类	适用范围	饮食原则
高热量饮食(high calorie diet)	用于热能消耗较高的病人,如甲状腺功能亢进、高热、烧伤、结核病、肝炎、胆道疾病、体重不足病人及产妇	在基本饮食的基础上加餐两次,普食者三餐之间可加牛奶、鸡蛋、藕粉、蛋糕等;半流质或流质饮食者可加浓缩食品,如奶油、巧克力等。每日供给热量约3 000kcal
高蛋白饮食(high protein diet)	用于高代谢疾病,如结核病、大面积烧伤、严重贫血、营养不良、肾病综合征、大手术后及癌症晚期等	增加蛋白质的量,按体重计算应每日供给1.5~2g/kg,成人每日总量为90~120g,饮食中增加肉、鱼、蛋、豆制品等动植物蛋白

续表

饮食种类	适用范围	饮食原则
低蛋白饮食（low protein diet）	用于限制蛋白质摄入的病人，如急性肾炎、尿毒症、肝性脑病等病人	成人蛋白质总量控制在 40g/d 以下，视病情需要也可为 20～30g/d。为维持正常热能，应多补充蔬菜和含糖高的食物；肾功能不全者应摄入动物性蛋白，忌用豆制品；若肾功能严重衰竭，甚至需摄入无蛋白饮食；肝性脑病者应以植物性蛋白为主
低脂肪饮食（low fat diet）	用于肝、胆、胰疾病，高脂血症、动脉粥样硬化、冠心病、肥胖症及腹泻等病人	饮食清淡、少油，禁用肥肉、蛋黄、动物脑等。成人摄入脂肪总量在 50g/d 以下，患肝、胆、胰疾病的病人可少于 40g/d，尤其要限制动物脂肪的摄入；高脂血症及动脉粥样硬化者，不必限制植物油（椰子油除外）
低胆固醇饮食（low cholesterol diet）	用于高胆固醇血症、高脂血症、动脉粥样硬化、冠心病等病人	成人膳食中胆固醇含量在 300mg/d 以下，食物中禁用或少用动物内脏、脑、蛋黄、鱼子、肥肉、饱和脂肪等
低盐饮食（low salt diet）	用于急慢性肾炎、心脏病、肝硬化伴腹水、重度高血压等病人	成人进食盐量不超过 2g/d（含钠 0.8g），不包括食物内自然存在的含钠量，禁用一切腌制食品如香肠、火腿、咸肉、咸菜、皮蛋等
无盐低钠饮食（non salt low sodium diet）	按低盐饮食适用范围但水肿较重者	无盐饮食，除食物内自然含钠量外，不放食盐烹调，饮食中含钠量<0.7g/d。低钠饮食除无盐外，还需控制摄入食物中自然存在的含钠量（控制在 0.5g/d 以下）。除禁用一切腌制食物外，还应禁用含钠食物和药物，如含碱食品馒头、油条、挂面、汽水和碳酸氢钠药物等
少渣饮食（low residue diet）	用于伤寒、痢疾、肠炎、腹泻、食管静脉曲张等病人	选择膳食纤维含量少的食物，如蛋类、嫩豆腐等，并注意少油，不用刺激性强的调味品
高膳食纤维饮食（high cellulose diet）	用于便秘、肥胖症、高脂血症及糖尿病等病人	选择含膳食纤维多的食物，如芹菜、韭菜、粗粮、豆类等

三、试验饮食

试验饮食（test diet）亦称诊断饮食，是指在特定时间内，通过对饮食的内容进行调整而协助疾病的诊断和提高实验检查正确性的一种饮食。

（一）胆囊 B 超检查饮食

胆囊 B 超检查饮食（gallbladder B ultrasonic examination diet）主要适用于需行 B 超检查有无胆囊、胆管、肝胆管疾病的病人。

1. 检查前 3d　最好禁食牛奶、豆制品、糖类等易于发酵产气食物。
2. 检查前 1d　晚餐进无脂肪、低蛋白、高碳水化合物的清淡饮食，以减少胆汁分泌；晚餐后口服造影剂，禁食、禁水、禁烟至次日上午检查。
3. 检查当日　早餐禁食，第一次行 B 超检查，如胆囊显影良好，还需要了解胆囊收缩功能，则在第一次检查后，进食脂肪餐（如油煎鸡蛋两只或高脂肪的方便面，脂肪量为 25～

50g),30~45min 后进行第二次检查,观察胆囊收缩情况,若效果不明显,可再等待 30~45min 后再次检查。

(二) 隐血试验饮食

隐血试验饮食(occult blood test diet)主要是协助诊断消化道有无出血,为大便隐血试验做准备。试验期为3d,试验期间忌食易造成隐血假阳性的食物和药物,如绿色蔬菜、肉类、动物血、含铁丰富的食物和大剂量维生素 C 等。可进食牛奶、豆制品、白菜、土豆、冬瓜、粉丝等食物。第 4 天起连续留 3d 大便做隐血试验检查。

(三) 甲状腺^{131}I 试验饮食

甲状腺^{131}I 试验饮食(^{131}I thyroid test diet)也称吸碘试验饮食,主要适用于协助测定甲状腺功能。试验期为 2 周,试验期间禁用含碘食物,如海带、海蜇、紫菜、海蜒、毛蚶、虾米、加碘食盐等;禁用碘做局部消毒。2 周后进行^{131}I 功能测定。

(四) 肌酐试验饮食

肌酐试验饮食(creatinine test diet)用于协助检查、测定肾小球的滤过功能。试验期为 3d,试验期间低蛋白饮食,禁食肉类(无肌酐饮食)食物,可选用牛奶、鸡蛋等;忌饮茶和咖啡,禁用豆类及其制品,停用利尿剂;避免剧烈运动;全日主食在 300g 以内,限制蛋白质的摄入(蛋白质供给量<40g/d)。为达到既要限制蛋白质又能补充能量的目的,可多食蔬菜、水果,热量不足可添加藕粉、含糖点心等,以增加饱腹感。第 3 天测内生肌酐清除率及血肌酐含量(留 24h 尿及取血 2~3mL)。

(五) 口服葡萄糖耐量试验饮食

口服葡萄糖耐量试验(oral glucose tolerance test,OGTT)饮食用于糖尿病的诊断。当血糖高于正常范围而又未达到糖尿病诊断标准时,须进行 OGTT。试验前 3~7d 停服利尿剂、避孕药、糖皮质激素,以及能升降血糖而影响 OGTT 检查的药物,试验前 3d 食用碳水化合物≥300g,不喝茶及咖啡,不吸烟、不做剧烈运动,试验前晚餐后禁食(至少禁食 8h 以上),直至翌晨试验日晨采血后将葡萄糖 75g 溶于 250~300mL 水中顿服(5~10min 内)。餐后 0.5h、1h、2h 和 3h 分别采血测定血糖。

第三节 一般饮食护理

对病人进行膳食管理是成功实施整体护理的重要一环,护士在工作中应了解病人的饮食习惯,结合病情对病人的饮食及营养需要做出评估,制订有针对性的营养计划,并根据计划对病人进行相应的饮食护理,可帮助病人摄入足量、合理的营养素,促进病人康复。

一、营养状况的评估

(一) 影响因素的评估

1. 生理因素

(1) 年龄:人在生长发育过程中的不同阶段对热能及营养素的需要量有所不同。婴幼儿生长速度快,需要高蛋白、高维生素、高矿物质及高热量饮食。青少年需摄入足够的蛋白质、维生素和矿物质如钙、铁、碘等。老年人新陈代谢慢,每日所需的热量减少,但对钙的需求增加。不同年龄的病人对食物质地的选择也有差异,如婴幼儿咀嚼及消化功能尚未完善、老年人咀嚼及消化功能减退,应给予软质易消化食物。另外,不同年龄的病人有不同的饮食喜好。

(2) 活动量:各种活动是能量代谢的主要因素,活动强度、工作性质、工作条件不同,热能消耗也不同。活动量大的个体对热能的需求大于活动量小的个体。

(3) 特殊生理状况:在某些特定时期,如怀孕期、哺乳期的女性对各种营养成分的需求较高,同时也有饮食习惯的改变。

2. **心理社会因素**

(1) 职业状况:职业不同,活动量不同,所需营养也不同。

(2) 经济状况:经济状况会影响个人对食物的购买和选择,从而影响饮食和营养。

(3) 文化背景:不同民族、国家,信奉不同宗教的人的饮食习惯不尽相同,应予以重视。

(4) 营养知识:正确地理解和掌握营养知识有助于人们摄入均衡的饮食和营养。如果病人不了解饮食和营养的基本知识,就可能出现不同程度的营养失调。

(5) 情绪状态:处于不良情绪状态时,会使交感神经兴奋,抑制胃肠道蠕动和消化液的分泌,造成食欲减退、进食减少;而某些不正常的心理状态,却会导致病人出现暴饮暴食。

3. **病理因素**

(1) 疾病和外伤状况:疾病和外伤会影响病人的食欲和营养需求,处于发热期、伤口愈合期和感染期的病人,其代谢增加,所需的营养也高于平时;用药的病人还需注意药物与食物的配伍禁忌。

(2) 食物过敏:某些人对特定的食物如牛奶、海产品等过敏。

(二) 个体营养状况的评估

1. **体格检查** 从外貌、皮肤、毛发、指甲、骨骼、肌肉等方面进行评估可初步确定病人的营养状况。

2. **人体测量** 人体测量的目的是通过个体的生长发育情况了解其营养状况。测量的项目包括身高、体重、头围、胸围、上臂围、小腿围及一些特定部位的皮褶厚度。其中最常用的是身高、体重、皮褶厚度和上臂围。

(1) 身高、体重:身高(height)和体重(weight)是综合反映生长发育及营养状况的最重要的指标。测量出个体的身高、体重,然后按公式计算出标准体重,并计算实测体重与标准体重之差占标准体重的百分数。百分数在±10%之内为正常范围,增加10%~20%为超重,超过20%为肥胖,减少10%~20%为消瘦,低于20%为明显消瘦。

我国常用的标准体重的计算公式为Broca公式的改良公式:

男性:标准体重(kg)= 身高(cm)-105

女性:标准体重(kg)= 身高(cm)-105-2.5

实测体重与标准体重之差占标准体重的百分数计算公式:(实测体重-标准体重)/标准体重×100%

由于体重受身高影响较大,目前常用体重指数(BMI)来衡量体重是否正常。计算方法为:$BMI = 体重(kg)/[身高(m)]^2$。按照WHO的标准,$BMI \geq 25 kg/m^2$为超重,$BMI \geq 30 kg/m^2$为肥胖,$BMI < 18.5 kg/m^2$为消瘦。我国评价标准为$BMI \geq 28 kg/m^2$为肥胖,$24 kg/m^2 \leq BMI < 28 kg/m^2$为超重,$BMI < 18.5 kg/m^2$为消瘦。

(2) 皮褶厚度:皮褶厚度(skin fold thickness)又称皮下脂肪厚度(subcutaneous fat thickness),反映身体脂肪含量,对判断消瘦或肥胖有重要意义。WHO推荐的常用测量部位有肱三头肌部、肩胛下部和腹部,测定3次取平均值。肱三头肌皮褶厚度最常用,所测数据可与同年龄的正常值相比较,较正常值少35%~40%为重度消耗,25%~34%为中度消耗,24%以下为轻度消耗。

（3）上臂围:上臂围(upper arm circumference)是测量上臂中点位置的周长,是快速而简便的评价指标,也可反映热能代谢的情况。我国男性上臂围平均为27.5cm。测量值大于标准值的90%为营养正常,测量值是标准值的80%~90%为轻度营养不良,测量值是标准值的60%~80%为中度营养不良,测量值小于标准值的60%为严重营养不良。

（三）生化指标及免疫功能的评估

生化检验可以测定机体内各种营养素水平,是评价机体营养状况的较客观指标,可以早期发现亚临床营养不足。免疫功能测定可了解机体的免疫功能状况,间接反映机体营养状况。生化指标检测常用方法有测量血、尿中某些营养素或排泄物中代谢产物的含量,如血、尿、粪常规检验,血清蛋白、血脂、血清钙的测定,电解质、pH 等的测定,亦可进行营养素耐量试验或负荷试验,或根据体内其他生化物质的检查间接推测营养素水平等。

二、病人的饮食护理

（一）病人进食前的护理

1. 饮食教育　护士应根据病人所需的饮食种类对病人进行解释和指导,说明使用此类饮食的目的和意义,可选用的食物及不宜选用的食物,每天进餐次数等,以取得病人的主动配合。良好的饮食教育能使病人理解并愿意遵循饮食计划。

2. 环境准备　舒适的进食环境可使病人心情愉快,促进食欲。病人进食的环境应以清洁、整齐、空气新鲜、气氛轻松愉快为原则。

（1）进食前暂停非急需的治疗和护理工作。

（2）病室内如有危重或呻吟的病人,应以屏风遮挡。

（3）整理床单位,收拾床旁桌椅及床上不需要的物品,去除不良气味,避免不良视觉和嗅觉。

（4）有条件的可安排在病室餐厅就餐,在轻松愉快的气氛中,使病人充分享受进食时的生理与心理乐趣。

3. 病人准备　进食前,护士协助病人做好相应的准备工作有利于病人进食。

（1）减轻或去除各种不舒适因素:高热者给予降温;疼痛者给予适当的镇痛措施;敷料包扎固定过紧或过松者给予适当调节;因固定的特定姿势引起疲劳者应给予更换卧位或相应按摩。

（2）减少病人的不良心理状态:对于焦虑、忧郁者给予心理指导,条件许可时,可允许家人陪伴病人进餐。

（3）协助病人洗手及清洁口腔:病情严重的病人给予口腔护理,以促进食欲。

（4）协助病人采取舒适的进餐姿势:如病情许可,可协助病人下床进食;不能下床者,协助取坐位或半坐卧位,放好跨床小桌进餐;卧床病人可取侧卧位或仰卧位,头转向一侧,并给予适当的支托。

（5）维持清洁:征得病人同意后将治疗巾或餐巾围于病人胸前,以保持衣服和被单的清洁,并使病人做好进食准备。

(二) 病人进食中的护理

1. **及时分发食物** 护士洗净双手,衣帽整洁。根据饮食单协助配餐员及时将热饭、热菜准确无误地分发给每位病人。

2. **鼓励并协助病人进食** 病人进食期间应注意巡视,同时鼓励或协助病人进食。

（1）检查、督促治疗饮食和试验饮食的实施情况,随时征求病人对饮食制作的意见,并及时向营养室反映。对访客带来的食物需经护士检查,符合治疗护理原则的方可食用,必要时协助加热。

（2）进食期间,护士可及时地、有针对性地解答病人在饮食方面的问题,逐渐纠正其不良饮食习惯。

（3）鼓励卧床病人自行进食,必要时给予帮助。

（4）对不能自行进食者,应耐心喂食,要根据病人对食物的喜好顺序和习惯进行,宜小口喂,以便咀嚼和吞咽。速度要适中,温度要适宜,固态和液态食物应交替喂食。进流质者,可用吸管或水壶吸吮。

（5）对双目失明或双眼被遮盖的病人,除遵守一般喂食要求外,应告知病人喂食内容,以增加进食的兴趣及促进消化液的分泌。如病人要求自己进食,可设置时钟平面图放置食物,告知方位、食物名称,利于顺序摄取,如6点处放饭,12点、3点处放菜,9点处放汤（图14-2）。

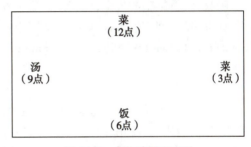

图14-2 食物放置平面图

（6）对禁食或限量饮食者,应告知病人原因,以取得配合,同时在床尾挂上标记,做好交接班。

（7）对需要增加饮水量者,应向病人解释大量饮水的目的及重要性。督促病人在白天饮入一天总饮水量的3/4,以免夜间饮水多,增加排尿次数而影响睡眠。病人无法一次大量饮水时,可少量多次饮水,并注意改变液体种类,以保证液体的摄入。

（8）对限制饮水量者,护士应向病人及家属说明限水的目的及饮水量,以取得配合。病人床边应有限水标记。若病人口干,可用湿棉球湿润口唇或滴水湿润口腔黏膜。口渴严重但病情允许可口含冰块、酸梅等方法刺激唾液分泌而止渴。

3. **特殊问题的处理** 巡视病人时若发现进食中出现特殊问题,应及时处理。

（1）恶心:若病人在进食中出现恶心,可暂停进食并鼓励其做深呼吸。

（2）呕吐:若病人出现呕吐,应将其头偏向一侧,防止呕吐物进入气管内;尽快清除呕吐物并及时更换被污染的被褥、衣服等;开窗通风,去除室内不良气味;帮助病人漱口或给予口腔护理,去除口腔异味;询问病人是否继续进食,对暂时不愿进食者,可帮助其保存好剩下的食物待其愿意进食时给予;观察呕吐物的性质、颜色、量和气味等并做好记录。

（3）呛咳:告诉病人在进食过程中应细嚼慢咽,不要边进食边说话,以免发生呛咳。若发生呛咳,应帮助病人拍背;若异物进入气管,应及时在腹部剑突下、肚脐上两指的部位快速用力向上冲击数次,使异物排出,防止发生窒息。

(三) 病人进食后的护理

1. 及时取走食具,清理食物残渣,整理床单位,协助病人洗手、漱口或做口腔护理,以保持餐后的清洁和舒适。

2. 餐后根据需要做好记录。

3. 对暂禁食或延迟进食的病人做好交接班。

第四节 特殊饮食护理

> **情景案例**
>
> 杨同学,男,6岁。因"坏死性小肠结肠炎"入院治疗。医嘱:禁食。
> 请问:
> 1. 采用何种方法保证该同学的营养需要?
> 2. 护士在使用此方法时应注意什么?

对于病情危重、消化功能障碍、不能经口或不愿经口进食的病人,为保证营养素的摄取、消化、吸收,维持细胞的代谢,保持组织器官的结构与功能,调控免疫、内分泌等状态并修复组织,促进康复,临床上常根据病人的不同情况采用不同的特殊饮食护理,主要包括肠内营养(enteral nutrition,EN)和肠外营养(parenteral nutrition,PN)。

一、肠内营养

肠内营养是指通过胃肠道途径提供营养的方式,它具有符合生理状态、能维持肠道结构和功能完整、费用低、使用和监护简便、并发症较少等优点,因而是临床营养支持首选的方法。临床上肠内营养的可行性取决于病人的胃肠道是否具有吸收所提供的各种营养素的能力,以及胃肠道是否能耐受肠内营养制剂。只要具备上述两个条件,在病人因原发疾病或因治疗的需要而不能或不愿经口或摄食量不足以满足机体合成代谢需要时,均可采用肠内营养。

(一)肠内营养制剂

根据其组成,肠内营养制剂分为非要素型、要素型、组件型及疾病专用型4类。选择时应考虑病人的年龄、疾病种类、消化吸收功能、喂养途径及耐受力等,必要时调整配方。

1. 非要素型制剂 以整蛋白为主,溶液的渗透压接近等渗,口感较好,耐受性强,适用于胃肠道功能较好的病人,是应用最广泛的肠内营养制剂。

2. 要素型制剂 以蛋白水解产物(或氨基酸)为主,溶液的渗透压较高,不含乳糖和膳食纤维,不需要消化即可直接或接近直接吸收,适用于胃肠道消化、吸收功能部分受损者。要素型制剂是一种成分明确的化学精制食品,与水混合后可以形成溶液或较为稳定的悬浮液。在配制时,应严格执行无菌操作原则,所有配制用具均需消毒灭菌后使用。已配制好的溶液应放在4℃以下的冰箱内保存,应保证于24h内用完,防止放置时间过长而变质。

3. 组件型制剂 以某种或某类营养素为主,对完全型肠内营养制剂进行补充或强化,如蛋白质组件、脂肪组件、糖类组件等,以适应病人的特殊需要。

4. 疾病专用型制剂 是根据不同疾病特征设计的特殊治疗用制剂,如糖尿病、肝病、肾病、肿瘤、创伤病人等专用制剂,以满足个性化营养支持的需要。

(二)肠内营养制剂的输注

1. 输注途径 肠内营养包括口服和管饲两种方法,多数病人因经口摄入受限或不足而采用管饲。管饲有经鼻置管和造瘘管两种输注途径,具体途径的选择取决于病人疾病情况、喂养时间长短和胃肠道功能等。

(1) 鼻胃管或鼻肠管:经鼻置喂养管进行肠内营养简单易行,是临床上使用最多的方法,适用于短期(2~3周)营养支持的病人。其中鼻胃管是最常见的途径,本节主要以鼻胃管为例介绍管饲法的操作方法。

(2) 胃及空肠造瘘管:经造瘘途径进行肠内营养适用于长期营养支持的病人,可采用手术或皮内镜辅助放置胃/空肠造瘘管。

经胃喂养的容量大,对营养制剂的渗透压不敏感,适合于各种完全型制剂配方。若病人存在胃功能不良、排空障碍或各种原因导致误吸风险较大,宜选择经肠途径的喂养。

2. 输注方式

(1) 按时分次给予:适用于喂养管尖端位于胃内和胃肠功能良好者。将配好的肠内营养制剂用注射器分次缓慢注入,每次100~300mL,在10~20min内完成,每次间隔2~3h,每日6~8次。此方式病人有较多时间自由活动,但易引起胃肠道反应如腹胀、腹泻、恶心等。

(2) 间隙重力滴注:将营养制剂置于吊瓶内,经输注管与喂养管相连,借助重力缓慢滴注。每次250~500mL,在2~3h内完成,两次间隔2~3h,每日4~6次,多数病人可耐受。

(3) 持续连续输注:装置与间隙重力滴注相同,在12~24h内持续滴注。临床上推荐采用肠内营养输注泵连续输注,可保持恒定速度,便于监控管理,尤其适用于病情危重、胃肠道功能和耐受性较差、经十二指肠或空肠造瘘管管饲的病人。

3. 输注注意事项

(1) 肠内营养制剂的具体营养成分、浓度、用量、滴入速度,应根据病人的具体病情,由临床医生、责任护士和营养师共同商议而定。

(2) 应用原则一般由低、少、慢开始,逐渐增加,待病人耐受后,再稳定用量和速度。

(3) 肠内营养制剂不能用高温蒸煮,但可适当加温,防止发生腹泻、腹痛、腹胀。

(4) 滴注过程中经常巡视病人,如出现恶心、呕吐、腹胀、腹泻等症状,应及时查明原因,按需要调整速度、温度;反应严重者可暂停滴入。

(5) 肠内营养制剂滴注前后都需用温开水或生理盐水冲净管腔,以防食物积滞管腔而腐败变质。

(6) 停用肠内营养制剂时需逐渐减量,骤停易引起低血糖反应。

(7) 应用肠内营养制剂期间需定期记录体重,并观察尿量、大便次数及性状,检查血糖、尿糖、血尿素氮等指标,做好营养评估。

(三)鼻饲法

鼻饲法(nasogastric tube feeding)是将胃管经一侧鼻腔插入胃内,从管内灌注流质饮食、水和药物的方法。

【目的】

对不能由口进食者,可通过胃管供给营养丰富的流质饮食,以保证病人能摄取足够的蛋白质和热量。适用于昏迷、口腔疾病、某些术后、食管狭窄、不能张口者、拒绝进食者、早产儿和病情危重的婴幼儿等。

【操作前准备】

1. 评估病人 病人的病情、意识状态、鼻饲的目的、合作程度及鼻腔状况(如有无鼻中隔偏曲、鼻腔炎症、阻塞等)。

2. 用物准备 治疗车上层：治疗盘内置一次性胃管、胃管标识、50mL 注射器、液体石蜡油棉球若干、一次性无菌手套、一次性压舌板、治疗巾、棉签、胶布、橡皮圈及安全别针、手电筒、弯盘、听诊器、适量温开水、流质饮食 200mL(38~40℃)、手消毒液等。治疗车下层：生活垃圾桶、医用垃圾桶。

拔管时，治疗盘内置一次性手套、纱布、弯盘、乙醇、松节油、棉签等。

3. 环境准备 环境整洁、安静。

4. 操作者准备 衣帽整洁，洗手，戴口罩。

【操作步骤】

鼻饲法操作步骤见表 14-3。

表 14-3 鼻饲法

步骤	要点说明
1. 插管	
(1) **核对解释**：携用物至床旁，核对病人床号、姓名、腕带并解释，备胶布	确认病人，取得合作 解释插管的目的、配合方法
(2) **病人体位**：能配合者取半坐位或坐位；无法坐起者取右侧卧位，昏迷病人取去枕仰卧位，头向后仰	坐位可减少恶心反应，并借助重力作用易于插管；根据解剖原理，右侧卧位利于胃管插入；头向后仰有利于昏迷病人插管
(3) **鼻腔准备**：病人颌下铺治疗巾，清洁鼻腔	鼻腔通畅，便于插管
(4) **检查胃管**：打开胃管包装袋及注射器外包装，戴无菌手套，检查胃管，关闭胃管尾端	注意无菌操作
(5) **标记胃管**：测量胃管插入的长度，并标记	插入长度一般为前额发际至胸骨剑突处或鼻尖至耳垂再至剑突的距离 (图 14-3) 一般成人插入长度为 45~55cm，应根据病人的身高等确定个体化长度。为防止反流、误吸，插管长度可在 55cm 以上；若需经胃管注入刺激性药物，可将胃管再向深部插入 10cm
(6) **润滑胃管**：液体石蜡油棉球润滑胃管前端	减少摩擦阻力
(7) 插入胃管	
1) **清醒病人**：一手托住胃管，另一手持胃管沿一侧鼻腔轻轻插入。当胃管通过咽喉部时（插入胃管长度 10~15cm），嘱病人做吞咽动作。当病人吞咽时，将胃管迅速向前推进	①如病人出现恶心可暂停片刻，嘱病人深呼吸；②如发现呛咳、呼吸困难、发绀等情况，应立即拔管，休息片刻后重插；③如插入不畅，嘱病人张口，检查胃管是否盘在口咽部，或将胃管抽出少许，再小心插入
2) **昏迷病人**：当胃管插入 15cm 时，左手将病人头部托起，使下颌靠近胸骨柄，徐徐插入至预定长度 (图 14-4)	昏迷病人吞咽及咳嗽反射消失，使其下颌靠近胸骨柄可增大咽喉通道的弧度，便于胃管沿后壁滑行，避免误入气管，从而提高插管的成功率
(8) **确认胃管**：①接注射器抽取胃液；②置听诊器于胃部，用注射器快速向胃管内注入 10mL 空气 (图 14-5)；③将胃管末端放入盛水碗内	胃管内能抽出胃液；听诊器能听到气过水声；胃管末端有无气体逸出，如有大量气体逸出，表示误入气管

续表

步骤	要点说明
(9) **固定胃管**：用胶布固定胃管于鼻翼及面颊部（图14-6）	防止胃管移动或脱出
(10) **洗手记录**：脱下手套，洗手，填写胃管管道标识（置管长度、时间、签名），贴于近胃管尾端	记录插胃管时间、病人的反应等
2. 灌注	
(1) **注鼻饲液**：开口端接注射器，先回抽，见有胃液，再缓慢注入少量温开水，然后注入流质饮食或药液，注入完毕，必须再注少量温开水	每次灌注食物前应抽吸胃液以确定胃管是否在胃内及胃管是否通畅；灌注鼻饲液前注温开水可湿润胃管；灌注鼻饲液后注温开水可冲净胃管，避免鼻饲液积存在管腔中变质，造成胃肠炎或堵塞管腔
(2) **处理管端**：将胃管末端封闭，用纱布包好再用橡皮圈系紧，用安全别针固定于枕旁大单上或病人衣领处	每次灌注时均应反折胃管末端或封闭胃管末端，避免灌入空气，引起腹胀；也可防止食物反流
(3) **清洁整理**：清洁面部，撤去治疗巾，嘱病人维持原卧位20~30min，整理床单位，清理用物。将注射器洗净，放回病人处	维持原卧位有助于防止呕吐；鼻饲用物应每日更换或消毒
(4) **准确记录**：洗手、记录	记录灌入流质饮食的种类和量等
3. 拔管	用于停止鼻饲或长期鼻饲需要更换胃管时
(1) **核对解释**：携用物至床旁，核对、解释	确认病人，取得合作
(2) **病人体位**：协助病人侧卧位或平卧位，置弯盘于病人颌下，夹紧胃管末端，揭去胶布	防止拔管时液体反流
(3) **拔出胃管**：戴手套，用纱布包裹近鼻孔处的胃管，轻轻前后移动胃管，嘱病人深呼吸，待慢慢呼气时，边拔边用纱布擦胃管，完成拔管动作，将胃管置于弯盘内	至咽喉处应迅速拔出，防止液体滴入气管
(4) **清洁面部**：清洁病人口鼻及面部，擦去胶布痕迹，协助漱口，撤除弯盘，取舒适卧位，整理床单元，清理用物	可用松节油等擦去胶布痕迹；询问其感受，感谢病人的合作
(5) **及时记录**：洗手、记录	记录拔管的时间和病人的反应等

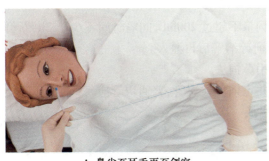

A. 鼻尖至耳垂再至剑突

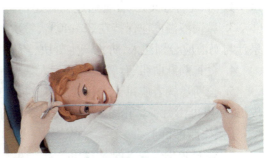

B. 前额发际到剑突

图 14-3　胃管插入长度

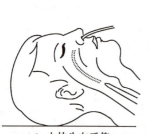 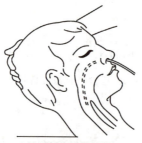 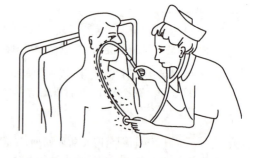

A. 去枕头向后仰　　　B. 下颌靠近胸骨柄

图 14-4　昏迷病人插管示意图　　　图 14-5　证实胃管插入胃内方法之一

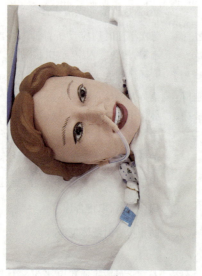 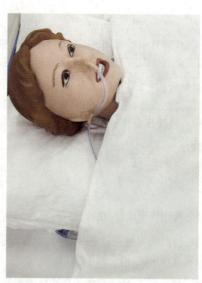

A. 正面　　　　　　　　　　　B. 侧面

图 14-6　胃管固定

【注意事项】

1. 胃管插入会给病人带来很大的心理压力，护患之间必须进行有效的沟通，让病人及家属理解该操作是必要的、安全的。

2. 动作轻柔，防止鼻腔及食管黏膜损伤，特别是在通过食管三个狭窄处时（即环状软骨水平处、平气管分叉处、食管通过膈肌处）。

3. 鼻饲液温度应保持在 38~40℃，每次鼻饲量不超过 200mL，间隔时间不少于 2h，新鲜果汁与奶液应分别注入，防止产生凝块，药片应研碎溶解后再灌入。

4. 食管静脉曲张、食管梗阻的病人禁忌使用鼻饲法。

5. 长期鼻饲者应每天进行两次口腔护理，并定期更换胃管，普通胃管应每周更换（晚上拔出，翌晨再由另一鼻孔插入），硅胶胃管每月更换一次。

【操作后评价】

1. 病人能获得基本的营养和必需的药物。
2. 操作方法正确，动作轻稳，无黏膜损伤和其他并发症。
3. 护患沟通有效，病人能理解并配合操作。

> **知识拓展**
>
> **肠内营养泵**
>
> 肠内营养泵(enteral feeding pump)是一种肠内营养输注系统,是通过鼻胃管或鼻肠管连接泵管及附件,以微电脑精确控制输注的速度、剂量、温度、输注总量等的一套完整、封闭、安全、方便的系统。应用于处于昏迷状态或需要准确控制营养输入的管饲饮食病人,如严重创伤、大手术后的病人等,该系统可以按照需要定时、定量对病人进行肠道内营养输入,达到维持病人生命,促进术后康复的目的。

二、肠外营养

肠外营养是按照病人的需要,通过外周静脉或中心静脉输入病人所需的全部能量及营养素,包括氨基酸、脂肪、各种维生素、电解质和微量元素的一种营养支持方法。

(一) 目的

用于各种原因引起的不能从胃肠道摄入营养、胃肠道需要休息、消化吸收障碍及存在超高代谢等的病人,保证热量及营养素的摄入,从而维持机体新陈代谢,促进病人康复。

(二) 分类

根据应用途径不同,肠外营养可分为外周静脉营养及中心静脉营养。短期、部分营养支持或中心静脉置管困难时,可采用外周静脉营养。长期、全量补充营养时宜采用中心静脉营养。

(三) 用法

肠外营养的输注方法主要有全营养混合液输注(total nutrient admixture infusion)及单瓶输注(single bottle infusion)两种。

1. 全营养混合液输注 将每天所需的营养物质,在无菌条件下,按次序混合输入由聚合材料制成的输液袋或玻璃容器后再输注的方法。

2. 单瓶输注 在无条件进行全营养混合液输注时,可单瓶输注。此方法由于各营养素非同步进入机体而造成营养素的浪费,且易发生代谢性并发症。

(四) 禁忌证

1. 严重呼吸、循环衰竭病人。
2. 严重水电解质紊乱、酸碱失衡、出凝血功能紊乱或休克病人。
3. 已进入临终期、不可逆昏迷等病人。

(五) 注意事项

1. 加强营养液配制及静脉穿刺过程中的无菌操作。
2. 配制好的营养液储存于4℃冰箱内备用,若存放超过24h,则不宜使用。
3. 输液导管及输液袋每12~24h更换一次,导管进入静脉处的敷料每24h应更换一次。更换时严格无菌操作,注意观察局部皮肤有无异常征象。
4. 输液过程中加强巡视,注意输注是否通畅,先慢后渐加速至均匀。一般成人首日输液速度60mL/h,次日80mL/h,第3日100mL/h。输液浓度由较低浓度开始,逐渐增加。输液速度及浓度可根据病人年龄及耐受情况加以调节。
5. 输液过程中应防止液体中断或导管拔出,防止发生空气栓塞。

6. 静脉营养导管严禁输入其他液体、药物及血液,也不可在此处采集血标本或测中心静脉压。

7. 使用前及使用过程中要对病人进行严密的实验室监测,记录每日的出入液量,观察血常规、电解质、血糖、尿糖等情况,根据机体的情况及时调整营养液配方。

8. 密切观察病人的临床表现,若有异常情况应及时与医生联系并处理。

9. 停用肠外营养时应提前 2~3d 逐渐减量。

案例分析题

1. 陈女士,41 岁,因失火导致烧伤入院。体格检查:体温 38.0℃,脉搏 98 次/min,呼吸 21 次/min,血压 95/60mmHg,烧伤面积达 40%,神志不清,有腹胀、嗳气等消化不良症状。

请问:

(1) 应给予该病人何种饮食?

(2) 应用何种实施方法?

(3) 该病人使用此饮食的注意事项有哪些?

2. 刘先生,41 岁,因颅脑损伤昏迷 4d。为了保证病人的营养需要,医嘱:鼻饲给予流质饮食。

请问:

(1) 该病人行鼻饲法时插胃管与一般病人有何不同?

(2) 如何确定胃管在胃内?

(3) 为该病人行鼻饲时的注意事项有哪些?

(涂丽霞　刘颖)

第十五章

排泄护理

学习目标

1. 掌握异常尿液、粪便的评估及护理;掌握导尿术、灌肠法的概念、目的、操作步骤、注意事项。
2. 熟悉正常尿液、粪便的评估,影响排尿、排便的因素。
3. 了解泌尿系统、肠道的解剖结构与生理功能。
4. 能够正确实施排泄相关护理技术,解决病人排泄异常的健康问题,并针对病人情况,对排泄异常的病人进行健康教育。

排泄(excretion)是机体将新陈代谢所产生的废物排出体外的生理活动过程,是人体的基本生理需要之一,也是维持生命的必要条件之一。人体排泄废物的途径有皮肤、呼吸道、消化道及泌尿道,其中消化道和泌尿道是主要的排泄途径。许多因素,如病人因疾病丧失自理能力或因缺乏有关的保健知识,直接或间接地影响病人的排泄活动而使机体出现健康问题时,护士应理解、同情、尊重病人,给予指导和帮助,以满足病人排泄方面的基本生理需要。

第一节 排 尿 护 理

情景案例

林女士,28岁。6h前分娩了一对孪生女婴,到现在未能排尿,异常难受,护士检查发现病人下腹胀痛,叩诊呈实音。

请问:
1. 该病人出现了什么情况?
2. 护士该如何帮助病人排尿?

一、排尿的评估

正常情况下,排尿(urination)受意识支配,无痛、无障碍,可自主随意进行。

(一)正常排尿的评估

1. 量(quantity)和次数(frequency) 成人每昼夜尿量 1 000~2 000mL,当膀胱(bladder)内尿液充盈到 400~500mL 或以上时,才会产生尿意,每次尿量 200~400mL,一般白天排尿 5~6 次,夜间 0~1 次。

2. 颜色(color)　正常新鲜尿液呈淡黄色,是由于尿胆原和尿色素所致。尿色的变化与尿量、酸碱度、摄入的食物、服用的药物等有关。

3. 透明度(transparency)　正常新鲜尿呈透明状,放置后可出现微量絮状沉淀物,是黏蛋白、核蛋白、盐类与上皮细胞凝结而成。

4. 气味(odor)　正常尿液的气味来自尿内的挥发性酸。尿液久置后,因尿素分解产生氨,故有氨臭味。

5. 酸碱度(pH)　正常尿液呈弱酸性,pH 为 4.5~8.0,晨尿 pH 约为 6.5。食物或药物可改变尿液酸碱度,如长期进食蛋白质食物如鸡蛋、鱼、肉等,尿液可呈酸性,长期进食植物性食物如蔬菜等,尿液可呈碱性。

6. 比重(specific gravity,SG)　尿液比重是指尿液与纯水的重量之比,常用比重计测量。正常成人在普通膳食下,比重波动于 1.015~1.025,晨尿比重一般大约为 1.020,婴幼儿的尿液比重偏低。通过对尿比重的观察,可了解肾脏的浓缩功能。尿液的比重与所含的溶质浓度成正比,受饮水量和出汗量影响。

(二)异常排尿的评估

1. 量和次数

(1) 多尿(polyuria):成人 24h 尿量>2 500mL 称为多尿。生理性多尿:指肾脏功能正常,由于外源性或生理性因素所致的多尿,如饮用大量液体或食用含水量多的食物、静脉输液、妊娠等,也可见服用利尿剂、咖啡因等情况;病理性多尿:见于内分泌疾病、肾脏疾病和代谢性疾病,如糖尿病(diabetes)、尿崩症(diabetes insipidus)等。

(2) 少尿(oliguria):成人 24h 尿量<400mL 或每小时尿量<17mL,多见于心脏、肾脏、肝脏衰竭和休克等病人。

(3) 无尿(anuria)或尿闭(anuresis):成人 24h 尿量<100mL 或 12h 内无尿者,多见于严重休克和急性肾衰竭病人。

(4) 膀胱刺激征(irritation sign of bladder):膀胱刺激征的主要表现为尿频、尿急、尿痛,有膀胱刺激征的病人常伴有血尿。

1) 尿频(frequent micturition):指病人感到有尿意的次数明显增加,严重时几分钟排尿一次,每次尿量仅几毫升。常见于泌尿、生殖道炎症、膀胱结石、前列腺增生等。

2) 尿急(urgent micturition):病人突然有强烈的尿意,不能控制需立即排尿,每次尿量很少,常与尿频同时存在。常见于各种原因引起的膀胱出口梗阻、泌尿系统感染等。

3) 尿痛(dysuria):排尿时膀胱区及尿道产生疼痛,可发生于排尿初、中、末或排尿后,疼痛呈烧灼感,与膀胱、尿道或前列腺感染有关。

2. 颜色　在病理情况下,尿的颜色可有以下变化:

(1) 血尿(hematuria):尿液中含一定量的红细胞,每 1 000mL 尿液中含血量超过 1mL 时称肉眼血尿,红细胞量多时尿液呈洗肉水色或血色;离心尿中每高倍镜视野红细胞>3 个,且外观无血色的尿液称镜下血尿。血尿伴疼痛多与膀胱炎或输尿管结石有关;无痛性血尿除非有其他证据,否则提示泌尿系统肿瘤,尤其中老年人。

(2) 血红蛋白尿(hemoglobinuria):主要是由于各种原因导致大量红细胞在血管内被破坏,血红蛋白经肾脏排出形成血红蛋白尿,尿液呈酱油色或浓茶色。常见于溶血反应、葡萄糖-6-磷酸脱氢酶缺乏症(蚕豆病)、恶性疟疾、阵发性睡眠性血红蛋白尿。

(3) 胆红素尿(bilirubinuria):尿呈深黄色,震荡尿液后泡沫亦呈黄色。常见于胆汁淤积性黄疸及肝细胞性黄疸。

(4) 乳糜尿(chyluria):尿液中含有淋巴液,排出的尿呈乳白色。常见于丝虫病及肾周围淋巴管梗阻。

3. **透明度** 泌尿系统感染时,尿中有脓细胞、红细胞,以及大量上皮细胞、细菌或炎性渗出物等,可见排出的新鲜尿液即呈白色絮状浑浊。蛋白尿不影响尿液的透明度,但震荡时可产生较多且不易消失的泡沫。

4. **气味** 有尿道感染时,新鲜尿液即有氨臭味;糖尿病酮症酸中毒时,因尿液中含有丙酮,会使尿液有烂苹果气味。

5. **pH** 酸中毒、糖尿病、高热、痛风等病人的尿液 pH 降低;碱中毒、膀胱炎等病人的尿液 pH 增高;尿液放置过久,释放氨,可使尿液呈碱性。

6. **比重** 尿比重固定在 1.010 左右,提示肾脏浓缩稀释功能严重受损。

7. **异常的排尿活动**

(1) 尿失禁(urinary incontinence):是指排尿失去意识控制或不受意识控制,尿液不自主地流出。婴幼儿(2 岁以下)有尿失禁现象是由于控制尿道外括约肌的神经元尚未发育完全。成人尿失禁,常由于控制膀胱的神经传导受阻或神经功能受损,使膀胱括约肌失去作用,而引起尿失禁。根据尿失禁的原因可分为:

1) 持续性尿失禁:又称真性尿失禁,指尿液连续从膀胱或泌尿道中流出,膀胱呈空虚状态。常见于外伤、手术或先天性疾病引起的膀胱颈和尿道括约肌的损伤。

2) 充盈性尿失禁:又称假性尿失禁,是指膀胱功能完全失代偿,膀胱呈慢性扩张,并且从未排空,当膀胱过度充盈后,造成尿液从尿道不断溢出。常见于各种原因引起的慢性尿潴留。

3) 急迫性尿失禁:严重的尿频、尿急而膀胱不受意识的控制。通常继发于膀胱严重感染、膀胱重度出口梗阻或中枢神经系统疾病。

4) 压力性尿失禁:指腹腔压力突然增高(如咳嗽、喷嚏、大笑、举重)时,尿液不自主地流出。常见于多次分娩或绝经后的妇女。

(2) 尿潴留(urinary retention):是指膀胱内潴留大量尿液而又不能自主排出。由于尿潴留时,膀胱容积可增至 3 000~4 000mL,膀胱高度膨胀,病人主诉下腹胀痛,排尿困难。体检可见耻骨(pubis)上膨隆,扪及囊样包块,扣诊呈实音,有压痛。常见的尿潴留原因有:

1) 机械性梗阻:最为多见,如前列腺肥大、尿路结石、尿道畸形或梗阻等造成排尿受阻。

2) 动力性梗阻:常见于中枢及周围神经病变或各种原因导致支配膀胱的神经损伤,如外伤、疾病或使用麻醉剂所致脊髓初级排尿中枢活动障碍或抑制,不能形成排尿反射。

3) 其他:各种原因引起的不能用力排尿或不习惯卧床排尿,包括某些心理因素,如焦虑、窘迫等使得排尿不能及时进行。由于尿液存留过多,膀胱过度充盈,致使膀胱收缩无力,造成尿潴留。

(三) 影响排尿的因素

1. **心理因素** 心理因素对正常排尿有很大的影响,压力会影响会阴部肌肉和膀胱括约肌的放松或收缩,如当个人处于过度的焦虑和紧张的情形下,有时会出现尿频、尿急,有时也会抑制排尿出现尿潴留。排尿还受心理暗示的影响。

2. **排尿习惯**　排尿的时间常与日常作息有关，如起床或睡前排尿成了常人的习惯；排尿的姿势、所处的环境不适宜等，常会影响排尿活动。

3. **年龄和性别**　婴儿排尿是反射作用所产生，不受意识控制，2~3岁以后才能自我控制；老年人因膀胱肌张力差，有尿频症状；老年男性常因前列腺增生压迫尿道而引起滴尿和排尿困难；孕期妇女因激素和解剖结构的改变而影响排尿活动。

4. **饮食和气候**　大量饮水或吃含水分多的食物可增加尿量；咖啡、浓茶及酒类有利尿作用；钠盐含量多的食物可导致机体水钠潴留；气温高时人体呼吸增快，大量出汗，使尿量减少。

5. **治疗因素**　利尿剂可阻碍肾小管的再吸收作用而增加尿量；手术过程中用麻醉剂及术后疼痛会导致尿潴留。

6. **疾病因素**　神经系统损伤或病变，使排尿神经反射传导及排尿的意识控制发生障碍以致尿失禁；肾的病理变化使尿液生成障碍，出现少尿或无尿；泌尿系统肿瘤、结石或狭窄可使排尿功能发生障碍而出现尿潴留。

二、排尿异常病人的护理

（一）尿失禁病人的护理措施

1. **心理护理**　尿失禁病人的心理压力较大，常感到自卑和忧郁，期望得到理解和帮助，护士应尊重病人人格，给予安慰和鼓励，使其树立信心，积极配合治疗和护理。

2. **皮肤护理**　保持床铺清洁干燥，并用温水擦洗会阴，定期按摩受压部位，以防压疮发生。

3. **设法接尿**　男病人可置尿壶于外阴合适部位接尿或用阴茎套连接尿液引流袋接尿，但此法只宜短时间采用。女病人可用女式尿壶紧贴外阴接取尿液，也可用接尿器（urinecollector）或尿布（diaper）、会阴垫。护士应了解病人对各种接尿措施的反应，并及时调整。

4. **留置导尿管引流**　对长期尿失禁病人给予留置导尿管持续导尿或定时放尿。

5. **室内环境**　定期开门窗通风换气，除去不良气味，保持室内空气清新。

6. **观察排尿反应**　充溢性尿失禁病人膀胱充盈时可能出现腹胀、不安，护士应善于观察，争取在尿液溢出前帮助病人试行排尿。

7. **健康教育**　①多饮水：向病人解释多饮水可促进排尿反射，并可预防泌尿道感染，在病情允许的情况下，嘱其每日摄入液体2 000~3 000mL，入睡前限制饮水，以减少夜间尿量。②训练膀胱功能：定时使用便器，建立规律的排尿习惯。初起白天每隔1~2h让病人使用便器一次，夜间每隔4h使用便器一次，以后间隔时间逐渐延长，以促进排尿功能的恢复。③进行盆底肌锻炼（凯格尔运动）：指导病人取立、坐或卧位，先慢慢收紧盆底肌5~10s，再缓缓放松10s，重复10次为一组，每日可以进行3~5组，以不觉疲乏为宜。

（二）尿潴留病人的护理措施

1. **心理护理**　针对病人的心态给予解释和安慰，以缓解其窘迫和焦虑不安。

2. **排尿环境隐蔽，体位和姿势合适**　可用屏风遮挡，酌情为卧床病人略抬高上身或扶助病人坐起（在病情许可情况下），尽量以习惯姿势排尿。

3. **诱导排尿**　①听流水声；②温水缓缓冲洗会阴；③下腹部热敷；④针刺中极穴、曲骨穴、三阴交穴或艾灸关元、中极穴等；⑤按摩膀胱，可将手置于腹部，轻轻推揉膀胱10~20次，使腹肌放松,然后再用手掌自膀胱向尿道方向推移按压,力量由轻到重逐渐加压,切忌用力过猛损伤膀胱。

4. **无菌导尿术**　诱导排尿无效,则行无菌导尿术,详见后文介绍。

5. **健康教育**　①指导病人养成定时排尿习惯,饮水 2~3h 后鼓励病人排尿;②教育病人利用听流水声、温水冲洗会阴等条件反射进行诱导排尿;③术前有计划地训练床上排尿,以避免因排尿姿势不习惯而导致尿潴留。

三、与排尿有关的护理技术

(一) 导尿术

导尿术(urethral catheterization)是在严格无菌操作下,用导尿管经尿道(urethra)插入膀胱引出尿液的方法。

【目的】

1. 为尿潴留病人放出尿液,以减轻痛苦。

2. 协助临床诊断。如留取不受污染的尿标本做细菌培养;测量膀胱容量、压力及检查残余尿;进行尿道或膀胱造影等。

3. 为膀胱肿瘤病人进行膀胱腔内化疗。

【操作前准备】

1. **评估病人**　病人的病情、导尿的目的、心理反应、合作程度、排尿状态,腹部触诊了解膀胱充盈度、观察尿道口解剖位置及会阴部皮肤黏膜情况。

2. **用物准备**　①治疗盘内备无菌导尿包(内置无菌导尿管 1 根、血管钳 2 把、弯盘、治疗碗、小药杯 2 个各放入 4 只干棉球和 1 只液体石蜡油棉球、洞巾,如需留取尿标本还要备有盖标本瓶或试管),初次消毒用物包括手套、治疗碗(内盛消毒液棉球若干)、弯盘、镊子或血管钳 1 把,其余包括无菌持物钳和容器一套、无菌手套、一次性护理垫、消毒液等。必要时备绒毯或浴巾、便盆及便盆巾、屏风。②男病人导尿时增加 2 块无菌纱布。也可准备一次性导尿包一套。

3. **环境准备**　酌情关闭门窗,适当调节室温,挂床帘或屏风遮挡。

4. **操作者准备**　衣帽整洁,洗手,戴口罩,脱掉手表。

【操作步骤】

1. **女病人导尿术**　女性尿道短,长 3~5cm,富于扩张性,尿道外口位于阴蒂下方,呈矢状裂。操作步骤见表 15-1。

表 15-1　女病人导尿术

步骤	要点说明
(1) 准备工作:备齐用物至床边(将用物置治疗车上层,便盆置治疗车下层)	仔细检查导尿包灭菌日期,有无破损、潮湿,确保无菌物品符合灭菌要求
(2) 核对解释:核对床号、姓名和腕带,向病人解释导尿目的和过程;关闭门窗,用床帘或屏风遮挡	确认病人,消除病人紧张心理,维护病人的隐私
(3) 清洗外阴:清洗外阴(能自理者嘱病人清洗,重症者协助清洗)	减少尿路逆行感染的机会

续表

步骤	要点说明
(4) 安置卧位:术者站在病人一侧,帮助病人脱去对侧裤腿,盖在近侧腿部,并盖上绒毯或浴巾,对侧腿用盖被遮盖,病人取屈膝仰卧位,两腿略外展,露出外阴;将护理垫垫于病人臀下,将弯盘置于近会阴处,治疗碗置于弯盘后	保护病人,防止着凉 防止床单污染、潮湿
(5) 初步消毒外阴:一手戴手套,另一手持血管钳夹消毒液棉球,依次消毒阴阜、大阴唇,分开大阴唇消毒小阴唇、尿道口。消毒完毕,脱手套放于弯盘内,将用物移至治疗车下,打开便盆巾,洗手	消毒顺序由外向内,自上而下,每只棉球限用一次
(6) 建立无菌区:在病人两腿之间打开导尿包外层包布,用无菌持物钳打开内包布,夹取小药杯,倒消毒液于小药杯内。戴无菌手套,铺洞巾,使洞巾和内层包布形成一无菌区	嘱病人勿移动肢体,保持原有的体位以免污染 倾倒溶液时防止滴入无菌区
(7) 排物润滑:按操作顺序排列无菌用物,选择合适导尿管,用石蜡油棉球润滑导尿管前端	
(8) 再次消毒外阴:一手分开并固定小阴唇,暴露尿道口,另一手用血管钳夹消毒液棉球由尿道口开始,消毒尿道口、小阴唇、尿道口。污棉球、血管钳置弯盘内移出无菌区	保证插管前尿道口始终处于暴露状态 擦洗顺序由内向外,自上而下,每只棉球限用一次,尿道口加强消毒一次
(9) 插导尿管:嘱病人缓慢呼吸,用另一血管钳夹导尿管轻轻插入尿道 4~6cm,见尿流出再插入 1~2cm	转移病人注意力,放松尿道括约肌;导尿管末端置治疗碗内,防止尿液外流
(10) 固定接尿:松开固定小阴唇的手,下移固定导尿管,将尿液引流入治疗碗内(图 15-1)	尿液盛满,及时夹管,将尿液倒入便盆,注意询问病人感觉,观察病人反应
(11) 留尿标本:如需做尿培养,用无菌标本瓶或试管接取尿液 5~10mL	防止尿标本污染,标本须及时送检
(12) 拔管整理:导尿毕,夹管,拔出导尿管置治疗碗内,撤下洞巾,擦净会阴,脱下手套置弯盘内,撤去护理垫,协助病人穿裤,整理床单位	撤下的用物放于治疗车下层
(13) 记录送检:清理用物,洗手、记录,尿标本贴好标签后送检	询问病人感受,观察病人反应,交代注意事项

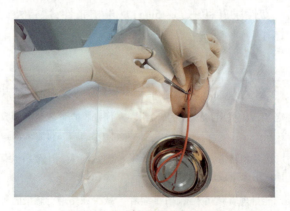

图 15-1 女病人导尿术固定接尿

2. **男病人导尿术** 男性尿道长 18~20cm,管径平均 5~7mm。尿道有两个弯,即耻骨前弯(为可变弯)和耻骨下弯(为恒定性不变弯);三个狭窄,即尿道内口(internal urethral orifice)、膜部(diaphragm)和尿道外口(external urethral orifice)。在导尿时护士必须掌握这些解剖特点,并向病人解释说明,使病人能顺利地接受导尿。操作步骤见表 15-2。

表 15-2 男病人导尿术

步骤	要点说明
(1)~(3) 准备工作同女病人导尿术	
(4) 安置卧位:术者站在病人一侧,帮助病人脱去对侧裤腿,盖在近侧腿部,并盖上绒毯或浴巾,对侧腿用盖被遮盖,病人取仰卧位,两腿平放略外展,露出外阴;将护理垫垫于病人臀下,将弯盘置于近会阴处,治疗碗置于弯盘后	
(5) 初步消毒外阴:一手戴手套,另一手持血管钳夹消毒液棉球,依次消毒阴阜、阴茎腹侧、阴茎背侧、阴囊。再用无菌纱布裹住阴茎,将包皮向后推,以显露尿道口,自尿道口螺旋向外擦拭尿道口、龟头及冠状沟数次。消毒完毕,脱手套放于弯盘内,将用物移至治疗车下,打开便盆巾,洗手	注意包皮和冠状沟的消毒,每只棉球限用一次
(6) 建立无菌区:在病人两腿之间打开导尿包外层包布,用无菌持物钳打开内包布,夹取小药杯,倒消毒液于小药杯内。戴无菌手套,铺洞巾,使洞巾和内层包布形成一无菌区	嘱病人勿移动肢体,保持原有的体位以免污染 倾倒溶液时防止滴入无菌区
(7) 排物润滑:按操作顺序排列无菌用物,选择合适导尿管,用石蜡油棉球润滑导尿管前端	
(8) 再次消毒外阴:一手用无菌纱布裹住阴茎,将包皮向后推,暴露尿道口,另一手用血管钳夹消毒液棉球由尿道口螺旋向外擦拭尿道口数次,污棉球、血管钳置弯盘内移出无菌区	保证插管前尿道口始终处于暴露状态,每只棉球限用一次 尿道口需加强消毒
(9) 插导尿管:嘱病人缓慢呼吸,将阴茎提起与腹壁成60°角(图15-2),用另一血管钳夹导尿管轻轻插入尿道 20~22cm,见尿流出再插入 1~2cm	如因膀胱颈部肌肉收缩而产生阻力,可稍停片刻,嘱病人张口缓慢呼吸,再徐徐插入,切忌暴力 导尿管末端置治疗碗内,防止尿液外流
(10) 固定接尿:下移固定导尿管,将尿液引流入治疗碗内	尿液盛满,及时夹管,将尿液倒入便盆,注意询问病人感觉,观察病人反应
(11) 留尿标本:如需作尿培养,用无菌标本瓶或试管接取尿液 5~10mL	防止尿标本污染,标本须及时送检
(12) 拔管整理:导尿毕,夹管,拔出导尿管置治疗碗内,撤下洞巾,擦净会阴,脱下手套置弯盘内,撤去护理垫,协助病人穿裤,整理床单位	撤下的用物放于治疗车下层
(13) 记录送检:清理用物,洗手、记录,尿标本贴好标签后送检	询问病人感受,观察病人反应,交代注意事项

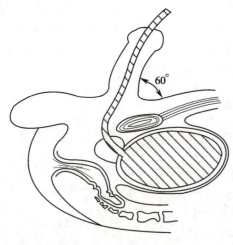

图 15-2 男病人导尿时阴茎与腹壁呈 60°角

【注意事项】

1. 用物必须严格灭菌,执行无菌操作,预防尿路感染。

2. 耐心解释,保护病人自尊,操作环境要遮挡。

3. 选择光滑、粗细适宜的导尿管,插管动作轻柔,避免损伤尿道黏膜。

4. 为女病人导尿时,若导尿管误入阴道应立即拔出更换导尿管重新插入。

5. 对膀胱高度膨胀且又极度虚弱的病人,第一次放尿不应超过 1 000mL,因为大量放尿,可使腹腔内压力突然降低,大量血液滞留于腹腔血管内,引起病人血压突然下降产生虚脱甚至休克;另外,膀胱突然减压,可引起膀胱黏膜急剧充血,发生血尿。

【操作后评价】

1. 病人的痛苦减轻,感觉舒适、安全。
2. 能够达到导尿的目的。
3. 操作方法正确,符合无菌技术原则和操作规程。
4. 护患沟通有效,保护病人自尊,满足病人的生理需要。

(二)留置导尿术

留置导尿术(retention catheterization)是指在导尿后,将导尿管保留在膀胱内,引流出尿液的方法。

【目的】

1. 抢救危重、休克病人时,需要正确记录尿量,测量尿比重,借以观察病情。
2. 为避免盆腔手术中误伤盆腔内器官,术前须引流尿液,排空膀胱。
3. 某些泌尿系统疾病手术后留置导尿管,便于持续引流和冲洗,并可减轻手术切口的张力,有利于愈合。
4. 昏迷、截瘫或会阴部有伤口的病人保留导尿管,以保持会阴部清洁、干燥。

【操作前准备】

1. **评估病人** 病人的年龄、性别、病情、心理反应、合作程度、尿道口解剖位置及会阴部皮肤黏膜情况。

2. **用物准备** 一次性导尿包、弯盘、垫布、胶布、剪刀、导尿管管道标识,必要时备绒毯或浴巾、便盆及便盆巾、屏风。

3. **环境准备** 酌情关闭门窗,适当调节室温,挂床帘或屏风遮挡,注意视觉隐蔽。

4. **操作者准备** 衣帽整洁,洗手,戴口罩,脱掉手表。

【操作步骤】

留置导尿术操作步骤见表 15-3。

表 15-3　留置导尿术

步骤	要点说明
(1)~(4) 准备工作同普通导尿术	
(5) **初步消毒外阴**：打开一次性导尿包外包装，取出会阴擦洗包。进行初次消毒，顺序同男女病人普通导尿。消毒完毕，脱手套放于弯盘内，用物移至治疗车下，洗手	严格按无菌操作原则打开包布，避免污染包内用物 每个棉球限用一次
(6) **建立无菌区**：导尿包置于病人两腿间打开（先打开对侧再打开近侧），戴无菌手套，铺洞巾，使洞巾和内层包布形成一无菌区	铺洞巾时注意不要跨越无菌区 嘱病人勿移动肢体，保持原有的体位以免污染
(7) **排物润滑**：按操作顺序排列无菌用物 1) 检查导尿管气囊，连接注射器，根据导尿管上注明的气囊容积向气囊注入等量的无菌溶液，确保气囊无渗漏再抽出所有生理盐水 2) 导尿管连接集尿袋，关紧集尿袋排尿口开关 3) 用石蜡油棉片润滑导尿管前端	注射器与导尿管可以不分离
(8) **再次消毒外阴**：一手暴露尿道口并固定，另一手持镊子再次消毒，方法、顺序同普通导尿	保证插管前尿道口始终处于暴露状态
(9) **插导尿管**：嘱病人缓慢呼吸，用另一血管钳夹导尿管轻轻插入尿道，女病人一般插入 4~6cm，男病人一般插入 20~22cm，见尿后均再插入 7~10cm	转移病人注意力，放松尿道括约肌
(10) **固定尿管**：向气囊内注入无菌生理盐水，向外轻拉导尿管有阻力，使之固定在膀胱内（图 15-3）	注意询问病人感觉，观察病人反应
(11) **撤除用物**：撤去洞巾，撤去用物，脱下手套，放于治疗车下层	撤去洞巾时防止尿液反流
(12) **妥善固定**：用胶布将导尿管固定于大腿内侧，集尿袋固定在床边（图 15-4）。洗手，书写导尿管管道标识，贴于导尿管上	妥善固定在低于膀胱的高度 标识上写明插管日期、时间，签名
(13) **安置病人**：协助病人穿裤，整理床单位	询问病人感受，观察病人反应
(14) **终末处理**：用物分类处理，洗手、记录	交代注意事项

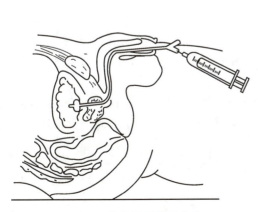

图 15-3　气囊导尿管固定法

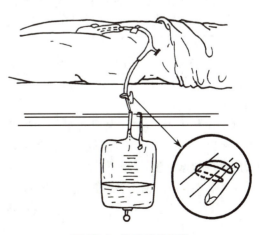

图 15-4　集尿袋的应用

【留置导尿术后的护理】

1. **保持引流通畅** 引流管应放置妥当,避免扭曲、受压、堵塞等造成引流不畅。

2. **防止逆行感染(retrograde infection)** ①保持尿道口清洁,女病人用消毒液棉球擦拭外阴及尿道口,男病人用消毒液棉球擦拭尿道口、龟头及包皮,每日1~2次;②及时放出集尿袋内尿液,记录尿量,集尿袋及引流管位置应低于耻骨联合,防止尿液反流;③通常每周更换集尿袋1~2次,若有尿液性状、颜色改变,需及时更换;④定期更换导尿管,尿管的更换频率通常根据尿管的材质决定,一般为1~4周更换一次;⑤每周做一次尿常规检查(rontine urinalysis)。

3. **妥善固定** 导尿管和集尿袋应妥善固定,特别是病人离床活动时,防止导管脱落。

4. **健康教育** ①向病人及其家属解释留置导尿管的目的和护理方法,并鼓励其主动参与护理;②说明摄取足够的水分和进行适当的活动对预防泌尿道感染的重要性,协助卧床病人更换卧位,鼓励病人多饮水,每天的尿量应维持在2 000mL以上,产生自然冲洗尿路的作用,以减少尿路感染的机会,发现尿液有沉淀、结晶、混浊时,应进行膀胱冲洗;③训练膀胱反射功能,教会病人及家属在拔管前采用间歇性夹管方式,夹闭导尿管每3~4h开放一次,使膀胱定时充盈排空,促进膀胱功能的恢复。

【操作后评价】

1. 病人及家属认识留置导尿的重要性,能够配合。
2. 置管期间,导尿管固定,尿液引流通畅,未发生泌尿系统感染。
3. 拔管后,病人能自行排尿,无不适反应。

(三)膀胱冲洗法(bladder irrigation)

膀胱冲洗法是将溶液经留置导尿管或耻骨上膀胱造瘘管灌入膀胱内,再利用虹吸原理将灌入的液体引流出来的方法。

【目的】

1. 适用于留置导尿管病人保持引流通畅,预防感染。
2. 前列腺、膀胱手术后借以清除膀胱内血凝块、黏液、细菌等异物。
3. 治疗某些膀胱疾病,如膀胱炎、膀胱肿瘤等。

【操作前准备】

1. **评估病人** 病人的病情、意识状态、生命体征、留置导尿的情况及尿液性质,病人的自理能力、心理状态及对膀胱冲洗的合作程度。

2. **用物准备**

(1) 治疗盘内置输液器(或冲洗器)、无菌接头(双腔导尿管准备无菌Y形接头;三腔导尿管准备直形接头)、血管钳、无菌纱布若干、一次性治疗巾、手套、消毒液、无菌棉签、弯盘、膀胱冲洗标签等。

(2) 常用冲洗溶液:生理盐水、0.02%呋喃西林液(furacilin)、3%硼酸液(boric acid)、0.1%新霉素(neomycin)溶液等。冲洗溶液的温度为35~38℃。若为前列腺肥大摘除术后病人,用生理盐水冲洗。

3. **环境准备** 整洁、安静,挂床帘或屏风遮挡,注意视觉隐蔽。

4. **操作者准备** 衣帽整洁,洗手,戴口罩。

【操作步骤】

膀胱冲洗术操作步骤见表15-4。

表 15-4 膀胱冲洗术

步骤	要点说明
1. 核对解释 备齐用物至床边,核对病人床号、姓名和腕带并解释,检查留置导尿管的固定情况并排空膀胱	排空膀胱降低膀胱内压力,有利于药液与膀胱壁充分接触,并保持有效浓度
2. 备冲洗液 按无菌原则准备冲洗溶液,连接输液器(或冲洗器),排气备用	瓶内液面距床面约 60cm,以便产生一定的压力,使液体能够顺利滴入膀胱
3. 消毒接头 治疗巾铺于导尿管引流口下方,用血管钳夹闭导尿管,戴手套。若为双腔导尿管,分开导尿管与集尿袋引流管接头连接处,用消毒液消毒导尿管口和引流管接头并置于无菌纱布上(若为三腔导尿管,直接消毒导尿管注液口)	注意严格无菌操作,防止逆行污染
4. 连接导管 先将输液器接头与冲洗接头连接,然后再与导尿管口连接。Y 形接头连接方法见图 15-5	若使用冲洗器,可无须使用接头,冲洗器口直接与导尿管口相连
5. 膀胱冲洗	
(1) 持续膀胱冲洗:松开导尿管处血管钳,打开输液器开关,开放冲洗管,调节滴速	滴速一般为 60~80 滴/min
(2) 间歇膀胱冲洗:继续夹闭导尿管处血管钳,开放冲洗管,调节滴速。溶液滴入膀胱 200~300mL 或有尿意,停止滴入。嘱病人尽量憋尿保持 30min,再开放导尿管处	可按需要进行反复冲洗,每天冲洗 3~4 次
6. 整理用物 撤下治疗巾,脱下手套,挂上膀胱冲洗标签,协助病人取舒适卧位,整理床单位,洗手	交代注意事项:①冲洗期间绝对卧床休息,翻身时勿弯曲、折叠导尿管;②勿擅自调节冲洗的滴速;③勿自行夹闭导尿管
7. 重新连接 分离接头,消毒导尿管口和引流管接头并连接。整理用物、洗手、记录	记录冲洗液名称、冲洗量、引流量、引流液性质,以及冲洗过程中病人的反应等

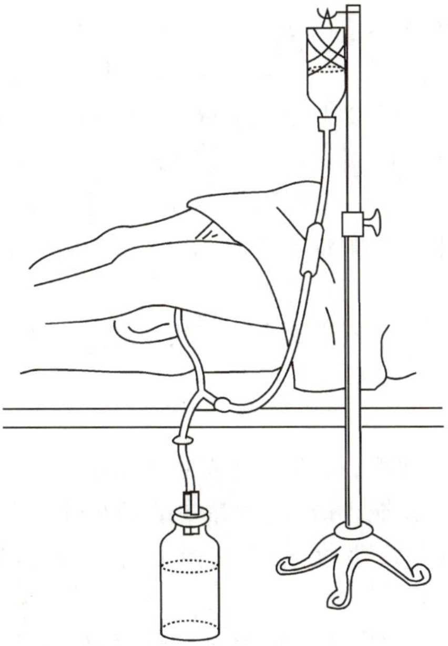

图 15-5 膀胱冲洗术

【注意事项】

1. 冲洗过程中要密切观察,若流出量少于灌入的液体量,应考虑是否有血块或脓液堵塞,可增加冲洗次数或更换导尿管;冲洗时若病人感觉不适,应减缓或停止冲洗,并嘱病人深呼吸;若病人感到剧痛或流出血性液体时,应停止冲洗,并通知医生给予处理。

2. 冲洗速度不宜过快,以防病人尿意强烈,膀胱收缩,迫使冲洗液从导尿管侧溢出尿道外。

3. Y 形接管应低于耻骨联合,以便引流彻底。若需持续冲洗,冲洗管和引流管 24h 更换一次。

4. 如系滴入治疗用药,药物需在膀胱内保留 30min。

第二节 排便护理

> **情景案例**
>
> 马先生,78岁,因肺癌收治入院。住院期间,病人癌痛难忍,护士遵医嘱给病人使用了可待因,但随后病人出现了腹部肿胀、疼痛、大便干硬、无法解出的情况。
>
> 请问:
> 1. 该病人出现了什么情况?
> 2. 护士该如何帮助病人排便?

一、排便的评估

(一) 粪便(feces)的评估

1. 正常粪便 排便是人体基本生理需要,排便次数因人而异,一般成人每日排便1~3次(母乳喂养的婴幼儿一般每日4~6次),平均量100~300g,粪便呈黄褐色或棕黄色(婴儿的粪便呈黄色或金黄色),柔软成形,含少量黏液,有时也伴有未消化的食物残渣。粪便的气味是由于蛋白质经细菌分解发酵而产生的。粪便的量和颜色随着摄入食物的量及种类的变化而变化,也受药物的影响。

2. 异常粪便

(1) 形状:糊状或水样,见于消化不良或急性肠炎;球形硬便,见于习惯性便秘;胨状便,见于过敏性结肠炎或某些细菌性痢疾;扁条状便,见于肠痉挛、直肠或肛门狭窄等。

(2) 颜色:因摄入食物或药物种类的不同,粪便颜色会发生变化。如食用大量的绿叶蔬菜,粪便可呈暗绿色;摄入动物血或铁制剂,粪便可呈无光样黑色。如果粪便颜色改变与上述情况无关,表示消化系统有病理变化存在。①柏油样便(tarry stool):见于上消化道出血;②暗红色便(dark reddish stool):见于下消化道出血;③陶土色便(clay-colored stool):见于胆道完全梗阻;④果酱样便(red currant jelly stool):见于阿米巴痢疾(amebic dysentery)或肠套叠(intussusception);⑤粪便表面有鲜血或便后有鲜血滴出:见于直肠息肉(polyps)、肛裂(anal fissure)或痔疮(hemorrhoid)出血;⑥白色米泔样便:见于霍乱(cholera)、副霍乱。

(3) 气味:慢性肠炎、消化道出血、结肠或直肠癌溃烂时呈恶臭;消化不良呈酸臭;阿米巴结肠炎呈腥臭。

(4) 混合物:肠炎粪便中混有大量黏液;直肠癌、痢疾粪便中伴有脓血;肠道寄生虫感染时粪便中可查见蛔虫(ascarid)、蛲虫(pinworm)等。

(二) 排便异常的评估

1. 便秘(constipation) 是指正常的排便形态改变,排便次数减少,排出过于干燥的粪便,且排便不畅、困难。主要是由于病人缺乏活动,肠蠕动减弱,食品中缺少水分及粗纤维,生活无规律等,致使粪便在肠内潴留过久,水分被过多吸收,造成粪便干结、坚硬和排便困难。常伴有腹痛、腹胀、消化不良、乏力、食欲不佳等。

2. 粪便嵌塞(fecal impaction) 指粪便持久滞留堆积在直肠内,坚硬不能排出。常发生于慢性便秘的病人。

3. 腹泻(diarrhea) 是由于肠蠕动增快,排便次数增多,粪便稀薄而不成形。常伴有腹痛、肠痉挛、疲乏、恶心、呕吐、肠鸣音等。

4. 排便失禁(fecal incontinence) 是由于肛门括约肌不受意识控制而不自主地排便,常见于肛门先天性发育畸形、外伤、神经系统病变等。

5. 肠胀气(flatulence) 指胃肠道内有过量气体集聚,不能排出。一般情况下,胃肠道内的气体只有 150mL 左右,胃内的气体可通过口腔嗳出,肠道内的气体部分在小肠内吸收,部分通过肛门排出。当食入较多的产气性的食物、吞入大量空气、肠蠕动减少、肠道梗阻或者肠道手术时,就有可能出现肠胀气。

(三)影响排便的因素

1. 心理因素 心理因素可以影响排便,精神抑郁时,身体活动减少,肠蠕动减少可导致便秘,而情绪紧张、焦虑可能导致迷走神经兴奋性增强而致腹泻。

2. 年龄 3 岁以下的婴幼儿,由于神经肌肉系统发育不全,不能控制排便;老年人由于腹部肌张力降低,胃肠蠕动减慢,肛门括约肌松弛等导致肠道控制能力下降而出现排便功能的异常,易发生便秘。

3. 饮食和液体 饮食和液体是影响排便的重要因素,如果摄入量过少、食物中缺少纤维或摄入液体量不足等,由于无法产生足够的粪便容积和液化食糜,食糜通过回肠速度减慢、时间延长,水分的再吸收增加,导致粪便变硬、排便减少而引起便秘。

4. 活动 活动可维持肌肉的张力,刺激肠蠕动,有助于维持正常排便功能。

5. 生活习惯 每日定时排便,能形成规律的排便习惯;排便姿势、环境的改变也会影响正常排便。

6. 治疗因素 长期应用抗生素,干扰肠道内正常菌群的功能可造成腹泻;大剂量使用镇静剂可导致便秘;手术时用麻醉药物可使胃肠蠕动暂停,择期胃肠道手术后,一般肠蠕动恢复需 2~3d。

7. 疾病因素 腹部和会阴部的伤口疼痛,可抑制便意;肠道感染时肠蠕动增加导致腹泻;疾病导致长期卧床的病人,因活动减少,肠蠕动减弱而影响排便;神经系统受损可导致大便失禁。

二、排便异常病人的护理

(一)便秘病人的护理

1. 提供适当的排便环境 用屏风或围帘遮挡,以达到视觉隐蔽,并适当调整治疗时间,使病人安心排便。

2. 选取合适的排便体位 床上使用便盆时,如病情许可,病人取坐位或抬高上身,利于排便。对手术病人,在手术前应有计划地训练其床上使用便盆,以逐渐适应卧床排便的需要。病情允许时让病人下床上厕所。

3. 腹部按摩 排便时用手自右沿结肠解剖位置向左环形按摩,可促使降结肠的内容物向下移动,并可增加腹内压,促进排便。指压肛门后端也可促进排便。

4. 按医嘱给口服缓泻剂 如蓖麻油、番泻叶、酚酞(果导)、硫酸镁等。观察用药疗效,必要时行灌肠术。

5. 使用简易通便剂 常用的有开塞露、甘油栓等。其作用机制是软化粪便、润滑肠壁,刺激肠蠕动,促进排便。

6. 合理安排饮食 多吃蔬菜、水果、粗粮等含膳食纤维多的食物,多饮水,病情许可时每日液体摄入量不少于2 000mL,适当摄取油脂类食物。

7. 安排适量的活动 如散步、体操、打太极拳等。

8. 帮助病人重建正常的排便习惯 养成定时排便的习惯。理想的是饭后(早餐后)最佳,因为此时的胃结肠反射最强。

9. 心理护理 了解病人心态和排便习惯,解释便秘的原因及护理措施,消除病人思想顾虑。

(二)粪便嵌塞病人的护理

1. 早期可使用栓剂、口服缓泻剂来润肠通便。
2. 必要时先行油类保留灌肠,2~3h后再做清洁灌肠。
3. 通常在清洁灌肠无效后按医嘱执行人工取便。术者戴上手套,将涂上润滑剂的示指慢慢插入直肠内,缓慢地破碎粪块,并取出。操作中如病人出现心悸、头昏时需立即停止。

(三)腹泻病人的护理

1. 卧床休息 腹泻病人应多休息,以减少体力消耗。注意腹部保暖。

2. 饮食护理 鼓励病人多饮水,酌情给予低脂、少渣、清淡的流质或半流质饮食,避免油腻、辛辣、高纤维食物。腹泻严重时暂禁食。

3. 遵医嘱给药 如止泻剂、抗感染药物,口服补液盐或静脉输液以维持体液和电解质平衡。

4. 保护肛周 每次便后用软纸轻擦,温水清洗,肛门周围涂润肤霜、油膏等,以保护局部皮肤。

5. 观察病情 观察粪便的次数和性质,及时记录,必要时留取标本送验。病情危重者注意观察生命体征变化。

6. 必要时隔离 疑有传染病时,按隔离原则护理。

7. 做好心理支持 因为粪便的异味及污染的床单、被套、衣裤会给病人带来不适,因此做好心理护理也是非常重要的。

8. 健康教育 ①向病人解释引起腹泻的原因和防治措施;②教育病人多饮水,饮食宜清淡并注意饮食卫生;③教会病人观察排便情况,有异常时能及时与护士联系。

(四)排便失禁病人的护理

1. 做好心理护理 尊重病人人格,鼓励病人树立信心。

2. 保持室内空气清新 定期开窗通风换气,除去不良气味,使病人舒适。

3. 加强皮肤护理 及时更换、整理床单位,保持床铺清洁、干燥、平整,保持肛周皮肤清洁,必要时涂油保护。

4. 观察病人排便反应 了解病人排便时间、规律,定时给予便器,促使病人按时自己排便,如病人因进食刺激肠蠕动而引起排便,则应在饭后及时给予便盆;如病人排便无规律,则应酌情给病人使用便盆,以试行排便,帮助病人重建排便的控制能力。

5. 健康教育 ①向病人及家属解释排便失禁的原因及护理方法;②指导病人及家属饮食卫生知识;③指导病人进行盆底肌收缩运动锻炼,以逐步恢复肛门括约肌的控制能力。

(五)肠胀气病人的护理

1. 指导病人养成细嚼慢咽的良好饮食习惯。

2. 去除引起肠胀气的原因,如勿食产气食物和饮料,积极治疗肠道疾病等。

3. 鼓励病人适当活动,如协助病人床上活动、散步等。

4. 轻微肠胀气,可行腹部热敷或者腹部按摩,针刺疗法。严重胀气时,遵医嘱给予药物治疗或行肛管排气。

三、与排便有关的护理技术

(一)灌肠法

灌肠法(enema)是将一定量的溶液由肛门经直肠灌入结肠,以帮助病人清洁肠道、排便、排气或由肠道供给药物,达到确定诊断和治疗目的的方法。根据灌肠的目的可分为不保留灌肠法(transanal irrigationen enema)和保留灌肠法(retention enema)两大类。根据灌注量的不同又可将不保留灌肠分为大量不保留灌肠法、小量不保留灌肠法及清洁灌肠法三种。

1. 大量不保留灌肠法

【目的】

(1) 解除便秘、肠胀气。

(2) 清洁肠道,为肠道手术、检查或分娩做准备。

(3) 为高热病人降温。

(4) 稀释或清除肠道内有害毒物,减轻中毒。

【操作前准备】

(1) 评估病人:评估病人的病情、灌肠目的、心理反应、合作程度、排便情况、肛门部位皮肤黏膜情况等。

(2) 用物准备:①治疗盘内备一次性灌肠包或无菌灌肠筒一套、一次性肛管(rectal tube)、弯盘、血管钳、润滑剂、棉签、卫生纸、一次性手套、一次性护理垫、水温计,必要时备便盆及便盆巾、输液架、屏风、绒毯或浴巾。②灌肠溶液:常用0.1%~0.2%肥皂液、0.9%氯化钠。成人每次用量为500~1 000mL,小儿酌减,一般200~500mL。溶液温度以39~41℃为宜,降温时用28~32℃,中暑病人用4℃的0.9%氯化钠溶液。

(3) 环境准备:关闭门窗,床帘或屏风遮挡。

(4) 操作者准备:衣帽整洁,洗手,戴口罩。

【操作步骤】

大量不保留灌肠法操作步骤见表15-5。

表15-5 大量不保留灌肠法

步骤	要点说明
(1) **核对解释**:备齐用物至床边,核对病人床号、姓名和腕带并解释,关闭门窗,床帘或屏风遮挡,嘱病人排尿	解除顾虑,取得合作
(2) **安置卧位**:协助病人取左侧卧位,双膝屈曲,脱裤至膝部,将臀部移至床沿(对不能自控排便的病人可取仰卧位,臀下置便盆),背部盖上绒毯或浴巾,臀下铺护理垫,弯盘置于臀旁	该姿势利于溶液在乙状结肠和降结肠存留,取位时动作轻稳,注意保暖,仅暴露臀部防止床单脏湿

续表

步骤	要点说明
(3) **挂筒调高**：挂灌肠筒于输液架上,并调节筒内液面与肛门的高度	液面距肛门 40~60cm 高度
(4) **润滑连接**：戴手套,润滑肛管后连接肛管	减少肛管插入时对直肠的刺激
(5) **排气夹管**：排出管内气体,血管钳夹闭导管	防止气体进入直肠
(6) **插入肛管**：一手分开臀部,显露肛门,嘱病人做排便动作,另一手轻轻插入肛管 7~10cm(小儿 4~7cm)(图 15-6)	排便动作使肛门括约肌放松利于插管 顺肠道解剖,勿用力,以防损伤肠黏膜 若遇阻力,可退出少许,旋转后缓缓插入
(7) **灌液观察**：固定肛管,松开血管钳,使溶液缓缓流入	观察筒内液面下降情况及病人反应
(8) **夹管拔管**：待溶液即将灌完时,夹管。用卫生纸包住肛管,轻轻拔出弃于医用垃圾桶内,并擦净肛门,脱下手套	防止拔管时空气进入肠道及灌肠液和粪便随管流出 嘱病人尽可能保留 5~10min,以利于粪便充分软化
(9) **协助排便**：对于不能下床的病人,提供便盆,将便盆、手纸、呼叫器放在易取处;扶助能下床的病人上厕所排便	注意观察粪便性质、颜色及量
(10) **整理用物**：排便毕,撤去护理垫,协助病人取舒适体位,整理用物,开窗通风	交代注意事项,谢谢病人合作
(11) **记录结果**：观察排便情况,洗手、记录	记录灌肠时间、病人的反应,排便的性质、颜色、量、次数等。灌肠后排便次数的记录方法:若灌肠后排便一次,则用 1/E 表示;若灌肠后无排便,则用 0/E 表示;若自行排便一次,灌肠后又排便两次,则用 $1\frac{2}{E}$ 表示,以此类推

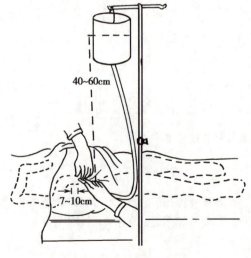

图 15-6　大量不保留灌肠法

【注意事项】

(1) 严密观察病人的反应和倾听病人的主诉:①灌肠途中如液体流入受阻,可稍转动肛管或挤捏肛管使堵塞管孔的粪块脱落;②如病人感觉腹胀或有便意,可降低灌肠筒高度以减慢灌速或暂停片刻,并嘱病人张口呼吸以放松腹肌,减轻腹压;③如病人出现面色苍白、出冷汗、剧烈腹痛、心慌气急,应立即停止灌肠,并与医生联系给予处理。

(2) 根据医嘱准备灌肠溶液:掌握溶液的温度、浓度、压力及量。①如降温灌肠,应嘱病人保留 30min 后排出,排便后 30min 测量体温并做记录;②如肝昏迷病人,禁用肥皂水灌肠,以减少氨的产生和吸收;③如伤寒病人,溶液量不得超过500mL,压力要低(即液面不得高于肛门30cm);④如充血性心力衰竭或水钠潴留的病人,禁用生理盐水灌肠。

(3) 维护病人的自尊,尽量少暴露病人。

(4) 注意妊娠、急腹症、严重心血管疾病等病人禁忌灌肠。

【操作后评价】

(1) 操作方法正确,达到灌肠的目的。

(2) 病人的不适症状减轻或消失,感觉舒适。

(3) 护患沟通有效,病人能够配合操作。

2. **小量不保留灌肠法** 适用于腹部或盆腔手术后病人、危重病人、年老体弱者、幼儿、孕妇等。

【目的】

(1) 软化粪便,解除便秘。

(2) 排出肠道积气,减轻腹胀。

【操作前准备】

(1) 评估病人:同大量不保留灌肠法。

(2) 用物准备:①治疗盘内备注洗器、量杯或一次性灌肠包、肛管、温开水5~10mL、血管钳、润滑剂、棉签、弯盘、卫生纸、一次性手套、一次性护理垫,必要时备便盆及便盆巾、绒毯或浴巾、屏风;②常用溶液有"1、2、3"溶液(50%硫酸镁30mL,甘油60mL,温开水90mL)、油剂(甘油或液体石蜡50mL加等量温开水)、各种植物油120~180mL,溶液温度为38℃。

(3) 环境准备:关闭门窗,床帘或屏风遮挡。

(4) 操作者准备:衣帽整洁,洗手,戴口罩。

【操作步骤】

与大量不保留灌肠有所不同:①可用注洗器吸灌肠液后注入;②待溶液灌注毕,注入5~10mL温开水,并抬高肛管末端,使溶液全部灌入后拔管;③嘱病人保留溶液10~20min再排便;④如用小容量灌肠筒,液面距肛门低于30cm(图15-7)。其余同大量不保留灌肠。

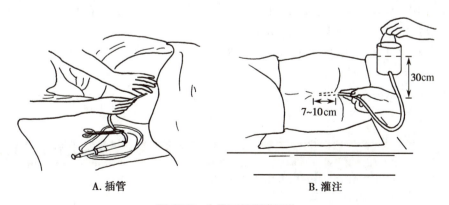

图15-7 小量不保留灌肠法

【注意事项】

(1) 灌肠时压力宜低,灌肠液注入的速度不得过快。

(2) 每次抽吸灌肠液时应反折肛管尾端,防止空气进入肠道,引起腹胀。

【操作后评价】

同大量不保留灌肠法。

3. 清洁灌肠法　清洁灌肠是反复多次进行大量不保留灌肠的一种方法。

【目的】

(1) 彻底清除滞留在结肠中的粪便。

(2) 为直肠、结肠 X 线摄片和手术前的肠道做准备。

【操作前准备】

同大量不保留灌肠法。

【操作步骤】

同大量不保留灌肠法。

【注意事项】

(1) 第一次用肥皂水,以后用生理盐水,直到排出液清洁无粪质为止。

(2) 禁忌使用温开水清洁灌肠。

(3) 注意灌肠时压力要低。

【操作后评价】

同大量不保留灌肠法。

4. 保留灌肠法

【目的】

灌入药液,保留在直肠或结肠内,通过肠黏膜吸收,达到治疗目的,常用于镇静、催眠及治疗肠道感染。

【操作前准备】

(1) 评估病人:同大量不保留灌肠法。

(2) 用物准备:①治疗盘内备注洗器、量杯或一次性灌肠包、肛管、温开水 5~10mL、血管钳、润滑剂、棉签、弯盘、一次性手套、一次性护理垫、卫生纸,必要时备便盆及便盆巾、屏风、绒毯或浴巾。②常用溶液:药物剂量遵医嘱,灌肠溶液量不超过 200mL,溶液温度 38℃。镇静催眠用 10%水合氯醛;肠道炎症用 2%小檗碱或 0.5%~1%新霉素或其他抗生素。

(3) 环境准备:关闭门窗,床帘或屏风遮挡。

(4) 操作者准备:衣帽整洁,洗手,戴口罩。

【操作步骤】

保留灌肠法操作步骤见表 15-6。

表 15-6　保留灌肠法

步骤	要点说明
(1) 核对解释:备齐用物至床边,核对病人床号、姓名和腕带并解释,关闭门窗,床帘或屏风遮挡	
(2) 病人准备:协助病人排便、排尿	有利于药物在肠腔内保留、吸收

续表

步骤	要点说明
(3) **安置卧位**:根据病情取位,慢性痢疾者应取左侧卧位,阿米巴痢疾者应取右侧卧位;脱裤露臀并移至床沿,背部盖上绒毯或浴巾,臀下铺护理垫,抬高臀部 10cm,弯盘置于臀旁	因慢性痢疾病变多在乙状结肠和直肠,而阿米巴痢疾病变多在回盲部 垫高臀部可不使溶液溢出
(4) **润滑抽液**:戴手套,润滑肛管前端,注洗器抽吸药液	减少插管时阻力
(5) **连接排气**:注洗器连接肛管,排气、夹管	防止空气进入肠腔
(6) **插入肛管**:显露肛门,轻轻插入 15~20cm	液面距肛门不超过 30cm
(7) **注液观察**:固定肛管,松夹,缓缓注入药液	注意病人反应
(8) **冲洗抬高**:药液灌注毕,注入 5~10mL 温开水,并抬高肛管末端	利于药液全部注入肠腔
(9) **夹管拔管**:夹闭肛管尾端,卫生纸包裹肛管轻轻拔出弃于医用垃圾桶内,擦净肛门并轻轻按揉肛门处,脱下手套	嘱病人卧床休息,尽可能忍耐,使药液保留 1h 以上,使药液充分吸收
(10) **整理用物**:撤去护理垫,整理床单元,清理用物	
(11) **记录结果**:观察病人反应,洗手、记录	记录灌肠时间、病人的反应,排便的性质、颜色、量、次数等

【注意事项】

(1) 在保留灌肠前,正确评估病人,了解灌肠的目的和病变部位,以便掌握灌肠的卧位和插入导管的深度。

(2) 灌肠前,应嘱病人排便排尿,肛管要细,插管要深,液量要小,压力要低,使灌入药液能保留较长时间,利于肠黏膜充分吸收。

(3) 肛门、直肠、结肠等手术后的病人,排便失禁的病人均不宜做保留灌肠。

(4) 保留灌肠以晚上睡眠前灌肠为宜,因为此时活动减少,药液易于保留吸收。

【操作后评价】

(1) 操作方法正确,药物充分吸收,具有良好的治疗效果。

(2) 病人的不适症状减轻或消失,感觉舒适。

(3) 护患沟通有效,病人能够配合操作。

(二)口服高渗溶液清洁肠道法

高渗溶液进入肠道,在肠道内形成高渗环境,使肠道内水分大量增加,从而软化粪便,刺激肠蠕动,加速排便,达到清洁肠道的目的。适用于直肠、结肠检查和手术前肠道准备。常用的溶液有甘露醇、番泻叶和硫酸镁。

1. 甘露醇法 病人术前 3d 给予半流质饮食,术前 1d 进流质饮食,术前 1d 下午 2~4 时开始口服甘露醇溶液(配制:用 20% 甘露醇溶液 500mL+5% 葡萄糖溶液 1 000mL 混匀即可)1 500mL 于 2h 内服完,一般服后 15~20min 即会反复自行排便。操作中护士需观察病人的一般情况,服药速度不宜过快,避免引起呕吐,注意观察排便次数及粪便性质,如排便呈液状、清晰、无粪块,表示已达到肠道清洁的目的。

2. 番泻叶法 常用于外科手术及特殊检查前的肠道准备,也用于治疗便秘。即术前 2~3d 每晚用番泻叶 9g 加 100~200mL 开水冲泡后代茶饮服,服药后 4~10h 开始排便,可以代替清洁灌肠。

3. 硫酸镁法　病人术前3d给予半流质饮食,每晚口服50%硫酸镁10~30mL。术前1d进流质饮食,术前1d下午2~4时,口服25%硫酸镁200mL(50%硫酸镁100mL+5%葡萄糖盐水100mL),然后再口服温开水1 000mL,一般服后15~30min即反复自行排便,2~3h内可排便2~5次。

（三）简易通便法

1. 开塞露（enemaglycerini）　开塞露是一种常用的通便剂,由50%甘油或小量山梨醇制成,装在密封塑料壳内,成人用量20mL,小儿10mL。用时剪去封口端,挤出少量液体润滑开口处,病人取左侧卧位,嘱其做排便动作,以放松肛门括约肌,再轻轻插入肛门（图15-8）,将药液全部挤入后退出,嘱病人忍耐5~10min后再排便。

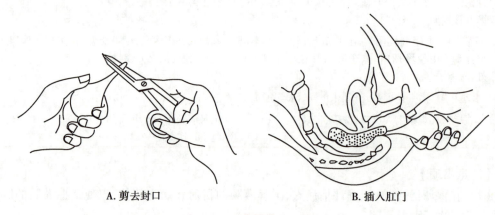

A. 剪去封口　　　　　　　　　　B. 插入肛门

图15-8　开塞露简易通便法

2. 甘油栓（glycerin suppository）　甘油栓是用甘油和明胶制成的栓剂,适用于小儿及年老体弱的便秘病人。使用时手垫纱布或戴指套,捏住栓剂后端部,嘱病人张口呼吸,轻轻插入肛门至直肠内,抵住肛门并用纱布轻轻按揉,嘱病人忍耐5~10min后再排便。

（四）肛管排气法

肛管排气法是将肛管从肛门插入直肠,以排出肠内积气的方法。

【目的】

帮助病人解除肠腔积气,减轻腹胀。

【操作前准备】

1. 评估病人　病人肠胀气的程度,已采取的护理措施,检查肛门周围皮肤黏膜情况,病人心理反应及合作程度。

2. 用物准备　治疗盘内备有肛管（26号）、玻璃接管、橡胶管、玻璃瓶（内盛水3/4满）、瓶口系带（图15-9）、润滑剂、棉签、胶布（1cm×15cm）、橡皮圈及别针、卫生纸、弯盘,必要时备屏风、绒毯或浴巾。

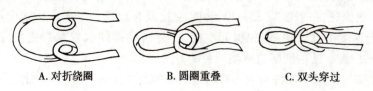

A. 对折绕圈　　　　B. 圆圈重叠　　　　C. 双头穿过

图15-9　瓶口系带

3. **环境准备**　用床帘或屏风遮挡,调节室温。
4. **操作者准备**　衣帽整洁,洗手,戴口罩。

【操作步骤】

肛管排气法操作步骤见表 15-7。

表 15-7　肛管排气法

步骤	要点说明
1. **核对解释**　备齐用物至床边,核对病人床号、姓名和腕带并解释,关闭门窗,床帘或屏风遮挡	
2. **准备体位**　协助病人取左侧卧位,背部盖上绒毯或浴巾,暴露肛门	此体位有利于肠腔内气体排出
3. **连接排气装置**　将瓶系在床边,橡胶管一端插入溶液瓶液面以下,另一端与肛管相接	防止空气进入直肠内,加重腹胀;便于观察气体排出的情况
4. **插管**　润滑肛管前端,轻轻插入直肠 15~18cm,用胶布固定。橡胶管留出足以翻身的长度,用别针固定于床单上(图 15-10)	减少插管时阻力 便于病人翻身
5. **观察**　观察排气情况,如排气不畅,帮助病人更换卧位或按摩腹部	气体排出时可见瓶中有水泡逸出 促进排气
6. **拔管**　保留肛管不超过 20min,拔出肛管,擦净肛门	保留时间长则会降低肛门括约肌反应,甚至导致肛门括约肌永久性松弛 必要时可间隔 2~3h 后重复插管排气
7. **整理用物**　协助病人取舒适体位,整理床单位,清理用物	
8. **记录结果**　观察并询问病人腹胀有无减轻,洗手、记录	记录排气时间、效果及病人反应等

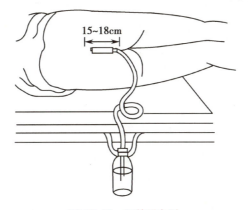

图 15-10　肛管排气法

【操作后评价】
1. 操作方法正确,达到护理目的。
2. 病人腹胀减轻或消失,感觉舒适。
3. 护患沟通有效,病人能够配合。

案例分析题

1. 王某,男,65岁。因前列腺增生,排尿困难行导尿术,并留置导尿管。3d后发现引流出来的尿液浑浊。

请问:

(1) 病人出现了什么情况?

(2) 应该采用何种预防措施?

2. 李某,女,25岁。前日在全身麻醉下行剖宫产术,产下一男婴。术后一直没有排大便,腹部胀痛难忍。

请问:

(1) 该如何为病人解决便秘的问题?

(2) 操作中需要注意什么?

(吕怀娟　周萍)

第十六章

冷 热 疗 法

学习目标

1. 掌握冷热疗的目的、禁忌证、注意事项等。
2. 熟悉冷热疗的原理、影响因素等。
3. 了解与冷热疗有关的病理生理知识。
4. 能够根据病情选择正确的冷热疗技术,并规范实施冷热疗技术,同时能够指导病人及照顾者正确运用冷热疗技术。

冷热疗法即冷疗法(cold therapy)和热疗法(heat therapy),是临床上常用的物理治疗方法之一。主要是利用低于或高于机体的温度作用于机体的局部或全身,刺激皮肤上的各种感受器,通过神经末梢发出冲动,传导到大脑皮质的感觉中枢,感觉中枢对冲动进行识别,反射性引起皮肤或内脏器官的血管收缩或舒张,从而改变局部或全身的血液循环及细胞的新陈代谢活动,达到止血、止痛、消炎、消肿、退热等治疗目的,同时还可使病人感觉舒适,情绪稳定。

第一节 热 疗 法

情景案例

张某,男,48岁,腰肌劳损。医嘱:热水袋局部热敷。
请问:
1. 为什么进行局部热敷?
2. 操作过程中应注意什么?

一、热疗的目的

(一)促进浅表炎症的消散和局限

热疗可使局部血管扩张,血液循环速度加快,有利于组织中毒素、废物的排出;血流量增加使白细胞数量增多,新陈代谢加快,白细胞的吞噬功能增强,使机体局部或全身的抵抗力和修复能力增强。因而在炎症早期用热疗,可促进炎性渗出物吸收与消散;炎症后期用热疗,可促进白细胞释放蛋白溶解酶,溶解坏死组织,使炎症局限。适用于睑腺炎、乳腺炎病人。

（二）减轻深部组织的充血

温热作用可使皮肤血管扩张，血流量增加，使全身的循环血量重新分布，热疗处的深部组织血流量减少，从而减轻深部组织的充血。

（三）缓解疼痛

温热刺激能降低痛觉神经的兴奋性，提高疼痛阈值；热疗还可以改善血液循环，加速致痛物质排出和炎性渗出物吸收，减轻对神经末梢的刺激和压迫，达到减轻疼痛的目的。另外，热疗可以使肌肉松弛，结缔组织伸展性增强，关节活动范围增加，减轻肌肉痉挛、僵直及关节强直引起的疼痛。常用于腰肌劳损、肾绞痛、胃肠痉挛等。

（四）保暖

温热可以使局部血管扩张，促进血液循环，使病人感到温暖、舒适。常用于危重、早产儿、年老体弱及末梢循环不良病人的保暖。

知识拓展

肿瘤热疗

肿瘤热疗泛指用加热来治疗肿瘤的一类治疗方法。肿瘤热疗学开始于20世纪60年代，科学家们利用各种癌细胞和动物肿瘤实验模型来研究热疗治疗肿瘤的原理和方法，同时通过动物和临床实验寻找最佳的治疗条件和治疗方案。研究结果表明，肿瘤热疗虽然不能取代手术、化疗或放疗作为一种独立的肿瘤治疗方案，但它对于化疗、放疗和手术等肿瘤治疗手段具有明显增效和补充作用，在治疗癌症病人时使用热疗和放化疗相结合的方法比单一接受化疗效果更好，无瘤期更长。随着科技的发展，肿瘤热疗已成为继手术、放疗、化疗和免疫疗法之后的第五大疗法，是治疗肿瘤的一种新的有效手段，被称为"肿瘤绿色疗法"。

二、热疗的禁忌证

（一）急腹症未明确诊断前

因热能缓解疼痛，容易掩盖病情真相而贻误诊断和治疗。

（二）面部危险三角区感染

面部危险三角区血管丰富，面部静脉无静脉瓣，且和颅内海绵窦相通，热疗可使该处血管扩张，血流量增多，导致细菌及毒素进入血液循环，促进炎症扩散，易造成颅内感染和败血症。

（三）各种脏器内出血时

因热疗局部血管扩张，增加脏器的血流量和血管的通透性而加重出血。

（四）软组织损伤或扭伤早期

软组织损伤或扭伤后48h内，如局部热疗可促进血液循环，增加血管的通透性，从而加重皮下出血、肿胀和疼痛。

（五）其他

1. 急性炎症　如牙龈炎、中耳炎、结膜炎等，用热疗可以使局部温度升高，有利于细菌繁殖、生长,加重病情。

　　2. **金属移植物部位、人工关节**　金属为热的良导体,用热疗容易烫伤。

　　3. **心、肝、肾功能不全者**　大面积使用热疗使外周血管扩张,减少内脏器官的血液供应,从而加重病情。

　　4. **皮肤湿疹**　热疗可以加重皮肤受损,还可以增加病人的痒感而引起不适。

　　5. **孕妇**　热疗影响胎儿的生长。

　　6. **男性外生殖器**　热疗影响精子发育并破坏精子。

三、影响热疗效果的因素

（一）热疗方式

　　热疗方式分为干热(dry heat)法和湿热(moist heat)法两种。使用干热时,空气热传导能力减低;使用湿热时,因水是热的极佳导体,比空气导热能力强且渗透力大,可达深层组织,故湿热法疗效比干热法疗效强,临床上应根据病变部位与病情特点选择不同的热疗方式,一般使用湿热法时温度要低些,以保证安全。

（二）热疗时间

　　热疗时间一般以 10~30min 为宜。在一定的治疗时间内,机体的反应随着热疗时间的增加而增强。但持续热疗 30~60min 后,已扩张的小动脉会发生收缩,这是机体避免长时间热疗造成对组织的损伤而引起的防御反应,称为继发效应。因此,如需长期、反复热疗,应间隔1h,使组织复原后再继续使用,防止出现继发效应抵消生理效应,或造成组织的损伤。

（三）热疗温度

　　热疗温度要合适,干热法一般为 50~70℃,湿热法一般为 40~60℃,还要考虑病人的耐受性。热疗的温度与体表温度相差越大,机体反应越强,反之则越弱。另外,环境温度的高低也可影响热疗温度和热疗效果,当环境温度高于或等于身体温度时,热疗效果增强。

（四）热敷面积

　　热效应与热敷面积成正比,热敷面积越大,疗效越强,但是病人的耐受性却越差,因此在热疗的过程中应密切观察病人的反应,防止发生意外。

（五）热疗部位

　　因皮肤的厚薄不同,不同部位的热疗效果也不同。一般皮肤较薄或经常不暴露的部位,对热的刺激反应较明显,效果较好;血管粗大、血流较丰富的体表部位,热疗效果更好。

（六）个体差异

　　病人身体状况、精神状态、年龄、性别、习惯、肤色等不同,对热疗的耐受力不同,反应也不同。如昏迷、瘫痪、循环不良的病人,其局部感觉障碍,对热的敏感性差;老年人因感觉功能减退,对热疗刺激反应比较迟钝;婴幼儿由于神经系统发育不成熟,对热耐受性差;女性比男性对热要敏感。因此,对此类病人热疗时要加倍小心,防止烫伤。

四、热疗技术

　　热疗分为干热法和湿热法两种。干热法主要有热水袋、红外线灯、鹅颈灯的使用,湿热法主要有湿热敷、热水坐浴、局部浸泡等。

（一）热水袋(hot bag)

　　目前有橡胶热水袋和充电热水袋等。充电热水袋采用电加热,使用时只需要插上插头,经 5~10min 加热到一定的温度自动切断电源,温度可达 70℃ 以上,使用时特别注意防止烫伤。下面具体介绍橡胶热水袋的使用方法。

> **知识拓展**
>
> 化学加热袋
>
> 化学加热袋为一次性使用物品,是将铁粉、活性炭、食盐等物质密封于聚乙烯塑料袋内。使用时用手揉搓、拍打或挤压袋子,使袋子内的物质充分混合,发生化学反应而产生热量。其温度可以高达 76℃,维持 2h 左右。使用时用布套或毛巾包裹,置于治疗部位。化学加热袋的初始温度较低,然后逐渐升高,容易烫伤。老年人、小儿、昏迷及感觉异常的病人不宜使用。
>
> 目前市面上流行的暖宝宝,是化学加热袋的一种衍生产品,其原理是高纯度铁粉在催化剂的作用下,与空气中的氧气发生氧化反应,从而释放热量。一打开真空包装,暖宝宝的原料层在氧气的作用下可以持续 12~20h 不断地释放热量,另外,无纺布外包装又可以控制氧气的透过量,从而控制氧化反应速度,来调节发热温度和时间。

【目的】
常用于保暖、解痉、镇痛,促进病人的舒适。

【操作前准备】

1. **评估病人** 病人的病情、热疗目的、热疗部位的皮肤情况、病人对热疗的心理反应及合作程度。
2. **用物准备** 橡胶热水袋及套、水壶内盛热水、水温计、毛巾。
3. **环境准备** 酌情调节室温,如需暴露身体,用屏风遮挡或拉起床帘,以保护病人自尊。热源应置于安全处,以防烫伤。
4. **操作者准备** 衣帽整洁,洗手,戴口罩。

【操作步骤】
热水袋的使用操作步骤见表 16-1。

表 16-1 热水袋的使用

步骤	要点说明
1. **准备用物** 检查热水袋有无破损,是否漏气,测水温	确认能正常使用 调节水温至 60~70℃
2. **灌热水袋** 放平热水袋,去塞,手持热水袋口边缘,边灌水边提高热水袋口(图 16-1)。灌毕逐渐放平,排尽袋内空气(图 16-2),旋紧塞子,擦干后倒提,轻轻抖动检查,然后装入布套内,系紧带子	一般灌水至热水袋容积的 1/2~2/3,使水不致溢出 确认不漏水
3. **核对解释** 将热水袋携至床旁,认真核对,并做好解释,取得合作,协助病人取舒适卧位	
4. **按需放置** 根据需要在热水袋外包裹大毛巾后置于所需部位,袋口朝向病人身体外侧,并告知病人和家属注意事项	防止烫伤

续表

步骤	要点说明
5. 观察反应 观察局部皮肤情况及病人反应,注意倾听病人主诉	若皮肤出现潮红、疼痛,应停止使用,局部涂凡士林
6. 撤热水袋 用于治疗,放置30min后撤去热水袋;用于保暖,可持续使用	防止产生继发效应 水温降低要及时更换
7. 整理记录 整理床单位,并记录	记录部位、时间、效果、病人反应等
8. 用物处理 热水袋使用结束后,将水倒尽,倒挂,晾干后吹入空气,旋紧塞子。存放于阴凉处备用。热水袋布套放入污物袋内送洗	防止两层橡胶粘连

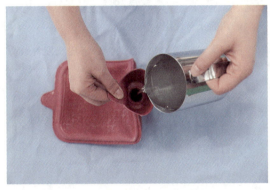

图16-1 灌热水袋法

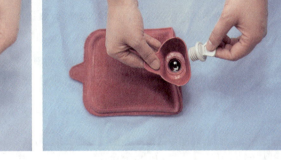

图16-2 热水袋排气法

【注意事项】

1. 婴幼儿、老年人、麻醉未清醒、末梢循环不良、昏迷等病人应慎用热水袋,若使用应将热水袋水温调节在50℃以内,热水袋套外再包大毛巾,不可直接接触病人皮肤,以免烫伤。

2. 使用热水袋的过程中,应定时检查局部皮肤,如发现皮肤潮红、疼痛,应立即停止使用,并在局部涂凡士林,以保护皮肤。

3. 治疗时间不超过30min,防止继发效应的发生,如需要持续使用热水袋,当水温降低后应及时更换热水。

4. 严格执行交接班制度。

【操作后评价】

1. 能达到热疗目的,病人感觉舒适、安全。
2. 操作方法正确,病人未发生烫伤,无过热、心慌、头晕等。
3. 护患沟通有效,能保护病人自尊,能满足病人的身心需要。

(二) 红外线灯(infrared lamp)

【目的】

用于消炎、解痉、镇痛,促进创面干燥结痂和肉芽组织生长,以利伤口愈合。

【操作前准备】

1. **评估病人** 病人的病情、热疗目的、热疗部位的皮肤情况、病人对热疗的心理反应及合作程度。

2. **用物准备** 红外线灯,根据需要选用不同功率的灯泡,如手、足等小部位以 250W 为宜,胸、腹、腰、背等部位可用 500~1 000W 的大灯泡。

3. **环境准备** 酌情调节室温,如需暴露身体,用屏风遮挡或拉起床帘,以保护病人自尊。热源应置于安全处,以防烫伤。

4. **操作者准备** 衣帽整洁,洗手,戴口罩。

【操作步骤】

红外线灯使用操作步骤见表 16-2。

表 16-2 红外线灯使用方法

步骤	要点说明
1. 准备用物 检查红外线灯	确认能正常使用
2. 核对解释 携用物至床旁,认真核对,并做好解释,取得合作,协助病人取舒适体位	嘱病人如感觉过热、心慌、头晕,皮肤发红、疼痛时,应及时告诉医护人员
3. 照射治疗 暴露治疗部位,灯头移至治疗部位的斜上方或侧方(图 16-3),有保护罩的灯头可垂直照射,调节灯距、照射时间	照射面、颈、胸时注意保护眼睛 灯距一般为 30~50cm,以温热为宜,可用手试温,防止烫伤 照射时间为 20~30min,防止产生继发效应
4. 观察反应 观察局部皮肤情况及病人反应,注意倾听病人主诉	
5. 整理记录 照射完毕,病人休息 15min 后再外出,以防感冒。整理用物、床单位,洗手,做记录	将红外线灯擦拭整理后备用 记录治疗的部位、时间、效果、病人反应

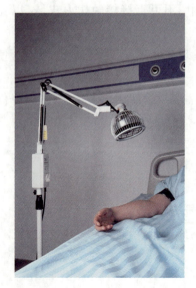

图 16-3 红外线灯的使用

【注意事项】

1. 照射面、颈、前胸部时,应用纱布遮盖眼部或戴有色眼镜,以保护眼睛。

2. 照射过程中随时观察局部皮肤反应,以皮肤出现桃红色的均匀红斑为合适剂量,如为紫红色,应立即停止照射,涂凡士林,保护皮肤。

3. 意识不清、局部感觉障碍、血液循环障碍、瘢痕者,治疗时应加大灯距,防止烫伤。

【操作后评价】

1. 能达到热疗目的,病人感觉舒适、安全。

2. 操作方法正确,病人未发生烫伤、无过热、心慌、头晕等。

3. 护患沟通有效,能保护病人自尊,能满足病人的身心需要。

（三）鹅颈灯照射法

鹅颈灯（gooseneck lamp）是利用红外线及可见光线的辐射热产生热效应，操作方法和注意事项同红外线灯。

（四）湿热敷（moist heat compression）

【目的】

常用于消炎、消肿、解痉和镇痛。

【操作前准备】

1. **评估病人** 病人的病情、热疗目的、热疗部位的皮肤情况、伤口状况、病人对热疗的心理反应及合作程度。

2. **用物准备** 治疗盘内盛小盆热水，敷布2块（大小以热敷面积为准）、敷钳2把、凡士林、棉签、纱布、棉垫、塑料薄膜、小橡胶单或一次性护理垫、治疗巾、大毛巾、水温计，必要时备热源、热水袋、换药用物。

3. **环境准备** 酌情调节室温，如需暴露身体，用屏风遮挡或拉起床帘，以保护病人自尊。热源应置于安全处，以防烫伤。

4. **操作者准备** 衣帽整洁，洗手，戴口罩。

【操作步骤】

湿热敷操作步骤见表16-3。

表16-3 湿热敷

步骤	要点说明
1. **核对解释** 携用物至床旁，认真核对，并做好解释	确认病人，取得合作
2. **安置体位** 协助病人取舒适体位，暴露治疗部位，将橡胶单、治疗巾或一次性护理垫垫于热敷部位下面，局部涂凡士林，盖上单层纱布	以保护床单 涂凡士林的范围略大于热敷面积
3. **准备敷布** 调节水温，将敷布放于热水盆中	注意水温，一般为50~60℃
4. **局部热敷** 用敷钳拧干敷布，抖开敷布以手腕掌侧试温，将敷布敷于局部，上盖塑料薄膜及棉垫。敷布每3~5min更换一次，也可酌情在敷布上放置热水袋以保温。一般热敷时间为15~20min	敷布以不滴水为适宜 病人感觉过热，可揭开敷布一角散热 塑料薄膜可防止棉垫受潮，棉垫可以维持热敷温度
5. **观察反应** 观察局部皮肤情况及病人反应，注意倾听病人主诉	防止烫伤
6. **整理记录** 热敷结束，揭开纱布，擦去凡士林，整理床单位，清理用物，洗手，做记录	记录治疗的部位、时间、效果、病人反应

【注意事项】

1. 注意观察局部皮肤的颜色，防止烫伤。在伤口部位做湿热敷，应按无菌操作进行，热敷结束后，按换药法处理伤口。

2. 面部湿热敷者，敷后15min方能外出，以防感冒。

3. 操作中与病人随时交流,了解其感受及需要并给予适当处理。

【操作后评价】

1. 能达到热疗目的,病人感觉舒适、安全。
2. 操作方法正确,病人未发生烫伤、感染等。
3. 护患沟通有效,能保护病人自尊,能满足病人的身心需要。

（五）热水坐浴(sitz bath)

【目的】

减轻局部充血、炎症、水肿和疼痛,使局部清洁,病人舒适。常用于会阴和肛门、外生殖器疾病及术后。

【操作前准备】

1. **评估病人** 病人的病情、热疗目的、热疗部位的皮肤情况、伤口状况、病人对热疗的心理反应及合作程度。
2. **用物准备** 坐浴椅上置消毒坐浴盆（图 16-4）、盆内盛温开水（水温 40~45℃）、药液遵医嘱（常用 1:5 000 高锰酸钾溶液）、水温计、无菌纱布、浴巾、屏风,必要时备换药用物。
3. **环境准备** 酌情调节室温,用屏风遮挡或拉起床帘,以保护病人自尊。热源应置于安全处,以防烫伤。
4. **操作者准备** 衣帽整洁,洗手,戴口罩。

【操作步骤】

热水坐浴操作步骤见表 16-4。

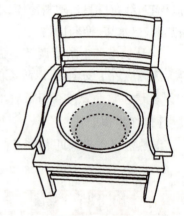

图 16-4　坐浴椅

表 16-4　热水坐浴

步骤	要点说明
1. **核对解释** 将用物至床旁,认真核对,并做好解释。用屏风遮挡,必要时协助病人排便	确认病人,取得合作
2. **配药、调温** 洗净双手,将药液和温水倒入盆内至 1/2 满,调节水温	水温调至 40~45℃,避免烫伤
3. **坐浴治疗** 协助病人褪裤至膝部,先用纱布蘸拭,待臀部皮肤适应水温后再坐浴,随时调节水温	臀部完全泡入水中 添加热水时嘱病人偏离浴盆 冬天应避免病人受凉
4. **观察反应** 观察病人反应,注意倾听病人主诉。一般坐浴时间为 15~20min	防止产生继发效应
5. **整理记录** 坐浴结束,用浴巾擦干臀部,清理用物,整理床单位,洗手,做记录	用物消毒后备用 记录坐浴时间、药液、效果、病人反应

【注意事项】

1. 在坐浴的过程中,注意病人安全,随时观察病人面色、呼吸和脉搏,如主诉乏力、头晕等,应立即停止坐浴,扶病人上床休息。
2. 如会阴和肛门部位有伤口,应备无菌浴盆和溶液,坐浴后按换药法处理伤口。

3. 女病人月经期、妊娠后期、产后 2 周内、阴道出血和盆腔急性炎症等均不宜坐浴,以免引起感染。

【操作后评价】
1. 能达到热疗目的,病人感觉舒适、安全。
2. 操作方法正确,病人未发生烫伤,无过热、心慌、头晕、感染等。
3. 护患沟通有效,能保护病人自尊,能满足病人的身心需要。

（六）局部浸泡(warm soaking)
【目的】
用于消炎、镇痛、清洁和消毒伤口等。常用于手、足、前臂、小腿等部位。
【操作前准备】
　1. 评估病人　病人的病情、热疗目的、热疗部位的皮肤情况、伤口状况、病人对热疗的心理反应及合作程度。
　2. 用物准备　浸泡盆(大小根据浸泡部位选择)内盛热水(水温 40~45℃),药液遵医嘱,毛巾、水温计。
　3. 环境准备　酌情调节室温,用屏风遮挡或拉起床帘,以保护病人自尊。热源应置于安全处,以防烫伤。
　4. 操作者准备　衣帽整洁,洗手,戴口罩。
【操作步骤】
局部浸泡操作步骤见表 16-5。

表 16-5　局部浸泡

步骤		要点说明
1. 核对解释	将用物至床旁,认真核对,并做好解释	确认病人,取得合作
2. 配药、调温	洗净双手,将药液和温水倒入盆内 1/2 满,调节水温	水温调至 40~45℃,防止烫伤
3. 局部浸泡	试水温后将肢体慢慢浸入盆中,需要时用长镊子夹取纱布反复清洗创面。随时调节水温,添加热水时嘱病人将肢体移出	冬天应避免病人受凉 防止烫伤
4. 观察反应	观察病人反应,注意倾听病人主诉。一般浸泡时间为 30min	防止产生继发效应
5. 整理记录	坐浴结束,用浴巾擦干浸泡部位,清理用物,整理床单位,洗手,做记录	用物消毒后备用 记录浸泡时间、药液、效果、病人反应

【注意事项】
1. 浸泡过程中,如需添加热水。应先将肢体移出盆外,以防烫伤。
2. 浸泡的肢体有伤口时,需备无菌浸泡盆和浸泡液,浸泡后按换药法处理。
【操作后评价】
1. 能达到热疗目的,病人感觉舒适、安全。
2. 操作方法正确,病人未发生烫伤,无过热、心慌、头晕、感染等。
3. 护患沟通有效,能保护病人自尊,能满足病人的身心需要。

> 🔍 **知识拓展**
>
> **医用控温毯**
>
> 　　医用控温毯分为单冷型、单热型、冷热型三种，产品通过控制设备内循环液体的温度，对人体进行体外物理降温或升温功能，达到辅助调节人体温度的目的。适用于高热病人物理降温和低温病人物理升温及需要保持体温的各类人群。常用于神经内科、神经外科、重症监护室、传染科、急诊科、儿科、烧伤科等科室进行升降温治疗。
>
> 　　医用控温毯采用压缩机制冷、电热管加热，通过测定体温和循环液体水温连锁控制控温毯温度，达到调节人体温度的作用。当循环液体温度超过42℃、循环液体不足、体温传感器监测功能异常时，会停止工作。控温毯上连有肛温传感器，可设置肛温上、下限，根据肛温变换自动切换开关，将肛温控制在设定的范围内。

第二节　冷　疗　法

> **情景案例**
>
> 　　王某，男性，16岁，体育课运动过程中不慎摔倒2h入院。主诉右脚踝剧烈疼痛。体检：右脚踝水肿、皮下瘀血。右脚踝正侧位X线：未见明显骨折。
> 　　请问：
> 　　1. 针对病人的情况，护士应如何处理？为什么？
> 　　2. 处理过程中应注意什么？

一、冷疗的目的

（一）控制炎症扩散

冷疗可使局部毛细血管收缩，血流减慢，降低细胞的活力和代谢，从而限制炎症的扩散，适用于炎症早期。

（二）减轻局部充血或出血

冷疗可使局部血管收缩，毛细血管通透性降低，从而减轻局部充血和水肿；同时冷疗还使血流减慢，血液黏稠度增加，有利于血液凝固而控制出血。常用于局部软组织损伤的早期、扁桃体摘除术后、鼻出血等。

（三）减轻疼痛

冷疗可抑制细胞的活动，使神经末梢的敏感性降低而减轻疼痛；同时冷疗使局部血管收缩，毛细血管的通透性降低，渗出减少，从而可减轻由于局部组织充血、肿胀、压迫神经末梢而引起的疼痛。适用于局部软组织损伤的早期、牙痛、烫伤等。

（四）降温

冷直接和皮肤接触，通过物理作用，可使体内的热通过传导与蒸发的原理发散，从而降低体温。常用于高热、中暑病人。此外，脑外伤、脑缺氧病人，可利用局部或全身降温，减少脑细胞需氧量，有利于脑细胞功能的恢复。

二、冷疗的禁忌证

（一）局部血液循环明显不良
对局部血液循环明显不良者，用冷疗可加重血液循环障碍，导致局部组织缺血缺氧而变性坏死。对大面积组织受损、全身微循环障碍、休克、动脉硬化、糖尿病等病人均禁忌采用冷疗。

（二）慢性炎症或深部化脓病灶
用冷疗可使局部毛细血管收缩，血流量减少，影响炎症吸收。

（三）组织损伤、破裂或有开放性伤口处
因冷疗可减缓血液循环，增加组织损伤，且影响伤口愈合，尤其是大面积组织损伤，应禁忌冷疗。

（四）对冷过敏
对冷过敏者，用冷疗后可出现皮疹、荨麻疹、关节疼痛、肌肉痉挛等。

（五）禁用冷疗的部位
1. 枕后、耳郭、阴囊处用冷疗易引起冻伤。
2. 心前区用冷疗易引起反射性心率减慢或心律失常。
3. 腹部用冷疗易引起腹泻。
4. 足底用冷疗可导致反射性末梢血管收缩而影响散热，还可引起一过性冠状动脉收缩。

三、影响冷疗效果的因素

（一）冷疗方式
冷疗方式分全身和局部两种，全身用冷反应强，局部用冷反应弱。

（二）冷疗时间
冷疗时间一般为 10~30min。与热疗同样的原理，持续冷疗 30~60min 后，已收缩的小动脉会发生扩张而出现继发效应，甚至引起不良反应，如皮肤苍白、冻伤等。因此，冷疗 30min 后，应给予 1h 复原时间。

（三）冷疗温度
冷疗的温度与体表温度相差越大，机体反应越强，反之则越弱。另外，环境温度也会影响冷疗效果，如室温过低，冷疗效果增强，反之则弱。

（四）冷疗面积
冷疗面积越大，疗效越强，反之则越弱。但是冷疗的面积过大，病人的耐受性也会下降。因此在大面积冷疗的过程中应密切观察病人的局部和全身反应，防止发生意外。

（五）冷疗部位
不同的部位，冷疗效果也不同。血管粗大、血流较丰富的体表部位，冷疗效果较好。因此，为高热病人降温时，将冰袋、冰囊置于颈部、腋下、腹股沟等体表大血管处，可增强降温效果。

（六）个体差异
不同的病人对冷疗的耐受力不同，反应也不同。如昏迷、瘫痪的病人，其局部感觉障碍，对冷刺激的敏感性差；老年人因体温调节能力较差，对冷刺激敏感性降低；婴幼儿由于体温调节中枢发育不完善，对冷刺激适应能力有限。因此，对此类病人用冷疗时要加倍小心，防止发生冻伤。

四、冷疗技术

冷疗技术按使用部位不同分为局部冷疗和全身冷疗。局部冷疗常用于降温、消炎、止血及镇痛,主要包括冰袋或冰囊、冰帽、冰槽等的使用。全身冷疗主要通过蒸发和传导增加机体散热,常用于高热病人的降温,主要方法有乙醇拭浴和温水拭浴等。

(一) 冰袋或冰囊(ice bag)

【目的】

常用于降温、减少出血及缓解局部疼痛。

【操作前准备】

1. **评估病人** 病人的病情、冷疗目的、冷疗部位的皮肤情况、病人对冷疗的心理反应及合作程度。
2. **用物准备** 冰袋或冰囊(图16-5)、布套、冰块、盆、锤子、帆布袋、木勺等。

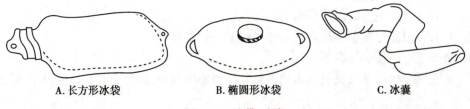

A. 长方形冰袋　　B. 椭圆形冰袋　　C. 冰囊

图 16-5　冰袋、冰囊

3. **环境准备** 酌情调节室温,如需暴露身体,用屏风遮挡或拉起床帘,以保护病人自尊。
4. **操作者准备** 衣帽整洁,洗手,戴口罩。

【操作步骤】

冰袋的使用操作步骤见表 16-6。

表 16-6　冰袋的使用

步骤	要点说明
1. 检查冰袋　检查冰袋或冰囊有无破损、漏气	确保可以正常使用
2. 装入冰块　先将大冰块装入帆布袋内,用锤子敲碎成小块,放入盆,用水冲去棱角。然后将小冰块装入冰袋或冰囊内约 2/3 满,排尽空气,夹紧袋口,擦干倒提检查漏水,然后套上布套	以免损坏冰袋,使病人不适
3. 核对解释　携用物至床边,向病人核对、解释	确认病人,以取得合作
4. 按需放置　将冰袋或冰囊置于所需部位:高热降温时,将冰袋置于前额、头顶部,或体表大血管处如颈部、腋下、腹股沟等处;扁桃体摘除术后为预防出血,可将冰囊置于颈前颌下;鼻部冷敷时,将冰袋吊起,仅使其底部接触鼻根,减轻压力	冰袋放置在前额时,应将冰袋悬吊在支架上,以减轻局部压力,但必须和前额皮肤接触(图16-6) 冰囊置于颈前颌下,必要时用三角巾两端在颈后系好(图16-7)
5. 观察反应　观察病人反应,注意倾听病人主诉。一般使用时间 30min	防止产生继发效应 若冰块已融化,应及时更换,以保证疗效
6. 整理记录　冰袋或冰囊使用完毕,处理同热水袋。协助取舒适卧位,整理床单位,清理用物,洗手,做记录	记录冷疗部位、时间、效果、局部反应和全身反应

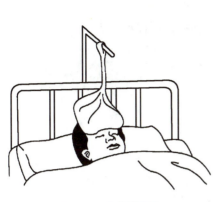
图 16-6 冰袋使用法

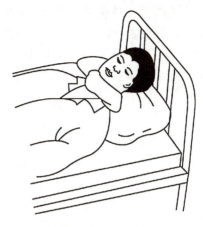
图 16-7 颈部冷敷

【注意事项】
1. 注意随时观察冰袋或冰囊有无漏水,冰块融化后,应及时更换。
2. 注意观察冷疗部位的血液循环状况,如出现皮肤苍白、青紫或有麻木感,须立即停止冷疗。
3. 如为降温,冰袋或冰囊使用后 30min 需测体温,并做好记录,当体温降至 39℃ 以下,即可取下冰袋或冰囊。

【操作后评价】
1. 能够达到冷疗目的,病人感觉舒适、安全。
2. 操作方法正确,病人未发生不良反应。
3. 护患沟通有效,能保护病人自尊,能满足病人的身心需要。

知识拓展

化学冰袋

化学冰袋是一种无毒、无味的冰袋,内装有凝胶或其他化学的冰冻介质。使用时将化学冰袋放入冰箱中吸冷,由凝胶状态变为固态,取出后置于所需部位。用后放于常温下吸热,再由固态变为凝胶状态,是一个可逆过程,所以化学冰袋可反复使用。还有一种产品,在微波炉中加热后可作为热水袋使用,放冰箱中冷冻后可作为冰袋使用,既可靠又方便。除此以外,还有一种衍生产品——退热贴,在临床上广泛使用,可贴敷于额头等处,吸收热量,起到降温的效果,为一次性使用。

(二)冰帽与冰槽(ice cap and ice sink)

【目的】
常用于头部降温,防止脑水肿,并可降低脑细胞的代谢,减少其需氧量,提高脑细胞对缺氧的耐受性。

【操作前准备】
1. **评估病人** 病人的病情、冷疗目的、冷疗部位的皮肤情况、病人对冷疗的心理反应及合作程度。

2. 用物准备 冰帽或冰槽(图16-8)、冰块、盆、锤子、帆布袋、冷水、木勺、海绵垫、不脱脂棉球、水桶、肛表、橡胶单、中单或一次性护理垫。

3. 环境准备 酌情调节室温,用屏风遮挡或拉起床帘,以保护病人自尊。

4. 操作者准备 衣帽整洁,洗手,戴口罩。

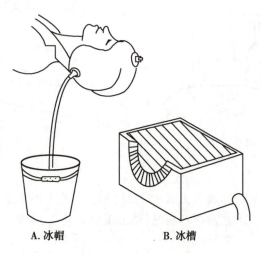

A. 冰帽　　　　　B. 冰槽

图 16-8　冰帽、冰槽

【操作步骤】

冰帽的使用操作步骤见表16-7。

表 16-7　冰帽的使用

步骤	要点说明
1. **检查冰帽**　检查冰帽有无破损、漏气	确保可以正常使用
2. **装入冰块**　先将大冰块装入帆布袋内,用锤子敲碎成小块,放入盆,用水冲去棱角,然后用木勺将小冰块装入冰帽,旋紧盖子	以免损坏冰袋,使病人不适
3. **核对解释**　携用物至床边,向病人核对、解释,枕上铺橡胶单、中单或一次性护理垫	确认病人,以取得合作
4. **放置冰帽或冰槽** ◆ **冰帽降温** 将病人头部置于冰帽中;后颈部、双耳郭垫海绵垫;排水管放于水桶中	防止枕后、外耳冻伤
◆ **冰槽降温** 将病人头部置于冰槽中;后颈部、双耳郭垫海绵垫;双耳道塞不脱脂棉球;双眼遮盖凡士林纱布;排水管放于水桶中	防止冰水进入耳内,保护角膜
5. **观察反应**　观察病人生命体征及反应,每30min测一次体温,维持肛温在33℃,最低30℃,并及时添加冰块	防止冻伤 防止心房颤动、心室颤动、房室传导阻滞等并发症的发生
6. **整理记录**　冰帽使用完毕,倒空,倒挂晾干。整理床单位,清理用物,洗手,做记录	记录冷疗部位、时间、效果、局部反应和全身反应

【注意事项】
1. 注意随时观察冰帽或冰槽有无漏水,冰块融化后,应及时更换。
2. 注意观察头部皮肤的变化,尤其耳郭、枕后等部位。如出现皮肤苍白、青紫或有麻木感,须立即停止冷疗。
3. 重点观察病人体温、心率的变化,防止并发症的发生。

【操作后评价】
1. 能够达到冷疗目的,病人感觉舒适、安全。
2. 操作方法正确,病人未发生不良反应。
3. 护患沟通有效,能保护病人自尊,能满足病人的身心需要。

(三) 温水拭浴(tepid sponge bath)

【目的】
通过全身冷疗的方式,为高热病人降温。

【操作前准备】
1. **评估病人**　病人的病情、冷疗目的、冷疗部位的皮肤情况、病人对冷疗的心理反应及合作程度。
2. **用物准备**　治疗盘内放小毛巾 2 块,大毛巾、冰袋及布套、热水袋及布套、清洁衣裤,盆内盛 32~34℃温水 2/3 满,便器及屏风。
3. **环境准备**　酌情调节室温,用屏风遮挡或拉起床帘,以保护病人自尊。
4. **操作者准备**　衣帽整洁,洗手,戴口罩。

【操作步骤】
温水拭浴的操作步骤见表 16-8。

表 16-8　温水拭浴

步骤	要点说明
1. 核对解释　携用物至床旁,向病人核对、解释	解释拭浴目的及方法,以取得合作
2. 安置体位　遮挡病人,松开盖被,按需给予便器,头部放冰袋,足部置热水袋	头部放冰袋,有助降温并防止由于拭浴时头部充血引起的头痛;足部置热水袋,促进足底末梢血管扩张,减轻头部充血,还有利于散热,并使病人感到舒适
3. 拍拭上肢　协助病人脱去上衣,露出一侧上肢,下垫大毛巾,将浸湿的小毛巾拧至半干,呈手套式缠在手上,以离心方向拍拭。拍拭顺序:①自颈部侧面→上臂外侧→手背;②自侧胸→腋窝→上臂内侧→手心。两块小毛巾交替使用,用大毛巾拭干上肢。同法拍拭对侧	以拍拭方式进行 在拭颈部侧面、腋窝、肘窝等血管丰富处,应适当延长时间 每侧各拍拭 3min
4. 拍拭背部　协助病人侧卧,露出背部,下垫大毛巾,用同样手法拍拭全背,再用大毛巾拭干,更换上衣	禁忌拍拭后颈
5. 拍拭下肢　协助病人脱裤,露出一侧下肢,下垫大毛巾,同上肢拍拭法。拍拭顺序:①自髂骨→大腿外侧→足背;②自腹股沟→大腿内侧→内踝;③自腰部→大腿后侧→腘窝→足跟。同法拍拭对侧。拍拭毕,更换裤子	在拭腹股沟、腘窝等血管丰富处,应适当延长时间;禁忌拍拭足底 每侧各拍拭 3min 全过程 20min 以内,防止发生继发效应
6. 整理记录　取下热水袋,使病人处于舒适卧位,整理床单位及用物,记录病人反应	

【注意事项】

1. 水温应接近体温,避免过冷的刺激使大脑皮质更加兴奋,进一步使横纹肌收缩,致使体温继续上升。

2. 拭浴时,以拍拭方式进行,不用摩擦方式,因摩擦易生热。

3. 禁忌拍拭后颈、胸前区、腹部和足底等处,以免引起不良反应。

4. 拭浴过程中,应随时观察病人情况,如出现寒战、面色苍白、脉搏及呼吸异常时,应立即停止,并及时与医生联系。

5. 拭浴后 30min 测量体温并记录,如体温已降至 39℃ 以下,即取下头部冰袋。

【操作后评价】

1. 能够达到冷疗目的,病人感觉舒适、安全。

2. 操作方法正确,病人未发生不良反应。

3. 护患沟通有效,能保护病人自尊,能满足病人的身心需要。

(四)乙醇拭浴(alcohol sponge bath)

乙醇是一种挥发性的液体,拭浴时在皮肤上迅速蒸发,吸收和带走机体大量的热量,而且乙醇又具有刺激皮肤使血管扩张的作用,因而散热能力较强。因婴幼儿用乙醇拭浴皮肤易引起中毒,甚至导致昏迷和死亡,血液病病人用乙醇拭浴易导致或加重出血,故婴幼儿及血液病病人高热时禁用乙醇拭浴。

治疗碗内盛 25%~35% 乙醇 200~300mL,温度 32~34℃,其余用物及方法同温水拭浴法。

案例分析题

李女士,35 岁。畏寒、发热、头痛、咳嗽 2d。体格检查:体温 39.8℃,脉搏 118 次/min,呼吸 20 次/min,血压 110/70mmHg,急性病容,烦躁不安。医学诊断:急性上呼吸道感染。医嘱:温水拭浴。

请问:

1. 作为床位护士,如何操作?
2. 操作中应注意什么?

(张春梅)

第十七章

药 物 疗 法

学习目标

1. 掌握药疗原则、注射原则;掌握各种给药方法的目的、方法和注意事项。
2. 熟悉药物领取、保管的要求,影响药疗的因素。
3. 了解药物种类及相关药理知识。
4. 能够正确地为病人实施各种给药方法,指导病人及照顾者正确服用口服药,学会观察用药后的各种反应。

药物广泛应用于预防、诊断及治疗疾病,护士是给药的直接执行者。为了保证准确、安全、有效地给药,护士应详尽了解常用药物的药理知识,全面评估病人的病情和病人用药的态度,熟练掌握正确的给药方法和技术,仔细观察病人用药后的疗效与反应,正确指导病人合理、安全用药,从而得到最佳的治疗效果。

第一节 给药的基本知识

一、药物的种类、领取和保管

(一) 药物的种类

1. **内服药**(internal medications) 溶液、合剂(mixture)、酊剂(tincture)、片剂(tablet)、丸剂(pill)、糖浆剂(syrup)、胶囊(capsule)、散剂及纸型等。
2. **注射药**(injected medications) 溶液(solvent)、油剂、混悬液(aqueous suspension)、结晶、粉剂等。
3. **外用药**(external medications) 软膏(ointment)、溶液、酊剂、搽剂(liniment)、洗剂、滴剂、栓剂(suppository)、粉剂、膜剂(coating agent)等。
4. **中药**(traditional Chinese medications) 汤、丸、散、膏、丹、酒、冲剂、针剂等。
5. **新颖药剂**(new preparation drugs) 粘贴敷剂、植入慢溶片、胰岛素泵(insulin pump)等。

知识拓展

透皮贴剂及中药透皮贴剂

透皮贴剂系指经皮肤给药,药物透过皮肤以恒定或接近恒定速度由毛细血管吸收进入血液循环达到有效血药浓度并转移至病变部位,产生局部或全身治疗作用的新制剂,其给药剂型一般为贴剂(patch)。贴剂靶向性好,提高了生物利用度,还可产生持久、恒定和可控的血药浓度,减少给药次数和剂量,从而减轻不良反应。我国许多古代医药文献中都有着中药外用制剂的制备、使用方法及其所治疾病的记载。如晋代葛洪的《肘后备急方》对黑膏药制法有详细记载;宋代的《太平惠民和剂局方》已有可用于局部治疗的膏药;明代李时珍的《本草纲目》总结了外治经验,荟萃了涂、擦、抹、敷、塞等多种药物外治方法,收载了捣、煎、调配等外用药的加工方法。由古至今,从传统的搽剂、酊剂、软膏剂、膏药、糊剂到新出现的膜剂、凝胶剂、贴剂等,均属于透皮给药的范畴,其中以贴剂最常见。目前中药贴剂国内已有数十个品种。

(二) 药物的领取方法

病区药物的领取方法各医院规定不一,一般如下:

1. **常用药** 由指定人员负责领取一定的数量,存放在病区备用,并按期由专人根据每日的消耗量填写领药单到药房领取补充。

2. **贵重药物或特殊药物** 凭医生处方取药,病房内不可积压。

3. **剧毒药(virulent drugs)、麻醉药(anesthetics)** 病区有固定数,凭医生处方,按时领取。

(三) 药物的保管原则

1. **药柜(medication cupboard)** 放在通风、干燥、光线明亮处,避开阳光直射,保持整洁。

2. **药物** 按内服药、外用药、注射药、剧毒药等分类放置,并按有效期的先后次序有计划使用。剧毒药、麻醉药要加锁保管,用专本登记,列入交班内容。

3. **药瓶** 应有明显标签,内服药用蓝色边,外用药用红色边,剧毒药用黑色边作为标签。标签上药名必须中、英文对照书写,并标明浓度和剂量,字迹清楚。

4. **定期检查** 药物按规定定期检查,凡没有标签或标签模糊、药物过期、变质、浑浊、沉淀、发霉、潮解等现象,均不可使用。

5. **分类保管** 根据药物的性质分类妥为保存。①容易氧化和遇光变质的药物,应装在深色密闭瓶中或放在有黑纸遮盖的纸盒中,如维生素 C、盐酸肾上腺素(epinephrine hydrochloride)、氨茶碱等;②容易挥发、潮解或风化的药物,须装瓶盖紧,如糖衣片、干酵母片、乙醇、过氧乙酸等;③容易被热破坏的药物,须保存在 2~10℃的冰箱内,如胎球蛋白(fetuin)、抗毒血清疫苗(vaccine)、青霉素皮试液等;④容易燃烧的药物,应放在远离明火处,以防意外,如乙醚、乙醇、环氧乙烷等。

6. **特种药物单独存放** 病员个人专用的特种药物,应单独存放,并注明床号、姓名。

二、给药原则

给药原则是一切用药的总则,在执行给药过程中,必须严格遵守。

(一) 遵医嘱给药

因为给药是一项非独立性的护理操作,所以在给药过程中,护士必须严格按照医嘱执行,不得擅自更改。同时护士对医嘱有监督作用,对有疑问或错误的医嘱,应及时指出,了解清楚后方可用药,避免盲目执行。

(二) 严格执行查对制度

在执行药疗时,应首先认真检查药物的质量,以保证药物不变质,在有效期内。其次,要严格做到"三查、七对、一注意"。三查:操作前、操作中和操作后检查;七对:核对床号、姓名、药名、浓度、剂量、方法和时间;一注意:注意用药后的反应。

(三) 给药剂量、浓度要准确

随着药物剂量或浓度的增加,其药物效应也相应增加,两者间的规律性变化称为量效关系。药量不足,达不到治疗效果;剂量过大,则可引起中毒。因此,护士在给药中,要熟记常用药物的剂量、浓度,不能以"支""片"计量,应用"g""mg""μg"计算用药量。

(四) 给药的途径要准确

给药的途径是根据药物的理化性质和治疗目的不同而确定的。常见的给药途径有口服、舌下含服、注射、吸入、直肠给药、外敷等。不同的给药途径可以影响药物吸收速度和生物利用度,吸收速度由快至慢比较,依次为:静脉→吸入→舌下含服→直肠黏膜→肌内→皮下→口服→皮肤。

(五) 给药次数、时间要正确

给药的次数和时间取决于药物的半衰期和人体的生理节奏。半衰期是确定给药次数和间隔时间的重要药代动力学参数,为了维持恒定的血药浓度,发挥最大的药效,给药时应考虑药物的半衰期;时辰药理学研究表明,药物的吸收、分布、代谢和排泄与人体生理节奏息息相关,所以给药时也应考虑人体生理节奏的影响。医疗护理工作中常用外文缩写来表示用药次数和时间间隔(表 17-1)。

表 17-1 处方常用的外文缩写及中文译意

外文缩写	中文译意	外文缩写	中文译意
q.d.	每日 1 次	12n.	中午 12 点
b.i.d.	每日 2 次	12mn.	午夜 12 点
t.i.d.	每日 3 次	a.m.	上午
q.i.d.	每日 4 次	p.m.	下午
q.h.	每小时	Stat./st.	即刻
q.2h.	每 2 小时	D.C.	停止
q.4h.	每 4 小时	p.r.n.	必要时(长期)
q.6h.	每 6 小时	s.o.s.	需要时(限用 1 次,12h 内有效)
q.n.	每晚 1 次	a.a.	各
q.m.	每晨 1 次	p.o.	口服
q.o.d.	隔日 1 次	i.c.	皮内注射
b.i.w.	每周 2 次	i.h.	皮下注射
h.s.	临睡前	i.m.	肌内注射
a.c.	饭前	i.v.	静脉注射
p.c.	饭后	gtt.	滴

（六）合理地联合用药，注意配伍禁忌

为了达到治疗目的，提高疗效，临床上往往采用两种或两种以上的药物联合应用。联合用药可使药物原有的作用增强，称协同作用；但不恰当的联合用药可使药效减弱，甚至产生毒性，称拮抗作用。护士在给病人同时应用两种以上药物时，要了解药物的相互作用，注意药物配伍禁忌，合理用药。

三、影响药物疗效的因素

（一）药物方面的因素

1. **药物剂量（dosage）** 剂量与效应之间有着密切的关系，药物必须达到一定的剂量才能产生效应。在一定范围内，剂量增加，效应随之增加。但剂量增加是有限度的，达到最大效应后，剂量再增加不但效应不再增强，反而可能产生中毒反应。

2. **药物制剂** 不同剂型的药物由于吸收量和速度不同，从而影响药物作用的快慢和强弱。如注射剂中的水溶性制剂比油溶剂、混悬剂吸收快；口服制剂中的液体制剂比胶囊、片剂容易吸收；控释制剂的作用更为持久和温和。

3. **给药途径（route of administration）** 不同的给药途径药物吸收速度不同，有的药采用不同的给药途径时，还会产生不同的作用和用途。如硫酸镁口服后产生导泻和利胆作用，注射后则产生镇静、止痉和降低颅内压的作用。

4. **联合用药（drug combination）** 联合用药的目的主要是发挥药物的协同作用，增强治疗效果，此外也可以利用拮抗作用减少药物副作用。

（二）机体方面的因素

1. **生理因素**

（1）年龄和体重：一般药物用量和体重呈正比。但儿童和老年人对药物的反应与成年人不同，除体重因素外，还与生长发育和机体的功能状态有关。小儿的神经系统、内分泌系统及肝肾功能尚未完善，新陈代谢又特别旺盛，对药物的敏感性较成人高。而老年人则因器官功能减退，使药物的代谢和排泄减慢，因而对药物的耐受性降低，所以儿童和老年人的用药剂量均应酌减。

（2）性别：性别不同对药物反应无明显的差异，但女性在月经期、妊娠期、哺乳期用药时要谨慎。

2. **病理因素** 疾病可影响机体对药物的敏感性，改变药物的体内过程，从而影响药物效应。如肝肾功能受损，药物代谢效率减慢，容易导致药物中毒。

3. **心理因素** 病人的情绪状态、医护人员的语言及暗示，以及对药物疗效的信赖程度等，都会不同程度地影响药物的疗效。

（三）其他方面

饮食也可以影响药物的吸收和排泄，进而影响药物的疗效。如酸性食物可以增加铁剂的溶解度，促进铁的吸收；高脂饮食可以促进脂溶性维生素的吸收等。

第二节 口服给药法

情景案例

李女士,56 岁,肺炎球菌性肺炎,住院治疗。查体:体温 39℃,脉搏 92 次/min,呼吸 24 次/min,血压 135/85mmHg,神志清楚,面色潮红,痰液黏稠,不易咳出。住院期间遵医嘱使用抗生素静脉滴注,b.i.d.;枸橼酸喷托维林片 25mg p.o.,t.i.d.。

请问:
1. 护士应如何为病人发放口服药物?
2. 在发放口服药物过程中如何保证药物的准确性?

口服给药(oral administration)是指药物给病人口服后,被胃肠道黏膜吸收、利用,达到防治和诊断疾病目的的方法。口服给药法是最常用的给药方法,其优点是经济、方便、安全。缺点是:①吸收较慢且不规则,在肝脏灭活的药物生物利用度小,因此不适用于急救;②易受胃内容物的影响,如肾上腺素、胰岛素口服后会被消化液破坏或不被吸收;③某些病人如昏迷、不合作、呕吐或无吞咽反射者无法口服。

【目的】

协助病人遵医嘱安全、正确地服下药物,以达到减轻症状、治疗疾病、维持正常生理功能、协助诊断和预防疾病的目的。

【操作前准备】

1. **评估病人** 病人的病情、给药目的、意识状态、吞咽能力、自理能力、心理反应、合作程度等。

2. **用物准备** 服药本(medication chart)、小药卡、药盘(medication tray)、药杯、药匙(medication spoon)、量杯(measuring cup)、滴管(dropper)、研钵(mortar)、湿纱布、治疗巾、水壶(内备温开水)。

3. **环境准备** 治疗室环境整洁,光线适宜,病室环境洁净,无干扰。

4. **操作者准备** 衣帽整洁,洗手,戴口罩。

【操作步聚】

口服给药法操作步骤见表 17-2。

表 17-2 口服给药法

步骤	要点说明
◆ 备药	
1. 备物核对 核对医嘱、服药本、小药卡,无误后按床号将小药卡插入发药盘内,放好药杯,备好各种用物	严格执行三查七对
2. 规范配药 核对服药本、小药卡,无误后按床号顺序配药。根据药物剂型不同,采取不同的取药方法	先配固体药,后配液体药 配好一位病人的药后,再配另一位病人的药物
(1) 配固体药:药片、丸、胶囊用药匙取药,放入药杯	同一病人同一时间的内服药可放于同一药杯 粉剂、含化及特殊要求的药物需用纸包好放在药杯内

步骤	要点说明
（2）配液体药	
1）将药水摇匀后，打开瓶盖	
2）左手举起量杯，拇指置于所需刻度，并使所需刻度与视线平，右手将有标签一面放于手心，以免污染标签，倒药液至所需刻度处（图17-1）	
3）倒毕，瓶口用湿纱布擦净，盖好，放回原处	同时服用几种药液应倒入不同的药杯内
4）更换药水品种时，应洗净量杯	
5）油剂、不足1mL的药液、按滴计算的药液需用滴管吸取，滴于事先加入少量温开水的药杯内	防止药液黏附在杯壁，影响剂量 以 1mL = 15 滴计算，滴管应稍倾斜，使药量准确
6）不宜稀释的药物，可用滴管直接滴入病人口中	
3. 再次核对 配好药后，将药物、服药本、医嘱本重新查对	
4. 整理用物 整理、清洁用物，洗手	
◆ 发药	
1. 两人核对 发药前，由另一护士再次核对	两人核对，确保正确无误
2. 发药准备 洗手，按规定时间备好温开水、服药本，将药车推至病室	
3. 再次核对 严格核对床号、姓名、药名、浓度、剂量、时间、方法	为确保发药无误，核对后呼唤病人姓名，准确听到回答后再发药
4. 按序发药 按床号顺序发药，解释用药的目的和注意事项	如果病人不在或因故暂时不能服药者，应将药物带回并交班 同一病人所有的药物要一次拿离药车，以免再取时拿错 病室内有多个病人服药时，应一对一发药，切忌同时拿取两人的药物，以免造成差错
5. 协助服药	
（1）协助病人取舒适卧位，亲视病人服药到口后方能离开	特别是麻醉药、催眠药、抗肿瘤药等更应仔细观察
（2）危重病人或其他不能自行服药者应喂服	鼻饲病人须将药研碎、溶解后，从胃管内灌入，再注少量温开水冲净
6. 整理记录	
（1）服药后收回药杯，再次核对，协助病人取舒适卧位	
（2）药杯先浸泡消毒，后冲洗清洁（油类药杯先用纸擦净），最后消毒备用。一次性药杯集中处理	
（3）清洁、整理、放妥药盘	
（4）洗手、记录	

【注意事项】

1. 发药前,应收集病人有关资料,凡因特殊检查或行手术而需禁食者,暂不发药,并做好交班。

2. 发药时,病人如提出疑问,应虚心听取,重新核对,确认无误后耐心地给予解释,再给病人服下;如更换药物或停药,应及时告知病人。

3. 根据药物性能,指导病人合理用药,以提高疗效,减少不良反应,具体要求如下:

（1）对牙齿有腐蚀作用和使牙齿染色的药物,如酸剂、铁剂,服用时应避免和牙齿接触,可用饮水管吸入药液,服药后漱口。

（2）铁剂、酶制剂忌与茶同服（因铁剂与鞣酸形成难溶的铁盐而影响吸收;酶制剂中的蛋白质与鞣酸发生作用而失去活力）。

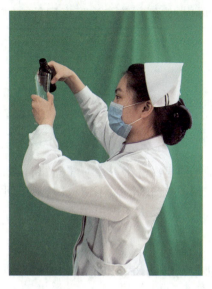

图17-1　倒药液

（3）止咳糖浆,对呼吸道黏膜起安抚作用,服后不宜饮水,以免冲淡药物,降低疗效,同时服用多种药物时,则应最后服用。

（4）磺胺类和发汗药服后应多饮水,前者由肾脏排出,尿少时易结晶析出,引起肾小管堵塞;后者可起发汗降温作用,增强药物的疗效。

（5）健胃药应在饭前服,通过促进胃液分泌从而增进食欲。

（6）助消化药及对胃黏膜有刺激作用的药应在饭后服,使药物与食物混和,有利于食物消化,减少药物对胃壁的刺激。

（7）服用强心苷类药物应先测脉率（心率）及节律,当脉率低于60次/min或节律异常时,则应停服,并报告医生。

4. 发药后,随时观察病人服药效果及不良反应,若有异常,应及时和医生联系,酌情处理。

【操作后评价】

1. 用药后不适症状减轻或消失,病人无不良反应。

2. 护士操作时严格查对,正确无误。

3. 护患沟通有效,病人能正确、安全、乐意配合服药。

第三节　注　射　法

情景案例

李某,女,39岁。近2个月前无任何诱因出现口干、多饮、多尿症状,无明显多食,体重下降10kg,伴有头晕、乏力,偶有心慌,来院就诊。实验室检查:空腹血糖波动在15.5～22.2mmol/L,确诊为2型糖尿病收治入院。住院期间予以中性胰岛素注射液注射控制血糖,使用剂量早、晚各10U。

请问:

1. 应选用哪种注射方法为病人进行胰岛素注射?

2. 护士应如何正确规范地为病人进行胰岛素注射?

注射法(injection)是将无菌药液或生物制剂注入体内,达到预防和治疗疾病目的的方法。常用的注射法有皮内、皮下、肌内、静脉注射法。

一、注射原则

(一) 严格执行查对制度

做好"三查、七对"。仔细检查药液质量,如药液有变色、沉淀、浑浊,药物有效期已过或安瓿有裂痕等现象则不能应用。同时注射多种药物时,应检查药物有无配伍禁忌。

(二) 严格遵守无菌操作原则

注射前必须洗手、戴口罩,保持衣帽整洁;注射后护士应再次洗手。注射部位(injectionsite)皮肤用棉签蘸2%碘酊消毒,以螺旋式动作从注射点向外旋转涂擦,不留空隙,不返回涂擦,直径>5cm;待碘酊干后,再用75%乙醇以同法脱碘,其范围要大于碘酊消毒面积,待干后方可注射;如用安尔碘消毒,则不用脱碘。

(三) 严格执行消毒隔离制度

注射时做到一人一套用物,包括注射器、针头、止血带、塑料小枕。所有用物必须按消毒隔离制度处理,一次性用物应按规定处理,不可随意丢弃。

(四) 选择合适的注射器(syringe)和针头(needle)

根据药液量、黏稠度、刺激性的强弱选择合适的注射器和针头。注射器应完整无裂缝、不漏气;针头锐利、无钩、无弯曲;注射器和针头衔接必须紧密。选择一次性注射器应型号合适、包装密封、在有效期范围内。

(五) 选择合适的注射部位

注射时防止损伤神经和血管。不能在发炎、化脓感染、硬结、瘢痕及患皮肤病处进针,对需长期注射的病人,应经常更换注射部位。

(六) 药液应现配现用

药液按规定时间临时抽取,以防药物效价降低或污染。

(七) 排尽空气

注射前,注射器内空气要排净,尤其是动、静脉注射,以防空气进入血管形成空气栓塞(air embolism)。排气时,要防止浪费药液。

(八) 抽回血(blood backflow)

进针后、注射药液前,应抽动活塞,检查有无回血。皮下、肌内注射时,如发现回血,应拔出针头重新进针,不可将药液注入血管内;动、静脉注射必须见回血方可注入药液。

(九) 运用无痛注射技术

解除病人思想顾虑,分散其注意力;取合适体位,使肌肉松弛以便进针;注射时做到"二快一慢加匀速",即进针和拔针要快,推药液要慢而匀速;对刺激性强的药物,针头宜长,并进针要深,否则易造成硬结和疼痛;同时注射数种药物时,应先注射无刺激性或刺激性弱的,再注射刺激强的药物。

二、注射用物

(一) 注射盘(injection tray)

1. **皮肤消毒液** 2%碘酊、75%乙醇(或安尔碘)。
2. **其他用物** 砂轮、棉签、弯盘。静脉注射时加止血带和塑料小枕。

(二) 注射器和针头

注射器由乳头(tip)、空筒(barrel)、活塞(plunger)、活塞轴、活塞柄组成。注射器的规格有 1mL、2mL、5mL、10mL、20mL、50mL、60mL、100mL 等。目前有玻璃和塑料制品两种,塑料制品均为一次性使用。针头由针尖(bevel)、针梗(shaft)、针栓(hub)组成,常用的针头型号有 4、4½、5、5½、6、6½、7、8、9 等数种。注射器和针头的结构见图 17-2。

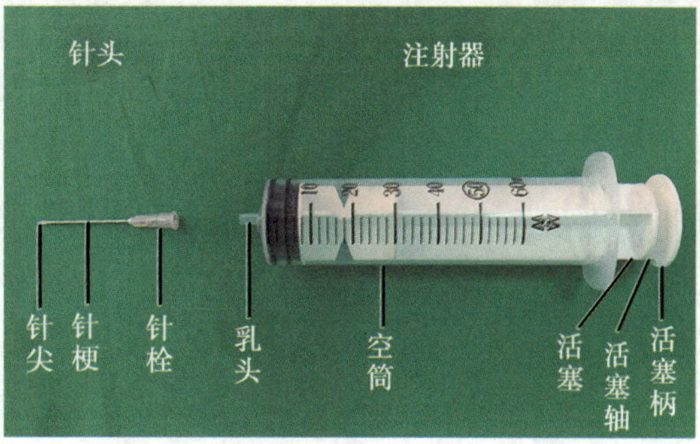

(三) 药物

常用剂量有溶液、油剂、结晶、粉剂、混悬液等。

图 17-2　注射器和针头的结构

三、药液抽吸法

【目的】

用注射器抽吸药液,为注射做准备。

【操作前准备】

1. **用物准备**　2%碘酊、75%乙醇(或安尔碘)、棉签、砂轮、弯盘,按医嘱准备好药液、注射器及针头。
2. **环境准备**　清洁、安静、舒适。
3. **操作者准备**　衣帽整洁,洗手,戴口罩。

【操作步骤】

药液抽吸法的操作步骤见表 17-3。

表 17-3　药液抽吸法

步骤	要点说明
1. 查对药物　查对药物标签、药物质量	严格三查七对
2. 抽吸药液	
◆ 自安瓿(ampule)内吸取药液法	
(1) 将安瓿尖端药液弹至体部,用 75%乙醇消毒安瓿颈部和砂轮,在安瓿颈部划一锯痕,再次消毒安瓿颈部,拭去细屑;折断安瓿	安瓿颈部上方有蓝点标记,则不需划痕,直接消毒颈部后折断
(2) 持注射器将针头斜面向下,放入安瓿内液面下,抽动活塞,进行吸药(图 17-3,图 17-4)	吸药时手不可触及活塞,只能持活塞柄,以免污染药液
◆ 自密封瓶内吸取药液法	
(1) 除去瓶盖,常规消毒瓶口,待干	如抽吸青霉素皮试液时,则禁用碘酊消毒瓶塞
(2) 向密封瓶(vial)内注入与所需药液等量的空气,倒转药瓶及注射器,使针头在液面以下,吸取药液至所需量,示指固定针栓,拔出针头(图 17-5)	以增加瓶内压力,避免吸药时形成负压
3. 排尽空气　将针头垂直向上,轻拉活塞,使针头中的药液流入注射器内,并使气泡聚集在乳头口,稍推活塞,驱出气体	排气时避免浪费药液 如注射器乳头偏向一侧,驱气时应使注射器乳头向上倾斜,使气泡集中于乳头根部,驱出气体
4. 再次查对　排气毕,套上药瓶或针帽,再次查对后放于无菌盘内备用	防止造成差错

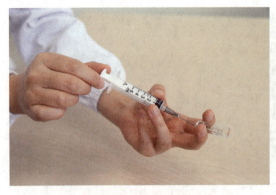
图 17-3 自小安瓿内吸取药液法

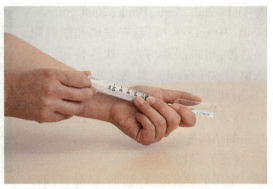
图 17-4 自大安瓿内吸取药液法

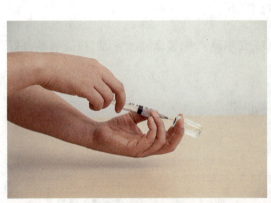
A. 向密封瓶内注入空气

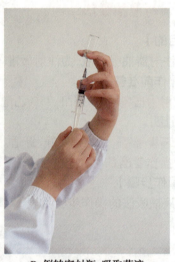
B. 倒转密封瓶,吸取药液

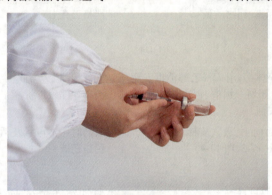
C. 拔出针头

图 17-5 自密封瓶内吸取药液法

【注意事项】
1. 严格执行无菌操作原则和查对制度。
2. 抽吸药物时,手不能握住活塞,以免污染药液;排气时不可浪费药液,以免影响药量的准确性。
3. 根据药液性质抽取药液。①结晶或粉剂,用无菌生理盐水或注射用水(某些药物有专用溶媒)将其充分溶解后吸取;②混悬液,应先摇匀后再吸取;③油剂,可先加温(药液易被热破坏者除外)或将药瓶用两手对搓后再吸取。油剂和混悬液选用稍粗的针头抽取。

4. 药液最好现抽现用,避免药液污染和效价降低。

【操作后评价】

1. 操作时严格查对,正确无误。
2. 操作中严格遵守无菌原则,无污染。
3. 排尽空气,不浪费药液。

四、各种注射法

(一)皮内注射法

皮内注射法(intradermal injection,ID)是将少量药液或生物制剂注入表皮与真皮之间的方法。

【目的】

1. 用于各种药物过敏试验,以观察局部反应。
2. 用于预防接种,如卡介苗。
3. 用于局部麻醉的先驱步骤。

【操作前准备】

1. **评估病人** 病人的病情、治疗目的、意识状态、注射部位皮肤情况、心理反应及合作程度等。
2. **用物准备** 75%乙醇、棉签、砂轮、弯盘,按医嘱准备好药液、注射器及针头,必要时备0.1%盐酸肾上腺素1支,2mL注射器1支。
3. **环境准备** 清洁、安静、舒适。
4. **操作者准备** 衣帽整洁,洗手,戴口罩。
5. **部位选择** ①皮肤试验:取前臂掌侧下1/3处(anterior forearm),因该处皮肤较薄,易于注射,且此处皮色较淡,易于辨认;②预防接种:常选用上臂三角肌下缘(lower edge of the deltoid);③局部麻醉先驱步骤:在需要麻醉的局部皮内注一皮丘,然后进行局部麻醉。

【操作步骤】

现以药物过敏试验为例介绍皮内注射法的操作步骤见表17-4。

表17-4 皮内注射法

步骤		要点说明
1. 核对抽药放妥	核对注射单、医嘱、药物,抽取药液、排气、	避免交叉感染,用物正确齐全 确认药物和注射方法,采用1mL注射器及4~4½号针头
2. 核对解释信息	携注射用物及药物至病人床旁,核对病人	确认病人,取得合作 询问用药史、过敏史、家族史
3. 定位消毒	用75%乙醇棉签消毒注射部位皮肤,待干	若乙醇过敏可用生理盐水进行清洁
4. 二次核对	再次核对并排气	确保用药正确无误
5. 进针注药	左手绷紧注射部位皮肤,右手持注射器,针头斜面向上与皮肤呈5°角刺入。待针头斜面进入皮内后,放平注射器,左手拇指固定针栓,注入药液0.1mL(图17-6)	针头斜面须全部进入皮内,注药后局部形成一圆形隆起的皮丘,皮肤发白,毛孔变大,皮丘直径0.5~0.8cm
6. 拔针核对	快速拔针,再次核对	杜绝差错事故的发生

续表

步骤	要点说明
7. **计时交代** 拔针后看表计时,交代注意事项	与病人核对时间;嘱病人皮试后勿离开病房,不按揉局部,如有不适立即呼叫
8. **整理记录** 协助病人取舒适体位,整理床单位,清理用物,洗手,观察记录	20min 后观察皮试结果,做出判断

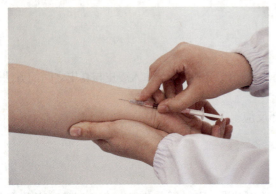

图 17-6　皮内注射

【注意事项】

1. 病人对需要注射的药物有过敏史,则不能做皮试,应与医生联系。

2. 忌用含碘消毒液消毒,以免因脱碘不彻底影响局部反应的观察,且易和碘过敏反应相混淆。

3. 按时观察反应,如皮试结果不能确认或怀疑假阳性(false positive)时,需做对照试验,用另一注射器和针头,在另一侧前臂相应部位,注入 0.1mL 生理盐水,20min 后对照观察反应。

【操作后评价】

1. 用药后病人有无不良反应及局部皮肤变化。

2. 操作时严格查对,正确无误,皮试时,皮丘符合要求。

3. 护患沟通有效,病人能正确、乐意合作。

🔍 知识拓展

胰岛素笔

　　胰岛素笔是一种胰岛素注射装置,大小比钢笔略大,胰岛素以笔芯的方式放笔中,可随身携带,用时只需拔下笔帽,就可进行胰岛素皮下注射,操作非常方便,特别适用于糖尿病病人家庭自我注射。胰岛素笔所使用的胰岛素是专门的笔芯式胰岛素,浓度与普通胰岛素不同,为 U-100,即 100U/mL(普通胰岛素浓度为 U-40,即 40U/mL,每支 400U)。笔芯胰岛素通常为 300U/支或 150U/支,用完之后可更换笔芯继续使用。胰岛素笔针头为一次性使用产品,重复使用会导致皮下脂肪组织增生、针头阻塞、局部感染等情况,建议病人每次注射胰岛素后更换新的针头。

(二)皮下注射法

皮下注射法(hypodermic injection,H)是将少量药液或生物制剂注入皮下组织的方法。

【目的】

1. 用于不能或不宜经口服用的药物,要求在一定时间内发生药效,但比肌内、静脉注射的疗效要慢。

2. 预防接种,如各种菌苗、疫苗的预防接种。

3. 局部供药,如局部麻醉用药。

【操作前准备】

1. **评估病人** 同皮内注射法。
2. **用物准备** 2%碘酊和75%乙醇或安尔碘、棉签、砂轮、弯盘,按医嘱备好药液、注射器及针头,必要时备0.1%盐酸肾上腺素1支,2mL注射器1支。
3. **环境准备** 清洁、安静、舒适。
4. **操作者准备** 衣帽整洁,洗手,戴口罩。
5. **部位选择** 上臂三角肌下缘、上臂外侧、腹部、后背、大腿外侧方(图17-7)。

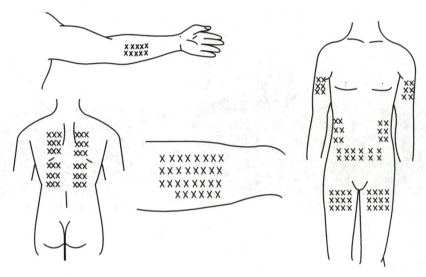

图17-7 皮下注射部位

【操作步骤】

皮下注射法操作步骤见表17-5。

表17-5 皮下注射法

步骤		要点说明
1. 核对抽药	核对注射单、医嘱、药物,抽取药液、排气、放妥	避免交叉感染,用物正确齐全 确认药物和注射方法,一般用1~2mL注射器,5½~6号针头
2. 核对解释	携注射用物及药物至病人床旁,核对病人信息	确认病人,取得合作
3. 定位消毒	根据注射目的选择注射部位,常规消毒皮肤,待干	
4. 二次核对	再次核对并排净空气	排气时注意不浪费药液
5. 快速进针	左手绷紧皮肤,右手持针,示指固定针栓,针头斜面向上与皮肤呈30°~40°角,迅速刺入针头的2/3长度(图17-8)	侧握式持针,示指不能触及针梗,以免污染 过瘦者可捏起注射部位皮肤进针
6. 回抽注药	抽动活塞,如无回血,固定针头,缓慢注入药液	确认针头未刺入血管内 推药速度宜缓慢均匀,以减轻疼痛
7. 按压拔针	注射毕,以无菌干棉签轻压针刺处,快速拔针,压迫至不出血即可	

续表

步骤	要点说明
8. 再次核对　核对床号、姓名	防差错事故发生
9. 整理用物　协助病人取舒适体位,整理床单位,清理用物,洗手,记录	向病人或家属交代有关注意事项,感谢病人合作

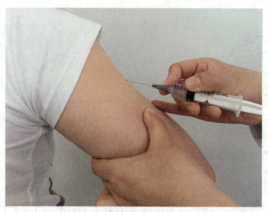
A. 绷紧皮肤进针

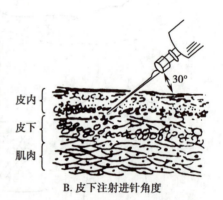
B. 皮下注射进针角度

图 17-8　皮下注射进针

【注意事项】
1. 持针时,示指固定针栓,但不可接触针梗,以免污染。
2. 针头刺入角度不宜超过 45°角,以免刺入肌层。对过于消瘦者,可捏起局部组织,适当减小穿刺角度。
3. 尽量避免应用对皮肤有刺激作用的药物。
4. 经常注射者,应更换部位,建立轮流交替注射部位的计划,以达到有限的注射部位,吸收最大药量的效果。
5. 注射少于 1mL 的药液时,必须用 1mL 注射器抽吸药液,以保证注射药量正确。

【操作后评价】
1. 用药后不适症状减轻或消失,病人无不良反应,局部无出血等。
2. 操作时严格查对,正确无误。
3. 护患沟通有效,病人能正确、乐意配合。

(三) 肌内注射法
肌内注射法(intramuscular injection,IM)是将无菌药液注入肌肉组织内的方法。
【目的】
1. 不宜或不能做静脉注射,要求比皮下注射更迅速发生疗效时采用。
2. 用于注射刺激性较强或药量较大的药物。

【操作前准备】
1. 评估病人、用物准备、环境准备和操作者准备　同皮下注射法。
2. 部位选择　一般选择肌肉较厚,离大血管及神经较远的部位。其中以臀大肌(gluteus maximus)为最常用,其次臀中肌(gluteus medius)、臀小肌(gluteus minimus)、股外侧肌(vastus

lateralis)及上臂三角肌(deltoid of the upper arm)。

(1) 臀大肌注射法:注射时,应避免刺伤坐骨神经,定位方法有两种。第一种,"十"字法,从臀裂顶点向左或向右划一水平线,然后从髂嵴(iliac crest)最高点作一垂线,将臀部分为4个象限,其外上象限并避开内下角(从髂后上棘至大转子连线)即为注射区。第二种,连线法,取髂前上棘(anterior superior iliac spine)和尾骨(coccyx)连线的外上1/3处为注射部位(图17-9)。

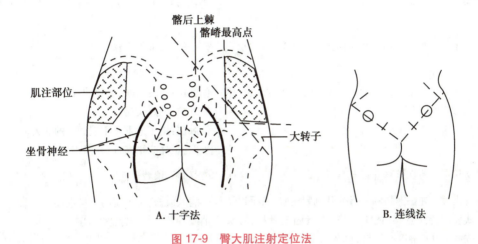

图 17-9 臀大肌注射定位法

(2) 臀中、小肌注射法,定位有两种:第一种,以示指尖和中指尖分别置于髂前上棘和髂嵴下缘处,这样髂嵴、示指、中指便构成了一个三角形,注射部位在示指和中指构成的角内(图17-10);第二种,注射部位在髂前上棘外侧三横指处(以患儿自己手指宽度为标准)。

(3) 股外侧肌注射法:取大腿中段外侧,位于膝上10cm、髋关节下10cm、宽7.5cm的范围。此区大血管、神经干很少通过,可注射的范围较广,适用于多次注射者。

(4) 上臂三角肌注射法:取上臂外侧,肩峰下2~3横指处,此处肌肉分布较臀部少,只能进行小剂量注射(图17-11)。

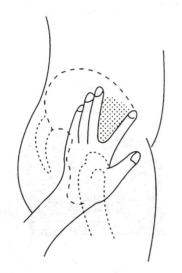

图 17-10 臀中肌、臀小肌注射定位法

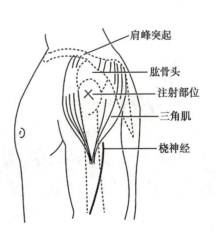

图 17-11 上臂三角肌注射定位法

【操作步骤】

肌内注射法操作步骤见表17-6。

表17-6 肌内注射法

步骤		要点说明
1. 核对抽药放妥	核对注射单、医嘱、药物,抽取药液、排气、	避免交叉感染,用物正确齐全 确认药物和注射方法,一般选用2~5mL注射器,6~7号针头
2. 核对解释信息	携注射用物及药物至病人床旁,核对病人	确认病人,取得合作
3. 定位消毒	协助病人取合适卧位,选择注射部位,常规消毒皮肤,待干	侧卧位:下腿屈曲,上腿伸直 俯卧位:两足尖相对 仰卧位:用于危重及不能翻身的病人 坐位:坐凳应稍高,以利操作
4. 二次核对	再次核对并排净空气	排气时不浪费药液
5. 快速进针	左手拇指和示指分开绷紧皮肤,右手以持笔式姿势持注射器(图17-12),中指固定针栓,针头与皮肤呈90°角迅速进针,刺入2/3长度(图17-13,图17-14A)	嘱病人放松,用手腕的力量进针 消瘦者及患儿进针深度酌减
6. 回抽注药	抽动活塞如无回血,固定针头,缓慢注入药液(图17-14B,图17-14C)	确认针头未刺入血管内 缓慢匀速注入药液,以减轻病人疼痛
7. 拔针按压	注射毕,以无菌干棉签轻压针刺处,快速拔针,压迫至不出血即可(图17-14D)	
8. 再次核对	核对床号、姓名	防止发生差错事故
9. 整理用物	协助病人取舒适体位,整理床单位,清理用物,洗手,记录	交代有关注意事项,感谢病人合作 观察用药后病人的反应

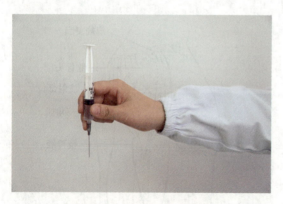

图17-12 持笔式持注射器

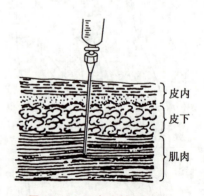

图17-13 肌内注射进针深度

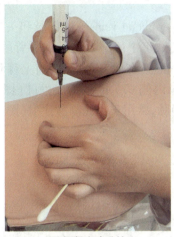
A. 绷紧皮肤进针

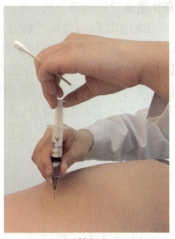
B. 抽回血

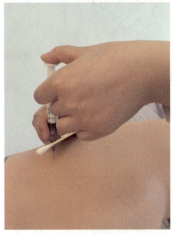
C. 推药液

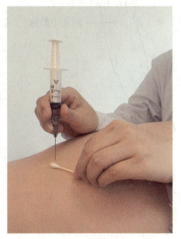
D. 拔针

图 17-14　肌内注射方法

【注意事项】
1. 切勿将针梗全部刺入,以防针梗从根部衔接处折断。
2. 需长期肌内注射的病人,注射部位应交替更换,并用细长针头,以避免或减少硬结的发生。
3. 需要两种药液同时注射时,应注意配伍禁忌。
4. 两岁以下婴幼儿不宜选用臀大肌注射,因婴幼儿尚未能独自走路,其臀部肌肉一般发育不好,臀大肌注射有损伤坐骨神经的危险。应选用股外侧肌、臀中肌、臀小肌注射。
5. 若发生针头折断,应嘱咐病人保持原来体位,固定局部组织,从而防止断针移位,同时尽快用无菌血管钳夹住断端取出。如断端全部进入肌肉内,应及时通知医生处理。

【操作后评价】
1. 用药后不适症状减轻或消失,病人无不良反应,局部无出血等。
2. 操作时严格查对,正确无误。
3. 护患沟通有效,病人能正确、乐意配合。

(四) 静脉注射法

静脉注射法(intravenous injection,IV)是自静脉内注入无菌药液的方法,可直接进入血液而到达全身,是作用最快的给药方法。

静脉注射时常用的部位包括外周浅静脉(peripheral veins)、股静脉和头皮静脉。①外周浅静脉:上肢常用肘部浅静脉(贵要静脉、头静脉、正中静脉)、腕部和手背静脉,下肢常用大隐静脉、小隐静脉和足背静脉(图17-15);②股静脉:在股三角区,髂前上棘和耻骨结节之间划一连线,股动脉走向与该线中点相交,股动脉内侧0.5cm处为股静脉(图17-16);③头皮静脉:常用颞浅静脉、额叶静脉、耳后静脉、枕静脉,常用于小儿静脉注射(图17-17)。

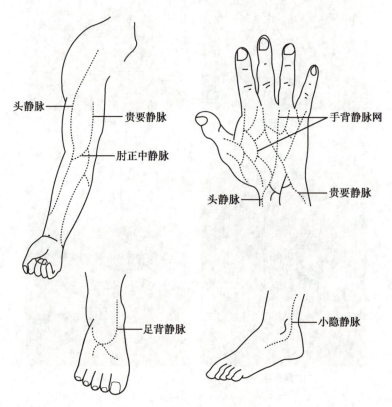

图 17-15　外周浅静脉注射部位

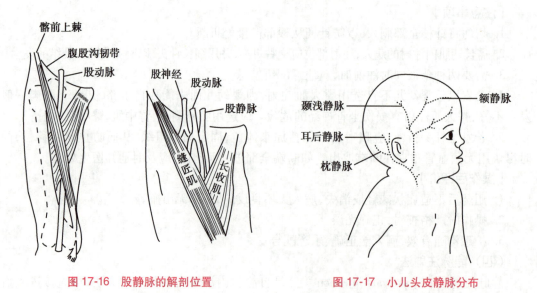

图 17-16　股静脉的解剖位置　　　　　　图 17-17　小儿头皮静脉分布

1. 外周浅静脉注射法

【目的】
(1) 使药物疗效较肌内注射更快地发挥作用。
(2) 药物因浓度高、刺激性大,量多而不宜采取其他注射方法。
(3) 进行诊断性检查、试验。
(4) 静脉营养治疗、输液、输血。

【操作前准备】
(1) 评估病人:病人的病情、治疗目的、意识状态、注射部位皮肤情况及穿刺静脉的情况、心理反应及合作程度等。
(2) 用物准备:2%碘酊和75%乙醇或安尔碘、棉签、弯盘、砂轮、止血带、塑料小枕,按医嘱备药、注射器、针头或头皮针,必要时备胶布、0.1%盐酸肾上腺素1支,2mL 注射器1支。
(3) 环境准备:清洁、安静、舒适,光线明亮。
(4) 操作者准备:衣帽整洁,洗手,戴口罩。

【操作步骤】
外周浅静脉注射法操作步骤见表17-7。

表17-7　外周浅静脉注射法

步骤	要点说明
(1) **核对抽药**:核对注射单、医嘱、药物,抽取药液、排气、放妥	避免交叉感染,用物正确齐全 确认药物和注射方法,一般选用2~5mL 注射器,6~9号针头或头皮针
(2) **核对解释**:携注射用物及药物至病人床旁,核对病人信息	确认病人,取得合作
(3) **定位消毒**:选择静脉,在被穿刺肢体下垫小枕,铺治疗巾,穿刺点上方约6cm处扎止血带,常规消毒皮肤,待干	以手指探明静脉走向及深浅 使静脉充盈、显露,止血带末端向上 按要求消毒2遍
(4) **二次核对**:再次核对并排净空气	保证用药正确,避免空气进入静脉
(5) **绷紧进针**:左手拇指绷紧静脉下端皮肤,右手持注射器,针头斜面向上与皮肤呈15°~30°角,自静脉上方或侧方刺入皮下,再沿静脉方向潜行刺入静脉(图17-18)	嘱病人轻握拳,使静脉充盈,减轻局部疼痛,并易于进针 穿刺时一旦出现局部血肿,立即拔出针头,按压局部,另选其他静脉更换针头重新穿刺
(6) **见血注药**:见回血后,降低角度再进少许,松开止血带,嘱病人松拳,固定针头(如为头皮静脉针,用胶布固定),缓慢推药(图17-19)	见回血证明针头已刺入血管内 与病人进行交流,并间歇试抽回血,检查针头是否仍在静脉内
(7) **按压拔针**:注射毕,以干棉签轻压穿刺点及上方处,迅速拔针,按压至不出血为止	不要揉搓
(8) **再次核对**:核对床号、姓名	防止发生差错事故
(9) **整理用物**:协助病人取舒适体位,整理床单位,清理用物,洗手,记录	交代注意事项,感谢病人合作 观察用药后病人的反应

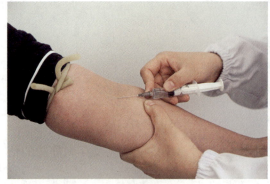
A. 注射器注射

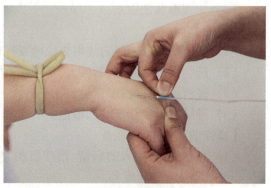
B. 头皮静脉针

图 17-18　静脉注射进针法

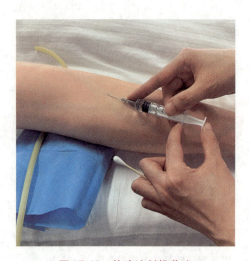

图 17-19　静脉注射推药法

【注意事项】

（1）长期静脉给药者要保护静脉，应有计划地由远心端到近心端选择静脉进行注射。

（2）宜选择平直、弹性好、易固定的静脉，避开关节（joint）和静脉瓣（venous valve）。

（3）根据病情和药物性质，掌握注入药物速度，若需长时间、匀速、微量并精确地输注药物，有条件的医院可使用微量注射泵（micro-infusion pump）（图 17-20），并随时听取病人的意见，观察注射局部及病情变化。

（4）对组织有刺激的药物，应另备一盛有生理盐水的注射器和头皮针，注射时先做穿刺，并注入少量生理盐水，确认针头在血管内再取下注射器（针头不动），调换抽有药液的注射器进行注射，以防止药液外漏于组织内而发生坏死。

【操作后评价】

（1）用药后不适症状减轻或消失，病人无不良反应，局部无出血等。

（2）操作时严格查对，正确无误，穿刺一次成功。

（3）护患沟通有效，病人能正确、乐意配合。

2. 股静脉注射法

【目的】

常在抢救危重病人时，用于注入药物、加压输液、输血、采集血标本等。

【操作前准备】

（1）评估病人：病人的病情、治疗目的、意识状态、注射部位皮肤情况及穿刺静脉的情况、心理反应及合作程度等。

（2）用物准备：注射盘内另加无菌

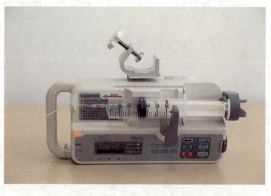

图 17-20　微量注射泵

干燥注射器10mL或20mL,无菌纱布,按医嘱备血、备药或试管,必要时备无菌手套。

（3）环境准备:清洁、安静,光线明亮。

（4）操作者准备:衣帽整洁,洗手,戴口罩。

【操作步骤】

股静脉注射法操作步骤见表17-8。

表17-8　股静脉注射法

步骤	要点说明
(1) 核对解释:备齐用物至床边,严格三查七对,向病人解释	确认病人,取得合作
(2) 摆放体位:操作者站于穿刺侧,取仰卧位,下肢伸直略外展	充分暴露注射部位,注意保护病人
(3) 定位消毒:初步确定穿刺点,以穿刺点为中心,先常规消毒局部皮肤,然后消毒操作者示指、中指(或戴无菌手套),用示指、中指于腹股沟韧及股动脉搏动最明显处加以固定	
(4) 核对进针:再次核对,右手持注射器,针头与皮肤呈90°或45°角,在股动脉内侧0.5cm处刺入,见暗红色回血,固定针头,抽血或注射药物	暗红色血,提示已达股静脉
(5) 按压拔针:抽毕或注射毕,用无菌纱布轻按压穿刺点,迅速拔针,加压止血3~5min	防止局部出血而形成皮下血肿
(6) 再次核对:核对床号、姓名	防止发生差错事故
(7) 整理用物:协助病人取舒适体位,整理床单位,清理用物,洗手,记录	交代注意事项,感谢病人合作 观察用药后病人的反应

【注意事项】

（1）局部皮肤必须严格消毒,防止感染。

（2）有出血倾向的病人禁用此法。

（3）如一次穿刺失败,勿反复穿刺,以免形成血肿。

（4）如抽出血液为鲜红色,提示刺入股动脉,应立即拔出针头,用无菌纱布紧压穿刺点5~10min,直至无出血为止。

【操作后评价】

同外周浅静脉注射法。

3. **头皮静脉注射法**　见第十九章中的头皮静脉输液法。

【静脉注射失败的常见原因】

（1）针头未刺入静脉或刺入静脉过浅,因松解止血带时静脉回缩,针头滑出血管,松止血带后无回血,药物注入皮下(图17-21A)。

（2）针头斜面一半在血管外,可有回血,但部分药液溢出于皮下(图17-21B)。

（3）针头刺入较深,斜面一半穿破对侧血管壁,可有回血,部分药液溢出至深部组织,有痛感(图17-21C)。

（4）针头刺入过深,穿破对侧血管壁,没有回血,如推注少量药液局部不一定隆起。药物注入深部组织,有痛感(图17-21D)。

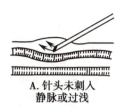
A. 针头未刺入静脉或过浅

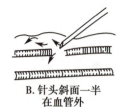
B. 针头斜面一半在血管外

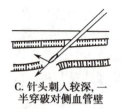
C. 针头刺入较深,一半穿破对侧血管壁

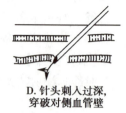
D. 针头刺入过深,穿破对侧血管壁

图 17-21　静脉注射失败的常见原因

第四节　雾化吸入疗法

情景案例

张某,男,70 岁。慢性支气管炎病史 10 年,近几天咳嗽加剧,痰液黏稠,不易咳出,来院就诊。护士小王遵医嘱予 α-糜蛋白酶 5mg 加生理盐水 5mL 行氧气雾化吸入。

请问:
1. α-糜蛋白酶的作用是什么?
2. 护士应如何正确地为该病人进行氧气雾化吸入?

雾化吸入疗法(nebulization inhalation therapy)是将药液以雾状喷出,由呼吸道吸入,达到预防和治疗疾病的目的。吸入疗法除了对呼吸道局部产生作用外,还可通过肺组织吸收而产生全身性疗效。雾化吸入疗法有超声波雾化吸入法、氧气雾化吸入法和手压式雾化吸入法。

一、超声波雾化吸入法

超声波雾化吸入法(ultrasonic nebulization inhalation therapy)是应用超声波声能,使药液变成细微的气雾由呼吸道吸入,以达到改善呼吸道通气功能和防治呼吸道疾病的治疗方法。

(一) 超声波雾化吸入器的结构、原理和特点

1. 结构

(1) 超声波发生器:通电后输出高频电能。其面板上有电源开关、雾量调节旋钮、定时器和指示灯。

(2) 水槽:盛冷蒸馏水用。水槽底部有一个晶体换能器,接受发生器发出的高频电能,并将其转化为超声波声能。

(3) 雾化罐:盛药液用。雾化罐底部为半透明膜,为透声膜。

(4) 螺纹管和口含嘴(或面罩)(图 17-22)。

2. 原理　当超声波发生器输出高频电能,通过水槽底部晶体换能器转换为超声波声能,声能震动雾化罐底部透声膜,从而破坏药液的表面张力,使药液变

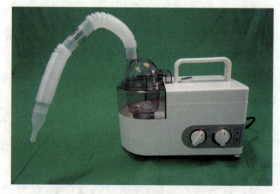
图 17-22　超声波雾化吸入器

成微细雾滴,通过导管输送给病人,在病人深吸气时进入呼吸道,可到达肺泡。

3. **特点** 超声波雾化吸入器的特点是:雾量大小可以调节;雾滴小而均匀(直径在 5μm 以下);气雾温暖、舒适(因雾化器电子部分产热,对雾化液轻度加温);药液随深而慢的吸气,可被吸到终末细支气管及肺泡。

(二)超声波雾化吸入法的实施

【目的】

1. **湿化呼吸道** 可稀释痰液,帮助祛痰,改善通气功能。常用于气管切开术后、痰液黏稠的病人。
2. **预防控制呼吸道感染** 常用于胸部手术前后,支气管扩张、肺脓肿的病人。
3. **解除支气管痉挛** 可吸入解痉药物,使气道通畅,改善通气功能。常用于支气管哮喘的病人。
4. **减轻呼吸道黏膜水肿** 保持呼吸道通畅。用于咽喉炎、肺炎的病人。
5. **治疗肺癌** 可间歇吸入抗癌药物治疗肺癌。

【操作前准备】

1. **评估病人** 病人的病情、治疗目的、意识状态、呼吸状态(有无呼吸困难、咳嗽或咳痰)、心理反应和合作程度等。
2. **用物准备** 治疗车上放置超声波雾化吸入器一套、药液、冷蒸馏水、水温计。
3. **环境准备** 清洁、安静、舒适、安全。
4. **操作者准备** 衣帽整洁,洗手,戴口罩。
5. **常用药物及作用** ①稀化痰液,帮助祛痰,常用 α-糜蛋白酶、乙酰半胱氨酸等;②控制呼吸道感染,消除炎症,常用庆大霉素、卡那霉素等;③解除支气管痉挛,常用氨茶碱、沙丁胺醇(舒喘灵)等;④减轻呼吸道黏膜水肿,常用地塞米松等。

【操作步骤】

超声波雾化吸入法操作步骤见表 17-9。

表 17-9 超声雾化吸入法

步骤	要点说明
1. 准备用物	
(1) 检查:检查雾化器	检查各部件是否完好,关好所有开关
(2) 连接:将雾化器的主体与附件相互连接	
(3) 加水:水槽内加冷蒸馏水,把雾化罐放入水槽内	水量根据雾化器型号加入,要求浸没雾化罐底部的透声膜
(4) 加药:将药液稀释至 30~50mL 加入雾化罐内,将水槽盖旋紧	
2. 核对解释:备齐用物至床边,严格三查七对,向病人解释,取合适体位。雾化治疗前,可先帮助叩背咳痰,必要时吸痰	确认病人,取得合作 吸入时以坐位最佳,对于不能采取坐位者应抬高头部并与胸部呈 30°,有利于药物在终末细支气管沉降 雾化治疗前需充分清除呼吸道分泌物,有利于气溶胶在下呼吸道和肺内沉积
3. 雾化吸入	
(1) 预热:连接电源,打开电源开关,指示灯亮,预热 3~5min	

续表

步骤	要点说明
（2）定时：打开定时开关，调节到所需时间	一般雾化时间为 15~20min
（3）调节：打开雾量调节旋钮，按需调节雾量	连续使用雾化器时，中间需间隔 30min
（4）吸入：将口含嘴放入病人口中（也可用面罩），指导病人深呼吸	嘱病人紧闭口唇深吸气
4. 结束雾化 取下口含嘴或面罩，先将雾量调节旋钮调至最小，再关闭电源开关	防止损坏电子管
5. 整理记录 雾化毕，擦干面部，鼓励病人咳嗽，协助取舒适卧位，整理用物，物归原处、洗手、记录	记录雾化开始时间及持续时间、病人反应及效果等

【注意事项】

1. 使用前，先检查机器各部位有无松动、脱落等现象，机器和雾化罐的编号要一致，注意仪器的保养。
2. 水槽底部的电晶片和雾化罐底部的透声膜薄而质脆，易破碎，应轻放，不能用力过猛。
3. 使用过程中如发现水温超过 50℃，可调换冷蒸馏水，换水时要关闭机器。如发现雾化罐内药液过少，影响正常雾化时，应增加药量，但不必关机。
4. 水槽和雾化罐切忌加温水或热水，水槽内无足够冷水和雾化罐内无液体的情况下不可开机，以免损伤电晶片。
5. 若连续使用，中间需间隔 30min。
6. 每次用毕，将水槽的水倒掉，擦干水槽。螺纹管、口含嘴、雾化罐浸泡于消毒液内 1h，再洗净晾干备用（一次性口含嘴或面罩，病人可自备）。

【操作后评价】

1. 病人感觉舒适，症状减轻。
2. 机器性能良好，操作方法正确。
3. 护患沟通有效，病人乐意接受。

二、氧气雾化吸入法

氧气雾化吸入法（oxygen nebulization inhalation therapy）是利用高速氧气气流使药液形成雾状，随吸气进入呼吸道达到治疗目的的方法。

（一）结构和原理

1. **结构** 由贮药瓶、吸嘴、T 型接头、输气管、喷嘴等部分组成（图 17-23）。
2. **原理** 氧气雾化器也称射流式雾化器，其原理是借助高速气体通过毛细管并在管口产生负压，将药液由相邻的小管吸出，所吸出的药液又被毛细管口高速的气流撞击成细小的雾滴，从而形成气雾喷出。

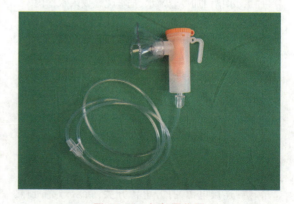

图 17-23 氧气雾化器

（二）氧气雾化吸入法的实施

【目的】

同超声波雾化吸入法，常用药物也同超声波雾化吸入法。

【操作前准备】

1. **评估病人**　病人治疗的目的、意识状态、呼吸状态（有否呼吸困难、咳嗽或咳痰）、心理反应、自理能力和合作程度等。
2. **用物准备**　雾化吸入器、氧气装置一套、5mL注射器、弯盘，按医嘱备药。
3. **环境准备**　清洁、安静、舒适，必要时屏风遮挡，注意用氧安全。
4. **操作者准备**　衣帽整洁，洗手，戴口罩。

【操作步骤】

氧气雾化吸入法操作步骤见表17-10。

表17-10　氧气雾化吸入法

步骤	要点说明
1. 准备用物	
（1）检查：使用前检查氧气雾化吸入器连接是否完好，有无漏气	
（2）备药：抽吸药液，将药液稀释至3~5mL，注入雾化器药杯内	严格查对，保证药液正确
2. 核对解释　备齐用物至床边，严格三查七对，向病人解释，协助病人取合适体位，让病人漱口、清洁口腔。雾化治疗前，可先帮助叩背咳痰，必要时吸痰	确认病人，取得合作 体位同超声波雾化吸入
3. 雾化吸入	
（1）连接：将雾化器的接气口与氧气装置的输气口连接，调节氧气流量	氧气湿化瓶内不放水，以免稀释药液 氧气流量一般为6~8L/min
（2）吸入：指导病人尽量垂直手持雾化器，将吸嘴放入口中，紧闭口唇深吸气，用鼻呼气，如此反复，直至药液吸完	垂直握持喷雾器，避免药液倾斜外溢 吸入时，先深吸气，使药液充分到达支气管及肺内，再屏气1~2s，轻松呼气，可提高治疗效果 一般氧气雾化吸入时间为10~15min
4. 结束雾化　取出雾化器，再关闭氧气开关	确认药液已用完
5. 清洁漱口　协助病人清洁面部、漱口，鼓励咳嗽	去除附着在面部的药物和雾珠，减少咽部不适及口腔中残留的药物
6. 整理记录　取舒适卧位，整理床单元，清理用物，物归原处，洗手、记录	一次性雾化吸入器用后按规定清洁消毒处理 记录内容同超声波雾化吸入法

【注意事项】

1. 使用前，先检查雾化器，以确保装置完好。
2. 氧气湿化瓶内不放水，以防液体进入雾化器内使药液稀释。
3. 操作时注意用氧安全，严禁接触烟火和易燃品。
4. 长期使用激素类药物进行氧气雾化吸入，每次雾化完后需及时漱口、洗脸或用湿毛巾抹干净口鼻部留下的雾珠。

【操作后评价】
1. 病人感觉舒适、安全、症状减轻。
2. 操作正确,用具性能良好。
3. 护患沟通有效,病人乐意接受。

三、手压式雾化吸入法

手压式雾化吸入法是利用拇指按压雾化器顶部,使药液从喷嘴喷出,形成平均直径 2.8～4.3μm 的雾滴,作用于口腔、咽部气管及支气管黏膜的一种吸入治疗方法。

(一) 结构和原理

1. **结构** 由瓶身、阀门、喷雾头、罩壳、罩壳帽组成(图 17-24)。
2. **原理** 手压式雾化吸入器(manual nebulizer)是将药液置于由适当的抛射剂制成的送雾器中,送雾器内腔为高压,将其倒置,用拇指按压其顶部,其内阀门打开,药液从喷嘴内喷出。药液喷出速度快,雾滴直径极小,80%的雾滴会直接喷到口腔及咽部,由呼吸道黏膜吸收。

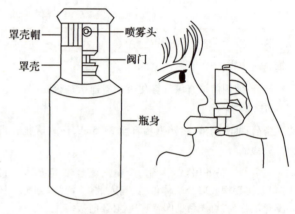

图 17-24 手压式雾化吸入器

(二) 手压式雾化吸入法的实施

【目的】

解除支气管痉挛,适用于支气管哮喘和喘息性支气管炎的对症治疗,主要通过吸入拟肾上腺素类药物、氨茶碱或沙丁胺醇等支气管解痉药,改善通气功能。

【操作前准备】
1. **评估病人** 病人治疗的目的、意识状态、呼吸状态(有否呼吸困难、咳嗽或咳痰)、心理反应、自理能力和合作程度等。
2. **用物准备** 手压式雾化吸入器(内含药物)。
3. **环境准备** 清洁、安静、舒适。
4. **操作者准备** 衣帽整洁,洗手,戴口罩。

【操作步骤】

手压式雾化吸入法操作步骤见表 17-11。

表 17-11 手压式雾化吸入法

步骤	要点说明
1. **准备药物** 遵医嘱准备手压式雾化吸入器	使用前检查雾化吸入器连接是否完好
2. **核对解释** 备齐用物至床边,严格三查七对,向病人解释,协助病人取合适体位	确认病人,取得合作
3. **摇匀药物** 取下手压式雾化吸入器保护盖,摇匀药物	充分摇匀药液,保证剂量准确

续表

步骤	要点说明
4. 雾化吸入	
（1）先将体内气体全部呼出,再将雾化器倒置后接口端放入病人两唇间	嘱病人紧闭嘴唇呼吸
（2）在吸气过程中,按压雾化器顶部喷药,喷药后继续吸气,然后屏气 10s,再缓慢呼气。若需第 2 喷,可休息 1min 后再次按照上述呼吸配合喷药	尽可能延长屏气时间 注意观察雾化效果
5. 结束雾化　取出雾化器	
6. 整理记录　协助病人清洁口腔,取舒适卧位,整理床单元,清理用物并做好记录	记录内容同超声波雾化吸入法

【注意事项】
1. 手压式雾化吸入器使用后放于阴凉处保存,塑料外壳定期用温水清洗。
2. 使用前必须检查手压式雾化吸入器装置是否完好,有无松动、脱落等异常。
3. 药液随深吸气动作经口腔吸入,尽可能延长屏气时间,然后呼气,提高疗效。
4. 每次 1~2 喷,两次间隔时间一般为 3~4h。

【操作后评价】
1. 病人感觉舒适、安全、症状减轻。
2. 操作正确,用具性能良好。
3. 护患沟通有效,病人乐意接受。

> 知识拓展
>
> **高温雾化治疗肺癌**
>
> 临床及实验研究发现,在 42~45℃ 的温度下,癌细胞会变性、坏死。高温雾化是根据肺癌的特性利用超声技术将化疗药物顺铂及抗癌中药特殊处理,形成 1~8μm 的微粒气溶胶,经处理加温并雾化,使其温度达 42~45℃,经口鼻吸入,直接使药物进入肺部。另外,肿瘤组织表面不平,吸入的气雾微粒容易附着在细胞表面,使高浓度抗癌药能长时间附着于癌组织表面,增加化疗药物对肿瘤的杀伤作用和效力。
>
> 高温雾化集热疗、化疗、中药及局部治疗优点于一身。以顺铂做高温雾化为例,支气管内顺铂含量为正常肺组织的 20 倍（周围型肺癌）、30 倍（中心型肺癌）;肿瘤及区域淋巴结顺铂含量为正常肺组织的 5 倍（周围型肺癌）、10 倍（中心型肺癌）,同时药物在其他器官组织含量极少,对肝、肾等器官药物毒性小,因此具有疗效高但化疗药物毒副作用小的优点。病人在接受高温雾化的同时可以接受静脉化疗或放疗,其疗效还会有大幅度提高。

第五节　局部给药法

一、滴药法

滴药法（instillation）是指将药物滴注入某些体腔内产生疗效的给药方法。以下对眼、耳、鼻的滴药法逐一作简单的介绍。

（一）滴眼药法

【目的】

用滴管或眼药滴瓶将药液滴入结膜囊，以达到杀菌、收敛、消炎、麻醉、散瞳、缩瞳等治疗或诊断作用。

【操作前准备】

1. **评估病人**　重点在对眼部疾病与用药目的的评估。
2. **用物准备**　眼药滴瓶（内含医嘱用药液）、消毒棉球或棉签、弯盘。
3. **环境准备**　清洁、安静、舒适、安全。
4. **操作者准备**　衣帽整洁，洗手，戴口罩。

【操作步骤】

滴眼药法操作步骤见表17-12。

表17-12　滴眼药法

步骤	要点说明
1. 核对解释　用药前严格查对	保证用药正确
2. 病人体位　指导或协助病人取坐位或仰卧位，头稍后仰，眼向上看	
3. 清洁眼部　用棉签或棉球拭净眼部分泌物	便于滴药
4. 滴眼药法	
（1）一手将病人下眼睑向下方牵引，另一手持滴管或滴瓶，将药液1滴滴入眼下部结膜囊内（图17-25）；涂眼药膏者，则将眼药膏挤入眼下部结膜囊内约1cm长度，最后以旋转方式将药膏膏体离断	注意动作轻柔，滴入药量准确 因角膜感觉敏感，药液不宜直接滴落在角膜面上 勿使滴管末端触及睫毛或眼睑缘，以防污染 正常结膜囊为0.02mL，故滴入1滴即可，以免药液外溢
（2）轻轻提起上睑，使药液均匀扩散于眼球表面；以干棉球或棉签拭干流出的药液，并嘱病人闭目2~3min	以利药物充分发挥作用
（3）用棉球紧压泪囊部1~2min	以免药液经泪道流入泪囊和鼻腔后经黏膜吸收而引起全身不良反应

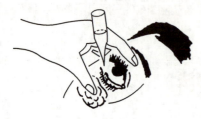

图17-25　滴眼药法

【注意事项】

1. 操作时注意动作应轻柔。
2. 若眼药水与眼药膏同时用，应先滴眼药水后涂眼药膏；若数种药物同时使用，必须间隔2~3min，并先滴刺激性弱的药，后滴刺激性强的药。

【操作后评价】

1. 病人感觉舒适、安全、症状减轻。
2. 操作正确，护患沟通有效，病人乐意接受。

（二）滴耳药法

【目的】

将滴耳剂滴入耳道，以达到清洁、消炎的目的。

【操作前准备】

1. **评估病人** 重点在对耳部疾病与用药目的的评估。
2. **用物准备** 耳药滴瓶（内含医嘱用滴耳药液）、消毒棉签、小棉球，按需备3%过氧化氢溶液、吸引器、消毒吸引器头。
3. **环境准备** 清洁、安静、舒适、安全。
4. **操作者准备** 衣帽整洁，洗手，戴口罩。

【操作步骤】

滴耳药法操作步骤见表17-13。

表17-13 滴耳药法

步骤	要点说明
1. **核对解释** 用药前严格三查七对	保证用药正确
2. **病人体位** 指导或协助病人取坐位或卧位，头偏向健侧，患耳朝上	
3. **清洁耳道** 吸耳道内分泌物，必要时用3%过氧化氢溶液反复清洗至清洁，以棉签拭干	以利药物吸收
4. **滴耳药法**	
（1）一手将耳向后上方轻轻牵拉，使耳道变直	便于药液流入耳内，如为小儿滴耳，需将其耳向下牵拉，方可使耳道变直
（2）另一手持滴瓶，手掌根轻置于耳郭旁，将药液2~3滴滴入耳道（图17-26），轻压耳屏，用小棉球塞入外耳道口	注意避免滴管触及外耳道，污染滴管及药物 使药液充分进入中耳，以免药液流出
5. **观察反应** 嘱病人保持原体位1~2min，观察有无出现迷路反应，如眩晕、眼球震颤等	使药物充分发挥作用 迷路反应与药液过凉有关，应注意避免

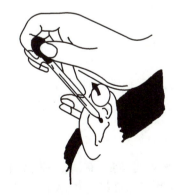

图17-26 滴耳药法

【注意事项】

1. 操作时注意动作应轻柔。
2. 软化耵聍者，滴入药量以不溢出耳道为度；滴药后会出现耳部发胀不适，应向病人做好解释；两侧均有耵聍者不宜同时进行。

【操作后评价】

1. 病人感觉舒适、安全、症状减轻。
2. 操作正确，护患沟通有效，病人乐意接受。

（三）滴鼻药法

【目的】

通过从鼻腔滴入药物，治疗上颌窦、额窦炎，或滴入血管收缩剂，减少分泌，减轻鼻塞症状。

【操作前准备】
1. **评估病人** 重点在对鼻疾病与用药目的的评估。
2. **用物准备** 滴鼻药瓶(内含所需药液)、纸巾。
3. **环境准备** 清洁、安静、舒适、安全。
4. **操作者准备** 衣帽整洁,洗手,戴口罩。

【操作步骤】
滴鼻药法操作步骤见表17-14。

表17-14 滴鼻药法

步骤	要点说明
1. 核对解释 用药前严格三查七对	保证用药正确
2. 病人体位 指导或协助病人取坐位,头向后仰,或垂头仰卧位	如治疗上颌窦、额窦炎时,则取头后仰并向患侧倾斜
3. 清洁鼻腔 嘱病人擤鼻,以纸巾抹净	以利药物吸收
4. 滴鼻药法	
(1) 用一手轻轻推鼻尖以充分显露鼻腔,另一手持滴管距鼻孔约2cm处滴入药液3~5滴	便于药液流入鼻内
(2) 轻捏鼻翼,使药液均匀分布于鼻腔黏膜	注意避免滴管触及鼻腔,污染滴管及药物使药液充分进入鼻腔
5. 观察反应 稍停片刻才恢复如常体位,用纸巾揩去外流的药液	使药物充分发挥作用

【注意事项】
1. 操作时注意动作应轻柔。
2. 观察疗效反应,并注意有无出现反跳性黏膜充血加剧,其原因与血管收缩剂连续使用时间过长(超过3天)有关,要注意避免。

【操作后评价】
1. 病人感觉舒适、安全、症状减轻。
2. 操作正确,护患沟通有效,病人乐意接受。

二、皮肤给药法

皮肤给药法(dermal administration)是将药物直接涂于皮肤,以起到局部治疗的作用。皮肤用药的剂型有多种,如溶液、油膏、粉剂、糊剂等。根据药物剂型的不同,采用相应的护理方法。

(一) 溶液型

溶液型一般为非挥发性药物的水溶液,如3%硼酸溶液、依沙吖啶溶液,有清洁、收敛、消炎等作用,主要用于急性皮炎伴有大量渗液或脓液者。用法:将塑料布或橡皮单垫于患部下面,用钳子夹持沾湿药液的棉球洗抹患部,至清洁后用干棉球抹干。亦可用湿敷法给药。

(二) 糊剂

糊剂为含有多量粉末的半固体制剂,如氧化锌糊、甲紫糊等,有保护皮损、吸收渗液和消炎等作用,适用于亚急性皮炎、有少量渗液或轻度糜烂者。用法:用棉签将药糊直接涂于患处,药糊不宜涂得太厚,亦可先将糊剂涂在无菌纱布上,然后贴在皮损处,外加包扎。

(三) 软膏

软膏为药物与适宜基质制成有适当稠度的膏状制剂,如硼酸软膏、硫黄软膏等,具有保护、润滑和软化痂皮等作用,一般用于慢性增厚性皮损。用法:用搽药棒或棉签涂于患处,不必过厚,如为角化过度的皮损,应略加摩擦,除用于溃疡或大片糜烂皮损外,一般不需包扎。

(四) 乳膏剂

药物与乳剂型基质制成的软膏,分为霜剂和脂剂两种,如樟脑霜、尿素脂,具有止痒、保护、消除轻度炎症的作用。用法:用棉签将乳膏剂涂于患处,禁用于渗出较多的急性皮炎。

(五) 酊剂和醑剂

不挥发性药物的乙醇溶液为酊剂,如碘酊;挥发性药物的乙醇溶液为醑剂,如樟脑醑,二者均具有杀菌、消毒、止痒等作用,适用于慢性皮肤病人的苔藓样变。用法:用棉签蘸药涂于患处,注意因药物有刺激性,不宜用于有糜烂面的急性皮炎、黏膜,以及眼、口的周围。

(六) 粉剂

粉剂为一种或数种药物的极细粉均匀混合制成的干燥粉末样制剂,如滑石粉、痱子粉等,能起干燥、保护皮肤的作用,适用于急性或亚急性皮炎而无糜烂渗液的皮损。用法:将药粉均匀地扑撒在皮损上,注意粉剂多次应用后常有粉块形成,可用温生理盐水湿润后除去。

涂搽药物前先用温水与中性肥皂清洁皮肤,如皮炎则仅用清水清洁即可。注意观察用药后局部皮肤反应并了解病人主观感觉(如痒感是否减轻或消除),动态地评价用药效果。

三、舌下给药法

舌下给药法(sublingual administration)是通过舌下口腔黏膜丰富的毛细血管,将药物吸收,可避免胃肠刺激、吸收不全和首过消除作用。舌下给药生效快,如目前常用的硝酸甘油片剂,舌下含服一般 2~5min 即可发挥作用,减轻或消除心前区压迫感或疼痛感。使用时应告知病人此类药物应放在舌下,让其自然溶解、吸收,不可嚼碎吞下,否则会影响药效。同时教会病人如何评价疗效,用药后症状不缓解,可以重复用药,但服药的同时要及时就医。

附 17-1 集体肌内注射法

集体肌内注射法用于病房内多个病人同时注射。

1. **用物准备** 注射盘、注射单、无菌治疗盘,根据医嘱准备药物。
2. **操作方法** 根据注射单核对药物无误后,按照无菌原则,依次抽吸药液,并将抽好药液的注射器放于无菌治疗盘内。准备毕,请另一人核对。推治疗车到病室内,根据注射单再次核对(三查七对)无误后为病人注射,消毒双手,再为下一个病人注射,全部注射毕,清理用物。

附 17-2 微量注射泵的应用

微量注射泵是将小剂量药液持续、均匀、定量输入人体静脉的注射装置。临床上常用于小儿及某些药物如硫酸镁、氨茶碱等静脉注射。其使用方法如下:

1. 插好电源,打开电源开关。
2. 将抽吸好药液的注射器妥当地固定在注射泵上。

3. 设定注射速度。一般 10mL 注射器注射速度为 0.1~200.0mL/h,20~50mL 注射器注射速度为 0.1~300.0mL/h。

4. 将注射器与静脉穿刺针连接。

5. 按常规消毒皮肤,穿刺进针;用胶布将穿刺针固定好后按"开始"键,注射开始。

6. 药液注射完毕,机器自动停止,发出连续铃声。

7. 按压"静音"键,停止铃声,长按"停止"键。

8. 拔出针头,或松开注射器与静脉穿刺针的连接。

9. 取出注射器,切断电源开关,拔下电源。

10. 在使用微量注射泵的过程中,应随时观察药液输入情况及病人的反应。

案例分析题

1. 李女士,35 岁,因过度节食造成低血糖收治入院。遵医嘱 50% 葡萄糖 20mL 静脉推注,推注过程中,病人主诉穿刺点疼痛,局部肿胀,抽吸无回血。

请问:

(1) 该病人发生了什么情况?

(2) 静脉注射过程中应如何预防该情况的发生?

(3) 还有哪些原因会造成静脉注射失败?

2. 患儿,男,3 月龄。至社区卫生服务中心进行疫苗接种,根据我国儿童计划免疫规定,社区护士进行百白破疫苗肌内注射。

请问:

(1) 应取什么部位注射?

(2) 应如何定位?

(林　婕)

第十八章

药物过敏试验

学习目标

1. 掌握青霉素过敏反应的临床表现、预防及急救措施;掌握破伤风抗毒素脱敏注射操作方法。
2. 熟悉其他各种药物皮试液的浓度、配制方法及注意事项等。
3. 了解药物过敏的特点及青霉素过敏反应的反应机制。
4. 能够正确配制青霉素皮试液,判断皮试结果;能够正确地为病人进行破伤风抗毒素脱敏注射;能运用所学知识配合医生对过敏性休克的病人实施急救措施。

临床上使用的某些药物,常可引起不同程度的过敏反应,甚至发生过敏性休克,危及生命。因此,护士应掌握常用药物的药物过敏试验方法,正确判断试验结果,对过敏性休克病人实施抢救,确保用药安全。

第一节 概 述

一、药物过敏反应的特点

药物过敏反应(drug anaphylaxis)也叫药物变态反应,属于异常的免疫反应。药物过敏反应的基本原因是抗原抗体的相互作用,药物作为一种抗原,进入机体后,有些个体体内会产生特异性抗体,使 T 淋巴细胞致敏,当再次应用同类药物时,抗原抗体在致敏淋巴细胞上作用,引起致敏反应。药物过敏反应具有以下特点:

1. **仅发生于用药人群中的少数** 虽然各种药物引起过敏反应的发生率有高有低,但不具有普遍性,只发生于少数人。
2. **很小剂量即可发生过敏反应** 一旦病人对药物过敏,即使很小的剂量也足以引起过敏反应,因此可作为与药物中毒反应相鉴别的重要依据。
3. **与正常药理反应或毒性无关** 药物过敏反应是在用法、用量都正常的情况下发生的不正常反应,其临床表现与正常药理反应或毒性反应无关。
4. **一般发生于再次用药** 药物过敏反应的发生需有致敏阶段,即变应原(又称过敏原)的获得来源于过敏发生前的多次药物接触,因此,药物过敏反应通常不发生在首次用药,一般均在再次用药后发病。
5. **过敏的发生与体质有关** 药物过敏反应的发生与过敏体质有关,因此是对某些药物

"质"的过敏,而不是"量"的中毒。

二、药物过敏试验的重要性

临床上使用某些药物时,过敏性体质病人常会发生不同程度的过敏反应,甚至出现过敏性休克(allergic shock),如不及时抢救,可危及生命。因此,在使用可发生过敏反应的药物前,除需要详细询问用药史(medication history)、过敏史(allergies history)、家族史(family history)外,还须做好药物过敏试验(drug susceptibility test),结果阴性方可用药。

第二节　青霉素过敏试验

> **情景案例**
>
> 林某,女,40 岁。因患大叶性肺炎入院,拟行青霉素抗感染治疗。医嘱:青霉素皮试。护士小王在给病人进行皮试后 5min,病人主诉胸闷、气促、喉头发紧、面色苍白、出冷汗、脉搏细速。查体:体温 39℃,脉搏 130 次/min,呼吸 28 次/min,血压 70/50mmHg。
>
> 请问:
> 1. 该病人可能出现了什么情况?
> 2. 护士小王应该如何处理?

青霉素(penicillin)是临床上常用的抗生素之一,具有疗效高、毒性低、易发生过敏反应的特点。对青霉素过敏的人接触该药后,无论任何年龄、性别、给药途径(注射、口服、外用等)、剂量和剂型(钾盐、钠盐、长效、半合成青霉素等)均可发生过敏反应。过敏反应的发生率达 3%~6%。因此,在使用各种剂型的青霉素制剂前,必须先做过敏试验。试验结果为阴性者方可用药。

知识拓展

青霉素的发现

青霉素的发现者亚历山大·弗莱明(Alexander Fleming),是英国著名的细菌学家、生物化学家、微生物学家,他在微生物学研究中偶然发现了青霉素。1928 年夏天,弗莱明正在专心撰写一篇有关葡萄球菌的回顾论文,当时在实验室里培养了大量的金黄色葡萄球菌。偶然有一天他突然发现培养皿角落长了一块青绿色的霉菌,细致认真观察后,他发现该霉菌周围居然没有葡萄球菌生长,于是他进行了深入研究,最终发现这就是青霉菌,而它所释放出的一种物质可以杀死很多致病菌,弗莱明给这种物质取名为青霉素。随后弗莱明把这个现象发表在 1929 年 2 月 13 日的《英国实验病理学杂志》(*British Journal of Experimental Pathology*)上,并最终获得了 1945 年的诺贝尔生理学或医学奖。青霉素的发现和成功应用是划时代的成就,它为使用抗生素治疗传染病开辟了崭新的道路。

一、青霉素过敏反应的机制

青霉素过敏反应(penicillin anaphylaxis)系抗原抗体在致敏细胞上相互作用而引起。青霉素本身与其所含的高分子聚合物(6-氨基青霉烷酸)、青霉素的降解产物(青霉烯酸和青霉噻唑酸)及某些酶菌(青霉菌)均为半抗原(hapten)。这些物质进入人体后和蛋白质或多肽分子结合形成全抗原,可使 T 淋巴细胞致敏,从而作用于 B 淋巴细胞引起分化增殖,转变成浆母细胞和浆细胞而产生特异性抗体(antibody),即 IgE。IgE 黏附于某些组织,如皮肤、鼻、咽、声带、支气管黏膜等处微血管壁周围的肥大细胞及血液中的嗜碱性粒细胞表面,使得机体对抗原处于致敏状态。当人体再次接触抗原时,肥大细胞及嗜碱性粒细胞表面的 IgE 与之结合,释放一系列生物活性物质,如组胺、慢反应物质、缓激肽等,这些物质作用于效应器官,造成平滑肌收缩、毛细血管扩张、血管壁通透性增加等反应,从而出现喉头水肿、哮喘、荨麻疹甚至休克等一系列过敏反应的临床表现。青霉素过敏反应的过程如图 18-1 所示。

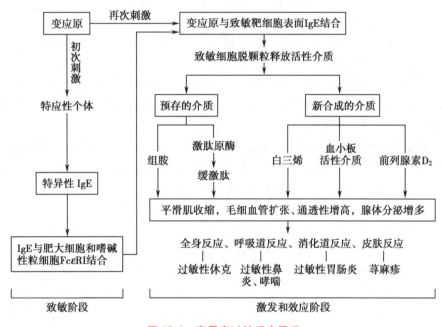

图 18-1　青霉素过敏反应原理

二、青霉素过敏反应的临床表现

过敏反应的临床表现与生物活性物质有关,根据所产生的生物活性物质不同,出现不同的症状。

(一) 生物活性物质的作用

1. 组胺的作用　组胺使小动脉、毛细血管和小静脉舒张,致有效循环血量相对减少;使毛细血管通透性增高,血浆进入组织,血液浓缩,致血压急剧下降,以致发生休克,同时由于血压下降,反射性地使心率加快,脉搏细速;使支气管平滑肌收缩引起呼吸困难;使腺体分泌增多,包括胃肠道和呼吸道分泌物增多。

2. 慢反应物质的作用　慢反应物质对人的支气管平滑肌有强烈的收缩作用,是引起支气管哮喘的主要生物活性物质。其特点是作用慢而持久,它不使血管扩张,因此不引起血压下降。但能够增加毛细血管通透性,促进黏膜腺体分泌。

3. 缓激肽的作用　缓激肽刺激平滑肌收缩,对支气管平滑肌有强烈的收缩作用。使血管扩张致血压下降,并且还增加毛细血管的通透性。

（二）临床表现

1. 过敏性休克　属于Ⅰ型变态反应,发生率为(5~10)/10 000,多在注射后5~20min内发生,甚至发生于用药后数秒钟内,既可发生于做青霉素皮肤过敏试验过程中,也可发生于初次肌内注射或静脉注射药液后(皮内试验结果为阴性),甚至也有极少数病人在连续用药的过程中出现过敏性休克。过敏性休克反应是临床最严重且发生最快的一种表现,发生时常以呼吸道症状或皮肤瘙痒最早出现,因此,必须注意倾听病人的主诉。过敏性休克临床表现主要包括以下几个方面:

(1) 呼吸道阻塞症状:由喉头水肿和肺水肿引起,表现为胸闷、气促、呼吸困难及哮喘等。

(2) 循环衰竭症状:由于周围血管扩张造成有效循环血量不足引起,表现为面色苍白、冷汗、发绀、脉细弱、血压下降等。

(3) 中枢神经系统症状:由于脑组织缺氧造成,表现为头晕眼花、面及四肢麻木、意识丧失、抽搐、大小便失禁等。

2. 血清病样反应(serum sickness-like reaction)　属于Ⅲ型变态反应,一般于用药后7~12d发生,临床表现和血清病相似,有发热、关节肿痛、皮肤发痒、荨麻疹、全身淋巴结肿大、腹痛等。

3. 各器官或组织的过敏反应　皮肤过敏反应,主要有瘙痒、荨麻疹,严重者发生剥脱性皮炎;呼吸道过敏反应,可引起哮喘或促发原有的哮喘发作;消化系统过敏反应,可引起过敏性紫癜(hypersensitive purpura),以腹痛和便血为主要症状。

三、青霉素过敏性休克的急救措施

病人发生过敏性休克,应立即停药,就地抢救,同时报告医生。

1. 病人体位　病人发生过敏性休克时应立即将病人平卧,以增加脑部血液供应,并注意保暖。

2. 注射盐酸肾上腺素　立即皮下注射0.1%盐酸肾上腺素,剂量为0.5~1mL,患儿酌减。如症状不缓解,可每隔30min再皮下注射或静脉注射0.5mL,也可气管内给药,直至病人脱离危险。盐酸肾上腺素是抢救过敏性休克的首选药物,它具有收缩血管、增加外周阻力、兴奋心肌、增加心输出量及松弛支气管平滑肌的作用。

3. 改善缺氧症状　给病人氧气吸入,以改善缺氧症状。呼吸抑制时,应立即进行口对口的人工呼吸,并肌内注射尼可刹米或洛贝林等呼吸兴奋剂;喉头水肿影响呼吸时,应立即准备气管插管或配合进行气管切开术。

4. 改善血压等症状　遵医嘱给予地塞米松(dexamethasone)5~10mg静脉注射或氢化可的松(hydrocortisone)200mg加入5%~10%葡萄糖溶液500mL中静脉滴注,此药具有抗过敏作用,并能迅速缓解症状。此外,根据病情给予升压药物(如多巴胺、间羟胺等)、纠正酸中毒和抗组胺类药物等。

5. 心跳停止的处理　若病人发生心搏骤停(sudden cardiac arrest),应立即进行胸外心脏按压,同时施行人工呼吸。若病人未脱离危险期,不宜搬动。

6. 观察与记录　密切观察病人的意识、体温、脉搏、呼吸、血压、尿量及其他临床变化,并做好病情动态的记录。

四、青霉素过敏反应的预防

1. 使用青霉素药物之前,必须询问用药史、过敏史、家族史。
2. 无过敏史者用药前必须做过敏试验,已知青霉素过敏史者忌做皮试。
3. 试验结果为阴性者方可给药,阳性者禁用青霉素,并在体温单、病历卡、床头卡、门诊卡、注射卡上醒目地注明"青霉素阳性",并告知病人及家属。
4. 对接受青霉素治疗的人,停药72h后再用药者或使用过程中更换药物批号时,须重新做过敏试验。
5. 青霉素水溶液必须现配现用,因为青霉素水溶液极不稳定,放置后除引起效价降低外,还可分解产生各种致敏物质。
6. 用药时应加强责任心,严格执行"三查七对",并于皮内试验及注射青霉素时做好急救准备工作(如备盐酸肾上腺素、氧气等)。病人注射青霉素之后观察30min以上方可离开,以防迟缓反应发生。

五、青霉素皮试液的配制

青霉素皮试液配置浓度通常要求每毫升皮试液含青霉素200~500U。根据《中华人民共和国药典:临床用药须知》的推荐,建议青霉素皮试液浓度为每毫升含青霉素500U,以500U/mL为例青霉素皮试液配制方法见表18-1。目前国内有应用多年的青霉素皮试剂,每瓶含青霉素钠2 500U,仅需加生理盐水5mL,即配置为500U/mL皮试液,可节约时间、减少工作量,且避免因多步稀释可能导致的剂量误差、污染乃至由此导致的假阳性、假阴性。

表 18-1　青霉素皮试液配制

青霉素钠盐	生理盐水/mL	每毫升药液青霉素含量/U
80 万 U	4	200 000
取上液 0.1mL	0.9	20 000
取上液 0.1mL	0.9	2 000
取上液 0.25mL	0.75	500

六、青霉素过敏试验法

【目的】
通过青霉素过敏试验确定病人是否对青霉素过敏,以作为临床使用青霉素治疗的依据。

【操作前准备】
1. **评估病人**　病人的病情、神志状态、心理状态、用药史、过敏史、家族史、局部皮肤情况、配合程度等。
2. **用物准备**　治疗盘内置75%乙醇、棉签、配制好的青霉素皮试液(200~500U/mL)、1mL注射器1支、弯盘、盐酸肾上腺素、2mL注射器1支,另备氧气等。
3. **环境准备**　安静、整洁、舒适。
4. **操作者准备**　衣帽整洁,洗手,戴口罩。

【操作步骤】
1. 按皮内注射法在病人前臂掌侧下段注入青霉素皮试液 0.1mL(含 20～50U)。
2. 注射后观察 20min,判断皮试结果。

【操作后评价】
1. 操作后评价皮试结果,并进行相应的记录。
2. 皮试结果判断。
(1) 阴性:皮丘无改变,周围不红肿,无自觉症状。
(2) 阳性:局部皮丘隆起,并出现红晕、硬块,直径大于 1cm,或红晕周围有伪足、痒感,严重时可发生过敏性休克。

【注意事项】
1. **青霉素皮试前应详细询问用药史、过敏史和家族史** 对有青霉素过敏史者应禁止做过敏试验,对有其他药物过敏史或变态反应疾病史者应慎用。
2. **试验结果为可疑阳性应做对照试验** 可疑阳性表现为皮丘不扩大,周围红晕,但直径小于 1cm;或皮试部位皮肤呈阴性表现,但病人表现为胸闷、头晕全身症状。
3. **不宜空腹行青霉素皮试** 个别病人因空腹给药,或因晕针、疼痛刺激等产生头晕眼花、出冷汗、面色苍白、恶心等反应,易与过敏反应相混淆,注意区别。
4. **青霉素皮试后严密观察过敏反应** 很多严重的过敏反应发生在药物注射后 5～20min 内,应让病人注射后停留 20min。皮试观察期间应嘱咐病人,不可用手拭去药液或按压皮丘;20min 内不可离开、不可剧烈运动。

第三节　其他药物过敏试验

情景案例

王某,女,30 岁,纺织厂女工。工作时被铁锈的机床压伤左手拇指、示指来院就诊,需注射破伤风抗毒素。护士小李为其行破伤风抗毒素皮内试验,10min 后病人出现局部皮丘红肿,直径 1.8cm,病人反映局部有痒感。

请问:
1. 该病人破伤风抗毒素皮内试验结果如何?
2. 对于该病人应如何进行破伤风抗毒素的注射?

临床上除青霉素使用前须做皮肤过敏试验外,在应用头孢菌素(先锋霉素)、链霉素、破伤风抗毒素(TAT)、普鲁卡因、碘等药物前也须做药物过敏试验。

一、头孢菌素(先锋霉素)过敏试验

(一) 过敏反应的原因

头孢菌素(cephalosporin)类药物是一类高效、低毒、广谱的抗生素,其过敏反应的机制与青霉素相似,主要由于抗原与抗体的相互作用而引起。头孢菌素与青霉素两者之间存在部分交叉过敏,但临床上由于发生率较低,不推荐在使用头孢菌素前常规进行皮试,仅在既往有明确的青霉素或头孢菌素Ⅰ型(速发型)过敏史或药品说明书中规定需进行皮试等情况下进行药物皮内注射试验。

（二）皮内试验法

1. **皮试液配制**　如确需进行皮内注射试验,皮试液以 500μg/mL 先锋霉素Ⅵ生理盐水溶液为标准,皮试注射 0.1mL(含先锋霉素Ⅵ50μg),配置方法见表 18-2。

表 18-2　先锋霉素Ⅵ皮试液配制

先锋霉素Ⅵ	生理盐水/mL	每毫升药液先锋霉素Ⅵ含量
0.5g	5	100mg
取上液 0.1mL	0.9	10mg
取上液 0.1mL	0.9	1mg
取上液 0.5mL	0.5	500μg

2. **试验方法**　取皮试液 0.1mL(含 50μg)皮内注射。
3. **评价结果**　同青霉素皮内试验法。

（三）注意事项

1. 凡既往使用头孢菌素类药物发生过敏性休克者,不得再做过敏试验。
2. 皮试阴性者,用药后仍有可能发生过敏,故在用药期间应密切观察,遇有过敏的情况,应立即停药并通知医生,处理方法同青霉素过敏。
3. 头孢菌素类药物可致交叉过敏,凡使用某一种头孢菌素有过敏现象者,一般不可再使用其他品种。
4. 如病人对青霉素类过敏,且病情确实需要使用头孢菌素类药物时,一定要在严密观察下做头孢菌素药物过敏试验,并做好抗过敏性休克的急救准备。

二、链霉素过敏试验

由于链霉素(streptomycin)本身的毒性作用及所含杂质(链霉素胍和二链霉胺)具有释放组胺的作用,可引起中毒反应和过敏反应。过敏性休克发生率虽较青霉素低,但死亡率较高,故使用链霉素时应做皮肤过敏试验。

1. **皮试液的配制**　皮试液以 2 500U/mL 的链霉素生理盐水溶液为标准,皮内注射 0.1mL(含 250U),具体配制方法见表 18-3。

表 18-3　链霉素皮试液配制

链霉素	生理盐水/mL	每毫升药液链霉素含量/U
1g(100万U)	3.5	250 000
取上液 0.1mL	0.9	25 000
取上液 0.1mL	0.9	2 500

2. **试验方法和判断结果**　同青霉素皮内试验法。
3. **过敏反应的临床表现**　同青霉素过敏反应,但较少见。毒性反应有全身麻木、肌肉无力、抽搐、眩晕、耳鸣、耳聋等。
4. **过敏反应的急救措施**　同青霉素过敏反应的急救。另外,病人如有抽搐,宜用5%氯化钙或10%葡萄糖酸钙10mL 静脉缓慢推注(因链霉素分子可与钙离子络合,使毒性症状减轻),小儿酌情减量;如有肌肉无力、呼吸困难,宜用新斯的明 0.5~1mg 皮下注射,必要时可给予 0.25mg 静脉注射。

三、破伤风抗毒素过敏试验

(一)过敏反应的原因

破伤风抗毒素(tetanus antitoxin,TAT)是一种马的免疫血清,对人体而言是一种异种蛋白,具有抗原性,注射后也容易出现过敏反应。因此用药前应先做过敏试验。曾用过破伤风抗毒素超过 1 周者,如再使用,必须重做皮内试验。

(二)皮内试验法

1. 皮试液配制和试验方法

(1)皮试液配制:用每支 1mL 含 1500IU 的破伤风抗毒素药液,取 0.1mL 加生理盐水至 1mL(每毫升含 150IU)即为试验液。

(2)试验方法:取破伤风抗毒素试验液 0.1mL(含 15IU)皮内注射。

2. 皮内试验结果判断

(1)阴性:局部皮丘无变化,全身无反应。

(2)阳性:局部皮丘红肿、硬结,直径>1.5cm,红晕超过 4cm,有时出现伪足、痒感。全身反应同青霉素过敏全身反应。

当试验结果不能确定时,应在另一只手的前臂内侧用生理盐水做对照试验,如出现同样结果,说明前者不是阳性。试验为阴性者,可将余液一次性肌内注射;试验结果为阳性者,须用脱敏注射法或注射人破伤风免疫球蛋白(human tetanus immunoglobulin,HTIG)。

(三)脱敏注射法

破伤风抗毒素脱敏注射法(desensitization injection)是对过敏试验呈阳性者进行多次小剂量注射抗原,在一定时间内多次消耗体内抗体,直至全耗,从而达到脱敏的目的。其机制是小量抗原进入体内后,同吸附于肥大细胞或嗜碱性粒细胞上的 IgE 结合,使其逐渐释放出少量的组胺等活性物质,而机体本身有一种组胺酶释放,可使组胺分解,不致对机体产生严重损害,因此临床上可不出现症状。经过多次小量的反复注射后,可使细胞表面的 IgE 抗体大部分甚至全部被结合而消耗掉,最后大量注射破伤风抗毒素(抗原)时,便不会发生过敏反应。脱敏注射法操作步骤见表 18-4。

表 18-4　破伤风抗毒素脱敏注射法

次数	抗毒血清	生理盐水	注射方法
1	0.1mL	0.9mL	肌内注射
2	0.2mL	0.8mL	肌内注射
3	0.3mL	0.7mL	肌内注射
4	余量	稀释至 1mL	肌内注射

每隔 20min 肌内注射 1 次,每次注射后均需密切观察。在脱敏过程中,如发现病人有全身反应,如气促、发绀、荨麻疹或过敏性休克时应立即停止注射,并迅速对症处理。处理方法同青霉素过敏反应。如反应轻微,待反应消退后,酌情将注射的次数增加,剂量减少,以达到顺利注入余量的目的。

> **知识拓展**
>
> **人破伤风免疫球蛋白（HTIG）**
>
> 为预防破伤风感染，常规都要注射破伤风抗毒素，在应用中皮试阳性出现率高，注射后过敏反应时常发生。人破伤风免疫球蛋白来自破伤风疫苗免疫供血者，由高效价的破伤风抗体血浆或基因重组技术制成，具有亲人体性、过敏情况少、效价高、在机体内的半衰期较长、效果好的特点，尤其适用于对破伤风抗毒素有过敏反应者，不需进行脱敏注射。可单次注射达到预防破伤风效果，减少病人因反复脱敏注射造成的痛苦，并降低过敏反应的发生率。预防剂量：儿童、成人一次用量250IU，创面损伤严重或创面污染严重者，其剂量可加倍使用；治疗剂量：3 000~6 000IU，可多点注射。

四、普鲁卡因过敏试验

普鲁卡因（procaine）为一种常用麻醉药物，少数人可出现过敏反应，表现为皮炎、鼻炎、结膜炎、发绀和惊厥等，个别可出现过敏性休克。因此用药前需做过敏试验。

皮内试验法为取0.25%普鲁卡因溶液0.1mL做皮内注射，其余同青霉素皮内试验法。

五、碘过敏试验

临床上常用碘化物作为造影剂（contrast agent），进行肾脏、胆囊、膀胱、心脑血管等造影检查。此类药物可发生过敏反应，为了避免发生过敏反应，凡首次用药者应在碘造影前1~2d做过敏试验，结果为阴性者方可做碘造影检查。

（一）试验方法

1. **口服法** 口服5%~10%碘化钾5mL，每日3次，共3天，观察结果。
2. **皮内注射法** 取碘造影剂0.1mL，做皮内注射，20min后观察结果。
3. **静脉注射法** 取碘造影剂（30%泛影葡胺）1mL，于静脉内缓缓注射，5~10min后观察结果。在静脉注射造影剂前，必须先行皮内试验，阴性者再行静脉试验，静脉试验阴性方可进行碘剂造影。

（二）结果判断

1. **口服法** 有口麻、头晕、心慌、恶心呕吐、流涕、流泪、荨麻疹等症状为阳性。
2. **皮内注射法** 局部红肿、硬块，直径超过1cm为阳性。
3. **静脉注射法** 观察有无全身反应，如有血压、脉搏、呼吸和面色等改变为阳性。

有少数病人过敏试验阴性，但在注射碘造影剂时发生过敏反应，故造影时仍需备好急救药品。过敏反应的处理同青霉素过敏反应。

> **案例分析题**
>
> 张先生，24岁。体温39.2℃，脉搏120次/min，咽喉疼痛，诊断为化脓性扁桃体炎。医嘱：青霉素皮试。

请问：

(1) 如何正确配制青霉素皮试液？

(2) 皮试10min后，病人主诉注射部位瘙痒、胸闷、气促、面色苍白、脉搏细速，血压60/40mmHg，考虑张先生出现了什么情况？

(3) 根据张先生的情况，护士应给予怎样的紧急处理措施？

（林　婕）

第十九章

静脉输液和输血

学习目标

1. 掌握静脉输液和输血的定义、目的、方法和注意事项;掌握静脉输液和输血的反应及护理措施。
2. 熟悉常用输液溶液的种类及作用;熟悉血液制品的种类及适用范围等。
3. 了解静脉的解剖学知识,血型及交叉配血的基本知识等。
4. 能够准确进行静脉输液和输血,操作规范,种类和剂量准确;学会处理输液故障及输液和输血反应;指导病人及照顾者对置管后局部皮肤进行自我管理。

输液和输血是临床上用于纠正水、电解质及酸碱平衡失调,恢复机体内环境稳定并维持机体正常生理功能的重要治疗措施,是临床治疗抢救病人的重要措施之一。护士应掌握有关输液和输血的理论知识和操作技能,运用护理程序的方法全面评估病人的身心状况,拟订护理计划,及时发现和处理输液和输血过程中的护理问题,使病人获得安全、有效的治疗,以促进康复。

第一节 静 脉 输 液

情景案例

王某,男,67岁。因胃癌入院,行胃癌根治术,术后静脉输液。输液过程中病人主诉穿刺部位疼痛。护士检查发现局部肿胀、溶液不滴。

请问:
1. 该情况属于输液故障的哪一种?
2. 护士应如何处理?

静脉输液(intravenous infusion)是将大量的无菌溶液或药物直接输入静脉的治疗方法。护士应了解输液目的,以及输入药物的种类、数量、作用和不良反应等,并遵医嘱执行静脉输液,及时发现输液故障、输液反应并进行相应处理,保证病人输液安全、有效。

一、静脉输液的原理和目的

(一) 原理
静脉输液是利用大气压和液体静压形成的输液系统内压高于人体静脉压的作用原理,将一定量的无菌溶液、药液直接输入静脉的方法。

(二) 目的
1. **补充水分和电解质** 调节或维持人体内水、电解质及酸碱平衡,常用于剧烈呕吐、腹泻等需快速补充电解质及液体的病人。
2. **补充血容量** 改善微循环,维持血压,常用于严重烧伤、大出血、休克等病人。
3. **供给维持正常生理活动所必需的能量** 常用于意识不清而无法由胃肠道进食、胃穿孔、术后需禁食等的病人。
4. **输入药物治疗疾病** 常用于感染、中毒、组织水肿等各种需经静脉输入药物的病人。

二、静脉输液的常用溶液及作用

(一) 晶体溶液
晶体溶液(crystalloid solution),其性质是分子量小,在血管内停留的时间短,对维持细胞内外水分的相对平衡具有重要作用,可有效纠正体内电解质失衡。

1. **葡萄糖溶液(glucose solution)** 用于补充水分和热能,常用于静脉给药的载体和稀释剂。常用溶液有5%葡萄糖溶液和10%葡萄糖溶液。
2. **等渗电解质溶液(isotonic electrolyte solution)** 用于补充水和电解质,维持体液和渗透压平衡。常用的溶液有0.9%氯化钠溶液(sodium chloride solution)、5%葡萄糖氯化钠溶液(glucose sodium chloride solution)、复方氯化钠溶液(Ringer's solution)等。
3. **碱性溶液(alkaline solution)** 用于纠正酸中毒,调节酸碱平衡。常用溶液有5%碳酸氢钠溶液($NaHCO_3$ solution)和11.2%乳酸钠溶液(sodium lactate solution)。
4. **高渗溶液(hypertonic solution)** 用于利尿脱水,可迅速提高血浆渗透压,回收组织水分进入血管,消除水肿,同时可降低颅内压,改善中枢神经系统功能。常用溶液有20%甘露醇(mannitol)、25%山梨醇(sorbitol)、25%~50%葡萄糖溶液。

(二) 胶体溶液
胶体溶液(colloid solution),其性质是分子量大,在血管内停留时间长,对维持血浆胶体渗透压、增加血容量及提高血压有显著效果。

1. **血浆代用品(plasma substitute)** 又称血浆增量剂,是经天然加工或合成的高分子物质制成的胶体溶液,可以替代血浆以扩充血容量。常用的有右旋糖苷、羟乙基淀粉(706代血浆)、聚乙烯吡咯烷酮(聚维酮)、明胶多肽注射液等。右旋糖酐(dextran)为水溶性的多糖类高分子聚合物,常用的溶液有两种,即中分子右旋糖酐(moderate molecular dextran)和低分子右旋糖酐(small molecular dextran)。中分子右旋糖酐有提高胶体渗透压、扩充血容量的作用;低分子右旋糖酐有降低血液黏稠度、防止红细胞凝聚、预防血栓形成、改善微循环和组织灌注量的作用。
2. **血液制品(blood product)** 将血液制品输入后能提高胶体渗透压、扩充循环血量、补充蛋白质和抗体,有助于组织修复和增强机体免疫力,如各种血浆。

(三) 其他溶液

其他溶液有氨基酸（amino acid）、脂肪乳剂（fatty acid）等静脉高营养液（intravenous hyperalimentation）。输入后能供给病人热能、维持正氮平衡、补充各种维生素和矿物质。

输入溶液的种类及量应根据病人水、电解质及酸碱平衡紊乱的程度来确定，一般遵照"先晶后胶、先盐后糖、宁酸勿碱、宁少勿多、先快后慢、见尿补钾"的原则。并注意补钾的"四不宜"原则，即不宜过浓（不超过0.3%）、不宜过快（一般成人30~40滴/min）、不宜过多（成人每日不超过5g，小儿0.1~0.3g/kg体重）、不宜过早（见尿补钾：一般尿量>40mL/h后补钾）。一般不进行静脉推注，因为血钾过高会刺激血管收缩引起疼痛等一系列反应，严重时会发生心搏骤停，危及病人生命安全。

三、常用静脉输液部位

静脉输液的部位应根据病人的具体情况、药物的性质、输液持续的时间等情况来选择。

(一) 外周浅静脉

外周浅静脉（peripheral superficial vein）是指分布于四肢末端皮下的静脉。

1. 上肢浅静脉 常用的有手背静脉网（dorsal venous rete of hand）、肘正中静脉（median cubital vein）、头静脉（cephalic vein）、贵要静脉（basilic vein）。其中手背静脉网是成人输液的首选部位。肘正中静脉、头静脉、贵要静脉可以用来做经外周静脉置入中心静脉导管（peripherally inserted central catheter, PICC）的穿刺部位。

2. 下肢浅静脉 常用的有大隐静脉（great saphenous vein）、小隐静脉（small saphenous vein）和足背静脉网（dorsal venous rete of foot）。小儿常用足背静脉网，但成人不主张，因下肢静脉有静脉瓣，容易形成血栓，还有增加血栓性静脉炎的危险。

(二) 头皮静脉

头皮静脉（scalp vein）浅表易见，分支多，互相沟通，交错成网，而且不易滑动，便于固定。常用于小儿静脉输液，既不影响患儿保暖，又不影响肢体活动。临床常选择颞浅静脉（superficial temporal vein）、额叶静脉（frontal vein）、耳后静脉（posterior auricular vein）、枕静脉（occipital vein）。

(三) 其他静脉

颈外静脉（external jugular vein）、锁骨下静脉（subclavian vein）、颈内静脉（internal jugular vein）、股静脉（femoral vein）等，常用于需长期持续静脉输液或需要滴注高浓度、刺激性强的药物等病人。

四、常用静脉输液法

按照输入的液体是否与大气直接相通，可以将静脉输液分为密闭式静脉输液和开放式静脉输液。密闭式静脉输液法是将无菌输液器插入原装密闭输液瓶（袋）中进行输液的方法，污染机会少，临床应用广泛。开放式静脉输液法是将溶液倒入开放式输液瓶内进行输液，此法能灵活变换输液种类和数量，随时按需要加入各种药物，适用于危重、抢救、病情变化快、手术病人等，但此法易被污染，故临床上较少应用。按照静脉穿刺后到达的位置分为外周静脉输液法和中心静脉输液法。

静脉输液常用工具包括一次性静脉输液钢针、外周静脉留置针（venous retention needles）、中心静脉导管（central venous catheter, CVC）、经外周静脉置入中心静脉导管（PICC）、植入式静脉输液港(implantable venous access port,PORT)及其他输液辅助装置等。

静脉输液器一般由静脉穿刺针、护针帽、输液软管、药液过滤器、流速调节器、茂菲滴管、插瓶针、空气过滤器等八个部分连接组成。

（1）按治疗需要输液方式分为泵用输液器和非泵用输液器。临床常用的为非泵用输液器。而泵用输液器指符合国家标准的压力输液器,临床与蠕动泵配套使用,用于精确定量给药。

（2）按输入液体的性质分为避光输液器(图 19-1)和非避光输液器。临床常用的为非避光输液器。避光输液器用于:①发生光化降解的药物,如硝普钠等;②易氧化的药物,如多巴胺等;③抗肿瘤药物,如顺铂等。

（3）根据输液软管的外形分为直形输液器和 Y 形输液器(图 19-2)。临床常用的为直形输液器。Y 形输液管适用于:①大量输液的病人连续输液,可以减少换瓶的烦琐工作;②若输注的药物相互之间会有反应,可使用 Y 形输液软管将药物分开,提高静脉输液的安全性。

（4）根据输入液体的种类分为输液器和输血器(图 19-3)。

（5）根据输液控制模式分为微量输液器(图 19-4)和缓排空输液器等。

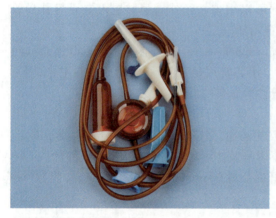

图 19-1　避光输液器

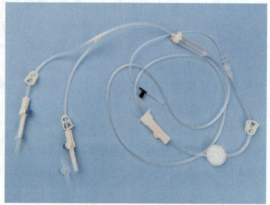

图 19-2　Y 形输液器

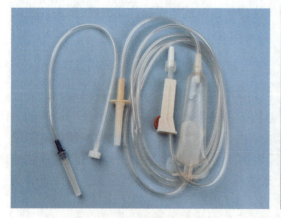

图 19-3　输血器

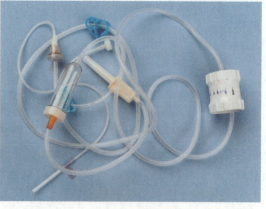

图 19-4　微量输液器

（6）按输液管材质分为 PVC 材质和非 PVC 输液器。

（7）按盛放容器分为（吊瓶式）桶式输液器、袋式输液器和滴定管式输液器（图 19-5）。

（8）按特殊功能分为精密过滤输液器（图 19-6）、自动排气输液器、自动止液输液器、防回血输液器、空气净化输液器等。《静脉治疗护理技术操作规范》中明确规定：输注脂肪乳剂、化疗药物及中药制剂时宜使用精密过滤输液器。

随着科技的进步，临床护士的科研能力也在得到提升，临床护士关于静脉输液器的专利申请越来越多，静脉输液器的更新换代也越来越快。因此，临床护士应从病人安全、护理安全角度出发，结合临床工作实际开发出更多适合临床使用的静脉输液器。

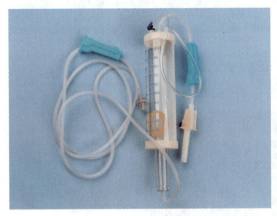

图 19-5　滴定管式输液器　　　　　　　图 19-6　精密过滤输液器

（一）密闭式外周静脉输液法

【目的】

同静脉输液目的。

【操作前准备】

1. **评估病人**　病人的年龄、病情、输液目的、过敏史、药物性质、出入液量、心肺功能、穿刺部位皮肤完整性（有无破损、皮疹、感染）、静脉状况（解剖位置、充盈、弹性及滑动度）、心理反应、合作程度等，并嘱病人排尿。

2. **用物准备**　①密闭式输液器，一次性静脉输液钢针；②静脉注射用物另加输液敷贴、输液卡、输液标签，必要时备胶水、瓶套、开瓶器、小夹板和绷带；③输液架；④按医嘱备药液。如为静脉留置针输液，另备静脉留置针一套（图 19-7），若静脉留置针上不带肝素帽，则另备肝素帽或无针输液接头（图 19-8）、透明敷贴、胶布、封管液（无菌生理盐水或稀释肝素溶液）。

3. **环境准备**　整洁、安静，必要时调节适宜的室温。

4. **操作者准备**　衣帽整洁，洗手，戴口罩。

【操作步骤】

1. **一次性静脉输液钢针输液法**　一次性静脉输液钢针宜用于短期或单次给药，腐蚀性药物不应使用一次性静脉输液钢针。操作步骤见表 19-1。

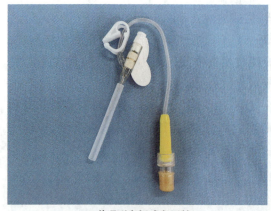
A. 普通型密闭式留置针

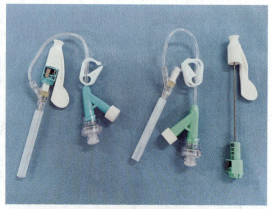
B. 安全型密闭式留置针

图 19-7 静脉留置针

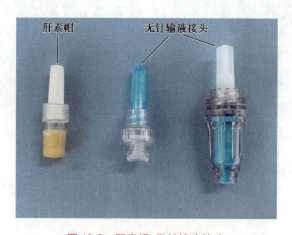

图 19-8 肝素帽、无针输液接头

表 19-1 一次性静脉输液钢针输液法

步骤	要点说明
(1) **检查核对**：认真核对医嘱、检查药物质量，填写输液标签，倒贴于输液瓶（袋）上（图 19-9），两人核对	防止差错，确保病人安全 输液标签勿将瓶签覆盖 玻璃瓶套上瓶套
(2) **配置药液**：洗手，打开封口，常规消毒，根据医嘱加入药物，两人再次核对药物	注意配伍禁忌并合理安排给药顺序
(3) **插输液器**：检查输液器，将输液器插瓶针插入瓶塞至根部，关闭调节器	注意灭菌有效期，防止污染 插入时注意保持无菌
(4) **核对解释**：携用物至床边再次解释，核对病人床号、姓名、腕带，协助病人取舒适卧位，再次洗手，备输液敷贴	确认病人，了解病人的需要

续表

步骤	要点说明
(5) **初次排气**：输液瓶挂于输液架上，将茂菲滴管倒置（图19-10），松调节器，使溶液迅速流至滴管的1/2~2/3满，直立滴管，使液体顺输液管缓慢下降直至输液管与输液钢针相接处，关闭调节器，检查无气泡，备用	高度适中，保证压力超过静脉压 必要时可以挤压茂菲滴管迫使液体流入 如茂菲滴管下端输液管内有小气泡，可以用手轻弹输液管，将气泡弹至茂菲滴管内
(6) **消毒静脉**：垫小枕，铺治疗巾，选择静脉，按静脉注射扎止血带，常规消毒穿刺部位皮肤，范围直径应≥5cm，待干，嘱病人握拳	选择粗、直、弹性好的外周静脉，避开关节、静脉瓣。扎止血带的时间<2min，应待消毒液自然干燥后再进行穿刺
(7) **二次核对**：核对床号、姓名、药名等	避免差错事故的发生
(8) **再次排气**：排净针头内空气，关闭调节器，再次检查输液管内空气是否排净	若输液钢针与输液管为分离的，先连接输液钢针，再排气 输液前彻底排出输液管内空气，防止空气栓塞 排气时针头对着弯盘，不浪费药液
(9) **穿刺固定**：取下护针帽，按静脉注射法穿刺。见回血后，将针头平行送入血管少许，一手固定针柄，一手松止血带及调节器，嘱病人松拳。待液体通畅后，用输液敷贴依次固定针柄、针眼、延长管（图19-11）	使针头斜面全部进入血管 注意"三松" 必要时用夹板固定关节 将延长管环绕固定，防止牵拉输液针头
(10) **调节滴速**：取出止血带、小垫枕、治疗巾，根据病人的年龄、病情、药物性质调节输液速度。点滴系数为15时，一般成人为40~60滴/min，小儿20~40滴/min；点滴系数为20时，一般成人为55~80滴/min	对患有心、肺、肾疾病的病人及老年病人、幼儿务必谨慎，速度宜慢；对严重脱水、休克、心肺功能良好者速度可适当加快 一般药液、利尿剂输入速度可稍快；输高渗盐水、含钾或升压药、刺激性强的药物速度应慢 不随意调节滴速，注意保护输液部位
(11) **核对整理**：再次核对，交代注意事项，洗手，在输液卡上填写输入时间、药物、滴速，签全名后挂于输液架上。将呼叫器置于病人可取处，整理床单位	
(12) **加强巡视**：及时发现并处理输液故障	保证输液通畅、安全
(13) **及时换液**：需换瓶继续输液时，前一瓶输尽前准备第二瓶液体，核对清楚后消毒瓶塞或撕去瓶口贴，确认茂菲滴管内的液体高度至少1/2满，从第一瓶内拔出插瓶针，插入第二瓶内，观察溶液是否通畅，确保输液管内没有气泡，按需要调节滴速，在输液卡上签字	减少滴空的机会 若有通气管，应先拔通气管，插入第二瓶中，再拔插瓶针，插入第二瓶中，以免溶瓶内有负压，血液回流到输液管中
(14) **拔针按压**：输液完毕，依次轻揭延长管、针柄上的胶布，关闭调节器，按压穿刺点上方，迅速拔针，将一次性输液钢针放入锐器盒	加压止血片刻，至不出血为止，以免局部渗血引起皮下瘀血或血肿
(15) **安置病人**：协助病人取舒适卧位，整理床单位	告知病人输液已结束，感谢其配合
(16) **整理记录**：整理用物，剪开插瓶针放入锐器盒，洗手、记录	污物按规定处理，避免交叉感染

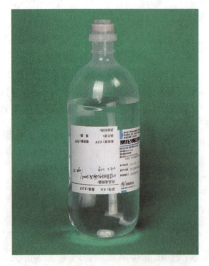

图 19-9　标签倒贴法

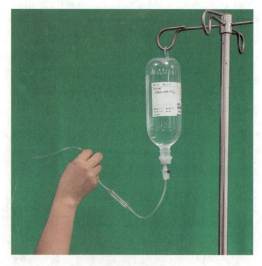

图 19-10　排气法

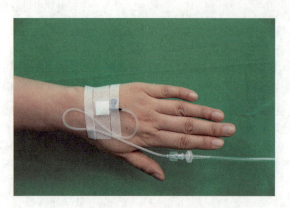

图 19-11　针头固定法

2. **静脉留置针输液法**　静脉留置针又称套管针,可保护静脉,减少因反复穿刺造成的痛苦和血管损伤,保持静脉通道畅通,利于抢救和治疗。适用于需长期输液、静脉穿刺较困难的病人,老年人、儿童、躁动不安的病人,输全血或血液制品的病人,连续多次采集血标本的病人等。血管情况良好,留置针一般可保留于病人静脉内 3~4d,最长不超过 7d。操作步骤见表 19-2。

表 19-2　静脉留置针输液法

步骤	要点说明
◆ 留置针穿刺	
(1) 准备工作:同外周静脉输液法(1)~(3)	
(2) 核对解释:携用物至床边,再次核对、解释,备无菌透明敷贴和胶布,协助病人取合适体位	确认病人,了解病人的需要
(3) 初次排气:按外周静脉输液法排气,检查无气泡,将输液器与留置针连接	输液器可与肝素帽或无针输液接头相连

续表

步骤	要点说明
(4) **消毒静脉**：垫小枕，铺上治疗巾，选择静脉，在穿刺点上方10cm处扎止血带，常规2次消毒穿刺部位皮肤，每次至少30s，范围直径应≥8cm，待干，嘱病人握拳	选择粗、直、弹性好的外周静脉，避开关节、静脉瓣 应待消毒液自然干燥后再进行穿刺
(5) **再次核对**：核对床号、姓名、药名等	避免差错事故的发生
(6) **再次排气**：去除护针帽，排净留置针针头内空气，关闭调节器，再次检查空气是否排净	严禁仅持针翼去针帽，避免除去护针帽的同时将针芯撤出 排气时针头对着弯盘，确保导管内无气泡
(7) **旋转套管**：左右旋转针芯松动外套管（图19-12）	导管尖端经过处理，针芯与导管结合比较紧密，松动后有利于送管和撤针芯 严禁上下松动针芯，避免损伤导管
(8) **静脉穿刺**：嘱病人握拳，一手固定皮肤，一手持留置针，按静脉注射法穿刺。见回血后，持针座将外套管全部送入静脉内	
(9) **撤除针芯**：松开压脉带，嘱病人松拳，打开输液调节器，观察溶液点滴是否通畅，按住针翼，撤出针芯，放入锐器盒	一旦针芯撤出，不得再次插入
(10) **固定敷贴**：用无菌透明敷贴将留置针以穿刺点为中心无张力塑形固定，用胶布将留置针延长管U型桥式固定，肝素帽要高于导管尖端水平，且与血管平行（图19-13）	敷贴要将隔离塞完全覆盖 高于导管尖端是为了减少血液回流，降低堵管发生率 如为Y形留置针，接口朝外，方便连接输液和护理操作，不压迫静脉
(11) **调节滴速**：取出止血带、小垫枕、治疗巾，根据病人的年龄、病情、药物性质调节输液速度	同一次性静脉输液钢针输液法调节滴速
(12) **洗手记录**：洗手，在透明敷料边框的标签上注明穿刺日期、时间和穿刺者姓名，贴于隔离塞上。再次核对，在输液卡上填写输入时间、药物、滴速，签全名后挂于输液架上	
(13) **病人教育**：安置病人于舒适体位，将呼叫器置于病人可取处，交代注意事项，整理床单位	指导病人：①告知所输药物；②注意保护使用留置针的肢体；③注意观察回血情况
◆ **留置针封管**	输液完毕采用正压封管方式
(1) **输液封管**：输液完毕接上封管液注射器，将针尖退至肝素帽内，采用脉冲式冲洗导管正压封管（推—停—推），夹紧小夹子，拔出输液钢针（若采用无针输液接头，用酒精棉片消毒至少15s再连接）	封管液可采用导管容积加延长管容积2倍的生理盐水或肝素盐水，一般5~10mL，稀释肝素含肝素10~100U/mL
(2) **病人教育**：注意保护好静脉穿刺部位	输液肢体尽量避免负重及下垂，以免由于重力作用造成回血堵塞导管，保持穿刺处干燥等
◆ **留置针输液**	
再次输液：常规消毒连接口，先推注无菌生理盐水5~10mL，再连接输液器，胶布固定，松开调节器，调节滴速，开始输液	

步骤	要点说明
◆ 留置针拔除 （1）**拔除导管**：360°松开透明敷贴,轻轻撕除,将无菌棉签轻轻按穿刺点上方,略微旋转导管后迅速拔出导管,检查导管长度的完整性 （2）**整理记录**：用物分类处理,洗手、记录	局部按压至不出血为止 注意观察局部皮肤有无异常,如果出现感染症状,及时通知医生

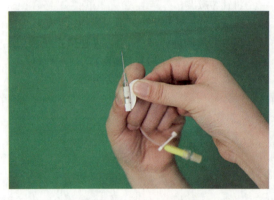

图19-12　旋转松动外套管

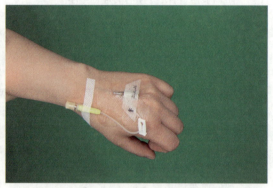

图19-13　静脉留置针固定法

【注意事项】

1. 严格执行无菌操作原则和查对制度,预防感染和杜绝差错事故发生。应做到"一人一巾一带"。

2. 根据病情、用药原则、药物的性质及配伍禁忌合理安排输液顺序。

3. 长期输液者,要注意保护和合理选用静脉,一般从远端小静脉开始,避开关节、静脉瓣。需24h持续输液者应每日更换输液器。

4. 输液前应排尽输液管及针头内空气,药液滴尽前要按需及时更换溶液瓶或拔针,严防造成空气栓塞。

5. 输液过程中护士要加强巡视,耐心听取病人主诉,严密观察输液管有无气泡、扭曲、受压及输液速度是否合适,并及时处理各种输液故障,配合医生处理各种输液反应,保证输液顺利进行。

6. 严禁在输液肢体侧进行抽血化验或测量血压。更换穿刺部位时,首选对侧手臂或不同血管。

7. 采用静脉留置针穿刺后应注意的其他相关事项。

（1）保持局部皮肤清洁、干燥。若穿刺部位发生渗液、渗血时无菌透明敷贴应及时更换;穿刺部位的敷贴发生松动、污染等时应立即更换。更换时常规消毒穿刺部位,避免局部感染。外周静脉留置针可以留置3~4d,最好不要超过1周。肝素帽等其他附件宜随留置针一起更换。

（2）严密观察穿刺部位,及时发现并发症。输入刺激性的药物前后用生理盐水冲管,避免刺激局部血管。若穿刺部位出现渗漏、血肿甚至静脉炎应立即拔除留置针,并进行相应处理。

（3）输液结束后采用脉冲式正压封管，以免发生堵管。

（4）注药时导管堵塞，应该重新穿刺，切忌用力推进，以免将凝血块推进血管内引起栓塞。

（5）做好留置针穿刺后的教育工作：①留置针使用期间，病人可进行适当的运动，但避免剧烈运动，如打球、提重物等；②正压封管后，留置针延长管内应没有回血，但是，偶尔有淡红色的血液，这是正常现象；③如有深色回血至延长管，立即上举手臂使延长管高于穿刺点，及时通知护士；④病人穿、脱衣服时要注意保护留置针，防止扯脱，若病人需要淋浴，可在留置针外面包裹一层保鲜膜，防止进水，但不可将留有导管的部位长时间浸在水中。

【操作后评价】
1. 无菌操作和查对制度正确。
2. 操作规范，静脉穿刺一次成功，达到治疗目的。
3. 局部无肿胀、疼痛，未出现输液反应。
4. 治疗性沟通有效，病人感到安全，能够配合。

知识拓展

外周静脉导管

外周静脉导管（peripheral venous catheter，PVC）指穿刺并留置在外周静脉中的导管。美国输液护士协会（Infusion Nurses Society，INS）将 PVC 分为 3 类：

（1）短导管：导管内置的中空金属管芯（针）的导管，一般留置在浅表的静脉内，如一般留置针。

（2）长导管：留置在较浅或深一些的外周静脉中，当短外周静脉导管长度不足无法满足留置需求时，其可提供另一种选择。长外周静脉导管可以通过传统方式或更先进的技术进行穿刺，如 PICC 导管。

（3）中线导管：又称中等长度导管，是通过上臂的贵要静脉、头静脉、正中静脉留置的外周静脉导管，尖端位于腋窝水平的腋静脉，对于新生儿，除上臂静脉外，也可以通过头皮静脉留置，尖端位于锁骨上方的颈静脉中，或通过下肢静脉留置，尖端位于腹股沟股静脉下方。中等长度导管的优势有：①穿刺可在直视下盲穿完成，如选择较深静脉穿刺可在血管超声引导下穿刺，有成功率高、对血管损伤小、不易感染等优点；②导管尖端位于腋静脉或锁骨下静脉区域，其血管较粗、血流量较大、可充分稀释药物，减少或避免对血管的刺激，减轻病人反复穿刺的痛苦和并发症的发生；③留置时间可达 1~4 周。

（二）密闭式头皮静脉输液法

【操作前准备】

1. **评估患儿** 患儿的病情、喂奶喂水的情况、输液目的、出入液量、过敏史、药物性质、营养状况等；头部皮肤完整性（有无破损、皮疹、感染）、静脉状况（解剖位置、充盈、弹性及滑动度）。

2. **用物准备** 一次性静脉输液钢针 1~2 个、5mL 注射器 1 副、0.9%氯化钠注射液

10mL、纱布、剃刀,必要时备约束带。其他用物与外周静脉输液法相同。

3. **环境准备** 病室美观、整洁、安静,必要时调节室温至22~24℃。

4. **操作者准备** 衣帽整洁,洗手,戴口罩。

【操作步骤】

头皮静脉输液法操作步骤见表19-3。

表19-3 头皮静脉输液法

步骤	要点说明
1. **准备工作** 同外周静脉输液法(1)~(5)。用注射器抽吸0.9%氯化钠注射液备用	严格按药液抽吸法操作
2. **安置体位** 安置患儿仰卧或侧卧位,助手站在患儿一侧或脚端,固定其躯干、肢体及头部。必要时用全身约束法	操作中注意约束患儿,防止其抓拽,影响穿刺
3. **选择静脉** 操作者立于患儿头端,寻找较粗、直的头皮静脉,如静脉在发际内,应剃净局部毛发	注意小儿头皮静脉与动脉的鉴别
4. **消毒皮肤** 常规消毒局部皮肤,待干,备输液贴	消毒范围直径超过5cm
5. **再次核对** 核对床号、姓名、药名	
6. **接针排气** 取盛有0.9%氯化钠注射液的注射器接上输液钢针,排净输液钢针延长管内空气	排气时针头对着弯盘,确保导管内无气泡
7. **穿刺推液** 以左拇指、示指分别固定静脉两端皮肤,右手持针沿静脉向心方向平行进针,当针头刺入静脉时阻力减少,有滑空感,同时有回血,再将针头推进少许,缓慢推入少量0.9%氯化钠注射液	若无回血可用注射器轻轻抽吸,如因血管细小或因充盈不全无回血者可推入极少量液体,局部无隆起现象,周围组织不变白,推之通畅无阻,即证实穿刺成功
8. **固定调速** 证实穿刺成功,胶布固定,再次检查输液管内空气是否排净,确保无气泡,分离注射器,连接输液器,调节输液速度	
9. **余同外周静脉输液法**	

【注意事项】

1. 输液前要告知患儿家长不要喂奶喂水,以免在穿刺过程中患儿因哭闹引起恶心、呕吐,造成窒息,发生意外。

2. 输液过程中应加强巡视,密切观察危重患儿的面色、意识改变、胶布固定等情况,发现异常情况,及时处理,保证输液顺利进行。

3. 小儿在拔针时因疼痛及恐惧哭闹,头皮静脉压力增高,需按压时间加长,切忌边按边揉,以免发生皮下瘀血。

4. 注意头皮动脉与静脉的鉴别,穿刺时如误入动脉,回血呈冲击状,推药阻力大,患儿出现痛苦貌或尖叫,局部出现树枝状苍白,应立即拔针,更换输液钢针且更换地方重新穿刺(表19-4)。

表 19-4　小儿头皮静脉与动脉的鉴别

鉴别点	头皮静脉	头皮动脉
外观	浅蓝色	正常肤色或浅红色
搏动	无	有
管壁	薄、易被压瘪	厚、不易被压瘪
活动度	不易滑动	易滑动
血流方向	向心	离心

【操作后评价】
1. 无菌操作和查对制度正确。
2. 操作规范,静脉穿刺一次成功,达到治疗目的。
3. 局部无肿胀、疼痛,未出现输液反应。

五、输液速度与时间的计算

在输液过程中,每毫升溶液的滴数称为该输液器的点滴系数(滴/mL),目前常用输液器的点滴系数为10、15、20三种。静脉输液的速度和时间可以按下列公式计算:

1. 已知液体总量与计划需要应用的时间,计算每分钟滴数,则:

$$每分钟滴数 = \frac{液体总量(mL) \times 点滴系数(每毫升相当滴数)}{时间(min)}$$

2. 已知每分钟滴数与液体总量,计算输液所需用时间,则:

$$输液时间(h) = \frac{液体总量(mL) \times 点滴系数(每毫升相当滴数)}{每分钟滴数 \times 60(min)}$$

知识拓展

植入式静脉输液港

植入式静脉输液港(implantable venous access port,IVAP)是一种完全植入的血管通道系统,它为病人提供长期静脉血管通道。输液港由供穿刺的注射座和静脉导管组成,利用手术的方法将导管末端经皮下穿刺置于上腔静脉中,剩余的导管和输液港注射座埋藏在皮下组织。治疗时将无损针经皮垂直穿刺到注射座的输液槽内即可以使用。适用于需要长期反复静脉输入化疗药物、高浓度高刺激性药物、营养液等的病人。输液港持续输液时无损伤针应每7d更换一次,在治疗间歇期应至少每4周维护一次。

1. 优点
(1) 感染风险低:因其操作简单,且为皮下埋植,从而降低了感染的风险。
(2) 方便病人:埋植于皮下不易被别人注意,日常生活不受限。
(3) 保护血管:减少穿刺血管的次数,减少药物外渗的机会。
(4) 维护简单:治疗期间每7d维护一次,间歇期每4周维护一次即可,维护费用相对较低。
(5) 使用期长:输液港的穿刺隔膜能让19G的无损穿刺针穿刺1 000次,根据理论计算,如果连续不断地进行静脉治疗,它的使用时间可达19年。

2. 缺点　价格昂贵,为有创操作,限制了临床的广泛使用。

六、常见输液故障及排除法

(一) 滴速减慢或溶液不滴

1. 针头滑出血管外 液体注入皮下组织,局部肿胀伴有疼痛感,挤压输液管无回血。处理:应另选静脉更换针头重新穿刺。

2. 针头斜面紧贴血管壁 局部无反应,可有回血。处理:调整针尖位置,适当变换体位。

3. 针头堵塞 挤压输液管有阻力,无回血。处理:应另选静脉更换针头重新穿刺。

4. 压力过低 病人周围循环不良或输液位置过低或肢体抬举过高所致。处理:提高输液瓶位置或放低肢体位置。

5. 静脉痉挛 由于穿刺肢体暴露在冷的环境中时间过长或输入液体的温度过低所致。处理:用热毛巾或热水袋敷注射部位上端血管,可以缓解静脉痉挛。

(二) 滴管内液面过高

1. 滴管侧边没有调节孔 从输液架上取下输液瓶并倾斜,使插入瓶内的针头露出液面(图19-14),保持输液管通畅,待溶液缓缓流下,直至滴管液面降至所需高度时,再将输液瓶挂于输液架,继续进行滴注。

2. 滴管侧边有调节孔 夹住滴管上端输液管,打开调节孔,待滴管内液体降至所需高度时,关闭调节孔,松开上端输液管即可。

(三) 滴管液面过低

1. 滴管侧边没有调节 孔夹紧下端输液管,挤压滴管,迫使滴管内液体升至所需高度后再恢复输液(图19-15)。

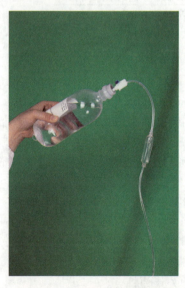

图 19-14 液面过高调整方法

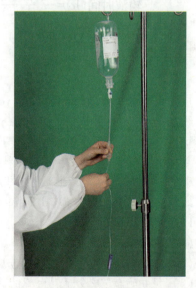

图 19-15 液面过低调整方法

2. 滴管侧边有调节孔 夹住滴管下端输液管,打开调节孔,待滴管内液体升至所需高度时,关闭调节孔,松开下端输液管。

(四) 滴管内液面自行下降

检查输液装置有无漏气和裂隙情况存在,必要时更换输液器。

七、常见输液反应及防护

临床常见的输液反应有四种:发热反应、循环负荷过重、静脉炎、空气栓塞。在输液过程中护士应加强观察和及时处理。

(一) 发热反应(pyretic reaction)

发热反应是输液常见的一种反应。

1. 临床表现 多发生于输液后数分钟至1h,表现为发冷、寒战和发热。轻者体温在38.0℃左右,于停止输液数小时内体温恢复正常;重者初起寒战,继之体温可达40.0℃以上,伴恶心、呕吐、头痛、脉速等全身症状。

2. 原因 常因输入致热物质引起。与输液器、药品质量不合格或被污染、保存环境不洁、输液过程中无菌操作不严格使致热物质进入体内有关。

3. 护理措施

(1) 预防:严格检查药液质量、输液用具的包装及灭菌有效期等,严格执行无菌操作原则,防止致热物质进入体内。

(2) 处理

1) 反应轻者,立即减慢滴注速度或停止输液;反应重者,立即停止输液,并及时与医生联系。

2) 密切观察病情及体温变化,每30min测量一次体温,直至病情平稳。

3) 对症处理,寒战时适当增加盖被或用热水袋保暖,高热时给予物理降温。

4) 遵医嘱给予抗过敏药或激素治疗。

5) 保留余液和输液器,必要时送检验室做细菌培养。

(二) 循环负荷过重(circulatory overload)

1. 临床表现 输液过程中,病人突然出现呼吸困难、胸闷、气促、咳嗽、咳粉红色泡沫样痰,严重时痰液从口、鼻腔涌出,听诊两肺可闻及湿啰音,心率快,心律不齐。

2. 原因 与输液速度过快、短时间内输入液量过多有关,导致循环血量急剧增加,心脏负荷过重。

3. 护理措施

(1) 预防:严格控制输液速度和输液量,对有心、肺疾病的病人,以及老年人、儿童尤应慎重。

(2) 处理

1) 发现肺水肿症状,立即停止输液,迅速通知医生,配合抢救,安慰病人。

2) 协助病人端坐位,两腿下垂,以减少静脉回流,减轻心脏负担。

3) 给予高流量氧气吸入,可使肺泡内压力增高,减少肺泡内毛细血管渗出液的产生;同时给予20%~30%乙醇湿化吸氧,因乙醇能降低肺泡内泡沫表面的张力,使泡沫破裂消散,从而改善肺部气体交换,迅速缓解缺氧症状。

4) 按医嘱给予镇静剂、强心剂(如洋地黄)、利尿剂、扩血管药物等,以稳定病人紧张的情绪,扩张血管,加速液体排出,减少回心血量,减轻心脏负担。

5) 清除呼吸道分泌物,保持呼吸道通畅,并指导病人进行有效呼吸。

6) 必要时用止血带或血压计袖带进行四肢轮扎,以阻断静脉血流,但动脉血流仍通畅。

每隔 5~10min 轮流放松一侧肢体的止血带或袖带,可有效地减少静脉回心血量。待症状缓解后,逐步解除止血带。

7）必要时静脉放血 200~300mL,也是一种有效减少回心血量最直接的方法,但应慎用,贫血的病人应禁忌使用。

（三）静脉炎（phlebitis）

1. 临床表现 病人输液部位沿静脉走向出现条索状红线,局部组织发红、肿胀、灼热、疼痛,有时伴有畏寒、发热等全身症状。

2. 原因 静脉炎通常分为化学性、机械性、细菌性和血栓性静脉炎。长期输入高浓度和刺激性较强的药物易引起化学性静脉炎;留置的导管过粗、移位、局部反复穿刺易引起机械性静脉炎;输液过程中未严格执行无菌操作导致细菌性静脉炎;血管内膜损伤会导致血栓性静脉炎。

3. 护理措施

（1）预防:严格执行无菌操作,对血管壁有刺激性的药物应充分稀释后应用,并防止药物渗出血管外。同时要有计划地更换注射部位,以保护静脉。

（2）处理

1）停止在此部位的输液,并将患肢抬高、制动。局部用 95% 乙醇或 50% 硫酸镁进行湿热敷,每日 2 次,每次 20min。

2）进行超短波理疗,每日 1 次,每次 15~20min。

3）可用中药治疗,如将如意金黄散加醋调成糊状,局部外敷,每日 2 次。

4）合并感染时,遵医嘱给予全身或局部抗生素治疗。

（四）空气栓塞（air embolism）

1. 临床表现 输液过程中,病人突然感到心前区异常不适或有胸骨后疼痛,随即发生呼吸困难和严重发绀,并伴有濒死感。听诊心前区,可闻及响亮、持续的"水泡声"。由于空气进入静脉后随血液循环先至右心房,再至右心室,如空气量少,则被右心室压入肺动脉并分散进入肺小动脉内,最后经毛细血管吸收,因而损害小。如空气量大,则阻塞肺动脉口（图 19-16）,使右心室的血液（静脉血）不能进入肺内进行气体交换,引起机体严重缺氧,可危及生命。

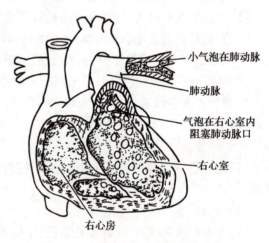

图 19-16 空气在右心室阻塞肺动脉口

2. 原因 输液前未排净空气,输液导管连接不紧密或有裂隙;输液过程中未及时换液或拔针;加压输液、输血时无人看护;拔除较粗、近胸腔的静脉导管后,穿刺点封闭不严密等,导致大量空气进入血液循环。

3. 护理措施

（1）预防:输液前必须认真检查输液器的质量,并排尽输液管内空气;输液过程中密切观察,加压输液或输血时应专人守护,不得擅自离开;及时更换输液瓶;拔除较粗、近胸腔的静脉导管时,必须严密封闭穿刺点。

（2）处理

1）立即停止输液，及时通知医生，积极配合抢救，安慰病人。

2）立即为病人置左侧卧位和头低足高位，左侧卧位可使肺动脉的位置低于右心室，气泡则向上飘移到右心室尖部，避开肺动脉口（图19-17），随着心脏搏动将空气混成泡沫，分次小量进入肺动脉内，逐渐被吸收；头低足高位在吸气时可增加胸腔内压力，以减少空气进入静脉。

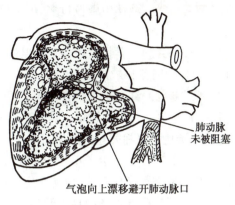

图 19-17　置病人于左侧卧位和头低足高位置，使气泡避开肺动脉口

3）给予高流量氧气吸入，提高病人的血氧浓度，纠正严重缺氧状态。

4）有条件时可使用中心静脉导管抽出空气。

5）严密观察病人病情变化，发现异常及时处理。

八、输液微粒污染及防护

输液微粒（infusion particle）是指输液过程中进入人体内的非代谢性颗粒杂质。其直径一般只有 $1\sim15\mu m$，也可为 $50\sim300\mu m$ 或更大的颗粒。肉眼只能见到 $50\mu m$ 以上的微粒。这种小颗粒在溶液中存在多少决定着液体的透明度，可判断液体的质量。输液微粒污染（infusion particle pollution）是指在输液过程中，将输液微粒带入人体，对人体造成严重危害的过程。

（一）微粒的来源

1. 原料加工过程中污染　注射剂及输液剂的原料存在杂质，由于生产工艺不合理，将杂质混入；配制大量输液用水，往往在制作蒸馏水的过程中，蒸锅未及时清洗换水，致杂质积累使微粒进入药液。

2. 存放过程中污染　瓶装溶液因橡皮塞可受溶液的侵蚀起理化作用剥脱而造成微粒，玻璃瓶内壁浸在溶液内的时间过长，特别是氯化钠、氯化钾等盐类制剂，可因腐蚀剥脱而造成微粒污染。

3. 配药过程中污染　在配制药液加药中，切割安瓿产生的玻璃碎屑；输液瓶塞经反复穿刺加药，橡胶碎屑脱落于溶液中；室内空气净化程度不够和无菌操作不正规都会增加输液中微粒的数量。此外，注射器空筒与活塞的相互摩擦也可脱落微粒。如微粒在 $50\mu m$ 以下，则不易被发现，而随溶液输入体内。

4. 输液过程中污染　输液管道不洁或老化脱屑等，均可使药液污染。

（二）输液微粒污染的危害

在输液的过程中如含有微粒的注射液注入静脉系统，其危害程度主要取决于微粒的大小、形状、化学性质、堵塞血管的程度、部位及人体对微粒的反应。最易受损害的是肺、脑、肝、肾等部位。早在 1955 年，惠特曼（Weetman）等人就报道了输液微粒可引起肺肉芽肿，当时未引起人们的重视。但经几十年来的研究，微粒造成的危害已引起人们普遍的关注。

1. 堵塞血管 液体中微粒过多,可直接阻塞血管,引起供血不足,组织缺血、缺氧,甚至坏死。

2. 形成肉芽肿 异物微粒停留在某一部位的组织中,可引起巨噬细胞包围和增殖而形成肉芽肿,肺内肉芽肿最常见。

3. 形成血栓 红细胞集聚在微粒上,形成血栓,引起血管栓塞和静脉炎。

4. 其他危害 可引起过敏反应和血小板减少症;微粒刺激组织发生炎症、肿块等。

(三) 防止和消除微粒的措施

1. 制剂生产方面 生产单位应加强质量管理,严格执行制剂生产操作规程,改善生产环境,安装层流空气净化系统,以防止空气中悬浮尘粒、微生物污染。选用优质原料,采用先进生产工艺,保证生产设备内部的清洁卫生,减少微粒污染。提高检验技术,确保药液质量,保证出厂制剂合格。

2. 临床操作方面

(1) 采用密封式一次性医用输液器:为了阻止输液制备和操作过程中可能进入输液瓶中的橡胶、玻璃、纤维和尘埃等微粒进入血液循环,造成病人的潜在威胁,在输液针头和输液接管之间加入终端过滤器(膜),这是去除药液中异物和微粒的一个有效方法。

(2) 认真检查输入的药液质量,检查的要求是:①检查地点光线充足;②药液中不应有可见微粒;③一般每瓶视时间不少于10s;④容器(瓶或袋)无裂缝或破损,封口牢固;⑤瓶签字迹清楚、完整、未逾有效期。

(3) 正确配药:抽吸药液时应严格执行无菌操作,输入药液应现用现配,缩短存放时间,保证安全有效。

(4) 保持静脉输液环境中的空气净化:医院是病人集中的地方,空气中的尘埃、微生物(特别是病原微生物)的数量和密度均较高。将污染的空气经过净化装置,可减少输液污染机会或程度。

九、输液泵的使用

输液泵(infusion pump)是机械或电子的输液调速装置,通过在输液管上加压以精确控制输液速度、输液总量,保证药物能够速度均匀、药量准确地进入人体,并能对常见输液故障进行报警,是危重症病人抢救治疗中必备的医疗仪器之一(图19-18)。输液泵常用于需要严格控制输入药液量或速度的情况,如输入升压药、抗心律失常药,婴幼儿输液和静脉麻醉时等。当输液遇到阻力,15s内无药液滴入或电源中断等均能自动报警,如发生上述输液故障,电磁开关能将输液管道自动关闭,以保证病人安全。

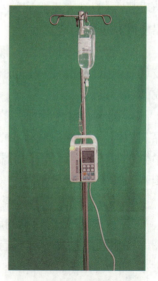

图 19-18 输液泵

(一) 输液泵的种类

常见的蠕动滚压型输液泵又可以分为容积控制型输液泵和滴数控制型输液泵。

(二) 使用方法

输液泵的操作步骤见表19-5。

表 19-5　输液泵的使用方法

步骤	要点说明
1. 准备工作　将输液泵固定在输液架上,接通电源,打开电源开关	注意保持输液泵直立
2. 静脉穿刺　按静脉输液法常规穿刺固定	
3. 连接输液管　打开泵门,将输液管平整地安装在管道槽中,关上泵门	
4. 设定参数　根据医嘱设定输液滴速及输液量	确认输液泵设置
5. 开始输液　按下输液泵的开始键	确保输液时,调节器全部打开
6. 加强巡视　嘱病人肢体不要剧烈活动,防止输液导管被牵拉脱出,及时处理各种报警	
7. 停止输液　按下输液泵的停止键,关闭电源开关,关闭输液泵,打开泵门取出输液管	输液量接近预先设定的"输液量限制"时,红灯闪烁,提示停止输液

附 19-1　密闭式颈外静脉输液法

颈外静脉位于下颌角与锁骨上缘中点连线上 1/3 处,适用于需长期输液而外周静脉不易穿刺者,外周静脉衰竭需测中心静脉压的危重病人,长期静脉内滴注高浓度、刺激性强的药物或高价营养液的病人。

【操作前准备】

1. **评估病人**　病人的年龄、病情、输液目的、过敏史、药物性质、出入液量、心肺功能、穿刺部位皮肤完整性(有无破损、皮疹、感染)、静脉状况(解剖位置、充盈、弹性及滑动度)、心理反应、合作程度等,并嘱病人排尿。

2. **用物准备**　无菌穿刺包(内装穿刺针 2 根、硅胶管 2 条、5mL 和 10mL 一次性注射器各 1 副、6 号针头 2 个、平针头 1 个、尖头刀片、镊子、无菌纱布 2~4 块、洞巾、弯盘)、2% 利多卡因注射液、0.9% 氯化钠注射液、无菌手套、无菌透明敷贴和胶布、无菌静脉帽,其他用物与外周静脉输液法相同。

3. **环境准备**　整洁、安静,必要时调节适宜的室温。

4. **操作者准备**　衣帽整洁,洗手,戴口罩。

【操作步骤】

颈外静脉输液法操作步骤见表 19-6。

表 19-6　颈外静脉输液法

步骤	要点说明
1. 准备工作　同外周静脉输液法(1)~(3)	
2. 核对解释　携用物至床边,再次核对、解释,备无菌透明敷贴和胶布	确认病人,了解病人的需要
3. 安置体位　协助病人取去枕平卧位,头偏向对侧,后仰,肩下垫小枕	该体位使颈部伸展平直,便于穿刺
4. 消毒铺巾　操作者站在病人头端,选择颈外静脉外侧缘为进针点并定位(图 19-19),常规消毒皮肤,消毒范围 8cm×8cm,打开无菌穿刺包,戴无菌手套,铺洞巾	应待消毒液自然干燥后再进行穿刺

续表

步骤	要点说明
5. **再次核对** 核对床号、姓名、药名	
6. **麻醉破皮** 由助手协助,操作者用5mL注射器抽2%利多卡因,在穿刺部位行局部麻醉。用10mL注射器吸取0.9%氯化钠注射液,以平针头连接硅胶管,并排尽空气备用	
7. **穿刺置管** 穿刺前用刀尖在穿刺点处刺破皮肤,助手以示指按压颈静脉三角处,操作者持穿刺针与皮肤以45°角进针,进入皮肤后改为25°角,沿颈外静脉向心方向刺入。见回血后,退出穿刺针内芯,立即用左手拇指按住针栓孔,右手持备好的硅胶管快速从针孔插入10cm左右,插管同时助手持注射器,一边抽回血一边缓慢注入0.9%氯化钠注射液	减少进针时皮肤阻力 阻断血流使静脉充盈 注意不要反复穿刺,以免形成血肿 插管动作轻柔,避免硅胶管打折
8. **退针输液** 确定硅胶管在静脉内,即缓缓退出穿刺针;再次抽回血,注入0.9%氯化钠注射液,检查导管是否在血管内。确认无误后,撤去洞巾,接上输液器,开始输液	如输液不畅,应观察硅胶管有无弯曲,是否滑出血管外
9. **固定调速** 用无菌透明敷贴覆盖穿刺点并固定硅胶管;硅胶管与输液器接头处用无菌纱布包扎并用胶布固定在颌下;调节输液速度	固定要牢固,防止硅胶管脱出
10. **输毕封管** 输液完毕,同静脉留置针输液法进行封管,用无菌静脉帽塞住针栓孔,再用安全别针固定在敷料上	每天更换穿刺点敷料,更换时消毒硅胶管,常规消毒局部皮肤
11. **再次输液** 取下静脉帽,消毒针栓孔,先推注0.9%氯化钠注射液5~10mL,接上静脉输液装置,胶布固定即可	
12. **拔管处理** 360°松开透明敷贴,轻轻撕除,将无菌棉球轻轻按压穿刺点上方,硅胶管末端接注射器边吸边拔,拔管后加压数分钟,检查导管长度和完整性。消毒穿刺点皮肤,覆盖无菌敷料	局部按压至不出血为止 边吸边拔是为了防止空气及残留血块进入静脉而造成栓塞 注意观察局部皮肤有无异常,如果出现感染症状,及时通知医生
13. **整理记录** 用物分类处理,洗手、记录	

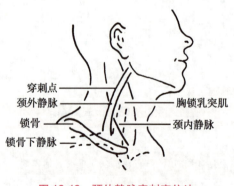

图 19-19 颈外静脉穿刺定位法

【注意事项】

1. 置管后,发现硅胶管内有回血,应立即用肝素盐液冲洗,以免堵塞管腔。若输入不畅,及时检查硅胶管是否滑出血管外或弯曲。

2. 注意局部皮肤的护理。穿刺点上的敷料应每日更换;若穿刺部位发生渗液、渗血时应及时更换敷料和透明敷贴;穿刺部位的敷贴发生松动、污染等时应立即更换,无菌透明敷贴应至少每7d更换一次。更换敷贴时观察局部情况,一旦出现红、肿、热、痛等情况应立即汇报医生并进行相应处理。

3. 拔管时注意动作轻柔,以免硅胶管折断。

【操作后评价】

1. 无菌操作和查对制度正确。

2. 操作规范、轻巧,静脉穿刺一次成功,达到治疗目的。
3. 局部无肿胀、疼痛,未出现输液反应。

附19-2 经外周静脉置入中心静脉导管输液法

经外周静脉置入中心静脉导管(PICC)输液法主要指经上肢贵要静脉、肘正中静脉、头静脉、肱静脉(新生儿还可通过下肢大隐静脉、头部颞静脉、耳后静脉等)穿刺置管,导管尖端位于上腔静脉或下腔静脉的输液方法。临床上,90%的病人采用贵要静脉置管(图19-20)。根据规定,PICC的操作应由5年及以上临床工作经验并且经过PICC专业知识与技能培训、考核合格的专科护士完成。

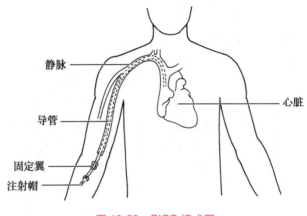

图19-20 PICC模式图

PICC导管尖端位于上腔静脉或下腔静脉,此处的血流量大,当高渗液体及刺激性强的液体输入时有足够的血液稀释,避免药物性静脉炎的发生,适用于中、长期静脉治疗的病人或输入高渗液、刺激性或黏稠性药液的病人(如化疗、胃肠外营养支持等),可避免因药物外渗造成护理缺陷。PICC置管危险性小,成功率高,且留置时间长,可保留7d以上,最长可在体内保留1年。它使用的材质柔软、易曲、耐用,增加了病人输液时的舒适度、安全性,且导管留置体内,不影响病人日常生活活动。PICC已被世界卫生组织推荐为最安全的穿刺技术,与普通静脉留置针及深静脉置管相比,有着无可比拟的优越性,PICC正以前所未有的速度在临床应用推广。

操作要点如下:

1. **知情同意** 向病人及家属充分告知相关事宜,签署知情同意书。
2. **穿刺体位** 病人采取平卧位,穿刺侧上肢外展与躯干呈90°角。
3. **测量长度及臂围长度** 穿刺点到右胸锁关节,再向下至第3肋间隙的长度;臂围:肘关节上4横指(约7cm)。
4. **局部护理、输毕封管** 同颈外静脉穿刺输液法。
5. **维护** PICC导管在治疗间歇期间应至少每周维护1次。
6. **置管后应指导病人** ①进行适当的功能锻炼,如置管侧肢体做松握拳、屈伸等动作,以促进静脉回流,减轻水肿,但应避免置管侧上肢过度外展、旋转及屈肘运动;②勿提重物,应尽量避免物品及躯体压迫置管侧肢体;③可以做一般家务,如煮饭、洗碗等;④可以淋浴,淋浴时可用保鲜膜保护置管部位,严禁游泳、泡浴等长时间将置管侧肢体泡于水中;⑤不可在置管侧肢体进行血压测量。

附 19-3　密闭式中心静脉输液法

密闭式中心静脉输液法包括颈内静脉穿刺输液法、锁骨下静脉穿刺输液法、股静脉穿刺输液法。中心静脉置管后导管末端位于上腔或下腔静脉，与 PICC 一样，因该处血流量大，药物可迅速稀释，适用于任何性质的药物输注、血流动力学的监测，但不应用于高压注射泵注射造影剂（耐高压导管除外）。另外，中心静脉导管质软、光滑、无毒、不易老化，对人体组织刺激性小，能在大静脉内保留较长时间。

作为护士，主要做好中心静脉置管术中配合和后期维护工作。操作要点如下：

1. 知情同意　向病人及家属充分告知相关事宜，签署知情同意书。

2. 定位消毒　颈内静脉穿刺点位于胸锁乳头肌的胸骨头与锁骨头之间（锁骨上小窝）；锁骨下静脉穿刺点位于胸锁乳突肌的外侧缘与锁骨上缘所形成的夹角的平分线上，距顶点 0.5~1cm 处（图 19-21）；股静脉定位见第十七章股静脉穿刺相关内容。

3. 输毕封管　同颈外静脉穿刺输液法。

4. 做好置管后护理　①保护和固定好管道，防止管道脱落：在进行各种治疗护理或者病人自行活动时，应注意观察导管是否移位、扭曲、打结；病人在更衣时勿牵拉拖拽导管，防止导管脱出；昏迷或躁动的病人应给予适当约束，防止其自行拔管。若导管脱出，绝不可向内送回导管。②保持局部的清洁干燥，预防感染：穿刺点敷料应每天更换，潮湿后立即更换，并按正确的方法对接头处和皮肤进行消毒。撕去敷料时，注意应沿导管方向向上轻轻揭去，以免将导管拔出。注意观察局部皮肤的情况，一旦出现红、肿、热、痛等炎性表现，及时汇报处理。③定期检查导管的通畅度，确保导管在位：每次输液前应抽回血确认导管在血管内，如回抽时见小血栓，不可将血栓推入，以免引起栓塞。输入血液、高价营养液、高浓度的液体后要用 0.9%氯化钠注射液脉冲式正压封管，防止导管堵塞。④防止空气栓塞：输液快结束及时更换液体，仔细检查输液系统的各个连接点，并进行妥善固定，防止漏气或掉落。

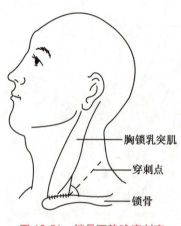

图 19-21　锁骨下静脉穿刺定位法

第二节　静 脉 输 血

情景案例

王某，男，35 岁。外伤致脾破裂入院，外科行脾切除术，术中失血较多。术后输全血 200mL。输血过程中病人主诉皮肤瘙痒，查体发现眼睑、口唇水肿。

请问：

1. 该病人发生了什么？
2. 护士应如何处理？

静脉输血(venous transfusion)是将全血或成分血如血浆、红细胞、白细胞、血小板等通过静脉输入人体内的方法,是临床抢救和治疗疾病的重要措施之一。近年来,输血理论与技术迅速发展,尤其是血液的保存和管理,血液成分的分离,输血器材的改进等各方面都有了新的进展,确保了输血的有效性和安全性。

一、静脉输血的目的和原则

(一) 静脉输血的目的

1. **补充血容量**　增加有效循环血量,改善全身血液灌注,提高血压,增加心输出量,促进血液循环。用于失血、失液引起的血容量减少或休克的病人。

2. **纠正贫血**　增加血红蛋白,促进携氧功能。用于血液系统疾病引起的严重贫血和某些慢性消耗性疾病的病人。

3. **补充各种凝血因子和血小板**　改善凝血功能,有助于止血。用于治疗凝血功能障碍(如血友病)及大出血病人。

4. **补充血浆蛋白**　增加蛋白质,改善营养状况,维持胶体渗透压,从而减轻组织液渗出和水肿。常用于低蛋白血症的病人。

5. **补充抗体、补体等血液成分**　增强机体的免疫能力,提高机体的抗感染能力。用于严重感染的病人。

6. **排出有害物质**　改善组织器官的缺氧情况,用于一氧化碳、苯酚等化学物质中毒。另外如输血时发生溶血、新生儿溶血,可采用换血法或换血浆法以达到排出血浆中自身抗体的目的。

(二) 静脉输血的原则

1. 输血前必须做血型鉴定及交叉配血试验。

2. 无论输入全血还是成分血,均应选用同型血液输入。但在紧急情况下,如无同型血,可选用 O 型血液输入。AB 血型的病人除可以接受 O 型血液输入外,还可以接受其他异型血(A 型血或 B 型血),但要求直接交叉配血试验阴性。因为输入的量少,输入的血清中的抗体可被受血者体内大量的血浆稀释,而不足以引起受血者的红细胞凝集,故可不出现反应。但必须一次少量输入,一般不超过 400mL,而且要放慢速度。

3. 病人如果需要再次输血,则必须重新做交叉配血试验,以排除机体产生抗体的情况。

二、静脉输血的适应证和禁忌证

(一) 静脉输血的适应证

1. **各种原因引起的大出血**　为静脉输血的主要适应证。一次失血量不超过人体血量的 10%(成人约 500mL)时,对健康无明显影响,机体可以通过一系列调节机制,使血容量短期内得以恢复,不必输血。失血量达到 10%~20% 时,对人体有明显影响,需要立即输液,一般选晶体溶液、胶体溶液。失血量超过 20%,可导致血压下降,脏器供血不足,特别是脑细胞供血不足出现功能降低甚至危及生命,除输入晶体溶液、胶体溶液补充血容量外,还应适当输入浓缩红细胞,以提高携氧功能。值得注意的是,血制品不宜用作扩容剂,晶体结合胶体扩容是治疗失血性休克的主要方案。血容量补足后,输血的目的是提高血液的携氧能力,此时应首选红细胞制剂如浓缩红细胞。

2. **贫血或低蛋白血症**　根据病情,可输注浓缩红细胞、血浆、白蛋白等成分血。

3. 严重感染 输入新鲜血补充抗体和补体,切忌使用库血。

4. 凝血功能障碍 输入血浆、浓缩血小板、凝血因子等血液相关成分。

(二) 静脉输血的禁忌证

对急性肺水肿、肺栓塞、充血性心力衰竭、恶性高血压、真性红细胞增多症、肾功能不全、对输血有变态反应的病人不宜输血。

🔍 知识拓展

献血小知识和献血者日

1998年10月1日,我国实施《献血法》,确立了我国实行无偿献血制度,标志着我国无偿献血工作进入法制化管理轨道。

《献血法》中规定血站是采集、提供临床用血的机构,是不以营利为目的的公益性组织。国家提倡18周岁至55周岁的健康公民自愿献血,实行无偿献血制度。国家鼓励国家工作人员、现役军人和高等学校在校学生率先献血,为树立社会新风尚作表率。血站对献血者每次采集血液量一般为200mL,最多不得超过400mL,两次采集间隔期不少于6个月。

为了鼓励更多的人无偿献血,宣传和促进全球血液安全规划的实施,世界卫生组织、红十字会与红新月会国际联合会、国际献血组织联合会、国际输血协会将6月14日定为献血者日,因当天是发现ABO血型系统的诺贝尔奖获得者奥地利科学家卡尔·兰德斯坦纳(Karl Landsteiner)的生日。

三、血液制品的种类

(一) 全血(whole blood)

全血是指采用特定的方法将符合要求的献血者体内一定量外周静脉血采集至塑料血袋内,与一定量的保养液混合而成的血液制剂。可分为新鲜血、库血、自体血。

1. 新鲜血(fresh blood) 在2~6℃保存5d内的酸性枸橼酸盐葡萄糖全血或保存10d内的枸橼酸盐葡萄糖全血都可视为新鲜血,基本上保留血液原来各种成分,可以补充各种血细胞、凝血因子和血小板。对血液病病人尤为适用,如白血病病人。

2. 库血(stored blood) 指2~6℃冷藏,有效期2~3周的全血,其成分以红细胞和血浆蛋白为主,而血小板、白细胞、凝血因子含量则随贮存期的延长逐渐减少。库血保存时间越长,血液成分变化越大,即酸性增加,钾离子浓度增高,故大量输库血时,要防止出血倾向、酸中毒、高钾血症等。主要适用于各种原因引起的大出血。

3. 自体血(autologous blood) 指采集的病人血液或于手术中收集的病人丢失的血液。自体血经过洗涤、加工,再回输给病人,不会产生任何过敏反应,非常安全。自体输血的优点为:无须做血型鉴定和交叉配血试验,节省血源,节省资金,又可防止输血反应。自体血的来源有三种:

(1) 术中失血(intraoperative hemorrhage)回输法:对手术过程中出血量较多者,如异位妊娠破裂出血者、脾破裂等,若血液流入腹腔不超过6h,无污染或凝血,可在手术中收集血液,采用自体输血装置,经过抗凝过滤后回输给病人。术中失血回输的总量应限制在

3 500mL 以内,大量回输自体血时,应适当补充新鲜血浆和血小板。

(2) 自身储备血(preoperative autologous blood)回输法:选择体质好、符合条件的择期手术病人,估计这次手术范围大,失血量多,术中需要输血的,可在手术前抽血储存于血库,待手术时使用。一般在手术前2~3周开始抽血,每周或隔周1次,最后一次应在手术前3d,以利于机体恢复正常的血浆蛋白水平。如进行体外循环的病人。

(3) 术前血液稀释(preoperative hemodilution)采血回输法:手术前自体采血后,再输入等量的代血浆,使病人的血容量保持不变,但血液处于稀释状态。采集的血液可以在术中或术后输给病人。

(二) 成分血

成分血(blood components)指在一定的条件下,采用特定的方法将全血中一种或多种血液成分分离而制成高浓度、高纯度、高效能的血液制剂与单采成分血的统称。单采成分血(apheresis components)是使用血细胞分离机将符合要求的献血者血液中一种或几种血液成分采集出而制成的血液制剂。成分输血(blood components transfusion)是临床根据病人的病情和治疗需要输入相应的血液制品。成分输血具有针对性强、效果好、副作用少、节约血源、一血多用、减轻病人经济负担等优点。成分输血是输血技术发展的总趋势,也是输血现代化的重要标志,已广泛应用于临床。常用的血液成分制品有:

1. 去白细胞全血(whole blood leukocytes reduced) 使用白细胞过滤器清除全血中几乎所有的白细胞,并使残留在全血中的白细胞数量低于一定数值的成分血,要求残余白细胞≤$2.5×10^6$ 个/200mL。可用于多次输血出现过敏反应或非溶血性发热反应的病人,降低输血反应的发生率。

2. 红细胞成分血(red blood cells components) 以全血内红细胞为主要成分的一类成分血。可增加血液的携氧功能,用于贫血病人、失血多的手术病人,也可用于心力衰竭的病人补充红细胞,以避免心脏的负荷过重。

(1) 浓缩红细胞(packed red blood cells):将全血中大部分血浆分离出后的剩余部分所制成的红细胞成分,但仍含白细胞、血小板及小量血浆。适用于携氧功能缺陷或血容量正常的贫血病人。

(2) 去白细胞浓缩红细胞(packed red blood cells leukocytes reduced):使用白细胞过滤器清除浓缩红细胞中几乎所有的白细胞,在2~6℃环境下保存。适用于因白细胞抗体造成输血发热反应和原因不明的发热反应病人。也可用于骨髓和器官移植、免疫缺乏或免疫抑制性贫血、再生障碍性贫血病人。

(3) 悬浮红细胞(suspended red blood cells):提取血浆后的红细胞内加入红细胞添加液制成红细胞成分血。在2~6℃保存。适用于大多数需要补充红细胞提高携氧功能的病人,如战地急救及中、小型手术中。

(4) 去白悬浮红细胞(suspended red blood cells leukocytes reduced):使用白细胞过滤器清除悬浮红细胞中几乎所有的白细胞。在2~6℃环境下保存。

(5) 洗涤红细胞(washed red blood cells):采用特定的方法将保存期内的全血、悬浮红细胞用大量等渗溶液洗涤,去除几乎所有血浆成分和部分非红细胞成分,并将红细胞悬浮在氯化钠注射液或红细胞添加液中所制成的红细胞成分。可以去除99%血浆、90%白细胞和大部分血小板,2~6℃环境下保存,时间不超过24h。适用于器官移植术后病人及免疫性溶血性贫血病人。

3. 血浆(plasma) 血浆是全血经过分离后所得的液体部分,主要成分是血浆蛋白,不含血细胞,无凝集原,因此不会发生凝集反应。可用于补充血容量、蛋白质和凝血因子。血浆可以分为以下三种:

(1) 新鲜冰冻血浆(fresh frozen plasma,FFP):全血于采集6~8h内经离心分离出血浆,在-18℃以下的环境下保存,保质期1年。输注前须在35~37℃水浴中融化,并在24h内输入,以免纤维蛋白原析出。适用于低血容量、低血浆蛋白的病人,血友病或Ⅷ因子和Ⅴ因子缺乏的病人。

(2) 冰冻血浆(frozen plasma,FP):新鲜冰冻血浆保存超过1年后继续保存,或新鲜冰冻血浆分离出冷沉淀层等,保质期4年,称为冰冻血浆。

(3) 冷沉淀血浆(cryoprecipitate plasma,Cryo):是新鲜冰冻血浆在4℃融解时不融的沉淀物。主要用于血友病甲、纤维蛋白原缺乏者。

4. 浓缩血小板(packed platelets) 全血离心所得,需要在20~24℃保存,普通采血袋24h内有效,专用血小板储存袋可保存5d。适用于血小板减少或血小板功能异常引起的严重出血者。

5. 浓缩白细胞悬液(white blood cells concentrate) 指全血离心后取其白膜层的白细胞,于4℃环境下保存,48h内有效。也可将新鲜全血经分离机单采后制成粒细胞浓缩悬液,20~24℃环境下保存,24h内有效。适用于粒细胞减少合并严重感染病人。

6. 其他血液制品

(1) 白蛋白制剂(albumin):从血浆中提纯而得,能提高血浆蛋白及胶体渗透压。有5%、20%、25%三种浓度,临床上常用20%的白蛋白制剂,用于治疗由各种原因所致的低蛋白血症病人,如外伤、肝硬化、肾病、烧伤等。

(2) 免疫球蛋白制剂:用于免疫抗体缺乏的病人。如抗血友病球蛋白浓缩液可用于血友病病人。

(3) 凝血因子制剂:可有针对性地补充某些凝血因子的缺乏。如纤维蛋白原可用于纤维蛋白缺乏症和弥散性血管内凝血(DIC)病人。

四、静脉输血法

【输血前准备】

1. 病人知情 对于需输血治疗的病人,需向病人及家属说明输血的不良反应及经输血传播的疾病可能性,病人及家属同意输血,必须在"输血治疗同意书"签字确认。无家属紧急输血,由医院职能部门领导同意签字备案。未成年者,由父母或监护人签字。

2. 备血 根据医嘱填好输血申请单,并抽取静脉血标本2mL,与已填好的输血申请单一起送血库做血型鉴定和交叉配血试验。输入全血、红细胞、白细胞、血小板制品均须做血型鉴定和交叉配血试验。

(1) 血型(blood type):通常是指红细胞膜上特异性抗原的类型。依据红细胞所含的凝集原不同,把人类的血液分为若干型。迄今为止,世界上已经发现了25个不同的红细胞血型系统,然而与临床最密切的是 ABO 血型系统(ABO blood groups system)和 Rh 血型系统(Rh blood groupsystem)。在我国各族人群中,汉族和其他部分民族的人中 Rh 因子阳性率为99%,阴性仅占 1%。

(2) 血型鉴定(blood typing):临床 ABO 血型鉴定同时采用正向定型和反向定型两者相互验证结果。正向定型是采用已知抗 A、抗 B 抗体的血清来检测红细胞是否含有 A 或 B 抗原,反向定型是采用已知血型的红细胞检测血清中有无抗 A、抗 B 抗体。红细胞膜上只含 A 抗原者为 A 型血,只含 B 抗原者为 B 型血,含有 A 与 B 两种抗原的为 AB 型血,A 与 B 两种抗原均不含有的为 O 型血(表 19-7)。Rh 血型是用抗 D 抗体的血清检测,若红细胞被抗 D 抗体的血清凝集,表示红细胞膜上含有 D 抗原,则为 Rh 阳性。

表 19-7　ABO 血型系统中的凝集原和凝集素

血型	红细胞上的抗原(凝集原)	血清中的抗体(凝集素)
A 型	A	抗 B
B 型	B	抗 A
AB 型	A、B	无
O 型	无	抗 A、抗 B

(3) 交叉配血试验(cross-match test):为了确保输血安全,输血前除做血型鉴定外,还必须做交叉配血试验。交叉配血试验包括直接交叉试验(direct cross-match test)和间接交叉试验(indirect cross-match test)。直接交叉试验是用供血者的红细胞和受血者血清进行配合试验。间接交叉试验是用受血者的红细胞和供血者的血清进行配合试验。如果直接和间接交叉试验均没有凝集反应,即为配血相合,方可进行输血。

3. 取血

(1) 凭取血单与血库人员进行"三查十对":"三查"即检查血制品的有效期,血制品的质量及血液包装是否完好;"十对"即核对病人的床号、姓名、年龄、性别、住院号、血袋号、血型、交叉配血试验结果、血制品种类和剂量;最后在交叉配血试验单上签全名,方可取回。

(2) 取血后保证血液制品质量:取血后不剧烈震荡血液,以免红细胞被大量破坏造成溶血;不能将血液加温,以防血浆蛋白凝固变性,可在室温中放置 15~20min 后再输入;血制品中不可加任何药物,以防变质。

4. 双人核对　输血前,需双人核对,确认无误签字后方可输入。

【操作前准备】

1. 评估病人　病人的病情、输血目的、输血史(血型、交叉配血试验结果、是否发生输血反应)、心肺功能、穿刺部位皮肤的完整性、静脉状况(解剖位置、充盈、弹性及滑动度)、心理反应、合作程度等。

2. 用物准备　①间接输血法准备一次性输血器 1 套、9 号输液钢针 1~2 个、0.9%氯化钠注射液 1 瓶(袋)、血制品,余同静脉输液法;②直接输血法准备无菌注射盘,盘内配有 9 号输液钢针数个、50mL 注射器数副、3.8%枸橼酸钠溶液、血压计袖带、余同静脉注射用物。

3. 环境准备　整洁、安静,必要时调节适宜的室温。

4. 操作者准备　衣帽整洁,洗手,戴口罩。

【操作步骤】

密闭式静脉输血法操作步骤见表19-8。

表19-8 密闭式静脉输血法

步骤	要点说明
◆ **间接输血法**	将已备好的血液,按静脉输液法输入
(1) **核对解释**:备齐用物至床边,解释、核对病人床号、姓名、腕带	
(2) **建立通路**:按静脉输液法完成穿刺,固定	
(3) **冲洗导管**:输少量0.9%氯化钠注射液	冲洗输液管,防止与其他溶液相混
(4) **两人核对**:"三查十对"	防止发生差错
(5) **摇匀消毒**:轻轻摇匀血液,打开储血袋封口,常规消毒血袋输血接口	轻轻将血液摇匀
(6) **连接血袋**:从0.9%氯化钠注射液瓶(袋)中拔出输血器插瓶针后插入血袋输血接口,挂于输液架(图19-22)	
(7) **调节滴速**:调节输血滴速,开始15min内少于20滴/min,若无反应则根据病情和年龄调节滴速	因输血反应多发生在最初15min内成人一般40~60滴/min,老年人及儿童酌情减少
(8) **再次核对**:"三查十对"	
(9) **洗手记录**:洗手、记录,交代注意事项	告知注意事项,如有不适及时呼叫
(10) **加强巡视**:及时发现输血反应	
(11) **续血处理**:如果需要输入第二袋血,在前一袋即将输完时,常规消毒0.9%氯化钠注射液瓶(袋)瓶口,将插瓶针从储血袋中拔出插入0.9%氯化钠注射液瓶(袋)中,输入少量0.9%氯化钠注射液,然后再按第一袋相同方法连接血袋继续输血	避免两袋血之间发生反应 输完血的血袋保留,以备出现输血反应时查找原因
(12) **冲洗导管**:输血毕,再换上0.9%氯化钠注射液滴注	保证全部血液输入病人体内
(13) **拔针按压**:全部输毕,按密闭式静脉输液法拔针	
(14) **整理记录**:整理用物,血袋保留24h后再进行专门处理,记录输血情况	以备病人出现输血反应时检查分析原因 记录输血时间、种类、血量、血型、血袋号,有无输血反应
◆ **直接输血法**	供血者的血液抽出后立即输入受血者体内。常用于婴幼儿少量输血或急需输血而又无库血时。直接输血必须符合以下三个条件:①边远地区的医疗机构和所在地无血站(或中心血库);②危及病人生命,急需输血,而其他医疗措施不能替代;③具备交叉配血及快速诊断方法检验乙型肝炎病毒表面抗原、丙型肝炎病毒抗体、艾滋病病毒抗体的条件

续表

步骤	要点说明
(1) 核对解释:核对床号、供血者及受血者姓名、血型、交叉配血试验结果,并做好解释工作,以取得合作	严格执行查对制度,防止差错事故的发生
(2) 摆放卧位:供血者和受血者分别平卧于相邻的两张床上,各暴露一侧手臂	
(3) 抽取抗凝剂:用备好的注射器抽取一定量的抗凝剂	每副 50mL 注射器抽吸 3.8%枸橼酸钠溶液 5mL
(4) 抽、输血液	
1) 将血压计袖带缠于供血者上臂并充气	使静脉充盈,易于操作 压力维持在 100mmHg 左右
2) 选择静脉,常规消毒两者皮肤	一般选择粗大静脉,常用肘正中静脉
3) 用加入抗凝剂的注射器从供血者静脉内抽出血液,然后立即用静脉注射法直接输给受血者	此过程由三名护士协同操作,即一人抽血,一人传递,一人输注给病人 如连续抽血,反折输液钢针延长管,只需更换注射器,在更换期间放松袖带,并用手指压住静脉前端,以减少出血 从供血者血管内抽血时不可过急过快,并注意观察其面色、血压等变化,倾听其主诉
(5) 整理记录:输血完毕,按密闭式静脉输液法拔针,整理用物,记录输血情况	记录内容同上

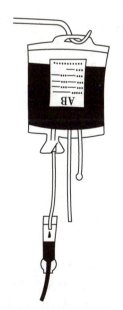

图 19-22 输血器插入血袋

【注意事项】

1. 根据输血申请单采集血标本,一次只为一位病人采集。禁止同时采集两位病人的血标本,以避免差错。

2. 充分认识安全输血的重要性,严格执行查对制度和操作程序,输血前须经两人核对无误后方可输入。

3. 加强输血过程中的观察,特别是输血开始后 10~15min 内,耐心听取病人主诉,如发现输血反应立即报告医生配合处理,并保留余血以供检查分析原因。

4. 按血制品性质,在规定时间内输入。如常温下一单位红细胞制品(约 200mL)尽量在 4h 内输完;新鲜冰冻血浆,因故融化后未能及时输用的,可在 4℃冰箱暂时保存,但不得超过 24h,更不可再冰冻保存;血小板制剂输注前要轻轻摇动血袋使血小板悬起,取出的要尽早输注,并且以病人可以耐受的最快速度输入(80~100 滴/min),若因故不能及时使用,应在 20~24℃轻微震荡条件下保存,严禁放冰箱。

5. 如用库血,必须认真检查库血质量。正常库血分两层,上层血浆呈淡黄色、半透明,下层血细胞呈暗红色,两者之间以灰白色膜为界,界线清楚,无凝块。如血浆变红,血细胞呈暗紫色,界线不清,提示可能溶血,不能使用。

【操作后评价】
1. 执行无菌操作和查对制度。
2. 操作正规,静脉穿刺一次成功,达到治疗目的。
3. 局部无肿胀、疼痛,未出现输血反应。
4. 治疗性沟通有效,病人有安全感,能够配合。

五、常见输血反应及防护

临床常见的输血反应有发热反应、过敏反应、溶血反应、大量输血后反应等,其中溶血反应是最严重的输血反应。一旦发生,如果抢救不及时,往往会危及病人的生命。在输血过程中护士应加强观察和及时处理。

(一) 发热反应

1. 临床表现 发热反应是常见的早期输血反应之一,发生率为2%~10%,在输血过程中或输血后1~2h内发生。初起畏寒、寒战,继之体温升高至38~41℃,持续时间不等,可伴有皮肤潮红、头痛、恶心、呕吐等全身症状,但全身麻醉病人反应可不明显。

2. 原因 ①由致热原引起,如血制品、保养液或输血用具被污染;②违反无菌操作原则,造成污染;③多次输血,受血者体内产生抗白细胞、抗血小板抗体,当再次输血时可发生抗原抗体反应,从而引起发热反应。

3. 护理措施

(1) 预防:有效清除致热原,严格管理血制品、保养液和输血用具,输血过程中严格无菌操作,防止污染。

(2) 处理

1) 反应较轻者,减慢输血速度或暂停输血,症状可自行缓解;症状较重者,应立即停止输血,保持静脉通路,及时通知医生,以便处理。

2) 对症处理:寒战者给予保暖;高热者给予物理降温,并给予相应生活护理。

3) 严密观察病情,监测生命体征特别是体温的变化。

4) 必要时遵医嘱给予退热药、激素、抗过敏药。

5) 保留余血及输血器,必要时一并送检,以便查明原因。

(二) 过敏反应

1. 临床表现 过敏反应(hypersensitive reaction)的症状大多在输血后期或即将结束时发生。表现轻重不一,一般症状出现越早,反应越严重。轻者为皮肤瘙痒、荨麻疹,可在局部或全身出现,也可出现血管神经性水肿,表现为眼睑、口唇水肿;重者可有喉头水肿、支气管痉挛,导致呼吸困难,甚至过敏性休克。

2. 原因 ①病人为过敏体质,对某些物质易引起过敏反应。输入血液中的异体蛋白质与病人机体的蛋白质结合,形成全抗原而导致过敏反应的发生;②输入血液中含有使病人致敏的物质(蛋白质、药物),如供血者在献血前服用过可致敏的药物或食物;③多次输血产生多种抗血清免疫球蛋白抗体,当再次输血时,抗原抗体相互作用而发生过敏反应;④供血者变态反应性抗体随血液传给受血者,一旦与相应的抗原接触,即发生过敏反应。

3. 护理措施

(1) 预防：①加强对供血者的选择、管理和教育，如不选用有过敏史的供血者，献血前4h之内不宜进食高蛋白质和高脂肪食物，宜选用清淡饮食或糖水。且不宜服用致敏药物，以免血中含有致敏物质。②对有过敏史的病人，输血前根据医嘱给予抗过敏的药物。

(2) 处理

1) 发生过敏反应时，轻者减慢输血速度，继续观察；重者立即停止输血，保留静脉通路，及时通知医生。

2) 遵医嘱皮下注射0.1%盐酸肾上腺素0.5~1mL，或给予抗过敏药物、激素等药物。

3) 对症处理：呼吸困难者给予氧气吸入，喉头水肿严重时配合医生进行气管插管或气管切开术；如出现循环衰竭，应立即给予抗休克治疗。

4) 留余血及输血器，必要时一并送检，以便查明原因。

(三) 溶血反应

溶血反应(hemolytic reaction)是指输入的红细胞和受血者的红细胞发生异常破坏而引起的一系列临床反应，是输血中最严重的一种反应。

1. 临床表现　典型的症状是在输血10~15mL后(约5min)发生。按其临床表现可以分为三个阶段：①开始阶段，由于受血者血清中的凝集素与输入血中红细胞表面的凝集原发生凝集反应，导致红细胞凝集成团，阻塞部分小血管，从而造成组织缺血缺氧，病人出现头胀痛、面部潮红、恶心呕吐、心前区压迫感、四肢麻木、腰背部剧痛等反应；②第二阶段，由于凝集的红细胞发生溶解，大量血红蛋白释放到血浆中，以致出现黄疸和血红蛋白尿(尿呈酱油色)，同时伴有寒战、高热、呼吸急促和血压下降等休克症状；③最后阶段，一方面由于大量溶解的血红蛋白从血浆进入肾小管，遇酸性物质变成结晶体，使肾小管阻塞；另一方面抗原和抗体的相互作用，又引起肾小管内皮缺血、缺氧而坏死脱落，致使肾小管阻塞，出现急性肾衰竭症状。表现为少尿或无尿，病人常因尿毒症而导致死亡。

溶血反应还可伴有出血倾向。红细胞破坏后，可释放凝血物质，从而引起弥散性血管内凝血，消耗血小板和凝血因子而致出血。

2. 原因　溶血反应分为急性溶血反应和迟发性溶血反应两种。急性溶血与下列因素有关：①输入异型血，即供血者和受血者血型不符，造成血管内溶血，一般输入10~15mL即可发生症状，后果严重；②输入变质血，即输血前红细胞已破坏，发生变质溶解，如血液贮存过久、保存温度不当、过度震荡、加入高渗或低渗药物、保养液受细菌污染等而红细胞大量破坏。迟发性溶血一般为血管外溶血，多数是Rh因子不合所致溶血，多由Rh系统内的抗体引起。Rh阴性者经输入Rh阳性血液后，第一次输入不发生溶血反应，但输入后2~3周在血清中产生抗Rh因子的抗体，下一次再接受Rh阳性血液，即可发生溶血反应。Rh因子不和引起的溶血反应较少见，且发生缓慢，一般在输血后几小时至几天后才发生，症状较轻，有轻度的发热伴乏力，血胆红素升高等。对此类病人，应查明原因，尽量避免再次输血。

3. 护理措施

(1) 预防：①认真进行血型鉴定和交叉配血试验；②输血前严格查对，杜绝差错；③按规定要求保存血液，以防血液变质。

(2) 处理

1）立即停止输血，维持静脉通路，通知医生，进行紧急处理。保留余血和重新采集血标本，重新做血型鉴定和交叉配血试验。

2）保护肾脏，用热水袋热敷双侧肾区，或遵医嘱进行双侧腰部封闭，以解除肾小管痉挛，保护肾脏。

3）碱化尿液，遵医嘱口服或静脉注射碳酸氢钠，使尿液碱化，增加血红蛋白的溶解度，以减少肾小管结晶形成。

4）密切观察病人生命体征及尿量，并及时记录。

5）对尿少、无尿者，按急性肾衰竭护理，可进行血液透析或腹膜透析治疗；如出现休克，即配合抗休克抢救。

6）做好心理护理，关心安慰病人，缓解病人焦虑及恐惧的情绪。

（四）大量输血后反应

大量输血一般指在24h内紧急输血量大于或相当于病人总血容量。常见大量输血后反应（reaction related to massive blood transfusion）有循环负荷过重（急性肺水肿）、出血倾向、枸橼酸钠中毒反应、高钾血症等。

1. 循环负荷过重　临床表现、发生原因、护理措施同静脉输液反应。

2. 出血倾向（hemorrhagic tendency）

（1）临床表现：表现为皮肤、黏膜瘀点或瘀斑，穿刺部位可见大块瘀血或手术伤口渗血等。

（2）原因：与长期反复输入库血或短时间内大量输入库血及输入含大量枸橼酸钠的血液制品有关。因为库血中血小板已基本破坏，凝血因子减少而引起出血，枸橼酸钠为抗凝剂，过量的枸橼酸钠会导致凝血功能障碍，同时还能使毛细血管张力减低，血管收缩不良，从而出现出血倾向。

（3）护理措施：①应密切观察病人意识、血压、脉搏变化，注意皮肤、黏膜或手术伤口有无出血；②根据医嘱间隔输入新鲜血或浓缩血小板，以补充足够的血小板和凝血因子。

3. 枸橼酸钠中毒反应（sodium citrate poisoning reaction）

（1）临床表现：病人表现为出血倾向、手足搐搦、血压下降。

（2）原因：由于输入含大量枸橼酸钠的血液制品导致出血倾向；如肝功能不全者，枸橼酸钠尚未完全氧化即和血中游离钙结合而使血钙浓度下降，造成低钙血症；因枸橼酸钠在肝内转化为碳酸氢钠，还可造成代谢性碱中毒，但症状一般不明显。

（3）护理措施：①严密观察病人反应；②输库血1 000mL以上时，须按医嘱静脉注射10%葡萄糖酸钙10mL，以补充钙离子。

4. 高钾血症

（1）临床表现：表现为肌肉轻度震颤、手足感觉异常、肢体软弱无力、腱反射减退或消失，甚至会诱发心律不齐、心搏骤停等情况。但在合并碱中毒情况下，往往不出现高钾血症，除非有肾功能障碍。

（2）原因：红细胞内含大量的钾离子，库血贮存的时间越长，红细胞、白细胞被破坏越多，导致细胞内钾离子释放到细胞外，使血浆钾离子浓度升高，导致高钾血症。

（五）其他

如空气栓塞、细菌污染反应及因输血传染的疾病（如乙型肝炎、丙型肝炎、艾滋病及梅毒等）。严格把握采血、贮血和输血操作的各个环节，是预防上述输血反应的关键。

案例分析题

1. 蒋某,女,55岁。因受凉后寒战、高热、咳嗽、胸痛入院,临床诊断为大叶性肺炎。该病人青霉素皮试阴性,医嘱给予青霉素静脉滴注。输液过程中病人主诉局部疼痛,护士检查发现局部红肿,沿静脉走向出现条索状红线。

请问:
(1) 发生该情况可能的原因有哪些?
(2) 护士应如何处理?

2. 王某,男,45岁。患十二指肠溃疡,突然呕血,面色苍白,脉搏120次/min,血压60/45mmHg。医嘱:输全血400mL。在输血过程中出现头部胀痛、四肢麻木、腰背剧痛、黄疸、血压下降等症状。

请问:
(1) 发生该情况可能的原因有哪些?
(2) 护士应如何处理?

(张春梅)

第二十章

标 本 采 集

学习目标

1. 掌握采集各种标本的目的、用物、方法、注意事项。
2. 熟悉标本采集的意义及原则。
3. 了解血、尿、粪、痰等常见标本有关的生理知识。
4. 能够正确选择用物采集各种标本；操作规范，剂量准确；采集的标本有效，能反映病人的真实情况。

随着现代医学技术的发展，诊断疾病的方法日益增多，如 X 线、B 超、CT、磁共振等仪器检查普遍应用于临床。除此之外，对病人进行临床诊断和治疗过程中，还需要借助病人的血液、体液、分泌物、排泄物及组织细胞等进行检验，以获得反映机体功能状态、病理变化或病因的客观资料。

第一节 概 述

情景案例

神经内科护士小戴，早上 6:00 开始为病区的病人采集血常规，共采集了 18 例送检。上午 9:00 病房接到检验科的紧急通知，该病区送检的 18 例血常规中有 3 例发生凝血反应，需要重新采集。

请问：
1. 导致这 3 例血常规出现凝血反应的可能原因有哪些？
2. 标本采集过程中应遵循哪些原则？

一、标本采集的意义

标本（specimen）是指采集人体一小部分的血液（blood）、排泄物（excrement）、分泌物（secretion）、呕吐物（vomitus）、体液（body fluid）及脱落细胞（exfoliative cells）等样品，通过物理、化学和生物学等实验室技术和方法对其进行检验，作为判断病人有无异常的依据。标本检验在一定程度上反映出机体正常的生理现象和病理改变。标本的检验结果和其他临床检查相结合，对观察病情、确定诊断、制订防治措施、推测病情进展起着重要作用，同时也为评估病人的健康状态及确定护理诊断提供客观资料。检验结果的准确性与标本采集的方法、时间、保存正确与否有着密切关系,它可直接影响到疾病的诊断、治疗和护理工作。因此,护士必须正确掌握各种标本采集的技术。

二、标本采集的原则

为了保证送检标本的质量,护理人员应该遵循以下原则:

(一)遵医嘱执行

采集各种标本时应遵医嘱执行。医生填写检验申请单(application form),字迹清楚,检验目的明确,申请人签全名。护士若对检验申请单有疑惑,应核实明确后方可执行。

(二)做好充分的准备工作

采集标本前应明确检验项目名称、目的、采集标本量、采集方法、采集时间及注意事项;采集前向病人解释采集标本的目的、方法、配合要点等,以消除病人的顾虑,取得配合和信任;根据检验目的选择合适的标本容器,贴上条形码或标签(标明病人姓名、性别、年龄、科别、床号、住院号、诊断、检验目的及送检日期、时间等),以便识别。

(三)严格查对

采集标本时再次查对医嘱,核对检验申请单、条形码或标签,病人的床号、姓名、住院号及腕带,并检查标本容器有无破损,是否符合检验目的和要求。采集结束后要再核对,确保万无一失。

(四)正确实施标本采集技术

为了保证送检标本的质量,必须正确掌握标本采集的方法。在采集过程中要注意采集的时间、量、方法。例如做尿妊娠试验时,要留晨尿,因晨尿内人绒毛膜促性腺激素(human chorionic gonadotropin,HCG)的含量最高,容易获得阳性结果;细菌培养标本尽量在病人使用抗生素(antibiotic)前采集,如已使用,应在血药浓度最低时采集,并在检验申请单上注明,采集时严格执行无菌操作,标本须放在无菌容器内,不可混入防腐剂(preservative)、消毒剂(disinfectant)及其他药物,培养基(culture medium)应足量、无浑浊、无变质,以保证检验结果的准确性。

(五)及时送检

标本应及时送检,不应放置过久,以免影响检验结果;特殊标本(如动脉血气分析等)需注明采集时间;另外也要及时查收检验报告单,若收到危急值,立即报告医生,并及时将检验报告单整理入病历。

第二节 常用标本采集法

情景案例

任某,男,21岁。因发热,食欲减退、恶心2周,皮肤黄染1周入院。查体:体温37.0℃,脉搏78次/min,呼吸20次/min,血压110/70mmHg,皮肤略黄,无出血点,浅表淋巴结未触及,巩膜黄染,腹平软,肝肋下2cm,质软,轻压痛和叩击痛。医嘱:肝功能、肝炎病毒指标检查。

请问:
1. 该病人采集的血液标本属于哪一类标本?
2. 采集过程中应注意哪些问题?

一、血液标本采集法

血液检查可以判断体内各种功能及异常变化,是临床最常用的检验项目之一。通过血液分析检查,不仅可以反映血液系统本身的病变,也可为协助诊断疾病、判断病人病情进展程度及治疗疾病提供参考。血液标本(blood specimen)按照采集部位的不同,可分为毛细血管血、静脉血、动脉血。

(一)毛细血管血采集法(capillaryblood sampling)

毛细血管血主要用于各种微量法检查或大规模普查。常用的采血部位为手指末梢、足跟部、耳垂。手指采血操作方便,WHO推荐成人以中指或无名指尖内侧为宜;婴幼儿可从拇指或足跟部采血;耳垂采血疼痛感较轻,操作方便,但耳垂处外周血液循环较差,血细胞容易停滞,受气温影响较大,检验结果不恒定。该方法现在一般由检验科工作人员实施。

(二)静脉血标本采集法(intravenous blood sampling)

真空采血法是目前临床上最常用的静脉血采血方法(表20-1)。利用压力差通过双向针头将病人的血液由静脉直接导入密闭的真空试管内,这种采血的方式具有操作方便、采血量准确、可一针采多管血等特点,同时也可以保护医务人员的安全,获得临床医务人员的普遍认可,逐渐替代一次性注射器采血法。

表20-1 真空采血管的使用

盖头颜色	标本类型	临床用途	添加剂	要求
黄色	血清	适用于急诊生化和血清检查,如生化全套、肝功能、肾功能、电解质、血糖、血脂分析、乙肝两对半、DNA-PCR测定、免疫全套、肿瘤、甲状腺功能全套等免疫项目	促凝剂/分离胶	无须摇动
红色	血清	适用于常规各种生化和免疫学检测		无须摇动
紫色	全血	适用于一般血液学检验,如血常规、血型、网织红细胞计数、糖化血红蛋白等	EDTA(乙二胺四乙酸盐)	采血后立即颠倒混匀5~10次
黑色	全血	红细胞沉降率(ESR)	柠檬酸钠	采血后立即颠倒混匀5~10次
蓝色	血浆	适用于凝血功能检测,如PT、APTT、TT、FIB(凝血四项检测)	柠檬酸钠	采血后立即颠倒混匀5~10次
绿色	血浆	可用于大部分血浆生化检测和某些特定的化验项目,如血氨、血流变等	肝素锂/肝素钠	采血后立即颠倒混匀5~10次
灰色	血浆	糖耐量试验检测	氟化物和抗凝剂	采血后立即颠倒混匀5~10次

注:PT,凝血酶原时间;APTT,活化部分凝血活酶时间;TT,凝血酶时间;FIB,纤维蛋白原。

【目的】

1. **全血标本**(whole blood sample)　指的是抗凝血标本,主要用于临床血液学检查,如血常规、红细胞沉降率、糖化血红蛋白等检测。

2. **血浆标本**(plasma sample)　抗凝血经离心所得的上清液称为血浆,血浆中含有纤维蛋白原。适用于凝血功能、内分泌激素等检测。

3. **血清标本**(serum specimen)　不加抗凝剂的血,经离心所得上清液称为血清,血清中不含有纤维蛋白原。主要用于各种生化和免疫学检查,如血清酶、脂类、肝功能和电解质等检测。

4. **血培养标本**(blood culture sample)　用于查找血液中的致病菌。

【操作前准备】

1. **评估病人**　病人的病情、操作目的、治疗情况、意识状态、情绪、心理反应、合作程度等;采血部位皮肤、静脉的情况;明确所做的检查项目的种类、要求等。

2. **用物准备**　注射盘、皮肤消毒液、棉签、止血带、弯盘、小枕、治疗巾、检验单、手消毒液,一次性采血针(图20-1)或一次性注射器(规格视血量而定)、真空采血管(图20-2)、真空培养瓶(内有培养基)等,锐器盒,必要时备胶布。

3. **环境准备**　清洁、安静,温湿度适宜,光线明亮,必要时围帘或屏风遮挡。

4. **操作者准备**　衣帽整洁,洗手,戴口罩。

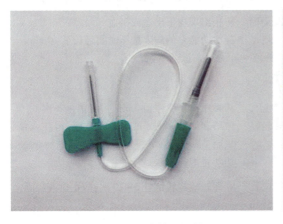

图20-1　一次性采血针

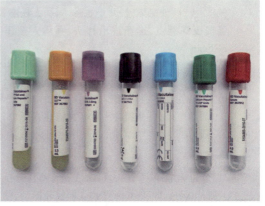

图20-2　真空采血管

【操作步骤】

静脉血标本采集法操作步骤见表20-2。

表20-2　静脉血标本采集法

步骤	要点说明
1. **选择容器**　根据检验目的,选择合适的容器,检查容器无破损,贴好条形码或标签	电子条形码竖贴,不可遮挡刻度 若用一次性注射器抽血,需根据检验目的计算所需采血量
2. **核对解释**　携用物至病人处,核对床号、姓名、住院号、腕带、检验单、标本容器,解释操作目的及配合方法	确认病人,操作前查对

续表

步骤	要点说明
3. 选择静脉 选择合适的静脉,穿刺部位下垫小枕,铺治疗巾,嘱病人握拳	使静脉充盈
4. 核对消毒 再次核对,按静脉注射法,扎止血带、消毒	操作中核对 扎止血带时间应不超过 1min,过长可导致血液成分变化,影响检验结果
5. 采血	
◆ 真空采血器采血	
(1) 穿刺、抽血:取下真空采血针针头护套,将针头刺入静脉	不可先将真空采血管与采血针相连,以免试管内负压消失而影响采血
(2) 采血、拔针:见回血,固定针头,将采血针的另一端护套取下后直接刺入真空管。血液自动流到所需血量,松开止血带,嘱病人松拳,以干棉签按压穿刺点,迅速拔出针头,嘱病人按压穿刺点 3~5min	如需多管采血,可再接入所需真空管 当采集到最后一管血液时,即可松开止血带 采血结束,先拔真空管,后拔针头
◆ 注射器采血	
(1) 穿刺、抽血:持一次性注射器,将针头刺入静脉,见回血后,抽取所需血量	穿刺中一旦出现局部血肿,应立即拔出针头,按压片刻,另选静脉更换针头重新穿刺
(2) 按压、拔针:抽血毕,松开止血带,嘱病人松拳,以干棉签按压穿刺点,迅速拔出针头,嘱病人按压穿刺点 3~5min	防止出现皮下出血或瘀血 凝血功能差的病人按压时间延长至 10min
(3) 注入容器	
1) 血培养标本:将血注入血培养瓶时,先除去瓶盖,消毒瓶口,更换新针头后将血液注入瓶内,并轻轻摇匀	消毒瓶口至少停留 2min,重复消毒 3 次 血培养如有多种,先注入厌氧瓶,再注入需氧瓶 切勿将泡沫注入
2) 全血标本:取下针头,将血液顺管壁注入抗凝试管(anticoagulation tube)内,立即轻轻摇动,使血液和抗凝剂混匀	立即轻轻旋转试管 5~10 次,防止血液凝固
3) 血清标本:取下针头,将血液顺管壁缓慢注入干燥试管(dry tube)内,避免震荡	切勿将泡沫注入 勿震荡,防止红细胞破裂造成溶血
6. 安置病人 再次核对病人信息、标本、检验单;协助病人取舒适卧位,整理床单位	操作后核对
7. 用物处理 清理用物,洗手,记录	
8. 标本送检 标本连同化验单及时送检	特殊标本注明采集时间,以免影响检验结果

【注意事项】

1. 根据不同的检验目的和所需采血量选择标本容器,一般血培养标本采血 5mL,亚急性细菌性心内膜炎病人,为提高培养阳性率,采血量可增至 10~15mL。

2. 进行生化检验的标本,应事先通知病人,宜在清晨空腹时采集,避免因进食影响检验结果,因此时血液中的各种化学成分处于相对恒定状态,检验结果较准确。

3. 严禁在输液、输血的针头处抽取血标本,应在对侧肢体采集。

4. 同时抽取不同种类的血标本,护士动作应迅速准确,先注入血培养瓶,其次注入抗凝管,最后注入干燥试管。

【操作后评价】

1. 无菌操作和查对制度正确。

2. 操作规范,静脉穿刺一次成功,采血量准确。

（三）动脉血标本采集法(arterial blood sampling)

【目的】

采集动脉血标本,用于血液气体分析(blood gas analysis)。一般来说,在不吸氧的条件下,若病人的血氧饱和度(指套式)低于92%,需要进行动脉血气分析,从而为呼吸障碍的病人指导氧疗和调节机械通气各参数提供依据。

【操作前准备】

1. 评估病人　病人的病情、操作目的、治疗情况、意识状态、情绪、心理反应、合作程度等;采血部位皮肤、血管的情况;用氧或呼吸机使用情况等。

2. 用物准备　注射盘、皮肤消毒液、棉签、弯盘、小枕、治疗巾、检验单、手消毒液,一次性动脉采血器(图20-3)或一次性注射器(需备肝素一支)、无菌纱布、无菌手套、锐器盒,必要时备无菌软木塞或橡胶塞、小沙袋。

3. 环境准备　清洁、安静,温湿度适宜,光线明亮,必要时围帘或屏风遮挡。

4. 操作者准备　衣帽整洁,洗手,戴口罩。

5. 部位　常用穿刺部位有桡动脉和股动脉。桡动脉(radial artery)穿刺点位于前臂掌侧腕关节上2cm,动脉搏动明

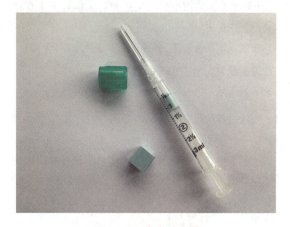

图20-3　动脉采血器

显处。股动脉(femoral artery)穿刺点在股三角区,为髂前上棘和耻骨结节连线的中点。

【操作步骤】

动脉血标本采集法操作步骤见表20-3。

表20-3　动脉血标本采集法

步骤	要点说明
1. 准备容器　核对医嘱、检验单,检查穿刺针,按要求在动脉采血器或一次性注射器外贴好条形码或标签	电子条形码竖贴,不可遮挡刻度
2. 核对解释　携用物至病人处,核对床号、姓名、住院号、腕带、检验单、条形码或标签,解释操作目的及配合方法	操作前核对 若有吸氧,根据需要暂停给氧

411

续表

步骤	要点说明
3. **摆放体位** 操作者站在穿刺侧,协助病人取合适体位,穿刺部位下垫小枕,铺治疗巾	穿刺部位充分暴露,便于穿刺
4. **定位消毒** 初步定位,常规消毒皮肤,范围要广(直径>5cm)	严格执行无菌操作
5. **采血** 再次核对	操作中核对
◆ 动脉采血器采血	
(1) 取出并检查动脉采血器,将采血器活塞拉至所需的血量刻度	动脉采血器针筒自动形成吸引等量血液的负压
(2) 操作者戴无菌手套或消毒左手的示指、中指,用左手的示指和中指触及动脉搏动最明显处并固定动脉于两指中	
(3) 动脉采血器针头与皮肤成45°~90°角度进针,见有鲜红色回血,固定动脉采血器	动脉采血器会自动抽取所需血量
(4) 采血毕,迅速拔针,用无菌纱布按压穿刺部位5~10min,必要时用沙袋压迫止血。采血针头垂直插入橡皮塞中(配套)	凝血功能障碍的病人按压时间可延长 注意及时封闭针尖斜面,隔绝空气,以免影响检验结果
(5) 按照规定丢弃针头,螺旋拧上安全针座帽(配套)	必要时排出气泡
(6) 颠倒混匀5次,手搓动脉采血器5s	保证充分抗凝
◆ 注射器采血	
(1) 用注射器抽吸肝素0.5mL备用	肝素湿润注射器内壁后,余液全部弃去
(2) 操作者戴无菌手套或消毒左手的示指、中指,用左手的示指和中指触及动脉搏动最明显处并固定动脉于两指中	
(3) 右手持注射器在两指中间与皮肤成45°~90°角度进针,见有鲜红色血液涌入注射器,用右手固定穿刺针的方向及深度,左手抽取血液至所需血量	采血过程中保持针尖固定 血气分析采血量一般为0.1~1mL
(4) 采血毕,迅速拔针,用无菌纱布按压穿刺部位5~10min,必要时用沙袋压迫止血。注射器针头垂直插入无菌橡皮塞或软木塞中,并轻轻搓动注射器,使肝素与血液混匀	注意事项同动脉采血器采血
6. **安置病人** 再次核对病人信息、标本、检验单;协助病人取舒适卧位,整理床单位	操作后核对
7. **用物处理** 清理用物,洗手,记录	
8. **标本送检** 标本连同化验单15min内立即送检,>15min需冰浴	对于$PaCO_2$、PaO_2、乳酸等检测,标本必须在15min内进行检测;对于乳酸盐的检测,从标本采集到检测的过程中,需将采血器始终放在冰水中保存

【注意事项】
1. 严格执行查对制度和无菌操作原则。
2. 股动脉穿刺时,病人一般取仰卧位,下肢伸直略外展外旋,以充分暴露穿刺部位。新生儿宜选择桡动脉穿刺,因股动脉穿刺垂直进针时易伤及髋关节。
3. 病人饮热水、洗澡、运动,需休息 30min 后再行采血,避免影响检查结果。
4. 有出血倾向者慎用动脉穿刺法采集血标本。

【操作后评价】
1. 无菌操作和查对制度正确。
2. 操作规范,动脉穿刺一次成功,采血量准确。

二、尿标本采集法

尿液的组成和性状不仅与泌尿系统疾病直接相关,而且还受机体各系统功能状态的影响,反映机体的代谢状况。临床上常采集尿标本(urine specimen)做物理、化学、细菌学等检查,以了解病情、协助诊断或观察疗效。

尿标本分三类:尿常规标本、12 或 24h 尿标本、尿培养标本。

(一)尿常规标本(routine urine specimen)

【目的】
用于检查尿液的颜色、透明度、测定比重,检查有无细胞和管型,并做尿蛋白和尿糖定性检查等。

【操作前准备】
1. **评估病人** 病人的病情、操作目的、治疗情况、意识状态、心理反应、合作程度等,了解女性是否在月经期。
2. **用物准备** 一次性尿液分析管或尿杯(图20-4)、检验单,必要时备便盆或尿壶。
3. **环境准备** 清洁、安静,温湿度适宜,注意隐蔽。
4. **操作者准备** 衣帽整洁,洗手,戴口罩。

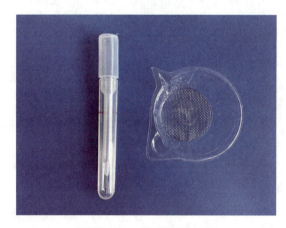

图 20-4 一次性尿液分析管

【操作步骤】
尿常规标本采集法操作步骤见表20-4。

表 20-4 尿常规标本采集法

步骤	要点说明
1. 准备容器 核对检验单,按要求在一次性尿杯或尿液分析管上贴好条形码或标签	
2. 核对解释 携用物至病人处,核对床号、姓名、住院号、腕带、检验单、标本容器,解释操作目的及配合方法	

续表

步骤	要点说明
3. 留取尿标本	尿标本留取新鲜中段尿 昏迷病人或尿潴留病人可通过导尿术留取标本
（1）能自理者：给予尿杯，嘱病人将晨起第一次尿30~50mL（测量尿比重时留尿100mL）留于一次性尿杯内；若有尿液分析管，还需将尿杯内的尿液用吸管吸取，放入分析管内	因晨尿浓度较高，且未受饮食影响，故检验较准确 吸管吸取的尿液量一定要达到或超过试管的刻度线
（2）行动不便者：协助病人在床上使用便器，其余同上	
（3）留置导尿者：先夹闭引流管，排尽集尿袋中尿液，打开引流管，于集尿袋下方引流孔处打开开关收集尿液	
4. 安置病人 再次核对病人信息、标本、检验单；协助病人取舒适卧位，整理床单位	
5. 用物处理 清理用物，洗手，记录	
6. 标本送检 标本连同化验单及时送检	

【操作后评价】

查对制度正确，容器选择合适，标本采集量准确。

（二）12h或24h尿标本

【目的】

用于尿的各种定量检查。如钠、钾、氯、17-羟类固醇、17-酮类固醇、肌酐、肌酸及尿糖定量、尿蛋白定量，尿浓缩查结核分枝杆菌（mycobacterium tuberculosis），尿艾迪（Addis）计数查尿中红细胞、白细胞及管型的数量等。

【操作前准备】

1. **评估病人** 病人的病情、操作目的、治疗情况、意识状态、心理反应、合作程度等；了解女性是否在月经期。

2. **用物准备** 集尿瓶（容量为3 000~5 000mL），根据检验要求加入防腐剂（常用防腐剂见表20-5），检验单，必要时备便盆或尿壶。

3. **环境准备** 清洁、安静，温湿度适宜，注意隐蔽。

4. **操作者准备** 衣帽整洁，洗手，戴口罩。

表20-5 常用防腐剂的用法及适用范围

名称	作用	用法	适用情况
甲醛（formaldehyde）	防腐和固定尿中有机成分	每100mL尿液加400g/L甲醛0.5mL	用于管型、细胞检查，如尿艾迪计数
浓盐酸（concentrated hydrochloric acid）	防腐和防止尿中激素被氧化	每1L尿液加10mL	用于钙、磷酸盐、草酸盐、17-酮类固醇、17-羟类固醇等检查
甲苯（toluene）	防腐及保持尿液的化学成分不变	每100mL尿液中加入甲苯0.5mL（可在尿液表面形成一层甲苯，阻止尿液与空气接触，达到防腐效果）	用于尿蛋白、尿糖检查

【操作步骤】

12h 或 24h 尿标本采集法操作步骤见表 20-6。

表 20-6　12h 或 24h 尿标本采集法

步骤	要点说明
1. **准备容器**　核对检验单,按要求在集尿瓶外贴好条形码或标签	注明留取尿液的起止时间 做好交班工作
2. **核对解释**　携用物至病人处,核对床号、姓名、住院号、腕带、检验单、标本容器,解释操作目的及配合方法	嘱病人或家属将容器放在阴凉处
3. **留取尿标本**　指导病人留取标本,如留 12h 标本,则自晚上 7 时排空膀胱(弃去尿液)后开始留尿至次晨 7 时留取最后一次尿液;如留 24h 标本,则自晨起 7 时排空膀胱(弃去尿液)后开始留尿至次晨 7 时留取最后一次尿液。将 12h 或 24h 的全部尿液均留在集尿瓶内,测总量,记录于检验单上	病人的尿液可以先排在便器或尿壶内,然后再倒入集尿瓶中 根据检验要求在尿中添加防腐剂(于第一次尿液倒入后添加防腐剂)
4. **安置病人**　再次核对病人信息、标本、检验单;协助病人取舒适卧位,整理床单位	
5. **用物处理**　清理用物,洗手,记录	记录尿液总量、颜色、气味等
6. **标本送检**　标本连同化验单及时送检	将 12h 或 24h 尿充分混匀,称重后,从中取适量(一般 20~50mL)放于清洁干燥容器内立即送检,标本上注明总量,其余弃去

【操作后评价】

查对制度正确,容器选择合适,标本采集量准确,防腐剂合适、足量。

(三) 尿培养标本

【目的】

主要采集清洁尿标本(如中段尿、导管尿、膀胱穿刺尿等),用于病原微生物培养、鉴定和药物敏感试验,协助临床诊断和治疗。

【操作前准备】

1. **评估病人**　病人的病情、操作目的、治疗情况、意识状态、心理反应、合作程度及是否应用抗生素等;了解女性是否在月经期。

2. **用物准备**　无菌有盖容器、无菌手套、无菌棉签、无菌纱布、肥皂水或 1∶5 000 高锰酸钾水溶液、清水、消毒液、便器、屏风、检验单,必要时备导尿包、一次性注射器。

3. **环境准备**　清洁、安静,温湿度适宜,注意隐蔽。

4. **操作者准备**　衣帽整洁,洗手,戴口罩。

【操作步骤】

尿培养标本采集法操作步骤见表 20-7。

表 20-7 尿培养标本采集法

步骤	要点说明
1. **准备容器** 核对检验单,按要求在无菌标本容器外贴好条形码或标签	
2. **核对解释** 携用物至病人处,核对床号、姓名、住院号、腕带、检验单、标本容器,解释操作目的及配合方法。屏风遮挡,协助病人取合适卧位,放好便器	
3. **清洗、消毒** 戴手套,按导尿术清洁、消毒外阴,清洁可用肥皂水或高锰酸钾水溶液,消毒时以尿道口为中心,自上而下、由内向外,消毒好后用无菌生理盐水冲去消毒液	严格无菌操作,以免污染尿液 尿液中勿混入消毒液,以免产生抑菌作用影响检验结果
(1) **中段尿留取法**:嘱病人自行排尿,弃去前段尿,用无菌容器接取中段尿 5~10mL,立即盖好	应在病人膀胱充盈时留尿 前段尿起到冲洗尿道的作用
(2) **导尿术留取法**:按照导尿术插入导尿管将尿液引出,见尿液后弃去前段尿,接中段尿 5~10mL 于无菌试管中	昏迷、危重或尿潴留的病人可用导尿术留取法
(3) **留置导尿术留取法**:留置导尿时,用无菌消毒法消毒导尿管外部及尿道口,用无菌注射器通过导尿管抽吸尿液送检	长期留置导尿的病人应更换新的导尿管后再留取尿培养标本 不可采集集尿袋中的尿液送检
4. **安置病人** 再次核对病人信息、标本、检验单;协助病人取舒适卧位,整理床单位	
5. **用物处理** 清理用物,洗手,记录	记录尿液总量、颜色、气味等
6. **标本送检** 标本连同化验单及时送检	标本及时送检,最好不超过 1h(最好 30min 内)

【注意事项】

1. 经血、阴道分泌物、精液、粪便(粪便中的微生物可使尿液变质)等可污染标本,注意不可将其混入尿液中。女病人会阴部分泌物较多时,应先清洁或冲洗再留取尿液;在月经期不宜留取尿标本,以免影响检验结果的准确性。

2. 留取尿培养标本时,应严格执行无菌操作原则,防止标本污染,影响检验结果。

3. 如果标本不能在 1h 送达实验室或检查,应冷藏保存或加入适当的防腐剂。

【操作后评价】

1. 查对制度正确,采集方法正确,标本采集量准确。
2. 严格无菌操作,标本无污染。

三、粪标本采集法

正常粪便是由已消化和未消化的食物残渣、消化道分泌物、大量细菌和水分组成的。通过对粪便的检查,有助于了解病人消化系统功能,协助诊断、治疗疾病。根据检验目的的不同,粪便标本(stool specimen)分为四类:常规标本、隐血标本、寄生虫或虫卵标本和培养标本。

【目的】

1. **常规标本** 检查粪便的性状、颜色、混合物等。

2. **隐血标本** 检查粪便内肉眼不能察觉的微量血液。

3. **寄生虫或虫卵标本** 检查粪便内寄生虫、幼虫及虫卵计数。

4. **培养标本** 检查粪便中的致病菌。

【操作前准备】

1. **评估病人** 病人的病情、操作目的、治疗情况、意识状态、心理反应、合作程度等；了解女性是否在月经期。

2. **用物准备** 除检验单、手套、屏风、手消毒液外，常规标本和隐血标本另备粪标本采集器（图20-5，内附棉签或捡便匙）、清洁便盆，寄生虫或虫卵标本同常规标本（查找蛲虫另加透明胶带、载玻片等），培养标本另备无菌培养管、无菌棉签、无菌生理盐水、消毒便盆。

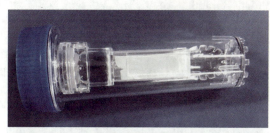
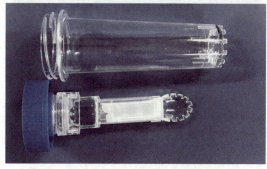

图 20-5 粪标本采集器

3. **环境准备** 清洁、安静，温湿度适宜，注意隐蔽。

4. **操作者准备** 衣帽整洁，洗手，戴口罩。

【操作步骤】

粪标本采集法操作步骤见表 20-8。

表 20-8 粪标本采集法

步骤	要点说明
1. **准备容器** 核对检验单，按要求在标本容器外贴好条形码或标签	
2. **核对解释** 携用物至病人处，核对床号、姓名、住院号、腕带、检验单、标本容器，解释操作目的及配合方法。屏风遮挡，嘱病人先行排空膀胱	避免排便时尿液排出，大小便混合，影响检验结果
3. **收集粪便标本**	
◆ **常规标本**：嘱病人排便于清洁便盆内。用棉签或检便匙取少量异常粪便（约5g，蚕豆大小）放入容器内	选取异常部分，无异常可多部位采集。如为腹泻者应取带脓血、黏液的阳性部分；如为水样便应盛于容器中送验
◆ **隐血标本**：准备工作见第十四章中隐血试验饮食相关内容。按常规标本留取法采集	作为消化道恶性肿瘤普查的筛查指标，为了降低误诊率，必须对同一个病人的不同标本检查3~6次
◆ **寄生虫或虫卵标本**	
(1) **虫体检查及虫卵计数**：将粪便排于清洁便盆内，留取24h全部粪便送检	坚持"三送三检"，即连续3d送3次大便，防止漏检，保证结果准确
(2) **查阿米巴原虫**：在采集标本前用热水将便盆加温至人体温度，便后连同便盆立即送检	因阿米巴原虫在低温下可失去活力而难以查到

步骤	要点说明
（3）**查蛲虫**：用透明薄膜拭子于半夜12点或清晨排便前,于肛门周围皱襞处拭取标本,并立即送检。或嘱病人睡觉前或清晨未起床前,将透明胶带贴在肛门周围,然后取下透明胶带,将粘有虫卵的一面贴在载玻片上,或将透明胶带互相对合立即送检	蛲虫常在午夜或清晨时爬到肛门处产卵 有时需要连续采集数天
（4）**血吸虫毛蚴孵化检查**：应取黏液、脓血部分,不少于30g或全部的粪便立即送检	
◆ **培养标本**：嘱病人排便于消毒便盆内。用无菌棉签取中央部分或带黏液脓血粪便2~5g,置无菌培养管中立即送检。如病人无便意时,用无菌长棉签蘸无菌生理盐水,由肛门插入4~5cm(幼儿2~3cm),顺一个方向轻轻边旋转边退出棉签,置无菌培养管中,塞紧送检	尽量多处取标本,以提高检验阳性率
4. **安置病人**　再次核对病人信息、标本、检验单;协助病人取舒适卧位,整理床单位	
5. **用物处理**　清理用物,洗手,记录	记录粪便形状、颜色、气味等
6. **标本送检**　标本连同化验单及时送检	标本及时送检,最好不超过1h

【注意事项】

1. 采集粪便常规标本时,要保证粪便新鲜,采集后及时送检,一般不超过1h,否则可应消化酶、酸碱度变化及细菌作用等因素的影响,导致粪便有形成分被破坏。

2. 采集隐血标本时,检查前3d禁食肉类、动物血和含铁丰富的蔬菜、水果,并禁服铁剂、铋剂、维生素C等。

3. 检查痢疾阿米巴滋养体时,在采集标本前几天,不应给病人服用钡剂、油剂或含金属的泻剂,以免金属制剂影响阿米巴虫卵或胞囊的显露。

4. 采集粪便培养标本时,采集前尽量不用抗生素,标本中不可混入尿液及其他异物。不应从卫生纸、纸尿裤等物品上留取标本,不能用棉签有棉絮端挑取标本。

5. 灌肠后的粪便或混有油滴的粪便,不宜作为检查标本。

【操作后评价】

查对制度正确,采集方法正确,标本采集量准确。

四、痰标本采集法

痰液是气管、支气管和肺泡的分泌物,正常情况下分泌很少。当呼吸道黏膜受到刺激时,分泌物增多,痰量也增多。痰液主要由黏液和炎性渗出物组成,虽然唾液和鼻咽分泌物可混入痰液内,但并非痰液的组成成分。

临床上常用的痰标本检查分为痰常规标本、24h痰标本、痰培养标本三种。

【目的】

1. **痰常规标本**　采集痰标本做涂片,经特殊染色,以检查细菌、虫卵或癌细胞等。

2. **24h痰标本**　检查一天的痰量,并观察痰液的性状,协助诊断或做浓缩结核分枝杆菌检查。

3. **痰培养标本**　检查痰液中的致病菌,为选择抗生素提供依据。

【操作前准备】

1. **评估病人** 病人的病情、操作目的、治疗情况、意识状态、心理反应、合作程度等。

2. **用物准备** 除检验单、手消毒液外,还应根据检验目的准备以下用物。

(1) 痰常规标本:备痰杯。

(2) 24h 痰标本:备广口大容量痰杯、防腐剂(如苯酚)。

(3) 痰培养标本:备无菌痰杯、漱口溶液。

(4) 无力咳嗽或不合作者:备集痰器(图 20-6)、吸痰用物(吸引器、吸痰管)、无菌生理盐水、一次性手套等。

3. **环境准备** 清洁、安静,温湿度适宜。

4. **操作者准备** 衣帽整洁,洗手,戴口罩。

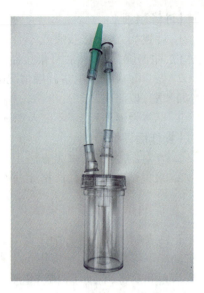

图 20-6 集痰器

【操作步骤】

痰标本采集法操作步骤见表 20-9。

表 20-9 痰标本采集法

步骤	要点说明
1. 准备容器 核对检验单,按要求在标本容器外贴好条形码或标签	
2. 核对解释 携用物至病人处,核对床号、姓名、住院号、腕带、检验单、标本容器,解释操作目的及配合方法	
3. 收集痰标本	
◆ 常规标本:嘱病人晨起后清水漱口,然后深呼吸数次后用力咳出气管深处的痰液,盛于痰杯内送检	清晨痰量较多,痰内细菌也较多 清水漱口去除口腔中杂质 若痰液不宜咳出,可配合雾化吸入等方法 如查癌细胞,应用95%乙醇溶液或10%甲醛溶液固定后送检
◆ 24h 痰标本:在容器内加少量清水,并注明留痰起止时间。将24h(从清晨醒来7时前漱口后第一口痰至次晨7时前漱口后第一口痰)的痰液全部吐入容器内送检	嘱其不可将唾液、漱口液、鼻涕等混入
◆ 培养标本:应于清晨收集痰液,嘱病人用无菌漱口溶液漱口,再用清水漱口,深吸气后用力咳嗽,将痰吐入无菌痰杯内,痰量不少于1mL,加盖立即送检	用无菌溶液漱口,避免口腔内正常菌群的污染 注意无菌操作,防止污染
4. 安置病人 再次核对病人信息、标本、检验单;协助病人取舒适卧位,整理床单位	
5. 用物处理 清理用物,洗手,记录	记录痰液的量、色、质
6. 标本送检 标本连同化验单及时送检	

【注意事项】
1. 昏迷病人、无法咳痰或不合作病人留取痰标本时,可用集痰器吸痰。吸痰前先取合适体位,叩击胸背部,然后将集痰器分别连接吸引器和吸痰管,将痰液吸入集痰器中。
2. 做24h痰量或观察分层情况时,应嘱病人将痰吐在广口瓶内,需要时可以加少许防腐剂(如苯酚)以防腐。
3. 标本及时送检,若不能及时送检,可暂时冷藏,但不能超过24h。

【操作后评价】
1. 查对制度正确,采集方法正确,标本采集量准确。
2. 采集培养标本时,严格无菌操作,标本无污染。

五、咽拭子标本采集法

正常人咽峡部有各种细菌寄居,这些菌群一般对机体无害,称为条件致病菌。但在机体防御功能下降和不恰当地应用抗生素等情况下可引起感染而导致疾病。咽拭子培养能分离出致病菌和病毒,有助于白喉、化脓性扁桃体炎、急性咽喉炎、禽流感等诊断。

【目的】
从咽部(pharynx)及扁桃体(tonsil)采集分泌物做细菌培养或病毒分离,以助诊断。

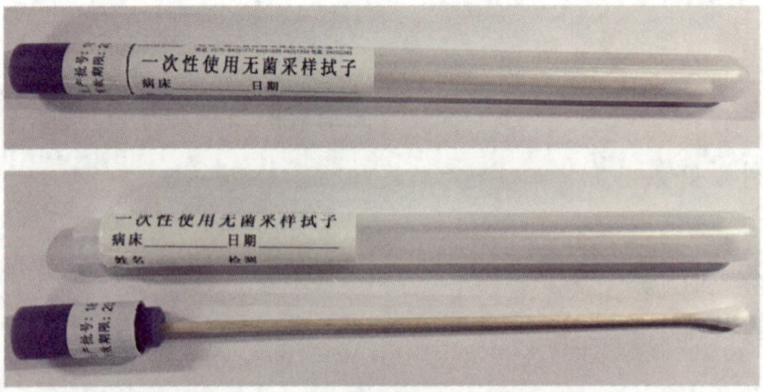

图20-7 无菌咽拭子标本培养管

【操作前准备】
1. 评估病人 病人的病情、操作目的、治疗情况、意识状态、心理反应、合作程度等;了解病人的进食时间。
2. 用物准备 检验单、手消毒液、无菌手套、无菌咽拭子标本培养管(图20-7)、无菌生理盐水,必要时备火柴、酒精灯、压舌板、手电筒等。
3. 环境准备 清洁、安静,温湿度适宜。
4. 操作者准备 衣帽整洁,洗手,戴口罩。

【操作步骤】
咽拭子标本采集法操作步骤见表20-10。

表20-10 咽拭子标本采集法

步骤		要点说明
1. 准备容器	核对检验单,按要求在标本容器外贴好条形码或标签	
2. 核对解释	携用物至病人处,核对床号、姓名、住院号、腕带、检验单、标本容器,解释操作目的及配合方法	
3. 取分泌物	嘱病人张口,发"啊"音,用培养管内的无菌长棉签蘸无菌生理盐水,擦拭两侧腭弓及咽、扁桃体上分泌物。做真菌培养时,须在口腔溃疡面采集分泌物	必要时用压舌板 动作敏捷而轻柔
4. 消毒封闭	迅速将棉签插入试管中,塞紧送检	
5. 安置病人	再次核对病人信息、标本、检验单;协助病人取舒适卧位,整理床单位	
6. 用物处理	清理用物,洗手,记录	
7. 标本送检	标本连同化验单及时送检	

【注意事项】
1. 注意棉签不要触及其他部位,防止污染标本,影响检验结果。
2. 避免在进食后 2h 内留取标本,以防呕吐。
3. 最好在使用抗菌药物治疗前采集标本。
4. 做真菌培养时,须在口腔溃疡面上采集分泌物,避免接触正常组织。先用 1 个拭子揩去溃疡或创面浅表分泌物,第 2 个拭子采集溃疡边缘或底部分泌物。

【操作后评价】
1. 查对制度正确,采集方法、部位准确。
2. 严格无菌操作,标本无污染。

病例分析题

1. 孙女士,44 岁。以急性肾小球肾炎入院,遵医嘱做尿蛋白检查,并留取 24h 尿标本。

请问:
(1) 如何指导病人正确留取 24h 尿标本?
(2) 尿标本中应加入何种防腐剂?

2. 瞿先生,27 岁,咳嗽咳痰 1 周来院就诊。查体:体温 39.2℃,脉搏 100 次/min,呼吸 28 次/min,血压 130/80mmHg,神志清,胸闷、喘息,痰多,听诊肺部有湿啰音,双肺闻及痰鸣音。诊断:慢性支气管炎。医嘱:留痰标本查致病菌,血培养。

请问:
(1) 护士应如何向病人解释正确留痰培养标本的方法?
(2) 留取血培养的方法是什么?

3. 患儿,男,27 个月,因腹泻 1d 就诊。查体:神志烦躁,精神萎靡,颜面部轻度脱水。医嘱:大便常规,轮状病毒检查。

请问:
(1) 腹泻病人如何检查粪便常规?
(2) 粪标本采集时应注意哪些问题?

(周萍 刘颖)

第二十一章

病情观察和危重病人的抢救与护理

学习目标

1. 掌握危重病人常用抢救技术的操作目的、方法和注意事项。
2. 熟悉病情观察的方法和内容,抢救工作的组织管理与抢救设备管理工作。
3. 了解呼吸系统、消化系统相关的解剖及生理知识。
4. 能够正确评估危重病人,并给予相关护理措施;规范使用相关用物为危重病人实施抢救技术,如吸氧、吸痰、洗胃及辅助呼吸等技术。

凡病情严重,随时可能发生生命危险的病人均称为危重病人(critical patient)。危重病人需要护理人员的特别观察(observe)、及时抢救(resuse)与精心护理。

病情观察是临床护理工作的一项重要内容,及时、准确的病情观察可为诊断、治疗、护理疾病和预防并发症提供依据。护士应熟悉病情观察的内容和各类病人病情观察的重点,并在工作中不断培养自身有目的、有意识地进行病情观察的能力。

危重病人的抢救和护理是医疗护理工作中一项重要而严肃的任务,抢救的质量直接关系到病人的生命和生存质量。抢救工作应有严密的组织、合理的分工和必要而完善的设备。护士必须熟练掌握并准确应用基础生命支持、吸氧、吸痰、洗胃等常用抢救技术,熟悉相应的抢救常规和程序,保证抢救工作及时、准确、有效地进行。同时,要全面、细致地做好危重病人的身心整体护理。

第一节 病 情 观 察

情景案例

肖某,男,17岁。在学校跑步时突发头痛,随即出现意识不清,即刻由老师送至急诊室。入院查体:神志浅昏迷,有鼾音,呼吸欠规则,双侧瞳孔等大,对光反射迟钝。急诊头颅 CT 显示:蛛网膜下腔出血。

请问:
1. 该病人重点观察哪些内容?
2. 如何做好危重病人的支持性护理?

病情观察(condition observation),即医务人员在工作中运用视觉、听觉、嗅觉、触觉等感觉器官及其他辅助工具有目的、有计划地获取病人信息的过程。医务人员对病人的病情观察是一种有意识的、审慎的、连续的过程。

一、病情观察的方法

在对病人的病情进行观察时,护士可以运用各种感觉器官,全面、准确地收集病人资料。此外,护士还可以借助相应的辅助仪器,监测病人病情变化的指标。

1. **视诊(inspection)** 是最基本的检查方法之一,是通过视觉观察病人全身和局部状态的检查方法。全身视诊可观察病人的全身状态,如发育、营养、体型或体质、意识、表情、体位、姿势和步态等。局部视诊可了解病人身体局部特征,如皮肤黏膜、瞳孔、耳、鼻、口、舌、头颈、胸廓、腹部、肌肉、骨骼、关节外形等。特殊部位的视诊需借助于某些仪器如耳镜、鼻镜、检眼镜等帮助检查。

2. **听诊(auscultation)** 是利用耳直接或借助听诊器或其他仪器听取病人身体各个部分发出的声音,并分析判断声音所代表的不同含义。多用于听心音、心率、呼吸音、肠鸣音等。常用的听诊器具有集音作用,同时还具有滤波作用。通过听诊,医务人员可根据声音的特性与变化,如声音的频率高低、强弱、间隔时间、杂音等来诊断相关脏器有无病变。

3. **触诊(palpation)** 是通过手的感觉来感知病人身体某部位有无异常的检查方法。通过触、摸、按压被检查的局部,了解体表的温度、湿度、弹性、光滑度、柔软度,以及脏器的大小、轮廓、硬度、触痛、移动度及波动感等。它可帮助医务人员对检查部位及脏器是否发生病变提供直观的重要依据。触诊时必须紧密结合解剖部位及脏器、组织间的关系进行分析才有诊断价值。

4. **叩诊(percussion)** 是通过手指叩击或手掌拍击被检查部位体表,使之振动而产生声音,根据振动和声音的音调特点来判断被检查部位的脏器大小、形状、位置及密度。如通过叩击确定肺下界、心界大小,有无腹水及腹水的量等。

5. **嗅诊(smelling)** 是指利用嗅觉来辨别病人异常气味与病症之间关系的一种诊断方法。来自病人体表、呼吸道、胃肠道、呕吐物、排泄物、分泌物、脓液和血液等气味,根据其疾病不同,其特点和性质也不一样。

二、病情观察的内容

(一)一般情况的观察

1. **面容与表情** 由于病痛困扰,病人常会出现特征性病态面容与表情。常见的几种典型面容如下:

(1) 急性病容(acute disease face):面色潮红、鼻翼扇动、口唇疱疹、呼吸急促、表情痛苦等。见于急性感染性疾病,如疟疾、肺炎球菌肺炎等病人。

(2) 慢性病容(chronicdisease face):面容憔悴、面色苍白或灰暗、双目无神、消瘦无力等。见于慢性消耗性疾病,如慢性肝病、恶性肿瘤晚期、严重结核病等病人。

(3) 贫血面容(anaemia face):面色苍白、唇舌色淡、表情疲惫无力。见于各种贫血病人。

(4) 二尖瓣面容(mitral face):面色晦暗、双颊紫红、口唇轻度发绀等。见于风湿性心脏病病人。

(5) 甲亢面容(hyperthyroidface):面容惊愕、眼裂增大、眼球凸出、目光炯炯、兴奋、烦躁等。见于甲状腺功能亢进病人。

(6) 满月面容(moon face)：面圆如满月、皮肤发红、常伴痤疮和小须等。见于肾上腺皮质功能亢进(库欣综合征)及长期应用糖皮质激素的病人。

(7) 面具面容(mask-like face)：面部呆板、无表情，似面具样。见于帕金森病、脑炎等病人。

2. 皮肤(skin)与黏膜(mucosa) 许多疾病在病程中可伴随皮肤、黏膜的改变。除观察颜色改变外，还需注意弹性、温度、湿度的改变，以及有无皮疹、出血点、紫癜、水肿、瘢痕等情况。如严重缺氧者口唇、四肢末端发绀；肝胆疾病病人常有巩膜和皮肤黄染；贫血病人皮肤苍白；休克病人皮肤苍白湿冷；脱水病人皮肤干燥且弹性减低；造血系统疾病病人常出现皮肤、黏膜的出血点、紫癜、瘀斑等；心源性水肿多从足部开始，向上延及全身；肾源性水肿常出现晨起眼睑、颜面水肿。

3. 体位(position) 指病人身体所处的状态，体位改变对某些疾病的诊断具有一定的意义。临床常见的体位有主动体位、被动体位、被迫体位。如先天性发绀型心脏病病人在活动中发病会呈被迫蹲位；心绞痛病人在步行时发病会呈被迫停立位；胆石症、肾绞痛病人发作时呈辗转体位；破伤风及小儿脑膜炎病人发作时呈现角弓反张位。

4. 姿势(posture)与步态 姿势指举止的状态，病人因疾病的影响，可出现姿势的改变。如颈部活动受限提示颈椎疾病；急性腹痛时，病人躯干制动或弯曲，借以减轻疼痛；胃、十二指肠溃疡或胃肠痉挛性疼痛发作时，病人常捧腹而行。步态(gait)指走动时表现的姿态，当病人突然出现步态改变时，可能是病情变化的征兆之一，如高血压病人出现间歇性跛行，则提示有发生脑血管意外、偏瘫的可能。

5. 排泄物(excreta)和呕吐物(vomitus) 注意观察排泄物(尿、粪、痰液等)的性质、量、色、味、次数等。如脓性痰常提示感染存在；黏液性痰多由于支气管黏膜分泌过多引起，可发生于哮喘或支气管炎。观察呕吐发生的时间、次数、方式，以及呕吐物的颜色、性质、量、气味及伴随症状等，协助疾病诊断。如妊娠呕吐常发生于清晨，幽门梗阻的呕吐常发生于夜晚或凌晨；中枢性呕吐不伴随恶心，呕吐呈喷射状；普通呕吐呈酸味，胃内出血者呈血腥味，肠梗阻时呈粪臭味，有机磷农药中毒者呕吐物常带大蒜味。

6. 饮食(diet)与营养(nutrition) 饮食在疾病治疗中占重要地位，对疾病的诊断亦起一定的作用。危重病人分解代谢增强，机体消耗大，应观察食欲是否降低，进食量、进水量能否满足机体需要。营养状况可根据皮肤、毛发、皮下脂肪、肌肉的发育情况综合分析。

(二) 生命体征的观察

1. 体温 体温高于正常称发热，对发热病人要注意观察体温、热型、发热的程度和过程及表现等。体温超过40℃或持续高热常提示病情严重；体温低于35℃，见于休克、急性大出血等严重衰竭的病人；体温持续不升常是病情危重、极度衰竭的表现。

2. 脉搏 观察脉搏应注意其频率、节律、强弱和紧张度等。脉搏节律改变多为严重的心脏病、药物中毒、电解质紊乱等原因所致。

3. 呼吸 观察呼吸应注意其频率、节律、深浅度、声音及有无呼吸困难、呼吸道梗阻等。各种原因引起的肺内气体交换障碍，均可发生呼吸改变。

4. 血压 观察血压应注意血压变化的原因，不同部位的血压差异、脉压等。收缩压持续低于70mmHg或脉压低于20mmHg，多见于休克病人；收缩压持续高于180mmHg或舒张压持续高于110mmHg，是重度高血压的表示。观察高血压和休克病人的血压具有特殊意义。

(三) 意识状态的观察

意识(consciousness)是大脑高级神经中枢功能活动的综合表现，即对环境的知觉状态。意识障碍(consciousness disorder)是指个体对周围环境及自身状态的识别和觉察能力出现障碍。任何原因引起大脑高级神经中枢功能损害时,都可出现意识障碍。根据意识障碍的程度可分为嗜睡、意识模糊、昏睡和昏迷,也可出现以兴奋性增高为主的高级神经中枢急性失调状态,即谵妄(delirium)。

1. **嗜睡(somnolence)** 最轻度的意识障碍。病人处于持续睡眠状态,能被轻度刺激或言语唤醒,醒后能正确、简单、缓慢地回答问题,但反应迟钝,刺激去除后又很快入睡。

2. **意识模糊(confusion of consciousness)** 其程度较嗜睡要深,表现为对时间、地点、人物的定向力完全或部分发生障碍,可有错觉、幻觉、躁动不安、谵语或精神错乱。

3. **昏睡(lethargy)** 病人处于熟睡状态,不易唤醒。压迫眶上神经或摇动身体可被唤醒,但醒后答话含糊或答非所问,刺激停止后即又进入熟睡状态。

4. **昏迷(coma)** 最严重的意识障碍,按其程度可分为三级。①浅昏迷:意识大部分丧失,无自主活动,对周围事物及声、光刺激无反应,对疼痛刺激可有痛苦表情及躲避行为。角膜反射、瞳孔对光反射、吞咽反射、眼球运动等可存在。生命体征无明显改变,可有大小便失禁或尿潴留。②中度昏迷:对周围事物及各种刺激均无反应,对剧烈刺激出现防御反射。角膜反射减弱、瞳孔对光反射迟钝、眼球无转动。③深昏迷:意识完全丧失,对各种刺激均无反应,全身肌肉松弛,深浅反射均消失。呼吸不规则,血压下降,有大小便失禁或尿潴留。

临床上常用格拉斯哥昏迷量表(Glasgow coma scale,GCS)对病人的意识障碍及严重程度进行观察和测定(表21-1)。使用时分别测量3个子项目并计分,然后将各个项目的分值相加求总和。GCS的总分范围为3~15分,15分表示清醒。按意识障碍的程度分为轻、中、重三度,轻度12~14分,中度9~11分,重度3~8分,低于8分为昏迷。要注意,GCS评分缺乏瞳孔、生命体征的观察,因此还应结合上述内容并对其伴随症状、水电解质、血气分析等情况进行动态分析。

表21-1 格拉斯哥昏迷量表(GCS)

项目	评分标准	分值
睁眼反应 Eyes open(E)	自发性睁眼反应	4
	声音刺激有睁眼反应	3
	疼痛刺激有睁眼反应	2
	任何刺激无睁眼反应	1
言语反应 Verbal response(V)	对人物、时间、地点等定向问题回答清楚	5
	回答混淆不清,不能回答定向问题	4
	言语不流利,字意可辨	3
	言语模糊不清,字意难辨	2
	任何刺激无言语反应	1
运动反应 Motor response(M)	可按指令动作	6
	能确定疼痛部位	5
	疼痛刺激时肢体有退缩反应	4
	疼痛刺激时肢体有过屈反应	3
	疼痛刺激时肢体有过伸反应	2
	疼痛刺激时无反应	1

(四) 瞳孔的观察

瞳孔(pupil)变化是许多疾病,尤其是颅内疾病、药物中毒、昏迷等病情变化的一个重要指征。认真、细致、准确地观察瞳孔的变化,对疾病的诊断、治疗及危重病人的抢救都有极其重要的意义。观察瞳孔应注意瞳孔的形状、大小、边缘、对称性及对光反射是否存在。

正常瞳孔呈圆形,两侧等大等圆,边缘整齐,在自然光线下直径为3~4mm,对光反应灵敏。①瞳孔直径小于2mm,称瞳孔缩小,小于1mm为针尖样瞳孔。小脑幕切迹疝早期可出现患侧瞳孔缩小;有机磷农药、氯丙嗪、吗啡、巴比妥类等药物中毒可见于双侧瞳孔缩小。②瞳孔直径大于5mm,称瞳孔散大。小脑幕切迹疝随着病情进展,患侧瞳孔逐渐散大,到晚期,则出现双侧瞳孔散大;另外,颅内压增高、颅脑损伤、颠茄类药物中毒及濒死状态均可见双侧瞳孔散大。③当瞳孔大小不随光线刺激而变化时,称瞳孔对光反应消失,常见于危重或深昏迷病人。

(五)日常生活活动能力的观察

日常生活活动(activities of daily living, ADL)是指人们在每天生活中,为了照料自己的衣、食、住、行,保持个人卫生整洁和进行独立社区活动所必需的一系列基本活动。观察病人的日常生活活动能力,有助于护士对病人进行针对性的护理。根据病人的进食、洗漱、修饰、穿衣、控制大小便、如厕、床椅转移、平地行走、上下楼梯、交流等日常活动,将日常生活活动能力分为生活完全依赖、生活明显依赖、生活需要帮助、生活基本自理四个功能等级。

(六)特殊检查、治疗后反应的观察

1. 特殊检查后的观察　临床上有一些协助诊断的特殊检查,如造影检查、内镜检查、穿刺检查均会对病人产生不同程度的创伤,护士应重点了解其注意事项,认真倾听病人的主诉,防止并发症的发生。如腰椎穿刺检查后,应注意观察病人的生命体征、意识状态、瞳孔变化、颅内压降低及脑疝前驱症状;纤维支气管镜检查后,应注意观察病人的生命体征、声音是否嘶哑、有无胸痛及呼吸道有无出血情况等。

2. 药物治疗后的观察　药物治疗是临床最常用的治疗方法,在药物治疗过程中,应注意观察药物的疗效、不良反应和副作用。如退热药物使用后体温的变化;胰岛素治疗后有无低血糖反应;使用血清类和青霉素类药物有无过敏反应等。

3. 特殊技术操作后的观察　危重病人常需进行一些特殊的技术治疗,如吸痰、输血、血液透析、辅助呼吸治疗等。无论给予何种特殊的治疗都必须仔细观察。如吸痰时要观察病人的缺氧情况;输血要观察输血反应;手术后观察血压、伤口及出血等情况;放置引流管后观察引流液的量、色、质等。

(七)心理状态的观察

危重病人由于病情复杂危险,采取多种抢救措施而产生恐惧心理,对预后的担心会使病人焦虑不安,并易对医护人员的行为产生较强的猜疑心理。当病程长、疗效不佳时,又会产生悲观消极情绪,对治疗失去信心。同时,家属的态度及提供照顾的能力,也会影响病人的情绪及心理状态(psychological state)。

第二节　危重病人的管理与护理

抢救危重病人的三个主要环节是院前急救、院内急诊和重症监护。急诊中心(科)主要承担急救中心转送的和来诊的急、危、重病人的诊治、抢救和留观工作。重症监护以重症监护病房(ICU)为工作场所,接收急诊中心(科)和院内各科室转来的危重病人。无论何时何地,遇到危重病人,各系统要争分夺秒、全力以赴进行抢救。其中系统化、科学化的管理是保证成功抢救危重病人的必要条件之一。

一、抢救工作的组织管理与抢救设备管理

(一) 抢救工作的组织管理

对危重病人实施抢救,使病人能在最短时间内得到专业人员的治疗和护理。规范的抢救流程,明确的抢救分工,熟练的抢救技术,对能否挽救病人生命和获得良好的预后至关重要。因此,必须从思想上、组织上、物质上做好充分准备。

1. **建立责任明确的系统组织结构** 急诊室和各病区应成立抢救小组,由专人负责。抢救一般分为全院性抢救或科室(病区)抢救两种。全院性抢救常用于大型灾难等突发情况,由院长(分管院长)组织实施,各科室均参与抢救工作。科室内的抢救一般由科主任、护士长负责组织实施,各级医务人员必须听从指挥,在抢救过程中严格按照抢救程序、操作规程,分秒必争,医护间既要分工明确,又要密切配合。

2. **制订抢救方案** 医生、护士要共同参与抢救方案的制订,使病人能得到及时、迅速的抢救。护士应根据病人的情况和抢救方案制订护理计划,解决病人现存的和潜在的健康问题。

3. **做好查对工作** 任何药物均需两人核对无误后才能使用,抢救过程中严格按照规定执行口头医嘱,抢救结束及时提醒医生补记医嘱。抢救过程中的空安瓿、输液空瓶、输血空袋等集中放置,以便抢救结束后统计、查对、补充。

4. **严格做好抢救记录和交接班工作** 一切抢救工作均应做好记录,记录要及时、准确、清晰、全面,并注明执行时间与执行者。做好交接班工作,保证抢救工作的连续性。

5. **参加查房、会诊和病例讨论** 安排护士参加危重病人的查房(ward round)、会诊(consultation)和病例讨论(case discussion),熟悉病人的病情变化及监测重点,做到心中有数,配合恰当。

6. **做好抢救药品、器械的管理** 室内物品一律不得外借,护士应熟悉抢救器械的性能和使用方法,严格执行"五定"制度。①定数量品种:急救药品按其作用分类定位、定量存放,用后及时补充。标签清晰,药名、数量与基数相符。②定放置地点:各类仪器、物品、药品应定点放置,以保证抢救时能迅速获取。③定专人保管:各类仪器、物品、药品应执行严格的交接班制度,班班清点,部分大型仪器需指定负责人,专人负责保养及维修。④定期消毒灭菌:定期保洁、消毒,保证物品、药品无过期。⑤定期检查维修:定期检查物品的性能,及时维修各类仪器设备,保证急救物品的完好率。

(二) 抢救设备管理

1. **抢救室** 急诊室和病区均应设抢救室,病区的抢救室宜设在靠近医护办公室的单独房间内,室内宽敞整洁,光线充足,陈设简单。

2. **抢救床** 最好是可升降、床头拆卸的多功能摇床。必要时另备木板一块,作为心脏按压时用。

3. **抢救器械** 急诊单位应配备给氧系统、监护系统,需保证各种抢救器械的完好,室内应备有"五机",包括心电图机、洗胃机、呼吸机、电除颤仪、电动吸引器或中心吸引装置等,应保证各抢救器械的完好。

4. **抢救车**(图21-1) 车内应备有各种急救物品。
(1) 常用急救药品见表21-2。

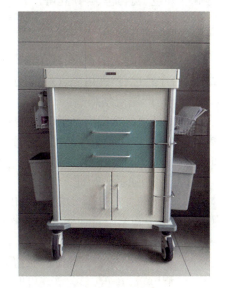

图21-1 抢救车

表 21-2　常用急救药品

类别	药物
呼吸兴奋药	尼可刹米(可拉明)、洛贝林(山梗菜碱)等
升压药	多巴胺、去甲肾上腺素、肾上腺素、间羟胺(阿拉明)等
抗高血压药(血管扩张药)	酚妥拉明、硝普钠、硫酸镁注射液、肼屈嗪等
强心药	去乙酰毛花苷(西地兰)、毒毛花苷 K 等
抗心律失常药	利多卡因、胺碘酮、普鲁卡因、维拉帕米等
抗心绞痛药	硝酸甘油等
平喘药	氨茶碱等
止血药	血凝酶、垂体后叶素、维生素 K_1、氨甲苯酸(止血芳酸)、酚磺乙胺(止血敏)等
镇静、镇痛、抗惊厥药	地西泮(安定)、苯巴比妥(鲁米那)、右美托咪定、氯丙嗪(冬眠灵)、硫酸镁注射液等
解毒药	阿托品、亚甲蓝(美蓝)、硫代硫酸钠等
抗过敏药	异丙嗪(非那根)、苯海拉明、氯雷他定、西替利嗪等
脱水利尿药	20%甘露醇、呋塞米(呋喃苯胺酸、速尿)等
激素类药	地塞米松、氢化可的松等
碱性药	5%碳酸氢钠、11.2%乳酸钠等
其他	0.9%氯化钠溶液、各种浓度的葡萄糖溶液、低分子右旋糖酐、50%葡萄糖液、林格氏液、10%葡萄糖酸钙、10%氯化钾、山莨菪碱等

注:根据实际情况,各病区抢救用药略有调整。

(2) 各种急救用物:包括开口器(mouth gag)、压舌板(tongue depressor)、牙垫(teeth cushion)、舌钳(tongue forceps)、喉镜(laryngoscope)、三腔管、起搏器(pacemaker)、血压计、听诊器、各类导管、各种规格的注射器及针头、皮肤消毒液、各类敷料(敷贴)、输液器、输血器、止血带、绷带、手电筒、接线板、各种型号无菌手套等。

(3) 各种无菌急救包:主要为"八包",即气管切开包、腰穿包、胸穿包、腹穿包、心穿包、静脉切开包、缝合包、导尿包等。

二、危重病人的支持性护理

对于危重病人的护理,护士应全面地、缜密地观察病情,判断病情的转归,详细记录观察结果、治疗经过、护理措施,以供医护人员进一步诊疗、护理时参考。

(一) 严密观察病情

护士必须严密观察并随时掌握病人的病情变化,尤其要加强对生命体征、瞳孔、意识等内容的观察,以便随时了解心、肺、脑、肝、肾等重要脏器的功能状况及治疗反应与效果,及时、正确地采取有效的救治措施。

(二) 加强基础护理

1. **眼的保护**　眼睑不能自行闭合的病人,由于眨眼少,角膜干燥,易发生溃疡,并发结膜炎,可涂金霉素眼膏或盖凡士林(vaseline)纱布,以保护角膜。

2. **做好口腔护理**　加强口腔清洁及观察,按时做好口腔护理。

3. **做好皮肤护理**　保持皮肤清洁、干燥,防止压疮发生。

4. **肢体被动锻炼**　病情许可时,每日 2~3 次为病人做肢体的屈曲、伸展、内旋、外展等被动运动或主动运动;同时进行按摩,以促进血液循环,增加肌肉张力,帮助恢复功能,预防静脉血栓的形成。

（三）保持呼吸道通畅

鼓励病人进行有效的深呼吸或轻拍背部，以助痰液的咳出；昏迷病人头应偏向一侧，及时用吸引器吸出呼吸道分泌物，防止误吸。

（四）补充营养和水分

保证病人有足够的营养和水分的摄入，对能进食者，鼓励其多进营养丰富易消化吸收的饮食；对不能进食者，可给予鼻饲或完全胃肠外营养支持；对体液不足的病人（如大量引流或额外体液丧失等），应补充足够的水分，以维持体液平衡，防止水、电解质紊乱。

（五）维持排泄功能

协助病人大小便，如发生尿潴留，可采取诱导排尿的方法，以减轻病人的痛苦，必要时导尿；如留置导尿者，要保持引流通畅，防止泌尿道感染；便秘者可给予缓泻药物或灌肠。

（六）保持引流通畅

危重病人身上常置有多种引流管，如导尿管、胃肠减压管、伤口引流管等，应妥善固定，安全放置，防止出现扭曲、阻塞、受压、脱落等现象，确保引流通畅，同时注意严格执行无菌操作技术，防止逆行感染。

（七）注意安全

对意识丧失、谵妄、躁动的病人，要注意其安全，必要时可使用保护具。牙关紧闭抽搐的病人，可用压舌板裹上数层纱布，放于上下臼齿之间，以免因咀嚼肌痉挛而咬伤舌头，同时室内光线宜暗，工作人员动作要轻，避免因外界刺激而引起抽搐。

（八）做好心理护理

危重病人常常会表现出各种各样的心理问题，如恐惧、焦虑、担忧、悲观、绝望等，护士要有较强的心理护理意识，根据病人的心理活动，有的放矢地解除病人的心理障碍，为病人提供有效的心理支持。抢救过程中，护士的举止应沉着、冷静，给病人以安全感，并注意维护病人的自尊。

知识拓展

重症监护医学的发展

20世纪50年代初期，北欧地区在流行脊髓灰质炎期间为了更有效地重点监护呼吸麻痹，对患儿集中护理，获得了很大的成功。1958年，美国麻醉医生彼得·沙法（Peter Safar）、外科医生马克·拉维奇（Mark Ravitch）在马里兰州的巴尔的摩市医院创建了世界上第一个真正意义上的ICU，对病人24h不间断生命支持。20世纪60年代，重症医学在发达国家正式兴起。

我国的ICU起步较晚，但是发展很快。20世纪70年代，北京、天津等地医院建立呼吸衰竭、心力衰竭、肾衰竭的"三衰竭病房"，是中国ICU的雏形。80年代我国的ICU开始在三级综合性教学医院兴起，1982年北京协和医院设立了我国第一张具有现代意义的ICU病床，1984年成立加强治疗科，这是中国最早的重症医学科。2008年7月，国家批准重症医学为临床医学二级学科。2009年1月卫生部在《医疗机构诊疗科目名录》中增加"重症医学科"诊疗科目，并要求具备条件的二级以上综合医院设置重症医学科。进入21世纪，我国重症医学发展迅速，已经成为临床医学中举足轻重的学科，不仅在日常危重病人的救治中，而且在灾害或突发公共事件的重症救治中发挥了主力军的作用。

第三节　危重病人的常用抢救技术——吸氧法

> **情景案例**
>
> 李女士,41 岁。有慢性尿毒症病史 10 余年,规律血液透析,本次因突发胸闷气急 1h 来院就诊。查体:脉搏血氧饱和度(SpO_2)88%,意识清楚,呼吸急促,不能平卧,颜面部水肿,口唇发绀,听诊两肺满布湿啰音,心律齐,心尖部可闻及奔马律。
> 请问:
> 1. 如何判断缺氧的程度?
> 2. 给氧时应注意些什么?

氧气吸入疗法(oxygenic therapy)是供给病人氧气以提高动脉血氧分压(PaO_2)及动脉血氧饱和度(SaO_2),增加动脉血氧含量(CaO_2),纠正各种原因造成的缺氧状态,促进组织的新陈代谢,维持机体生命活动的一种治疗方法。

一、供氧装置

(一)氧气瓶及氧气表装置

1. 氧气瓶(oxygen cylinder)　医用氧气瓶为淡蓝色(国家标准色标)无缝柱形钢瓶,一般容积为 40L。瓶内可耐高压达 14.7MPa(150kg/cm^2),容纳氧约 6 000L。氧气瓶的顶部有一总开关(general switch),控制氧气的进出,逆时针旋转为开,顺时针旋转为关。开关旁有一气门为氧气的流出通道。

2. 氧气表　由压力表(pressure gauge)、减压器(decompressor)、流量表(flowmeter)、湿化瓶(humidifying bottle)、安全阀(safety valve)组成。

(1) 压力表:表上的指针指示瓶内的氧气压力,以 MPa(kg/cm^2)表示。

(2) 减压器:是一种弹簧自动减压装置,将来自氧气瓶内的压力减低至 0.2~0.3MPa(2~3kg/cm^2),使氧气流出平稳,便于使用,保证安全。

(3) 流量表:用以测量每分钟氧气流出量,表内装有浮标,当氧气通过流量表时,浮标被吹起,浮标所指示的刻度,即表示每分钟氧气的流出量,一般以 L/min 计算。流量表下有一小开关,用以调节氧气的流出量。

(4) 湿化瓶:用以湿润氧气,保护呼吸道黏膜,瓶内应装 1/3~1/2 满的灭菌蒸馏水或冷开水,通气管末端浸入水中。

(5) 安全阀:安全阀位于减压器的下部,当氧流量过大时,过高的压力可将内装活塞上推,使过多的氧气由四周小孔流出,以免高流量的氧气冲入病人呼吸道造成损伤,以保证用氧安全。

氧气瓶及氧气表装置如图 21-2 所示。

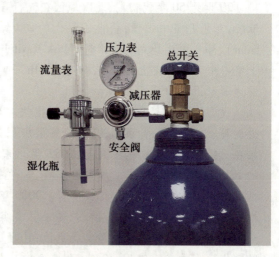

图 21-2　氧气瓶及氧气表装置

（二）中心管道供氧装置

目前各大型医院均安装中心供氧（central oxygen supply）装置，医院的氧气集中由中心供应站供给，设管道至病房、门诊、急诊。供应站有总开关控制，各用氧单位配有氧气表。使用时接上流量表，打开流量开关即可，此法迅速、方便，为临床常用（图21-3）。

（三）氧气枕

氧气枕（oxygen bag）为一长方形橡胶枕，枕的一角连接橡胶管，上有调节器以调节氧流量（图21-4）。使用前先将氧气枕内充满氧气，连接吸氧导管，必要时接上湿化瓶，调节氧流量。使用时一般放置在头下或者给氧气枕增加外力，借重力使氧气流出。氧气枕携带方便，用于家庭氧疗、病人转运途中或现场抢救。

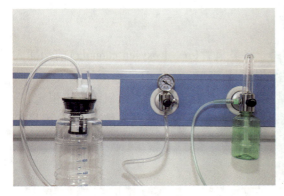

图21-3　中心供氧装置和负压吸引装置

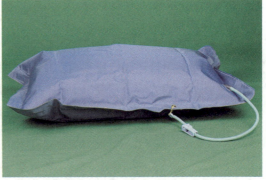

图21-4　氧气枕

新购的氧气枕因枕内含有粉尘，充气前应用自来水灌满氧气枕，在枕外用手揉捏放水，再灌水揉捏，如此反复多次，直至放出水洁净为止。否则可引起吸入性肺炎，甚至有窒息的危险。

二、吸氧方法

临床上，是否需要氧疗主要根据病人的临床表现及血气分析的结果来决定。PaO_2是反映缺氧的敏感指标，一般而言，只要PaO_2低于正常即可氧疗，但临床实践中往往采用更严格的标准。对于成年病人，$PaO_2<60mmHg$是比较公认的氧疗指征，而对于急性呼吸衰竭病人，氧疗指征应适当放宽。

【操作前准备】

1. **评估病人**　病人的病情、心理反应、用氧目的、合作程度，缺氧程度与症状（表21-3）、氧疗种类（表21-4）及鼻腔是否通畅等。

表21-3　缺氧程度与症状

程度	发绀	呼吸困难	神志	氧分压（PaO_2）/mmHg
轻度	无	不明显	清楚	≥60
中度	明显	明显	正常或烦躁不安	40~<60
重度	显著	严重、三凹症明显	昏迷	<40

表 21-4　氧疗种类

种类	氧浓度	适用范围
低浓度持续给氧（伴有明显CO_2潴留的低氧血症）	<35%	慢性阻塞性肺疾病、慢性肺源性心脏病、慢性支气管炎、支气管哮喘、肺气肿等
较高浓度给氧（不伴CO_2潴留的低氧血症）	≥35%	各种类型休克、窒息、中毒、心力衰竭、心肺复苏后的生命支持阶段、急性呼吸窘迫综合征（ARDS）、肺水肿、心肌梗死等

2. **用物准备**　根据不同的用氧方法准备用物。
3. **环境准备**　注意安全，严防明火。
4. **操作者准备**　衣帽整洁，洗手，戴口罩。

【操作步骤】

1. **鼻氧管给氧法**　具体操作步骤见表 21-5。将鼻氧管（nasal oxygen cannula）前端插入鼻孔内约 1cm，导管环固定稳妥（图 21-5）。此法优点是简单、方便，且不会干扰病人正常咳嗽、进食、说话，病人容易耐受，因而是临床上常用的给氧方法之一；缺点是氧浓度不恒定，易受病人呼吸的影响。在用氧期间还需注意观察病人耳部、鼻翼的皮肤黏膜情况，防止因导管太紧引起压力性损伤。

表 21-5　鼻氧管给氧法

步骤	要点说明
◆ **氧气瓶供氧**	
（1）装表	
1）检查：检查氧气瓶，确认可用	
2）吹尘：将氧气瓶的总开关迅速打开并迅速关好，放出小量氧气	吹尘的主要目的是将气门处的灰尘冲去，以免进入氧气表
3）装表：左手持氧气表，并将表稍向后倾斜，接于气门处，用手初步旋紧，再用扳手旋紧	将氧气表直立于氧气瓶旁
4）试氧：接上通气管、湿化瓶，打开总开关及流量表开关，试氧，最后关闭流量开关，推至病室待用	检查氧气流出是否通畅及各部位有无漏气
（2）吸氧	
1）准备用物：携用物推氧气瓶至床边，流量调节阀向着便于操作的方向	
2）核对解释：核对病人床号、姓名、腕带，向病人及家属解释操作目的及配合方法	确认病人，并取得良好合作；缓解病人紧张情绪
3）清洁鼻腔：用棉签蘸冷开水清洁两侧鼻腔	观察鼻腔情况
4）连接导管：取出鼻氧管，与流量表氧气出口连接	
5）调节流量：打开流量表开关，确定氧气流出通畅后，调节氧流量	检查氧气流出是否通畅可用以下方法：①放入洁净水中，看有无气泡溢出；②将管口靠近手背，感觉有无气流冲出；插管前调节流量，以免气流过大损伤肺组织

续表

步骤	要点说明
6) 湿润插管：将鼻氧管前端放入小药杯冷开水中湿润后轻轻插入鼻孔1cm（若为单侧鼻氧管给氧，插管前先测量插管长度，为鼻尖至耳垂的2/3）	动作轻柔，以免引起黏膜损伤
7) 固定：如无不适，将导管环绕病人的耳部向下放置并调节松紧度（单侧鼻氧管固定同鼻饲法）	注意勿影响美观 询问病人的感觉，如有无鼻咽部不适、恶心或呛咳
8) 记录观察：记录用氧时间、流量、病人反应，用氧期间加强巡视	告知病人用氧期间勿随意调节氧流量，注意用氧安全 观察疗效，关注实验室检查结果，随时调整流量
(3) 拔管	
1) 核对解释：核对病人床号、姓名、腕带，解释操作目的	确认病人，并取得良好合作
2) 停氧处理：停止用氧时，先用纱布包裹鼻氧管前端并轻轻拔出置于弯盘内，关总开关，无余气时再关流量调节开关	询问病人有无不适，感谢病人的合作
3) 整理记录：安置病人，记录停氧时间。清理用物，整理病床单元	
(4) 卸表	
1) 卸连接管：首先卸下湿化瓶、通气管	
2) 卸氧气表：一手持表，一手用扳手将氧气表与氧气瓶连结螺帽松开，然后以手旋松，将氧气表卸下	注意氧气表轻拿轻放 氧气瓶上悬挂空或满的标志
◆ 中心供氧系统供氧	
(1) 用氧	
1) 核对解释：携用物至床边，核对病人床号、姓名、腕带，向病人及家属解释操作目的及配合方法	确认病人，并取得良好合作 缓解病人紧张情绪
2) 装流量表：手持流量表，将其安装在中心供氧管道氧气流出口处，接上通气管及湿化瓶	
3) 清洁鼻腔：用棉签蘸冷开水清洁两侧鼻腔	观察鼻腔情况
4) 连接导管：取出鼻氧管，与流量表上氧气出口相连	
5) 调节流量：打开流量表开关，确定氧气流出通畅后，调节氧流量。检查指示浮标能达到既定流量刻度	检查氧气流出是否通畅及各部位有无漏气 插入前调节流量，以免气流过大损伤肺组织
6) 湿润插管：将鼻氧管前端放入小药杯冷开水中湿润后轻轻插入鼻孔1cm	动作轻柔，以免引起黏膜损伤
7) 固定：如无不适，将导管环绕病人的耳部向下放置并调节松紧度	注意勿影响美观 询问病人的感觉，如有无鼻咽部不适、恶心或呛咳

续表

步骤	要点说明
8) **记录观察**：记录用氧时间、流量、病人反应,用氧期间加强巡视	告知病人用氧期间勿随意调节氧流量,注意用氧安全 观察疗效,关注实验室检查结果,随时调整流量
(2) 停氧	
1) **核对解释**：核对病人床号、姓名、腕带,解释操作目的	确认病人,并取得良好合作
2) **停氧处理**：停止用氧时,先用纱布包裹鼻氧管前端并轻轻拔出置于弯盘内,关闭流量开关	询问病人有无不适,感谢病人的合作
3) **卸流量表**：取下湿化瓶、通气管,按住中心供氧管道氧气流出口处的螺帽,流量表自动弹出	注意流量表轻拿轻放
4) **整理记录**：安置病人,记录停氧时间。清理用物,整理病床单元	

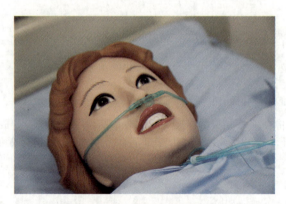

图21-5 鼻氧管给氧法

鼻氧管给氧法还需准备以下用物：氧气装置、一次性鼻氧管、小药杯（内盛冷开水）、棉签、胶布、纱布、弯盘、扳手、用氧记录本、氧标志等。

2. **面罩给氧法** 面罩（oxygen mask）主要包括简单面罩、带储气囊面罩、文丘里（Venturi）面罩。主要优点为吸氧浓度相对稳定,可按需调节,对鼻黏膜刺激小；缺点是在一定程度上影响病人咳痰、进食。面罩给氧时调节流量一般为6~8L/min,适用于张口呼吸且病情较重病人（图21-6）。

3. **鼻塞给氧法** 鼻塞是用塑料制成的球状物（图21-7）,操作时将鼻塞塞入一侧鼻孔鼻前庭内,鼻塞大小以恰能塞住鼻孔为宜。其优缺点同鼻氧管,此法两侧鼻孔可交替使用,适用于长时间用氧的病人。

4. **头罩式给氧法** 头罩用无毒有机玻璃制成,头罩板上有多个露孔,通过开关露孔的数目,可调节罩内氧气的浓度（图21-8）。头罩底部是静脉输液管及胃管的入口。使用时将头罩罩在小儿头部,将氧气接于氧气进孔上,然后调节氧流量。此法简便,无刺激性,透明的

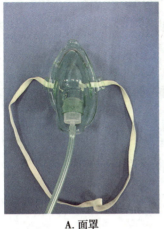 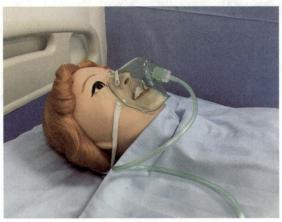

A. 面罩　　　　　　　　　　　　B. 面罩罩住口鼻

图 21-6　面罩给氧法

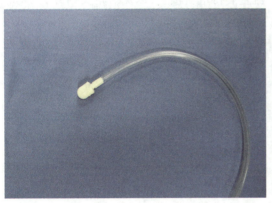 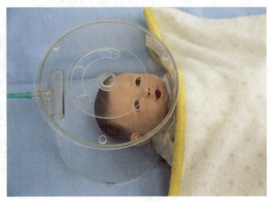

图 21-7　鼻塞　　　　　　　　　　图 21-8　头罩式给氧法

头罩易于观察病情变化，能根据病情需要调节罩内氧浓度，长期给氧时不会产生氧中毒。此法适用于婴幼儿输氧。

知识拓展

经鼻高流量氧疗

经鼻高流量氧疗（high-flow nasal cannula oxygen therapy，HFNC）是近年来出现的一种新型的呼吸支持技术。可通过不需密封的导管经鼻输入经过加温湿化的高流量混合气体。该系统主要包括空氧混合器装置、加温湿化装置（一体化设计）和鼻氧管。该系统的主要生理学效应包括：可控性精准给氧，HFNC 可提供高达 60L/min 以上的气体流量，吸入氧气浓度更加稳定；加强加温湿化，防止黏膜干燥，促进纤毛黏液系统的痰液清除能力，改善病人治疗的耐受性；减少解剖无效腔，HFNC 高流量气体持续冲刷鼻咽部解剖无效腔，减少呼出气体再吸入，增加肺泡有效通气量，改善通气效率；产生一定的气道正压；增加呼气末肺容量等。临床推荐成人急性Ⅰ型呼吸衰竭、机械通气拔管后等情况下使用。

【注意事项】

氧气瓶内的氧气压力很高,氧又是易燃物,因此,在使用过程中,必须注意用氧安全,严格按操作规程进行。

1. 切实做到四防,即防震、防火、防热、防油。氧气瓶宜放于阴凉处,周围严禁烟火和易燃品,至少距明火5m,暖气1m。不可在氧气表及螺旋处抹油,搬运时避免倾倒和震动,以防引起燃烧和爆炸。

2. 氧气瓶内的氧气不可全部用尽,压力表上指针降至 $0.5MPa(5kg/cm^2)$ 时,即不可再用,以防灰尘进入筒内,于再次充气时引起爆炸事故。对未用或已用空的氧气瓶,应分别标明"满"或"空"的字样,避免急用时搬错而影响抢救。

3. 氧气瓶外应有明显标记,平时应有固定放置地点,切不可与其他气体钢瓶放在一起,以防急用时搬错。

4. 使用氧气时应先调节流量而后应用;停用时先拔出导管,再关闭氧气开关;中途改变流量时,先分离鼻氧管与湿化瓶连接处,调节好流量后再重新接上,以免一旦关错开关,大量氧气突然冲入呼吸道而损伤肺组织。

5. 持续鼻氧管用氧者,每日更换鼻氧管并及时清除鼻腔分泌物,防止导管阻塞而失去给氧的作用。

【操作后评价】

1. 病人缺氧症状得到改善。
2. 操作规范,用氧安全。
3. 护患沟通有效,病人能配合并了解安全用氧知识。

知识拓展

高 压 氧 疗

高压氧(hyperbaric oxygen,HBO)医学是研究机体在高气压的特殊环境下吸入高浓度氧时,组织器官所产生的各种反应的机制及对机体各种生理功能和病理变化影响的一门学科。高压氧疗指的是病人在密闭的压力容器内加压超过101.3kPa(一个大气压)吸氧治疗某些疾病。临床实践证明,高压氧疗对某些疾病具有独特的疗效,特别是在急救医学中起着重要的作用,最常见的是对缺血缺氧疾病的抢救与治疗,包括CO中毒及其他有害气体的中毒、各种颅脑外伤、颅脑术后、脑卒中恢复期、窒息、心肺脑复苏后的急性缺血缺氧性脑病、气栓病、减压病等疾病治疗方面具有显著的效果。

三、氧疗监护

氧气也是一种药物,应根据病情选择合适的给氧方式,并从以下几个方面进行观察,做好氧疗监护,保证用氧安全。

(一)缺氧症状

当病人由烦躁不安变为安静、呼吸平稳、心率变慢、血压上升、皮肤红润、发绀消失,说明缺氧症状改善。

（二）实验室检查

实验室检查可作为氧疗监护的客观指标。主要观察 PaO_2（正常值 95~100mmHg）、$PaCO_2$（正常值 35~45mmHg）、SaO_2（正常值 95%~98%）等指标。

（三）氧气装置

保证氧气装置不漏气、管道通畅，供氧压力、浓度稳定，符合国家标准。

（四）氧疗副作用

氧气在空气中占 20.93%，二氧化碳占 0.03%，其余 79.04% 为氮气、氢气和微量的惰性气体。掌握吸氧浓度对纠正缺氧起着重要作用，低于 25% 的氧浓度，因和空气中的氧含量相似，无治疗价值；高于 60% 的氧浓度，持续时间超过 24h，则会出现各种氧疗副作用。常见的氧疗副作用有：

1. 氧中毒（oxygen toxicity） 其特点是肺实质的改变，主要表现为胸骨下不适、疼痛、灼热感，继而出现恶心、呕吐、烦躁不安、面色苍白、进行性呼吸困难、血压下降等。

2. 呼吸抑制（respiratory depression） 见于Ⅱ型呼吸衰竭者，因病人长期缺氧且二氧化碳分压高，呼吸中枢失去了对二氧化碳的敏感性，呼吸的调节主要依靠缺氧刺激颈动脉体和主动脉体的化学感受器来维持。若高浓度给氧，则解除了缺氧对呼吸的刺激作用，导致呼吸中枢抑制加重，二氧化碳潴留更为严重，可发生二氧化碳麻醉，甚至呼吸停止。故对缺氧和二氧化碳潴留同时并存者，应以低流量、低浓度持续给氧为宜。

3. 肺不张（atelectasis） 吸入高浓度的氧气后，肺泡内氮气被大量置换，一旦支气管有阻塞时，其所属肺泡内的氧气被肺循环血液迅速吸收，引起吸入性肺不张。

4. 早产儿视网膜病变综合征（retinopathy of prematurity syndrome） 俗称晶状体后纤维组织增生症（retrolental fibroplasia），仅见于新生儿，以早产儿多见。眼球的视网膜血管对血氧分压非常敏感，由于视网膜血管收缩，引起晶状体后纤维组织增生，从而导致不同程度的视力丧失或失明。

5. 呼吸道分泌物干燥 氧气是一种干燥气体，吸入后可导致呼吸道黏膜干燥，分泌物黏稠，不易咳出。

附 21-1 氧浓度、氧流量及供氧时间的相关计算

1. 氧浓度与氧流量的换算法 氧浓度与氧流量的换算按以下公式：

吸入氧浓度(%) = 21 + 4 × 氧流量(L/min)

氧流量和氧浓度关系可参阅表 21-6。

表 21-6 氧流量与氧浓度对应关系

氧流量/(L·min^{-1})	1	2	3	4	5	6	7	8	9
氧浓度/%	25	29	33	37	41	45	49	53	57

2. 氧气瓶内氧气可供时数的计算法 氧气瓶内的氧气供应时间可按下列公式计算：

$$\frac{氧气瓶容积(L) \times [压力表所指压力(kg/cm^2) - 应保留压力 5(kg/cm^2)]}{每分钟氧流量(L) \times 60(min/h) \times 1 个大气压(kg/cm^2)}$$

例如：已知氧气瓶容积为 40L，压力表所指压力为 95kg/cm^2，应保留压力为 5kg/cm^2，若

病人用氧量为 3L/min，试问瓶内氧气可供应多长时间？

代入公式为：$\dfrac{40\times(90-5)}{3\times 60\times 1}=\dfrac{40\times 90}{180}=20h$

第四节　危重病人的常用抢救技术——吸痰法

> **情景案例**
>
> 赵某，男，41岁。因车祸致胸部疼痛6h急诊入院。X线提示：左侧第4~7肋骨、右侧第5、6肋骨骨折。入院诊断：双侧肋骨骨折。入院后予胸带外固定、止血、镇痛等对症处理。病程第2天，护士发现病人呼吸困难加重，口唇发绀，听诊双肺及喉头有痰鸣音，病人无力将分泌物咳出。医嘱：吸痰 p. r. n.。
>
> 请问：
> 1. 吸痰的目的有哪些？
> 2. 护士应如何为病人进行吸痰？

吸痰法（aspiration of sputum）是指经口、鼻腔、人工气道将呼吸道分泌物吸出，以保持呼吸道通畅，预防各种并发症的一种方法。

一、吸痰装置

临床上吸痰装置有中心负压吸引、电动吸引器两种，利用负压吸引原理连接导管吸出痰液。

（一）中心负压吸引（central vacuum suction）

与中心供氧装置一样，吸引管道连接到各病区床单位。使用时只需连接压力表、贮液瓶和吸痰导管，开启开关，即可吸痰，十分方便。

（二）电动吸引器（electric suction）

电动吸引器主要由马达、偏心轮、气体过滤器、压力表、安全瓶和贮液瓶组成（图21-9）。安全瓶和贮液瓶可贮液1 000mL，瓶塞上有两根玻璃管，并通过橡胶管相互连接。接通电源后，马达带动偏心轮，从吸气孔吸出瓶内的空气，并由排气孔排出，这样不断地循环转动，使瓶内产生负压，将痰液吸出。

在紧急情况下，可用注射器或口对口吸痰。前者用50~100mL注射器连接导管进行抽吸；后者由操作者托起病人下颌，使其头后仰并捏住病人鼻孔，口对口吸出呼吸道分泌物，解除呼吸道梗阻症状。

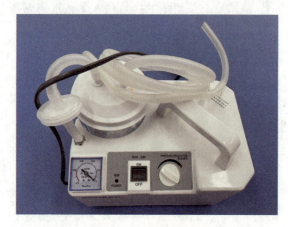

图21-9　电动吸引器

二、吸痰方法

【目的】

吸痰适用于危重、昏迷、麻醉未清醒前及年老体弱等因咳嗽无力或咳嗽反射迟钝、会厌功能不全而导致痰液不能咳出或呕吐物误入气管者,为防止病人发生吸入性肺炎(aspiration pneumonia)、肺不张甚至窒息(asphyxia)等并发症,必须及时吸出呼吸道的分泌物,保持呼吸道通畅。

【操作前准备】

1. **评估病人**　病人的病情、意识状态、生命体征、SpO_2、痰液阻塞情况,确定是否需要吸痰。如发现喉头有痰鸣音、呼吸困难、排痰不畅时,应及时给予吸痰。

2. **用物准备**　电动吸引器或中心负压吸引装置,治疗盘内置:无菌罐或一次性无菌碗2只(试吸用、冲管用)、一次性无菌吸痰管数根(一般成人用12～14号,气管插管病人的吸痰管外径要小于气管插管内径的1/2)、无菌生理盐水500mL、弯盘、电筒、听诊器,必要时备无菌手套、压舌板、开口器、舌钳、电线板等。床栏上系一盛有消毒液的瓶子。

3. **环境准备**　安静、整洁,温湿度适宜。

4. **操作者准备**　衣帽整洁,洗手,戴口罩。

【操作步骤】

以口鼻腔吸痰为例,具体操作步骤见表21-7。

表21-7　电动吸引器吸痰法

步骤	要点说明
1. 核对解释　备齐用物,携至床边,核对病人床号、姓名、腕带,向病人或家属解释吸痰的目的和方法	吸痰前有咳嗽能力的病人鼓励其进行有效咳嗽,必要时给予翻身、拍背 消除紧张情绪,以取得良好合作
2. 调节负压　接通电源,打开开关,检查吸引器性能是否良好,连接是否正确,调节负压	根据病人及痰黏稠情况调节负压:一般成人为40.0～53.3kPa,儿童<40.0kPa,婴幼儿13.3～26.6kPa,新生儿<13.3kPa
3. 检查口鼻　检查病人的口腔、鼻腔,取下活动性义齿	若口腔吸痰有困难,可由鼻腔吸引 昏迷病人可用压舌板、开口器等助其张口
4. 安置体位　协助病人取舒适体位,头部转向一侧,面向操作者	
5. 连接润滑　打开吸痰管包装,单手戴无菌手套,连接吸痰管,试吸少量生理盐水	检查导管是否通畅,同时湿润导管前端
6. 插管吸痰　阻断负压后将吸痰管插入口咽部(10～15cm),再让管内形成负压。将吸痰管自深部左右旋转,向上提拉,吸净口咽部痰液	吸痰前,应给予30～60s高浓度氧 吸痰时动作应轻柔,插管时不可有负压,以免损伤呼吸道黏膜 吸痰中注意观察SpO_2、生命体征、痰液性状等 每次吸痰时间<15s,以免缺氧 若自气管切开处吸痰,应严格无菌操作,先吸气管切开处,再吸口、鼻部

续表

步骤	要点说明
7. **冲洗导管** 吸痰管退出后,用生理盐水冲洗	以免分泌物堵塞吸痰管 每根吸痰管只用一次
8. **关闭机器** 吸痰毕,关上吸引器开关。分离吸痰管和连接管,将连接管头插入床头盛有消毒液的瓶内	吸痰管按一次性用物处理 吸痰后,应给予 30~60s 高浓度氧
9. **观察整理** 听诊呼吸音,评价吸痰效果,观察吸痰后反应;协助病人取舒适卧位,整理用物	观察呼吸道黏膜有无损伤,生命体征、SpO_2 的变化等,擦净脸部喷溅的分泌物
10. **洗手记录** 洗手,记录吸出物的性状、量、颜色等	吸痰用物根据吸痰操作性质每班更换或每日更换 1~2 次

【注意事项】

1. 严格执行无菌操作,每次吸痰应更换吸痰管,勤做口腔护理。
2. 如痰液黏稠,可叩拍胸背部或经雾化吸入后再吸痰,以防痰液阻塞吸痰管;小儿吸痰时,吸痰管宜软,吸力宜小。
3. 贮液瓶内液体达 2/3 满时,应及时倾倒,以免液体过多吸入马达内损坏机器。贮液瓶内应放少量消毒液,使吸出液不致黏附于瓶底,便于清洗消毒。
4. 密切观察病情,当发现喉头有痰鸣音或排痰不畅,呼吸道阻塞,病人缺氧症状明显时,应及时吸痰。
5. 对于经气管插管/套管内吸痰,其负压通常为 80~150mmHg(1mmHg=0.133kPa),若需要也可到 300mmHg,但需谨慎。

【操作后评价】

1. 病人呼吸道的分泌物、呕吐物被及时吸出,呼吸平稳,缺氧症状改善。
2. 操作规范,未发生呼吸道黏膜损伤。
3. 护患沟通有效,病人有安全感,愿意配合。

第五节 危重病人的常用抢救技术——洗胃法

情景案例

王女士,25 岁。于今晨 6 点急诊入院,经检查病人神志浅昏迷,双侧瞳孔针尖样改变,对光反射迟钝,口角流涎,口鼻腔内散发出一股刺鼻的蒜臭味,并伴有四肢抽搐。查血胆碱酯酶 670u/L。

请问:
1. 病人出现了什么情况?
2. 洗胃时应注意什么?

洗胃法(gastric lavage)是将大量溶液饮入或通过胃管注入胃内,以冲洗并排出胃内容物,减轻或避免中毒的抢救治疗方法。

【目的】

1. 解毒　清除胃内毒物或其他有害物质,还可利用不同灌洗液进行中和解毒,适用于急性中毒。服毒物后4~6h内洗胃最有效。

2. 减轻胃黏膜水肿　洗出胃内潴留的食物,减轻潴留物对胃黏膜的刺激,从而减轻胃黏膜的水肿与炎症。

【操作前准备】

1. 评估病人　病人的病情、有无洗胃禁忌证、中毒情况(中毒名称、剂量、时间及途径等)、生命体征、意识状态、瞳孔的变化及口中的异味、鼻腔情况、病人的心理状态及合作程度等。

2. 用物准备　根据不同洗胃方法准备用物,各种毒物中毒的灌洗溶液(解毒剂)和禁忌药物见表21-8。

3. 环境准备　安静、整洁。必要时可用屏风遮挡,以保护病人隐私。

4. 操作者准备　衣帽整洁,洗手,戴口罩。

表21-8　各种毒物中毒的灌洗溶液(解毒剂)和禁忌药物

毒物种类	解毒用液	禁忌药物
强酸(如硝酸、盐酸、硫酸等)	避免洗胃,用镁乳中和,蛋清、牛奶①等保护	强酸药物
强碱(如氢氧化钠、浓氨水等)	避免洗胃,用3%~5%醋酸或食醋中和,蛋清、牛奶等保护	强碱药物
氰化物、汞、砷等	5%~10%硫代硫酸钠②洗胃	
1059(内吸磷)、敌敌畏(DDVP)、乐果、4049(马拉硫磷)等	清水或生理盐水、2%~4%碳酸氢钠或1:5 000高锰酸钾洗胃	
1605(对硫磷)	清水或生理盐水、2%~4%碳酸氢钠洗胃	高锰酸钾③
敌百虫	清水或生理盐水、1:5 000高锰酸钾洗胃	碱性药物④
河豚、生物碱	10%活性炭悬浮液洗胃	
镇静催眠药(如地西泮、巴比妥类等)	1:5 000高锰酸钾洗胃,洗胃后用20%硫酸钠导泻⑤	硫酸镁
煤油、汽油	口服液体石蜡后,用清水或生理盐水洗胃	
发芽马铃薯	1%~3%鞣酸洗胃	
灭鼠药(毒鼠强)	清水洗胃后,胃管内注入活性炭50~100g吸附毒物;再用20%~30%硫酸镁导泻	阿片类
灭鼠药(磷化锌)	0.2%硫酸铜⑥或1:5 000高锰酸钾洗胃(不常规推荐),洗胃后立即口服20~30g硫酸钠或100mL液体石蜡导泻	硫酸镁、蓖麻油及其他油类食物⑦

注:①蛋清、牛奶、米汤等可黏附于黏膜或创面上,从而起保护作用,并可使病人减轻疼痛。②硫代硫酸钠为氰化物的解毒剂。在硫氰酸酶参与下,能与体内游离的或与高铁血红蛋白结合的氰离子相结合,形成无毒的硫氰酸盐由尿排出而解氰化物中毒。③1605(对硫磷)禁用高锰酸钾洗胃,因其可氧化成毒性更强的对氧磷。④敌百虫遇碱性药物可分解出毒性更强的敌敌畏,其分解过程随碱性的增强和温度的升高而加速。⑤巴比妥类药物采用硫酸钠导泻,是利用其在肠道内形成的高渗透压,阻止肠道水分和残存的巴比妥类药物的吸收,促其尽早排出体外。硫酸钠对心血管和神经系统没有抑制作用,不会加重巴比妥类药物的中毒。⑥磷化锌中毒时,用硫酸铜洗胃可使其成为无毒的磷化铜沉淀,阻止吸收。⑦磷化锌易溶于油类物质,忌用脂肪性食物,以免促进磷的溶解吸收。

【操作步骤】

1. **口服催吐法**　适用于清醒能合作的经口摄入中毒者。

（1）用物：治疗盘内备量杯、压舌板、水温计、毛巾、塑料围裙、洗胃溶液（25~38℃）10 000~20 000mL、水桶2只（一盛洗胃液、一盛污水）。

（2）操作步骤：见表21-9。

表21-9　口服催吐法

步骤	要点说明
1）**核对解释**：备齐用物，携至床边，核对病人床号、姓名、腕带，解释催吐及洗胃的目的和方法	消除病人紧张情绪，使之配合抢救。对自服毒物者应耐心而有效地劝导，积极鼓励，并给予针对性的心理护理，要为病人保守秘密和隐私，减轻病人心理负担
2）**安置卧位**：病人取坐位，围好围裙（必要时取下义齿），污水桶置病人座位前	以防弄污衣物 便于盛放污物
3）**灌液催吐**：嘱病人自饮大量灌洗液后自呕或用压舌板压其舌根引起呕吐	一次饮量300~500mL
4）**反复催吐**：反复进行，直至吐出的灌洗液澄清无味	表示毒物已基本洗净
5）**安置病人**：协助病人漱口、洗脸，必要时更衣，嘱病人卧床休息	
6）**整理用物**：整理床单位，清理用物	
7）**记录**：记录灌洗液名称及量、呕吐物颜色和气味、病人主诉，必要时留取标本送检	

2. **胃管洗胃法**

（1）用物：治疗盘内备一次性洗胃管、治疗巾、液体石蜡、无菌手套、50mL注射器、听诊器、检验标本容器或试管、水温计、弯盘、棉签、压舌板、手电筒、胶布，必要时备开口器、牙垫、舌钳；另备洗胃溶液（25~38℃）10 000~20 000mL、水桶2只（一盛洗胃液、一盛污水）。

电动吸引器洗胃术另备电动吸引器（安全瓶及5 000mL容量的贮液瓶）一套、Y型三通管、输液架、输液瓶、一次性输液器。

自动洗胃机洗胃术另备全自动洗胃机。

（2）操作步骤：见表21-10。

表21-10　胃管洗胃法

步骤	要点说明
1）**核对解释**：备齐用物，携至床旁，核对病人床号、姓名、腕带，解释洗胃的目的和方法，指导病人应如何合作	消除其焦虑、紧张的情绪，减轻不舒适的感觉
2）**安置卧位**：协助病人取合适体位，铺治疗巾，取下义齿，弯盘置口角旁，污桶置床边	中毒较轻者可取坐位或半坐位；中毒较重者取左侧卧位，因右侧卧位有助于胃排空，会加速毒物进入十二指肠；昏迷病人取平卧位，头偏向一侧

续表

步骤	要点说明
3) **插管固定**：戴无菌手套，测量长度，用液体石蜡润滑胃管前端，经鼻腔或口腔插入胃内，检查胃管是否在胃内，固定胃管	具体操作要点见鼻饲法
4) **洗胃**	
◆ **电动吸引器洗胃法**(图 21-10)	
①**安装检查**：操作前先接通电源，检查吸引器功能，将输液管与 Y 型管主干相连接，吸引器贮液瓶的引流管、洗胃管末端分别与 Y 型管两分支连接，将灌洗液倒入输液瓶内，夹闭输液管，挂于输液架上	原理：夹闭输液管，贮液瓶和胃管相通，开动吸引器可吸出胃内容物；夹闭贮液瓶的引流管，松开输液管，使之与胃管相通，可向胃内灌入所需洗胃液
②**抽吸胃液**：开动吸引器，将胃内容物吸出	吸引器负压应保持 13.3kPa 左右，过高易损伤胃黏膜 毒物性质不明时，应将吸出物送检
③**灌洗**：关闭吸引器，夹闭贮液瓶的引流管，开放输液管，使溶液流入胃内 300~500mL	掌握洗胃液温度 25~38℃，过高则血管扩张，促进毒物吸收，过低可导致胃肌痉挛
④**抽吸**：夹闭输液管，开放贮液瓶的引流管，开动吸引器，吸出灌入的液体	每次灌入量应保持和吸出量基本相等，否则易造成胃潴留
⑤**反复灌吸**：反复灌洗至洗出液澄清无味	
◆ **自动洗胃机洗胃法**(图 21-11)	
①**检查仪器**：使用前通电，检查仪器功能良好	原理：利用电磁泵作为动力源，通过自控电路的控制，使电磁阀自动转换工作，分别完成向胃内冲洗药液和吸出胃内容物的过程，能自动、迅速、彻底清除胃内毒物
②**接管**：将已配好的灌洗液倒于水桶内，将 3 根橡胶管分别和机器的药管(进液管)、胃管和污水管(出管)口连接；将药管的另一端放于盛洗胃液桶内，污水管的另一端放入空水桶内，胃管另一端和已插好的病人洗胃管相连接；调节药量流速	药管管口必须始终浸没在灌洗液的液面下
③**抽吸与冲洗**：接通电源，按"手吸"键，吸出胃内容物，再按"自动"键，机器即开始对胃进行自动冲洗	冲洗时"冲"灯亮，吸引时"吸"灯亮
④**故障处理**：如发现有食物堵塞管道，水流减慢、不流或发生故障，即可交替按"手冲"和"手吸"键，重复冲吸数次，直到管道通畅，再按"手吸"键将胃内残留液体吸出，按"自动"键，自动洗胃机即继续进行洗胃，直至洗出液澄清无味	管道通畅后，不可直接按"自动"键，而应先吸出胃内残留液，否则自动洗胃机再灌洗时灌入量会过多，造成胃潴留
⑤**观察**：随时观察病人面色、脉搏、呼吸和血压的变化及有无洗胃并发症的发生	若病人出现腹痛、休克、灌出液呈血性，应立即停止洗胃，采取相应的急救措施
5) **拔胃管**：洗胃完毕，反折并拔出胃管	防止管内液体误入气道
6) **安置病人**：协助病人漱口、洗脸，必要时更衣，嘱病人卧床休息	

续表

步骤	要点说明
7) 整理用物:整理床单位,清理用物	自动洗胃机洗胃后需冲洗各管腔以避免各管道被污物堵塞或腐蚀。应将药管、胃管和污水管同时放入清水中,手按"清洗"键或"自动"键,机器自动清洗各管腔,清洗完毕后,将各管同时取出,等机器内水完全排尽后,按"停机键",关机
8) 记录送检:记录灌洗液名称及量、呕吐物颜色和气味、病人反应,必要时留取标本送检	如为幽门梗阻病人洗胃,可用注洗器洗胃,在饭后 4~6h 或空腹进行,并记录胃内潴留量,以了解梗阻程度:潴留量=洗出量-灌入量

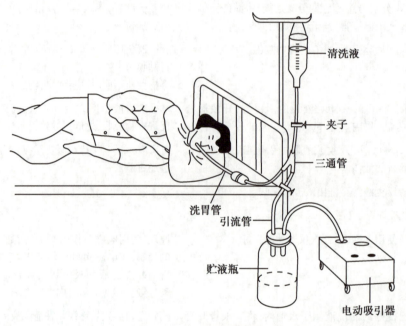

图 21-10　电动吸引器洗胃法

【注意事项】

1. 急性中毒病人应迅速采用口服催吐法,必要时进行胃管洗胃,以减少毒物的吸收。

2. 当毒物性质不明时,应抽出胃内容物送检,洗胃溶液可选用温开水或生理盐水,待毒物性质明确后,可采用对抗剂洗胃。

3. 准确掌握洗胃适应证和禁忌证。①适应证:非腐蚀性毒物中毒,如有机磷、安眠药、重金属类、生物碱及食物中毒等。②禁忌证:吞服强酸或强碱等腐蚀性药物,禁忌洗胃,以免造成穿孔,可按医嘱给予药物或物理性对抗剂,如牛奶、豆浆、蛋清(用生鸡蛋清调水至 200mL)、米汤等,以保护胃黏膜;肝硬化伴食管胃底静脉曲张、胸主动脉瘤、近期内有消化道出血、胃穿孔、胃癌病人禁忌洗胃。

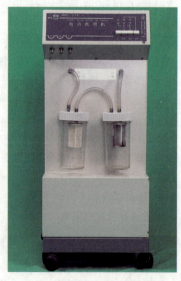

图 21-11　自动洗胃机

4. 洗胃过程中应随时观察病人的面色、生命体征、意识、瞳孔变化,以及口、鼻腔黏膜情况和口中气味等。洗胃并发症包括急性胃扩张、胃穿孔、大量低渗液洗胃致水中毒、水及电解质紊乱、酸碱失衡、昏迷者误吸或过量胃内液体反流致窒息、迷走神经兴奋致反射性心搏骤停等,应及时观察并做好记录。

5. 每次灌入量以 300～500mL 为宜,如灌入量过多,液体可从口鼻腔内涌出,有引起窒息的危险;并易导致急性胃扩张,使胃内压上升,促使毒物进入肠道,增加毒物吸收;突然胃扩张使迷走神经兴奋,可引起反射性心搏骤停。

【操作后评价】

1. 毒物或胃内潴留物被有效清除,病人痛苦减轻,症状缓解。
2. 操作规范,病人未发生并发症。
3. 护患沟通有效,病人自尊和隐私得到保护,能配合操作。

第六节　危重病人的常用抢救技术——人工呼吸器使用法

---- 情景案例 ----

李某,男,28 岁,电工。在操作时违反操作程序,被电击伤。工友发现其心跳呼吸停止,即刻于胸外心脏按压,约 2min 后病人恢复心跳,但自主呼吸不规则。

请问:
1. 如果你是 120 救护员,现场如何处理?
2. 如何使用简易呼吸器辅助病人呼吸?

人工呼吸器(artificial respirator)是进行人工呼吸最有效的方法之一,可通过人工或机械装置产生通气,辅助或取代病人自主呼吸,是急救和监护单位必备的设备之一。常用于各种原因所致的呼吸停止或呼吸衰竭(respiratory failure)的抢救及麻醉(anesthesia)期间的呼吸管理,呼吸支持治疗和急救复苏中。

【目的】

1. 维持和增加机体通气量,促进自主呼吸的恢复。
2. 纠正威胁生命的低氧血症(hyoxemia)。

【操作前准备】

1. **评估病人**　病人的病情、有无自主呼吸、呼吸形态(如呼吸频率、节律、深浅度等)、气道通畅情况、有无义齿、血气分析结果、病人的心理状态及合作程度等。

2. **用物准备**

(1) 简易呼吸器(simple respirator):为最简单的借助器械加压的人工呼吸装置。由面罩、球囊、储氧袋及 6 个阀(单向阀、呼气阀、压力安全阀、进气阀、储气阀、储气安全阀)组成(图 21-12)。适用于心肺复苏急需人工呼吸急救时,病人转运途中,各种原因所致的呼吸停止或呼吸衰竭的抢救,以及麻醉期间的呼吸管理,呼吸机故障或停电等特殊情况。但中等以上活动性咯血、大量胸腔积液、颌面部严重外伤或骨折等情况禁忌使用。

(2) 人工呼吸机:人工呼吸机是应用机械装置建立压力差,从而产生肺泡通气动力的原理制成的。它可以用来辅助或取代病人的自主呼吸,以达到增加通气量,改善换气功能的

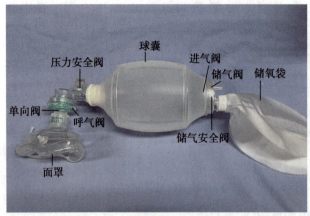 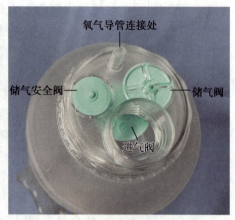

A. 整体　　　　　　　　　　　　　　　　B. 局部

图 21-12　简易呼吸器

目的,为恢复自主呼吸创造条件。

　　3. **环境准备**　整洁、安全,空气流通,温湿度适宜。

　　4. **操作者准备**　衣帽整洁,洗手,戴口罩。

【操作步骤】

1. **简易呼吸器**　简易呼吸器的操作步骤见表 21-11。

表 21-11　简易呼吸器的操作步骤

步骤	要点说明
(1) **核对解释**:备齐用物,携至床边,核对病人基本信息	正确组装简易呼吸器,检查各部件工作状态 若未接氧气,无须连接氧气管及储氧袋 消除病人紧张情绪,使之配合抢救
(2) **清除异物**:清除上呼吸道分泌物或呕吐物	如有活动性义齿应取下
(3) **安置卧位**:病人去枕、仰卧,头后仰,托起病人下颌	充分开放气道
(4) **扣紧面罩**:抢救者站于病人头侧,将面罩狭窄处向上扣住口鼻,用"C-E"手法(拇指、示指呈"C"形,其余三指呈"E"形放于下颌骨下缘并向上提),扣紧面罩	避免漏气
(5) **挤压球囊**:规律地挤压球囊,使气体进入肺内 8~12mL/kg(通常 400~600mL 的潮气量可使胸廓抬起),随即放松呼吸囊,使呼出的气体排至体外,挤压与放松(吸:呼)的比例为 1:1.5 或 1:2,一般成人速率为 10~12 次/min	一般挤压球囊 1/3~2/3 等球囊充分回弹后再送气 如需用氧,可将氧气导管接于球囊入口氧气进孔上,调节氧流量 8~10L/min 如病人有自主呼吸,应与病人自主呼吸同步 注意观察:①胸廓起伏情况;②皮肤、口唇颜色的改变;③呼气时面罩内有无雾气;④呼吸阀工作情况等
(6) **整理用物**:整理床单位,清理用物	可将组件拆分,分别清洁与消毒 若不经常使用,应每月进行检查、测试
(7) **洗手记录**:记录抢救时间、病人反应等	

2. 人工呼吸机

（1）根据病情需要选择通气方式,调节各预置参数(表21-12),检查呼吸机性能及运转情况,确认无异常。

（2）向病人解释,缓解其紧张情绪。

（3）将人工呼吸机与病人气道紧密相连。

1）无创通气:通过面罩连接,将面罩扣住病人口鼻后,与呼吸机连接,适用于神志清醒能合作并间断使用呼吸器的病人。

2）有创通气:①气管插管连接,气管内插管后,与呼吸机连接,适用于神志不清的病人;②气管切开连接,气管切开后,放置气管套管后与呼吸机连接,适用于较长期使用呼吸机的病人。

（4）呼吸机开始工作后,密切观察呼吸机运转情况。病人两侧胸廓运动对称,呼吸音清,机器与病人同步呼吸,提示呼吸机已进入正常运行。

（5）密切观察病情:①若通气量合适,吸气时能看到胸廓起伏,肺部听诊双肺呼吸音一致,病人安静,生命体征恢复并稳定;②若通气量不足,出现二氧化碳潴留时,病人烦躁不安、出汗、血压升高、脉搏加速;③若通气过度,病人可出现昏迷、抽搐等碱中毒症状。

表21-12 机械通气各主要参数初始设置值

项目	数值
潮气量（V_T）	5~12mL/kg
呼吸频率（R）	12~20次/min
吸气流速	40~60L/min
吸/呼比（I/E）	1:1.5~1:2.0
呼气末正压（PEEP）	根据病人氧合情况、血气分析等情况调节
供氧浓度（FiO_2）	最初100%,随后根据SaO_2和血气分析结果调整 一般设定能维持$SaO_2>90\%$的最低FiO_2

【注意事项】

1. **密切观察病情变化** 使用辅助呼吸器后注意观察病人胸部是否随着机械呼吸起伏,两侧胸廓运动是否对称,双肺有无闻及对称的呼吸音,病人的神志、脉搏、呼吸、血压是否平稳等。

2. **严密观察呼吸机工作是否正常** 注意有无漏气,各管道连接处有无脱落,防止发生意外。

3. **定期进行血气分析和电解质测定** 用以指导呼吸机治疗。

4. **保持呼吸道通畅** 鼓励病人咳嗽、深呼吸;定时翻身拍背,促进痰液排出,必要时吸痰;充分湿化呼吸道,防止呼吸道干燥、分泌物堵塞。

5. **切实做好呼吸机管道清洁消毒和更换工作** ①医务人员在清洁消毒前应穿戴必要的防护用品;②呼吸机的外表面用湿润的纱布每日擦拭即可,若污染严重或呼吸机用毕,需用75%医用酒精擦拭;③呼吸机外置管路及附件应达到一人一用一消毒或灭菌,消毒前尽可能将连接部分彻底拆卸,拆卸后应立即送清洗、消毒;④呼吸机湿化罐内应加入无菌蒸馏水或注射用水,24h 更换一次,湿化罐和滤纸每周更换一次;⑤及时倾倒呼吸机管道内的积水。

6. 做好基础护理 做好皮肤、口腔、营养等护理,保证病人安全。

【操作后评价】

1. 病人能适应辅助呼吸的方法,通气功能良好,气体交换有效。
2. 病人呼吸通畅,未发生感染及其他并发症。

案例分析题

1. 马老伯,75 岁。因反复咳嗽咳痰 20 余年加重 2d 入院。入院诊断:慢性支气管炎急性发作。检查:体温 37.8℃,脉搏 84 次/min,呼吸 25 次/min,血压 145/85mmHg。血气分析结果:PaO_2 50mmHg,$PaCO_2$ 55mmHg,SaO_2 85%。入院后予抗感染、解痉、平喘、化痰治疗。

请问:

(1) 该病人吸氧有什么要求?为什么?

(2) 长期高流量吸氧有哪些副作用?

2. 詹某,男,74 岁。1 周前因左侧肢体活动不利入院。入院诊断:右侧基底节区脑梗死。入院后予活血化瘀、改善脑代谢等治疗。今日病人出现呼吸费力,三凹征明显,喉部可闻及痰鸣音。

请问:

(1) 该病人出现了什么问题?

(2) 为该病人吸痰时负压吸引器的压力如何调节?

(3) 吸痰的注意事项有哪些?

3. 叶某,女,19 岁。因情感纠纷,1h 前自服艾司唑仑 100 片,随即出现意识不清,由家人送至急诊中心。查体:神志昏迷,双侧瞳孔缩小,对光反射存在,双侧巴宾斯基征阴性。

请问:

(1) 如果为该病人洗胃,应选择哪种解毒溶液?

(2) 洗胃时每次灌入的量是多少?为什么?

(3) 哪些情况禁忌洗胃?

(周　萍)

第二十二章

临 终 护 理

> **学习目标**
>
> 1. 掌握临终关怀、死亡的定义;掌握临终病人心理变化及护理措施。
> 2. 熟悉死亡过程的分期,临终病人生理的变化。
> 3. 了解临终关怀的相关理念,以及临终病人家属的反应及护理措施。
> 4. 能够熟练进行尸体护理,并指导丧亲者做好自我护理。

死亡是人生旅途的终点站,是生命的一个自然阶段。为了让病人临终前处于舒适、安宁的状态,护士应运用各种知识与技能,在心理上了解病人面临死亡的态度,给予相应的支持;在生理上识别濒死与死亡的特征,并提供相应的护理,尽可能减轻临终病人的痛苦,使其坦然、舒适、有尊严地度过生命的最后阶段;同时护士也需要对临终病人的家属给予疏导和安慰,以保持其良好的身心健康。

第一节 概 述

一、临终关怀

(一)临终关怀的概念

临终关怀(hospice care)指由社会各层次人员(护士、医生、社会工作者、志愿者、政府和慈善团体人士等)组成的团队向临终病人及其家属提供的包括生理、心理和社会等方面的一种全面性支持和照料。其宗旨是满足临终病人身心需要,使其能舒适、安祥、有尊严地度过人生最后时期,并使家属的身心健康得到维护和增强。对临终病人,人们已经从过去单纯依靠治疗转向为关怀,从单纯延长生命转向提高生命质量,主要手段是对临终病人提供姑息疗法(palliative care),但不放弃必要的特殊治疗。

(二)临终关怀的意义

临终关怀是实现人生临终健康的一种重要方式,是医学人道主义精神的体现,是一项符合人类利益的崇高事业,对人类社会的进步具有重要的意义。

1. **对临终病人及家属的意义** 随着人类社会文明的进步,人们对生命的生存质量和死亡质量提出了更高的要求,就像迎接新生命、翻开人生历程的第一页一样,在送走、合上人生历程的最后一页时,做好临终关怀,可以让病人在死亡时获得安宁、平静、舒适,让人生划上一个完美的句号;同时也可以帮助家属减轻病人临终阶段时的精神痛苦,帮助他们接受亲人死亡的现实,顺利度过居丧期,尽快适应失去亲人的生活,缩短悲伤过程,获得情感支持,保持身心健康。

2. 对医学的意义 临终关怀作为一种新的医疗服务项目,是对现行医疗服务体系的补充,充分体现了医学对人类所承担的人道主义责任。医护人员作为临终关怀的具体实施者,通过对病人实施整体护理,采用科学的心理关怀方法、高超精湛的临床护理手段,以及姑息、支持疗法,最大限度地帮助病人减轻躯体和精神上的痛苦,提高生命质量,平静地走完生命的最后阶段,体现了以提高生命价值和生命质量为服务宗旨的高尚医护职业道德。

3. 对社会的意义 临终关怀是社会文明的标志,反映了人类文化的时代水平。每一个人都希望生得顺利,死得安详。临终关怀正是为让病人有尊严、舒适地到达人生彼岸而开展的一项社会公共事业,它是社会文明进步和发展的标志。

(三) 临终关怀的理念

1. 以照料为中心 临终关怀主要是针对死亡前3~6个月的各种疾病晚期、治疗无效、生命即将终结者进行的身心、社会等方面的关心和照护,是以治愈为主的治疗转变为以对症为主的照料。

2. 提供全面的整体照护 也就是全方位、全程的服务。不仅仅是对病人24h的身心和社会方面的照护,还包括了关心病人家属,为死者家属提供居丧照料。

3. 提高临终病人的生命质量 临终关怀不以延长临终病人的生存时间为目的,而是以提高临终阶段的生存质量为宗旨。使临终病人痛苦得以减轻、生命品质得以提高、人间温情得以提升,临终时过得安适、有意义。

4. 维护人的尊严和权利 实行人道主义,使临终病人在人生的最后阶段同样得到热情的照顾和关怀,体现生命的价值、生存的意义和尊严。在临终照料中应允许病人保留原有的生活方式,尽量满足其合理要求,维护病人的个人隐私和权利,鼓励其积极参与医护方案的制订等。

5. 加强死亡教育以使其接纳死亡 临终关怀强调把健康教育和死亡教育结合起来,使病人及家属认识到人的生命是有限的,死亡是一个必然的过程,要把生命的有效价值和生命的高质量两者真正统一起来,要以健全的身心走完人生的旅途。

(四) 临终关怀研究的主要内容

临终关怀研究的主要内容包括临终病人及家属的要求、临终病人的全面照护、临终病人家属的照护、死亡教育、临终关怀模式、临终关怀机构及管理、临终关怀工作人员的构成与培训、临终关怀与其他学科的关系等。

> 🔍 **知识拓展**
>
> **临终关怀发展史**
>
> 临终关怀(palliative care),也被译为"姑息关怀""安宁疗护""宁养疗护"等。20世纪60年代,英国西塞莉·桑德斯(Cicely Saunders)女士在伦敦创建了世界上第一家安宁疗护医院——圣克里斯托弗临终关怀医院,之后,美国及加拿大等国家都相继开展了临终关怀工作。
>
> 我国的临终关怀起始于1988年,天津医科大学成立了中国第一家临终关怀中心,它的建立在我国安宁疗护发展史上起着标志性作用。随后北京及上海等地也纷纷创办了临终关怀医院。2006年4月,中国生命关怀协会(Chinese Association for Life Care)成立,标志着临终关怀有了全国性行业管理的社会团体。

二、死亡的定义和标准

死亡(death)是指生命活动和新陈代谢完全停止。临床上当病人呼吸、心跳停止,瞳孔散大固定,所有反射均消失,心电波平直,即为死亡状态。传统死亡观把心跳和呼吸的永久性停止作为判断死亡的唯一标准。但随着现代医学的发展,尤其是生物工程技术的发展和复苏术、器官移植的广泛应用,心跳、呼吸停止而大脑功能尚保持完整的病人仍可依靠机器来延长生命。因此各国医学专家一直在探讨死亡的新定义和新的判断标准。但死亡的判定是一个严肃、细致、专业性强的过程,必须依靠具有专业特长的临床医生根据病情及辅助检查结果,并且依据法律法规来作出。

三、死亡过程的分期

死亡是一个逐渐进展的过程,存在量变到质变的飞跃。一般分为三个阶段:

(一) 濒死期(agonal stage)

濒死(dying)又称临终期,一般指由于各种疾病或损伤而造成人体主要器官功能趋于衰退,经积极治疗后仍无生存希望,各种迹象显示生命活动即将终结的状态,是生命活动的最后阶段,也是死亡过程的开始阶段。这期由于中枢神经系统脑干以上功能处于抑制状态,表现为机体各系统功能严重紊乱。某些猝死病人可不经过此期而直接进入临床死亡期。

(二) 临床死亡期(clinicaldeathstage)

此期特点为心跳、呼吸停止,各种反射消失,延髓深度抑制,但各种组织细胞仍有微弱的代谢活动,持续时间极短,一般持续 5~6min,若得到及时有效的抢救治疗,生命有复苏的可能。若超过 5~6min,大脑将发生不可逆的变化。

(三) 生物学死亡期(biological death stage)

这是死亡过程的最后阶段。整个神经系统及各器官的新陈代谢相继停止,机体出现不可逆的变化,无任何复苏希望。死亡后尸体将发生如下变化:

1. **尸冷(algor mortis)** 指死亡后体温丧失,是死亡后最先发生的改变。一般死亡后,尸体温度会逐渐下降,24h 左右与周围环境相同。

2. **尸斑(livor mortis)** 指死亡后由于坠积性充血而在尸体低下部位皮肤呈现暗红色斑块或条纹。一般死后 2~4h 开始出现,12h 后便发生永久性变色。

3. **尸僵(rigor mortis)** 是指由于三磷酸腺苷(ATP)缺乏,肌肉收缩而使尸体变硬的现象。一般于死后 1~3h 出现在下颌部,4~6h 扩延到全身,12~16h 达到最大僵硬度,24~48h 后开始缓解,3~7d 完全缓解。

4. **尸体腐败(postmortem decomposition)** 指死亡后机体组织的蛋白质、脂肪和碳水化合物因腐败细菌的作用而分解的过程。一般在死后 24h 后出现。

第二节 临终病人及家属的护理

> **情景案例**
>
> 许某,女,37岁。因"胃癌术后6个月余"收治入院。病人于6个月前因胃癌在全身麻醉下行剖腹探查术,术中发现胃癌已经广泛转移,失去手术机会。现病人精神萎靡,疼痛明显、消瘦、腹胀、呕吐、便秘,医生告知其家属,她的生命只剩下2~3个月,她自己也已感觉时日不多,希望家属能多陪伴在床前,并交代各项后事。
>
> 请问:
> 1. 该病人的心理变化处于哪一期?
> 2. 护士如何为该病人家属进行护理?

对临终病人及家属的护理应体现出护理的关怀和照顾,用护士的责任心、爱心、细心、耐心、同情心,以尊重生命、尊重病人的尊严及权利为宗旨,了解病人和家属的需求并给以满足,对他们表示理解和关爱,营造安详和谐的环境,使临终病人及家属获得帮助和支持。

一、临终病人的生理变化及护理

(一) 临终病人(terminal patient)的生理变化

1. 循环系统改变 由于循环系统功能减退,心肌收缩无力,出现循环衰竭的表现。常见心输出量减少,心音低弱,脉搏跳动微弱而不规则,血压下降甚至测不出,周围血管从下肢开始收缩,皮肤苍白、湿冷,口唇、指甲呈灰白或青紫色,四肢发硬,出现向中央发展的淤血、斑点。

2. 呼吸系统改变 由于呼吸中枢麻痹,呼吸肌收缩作用减弱,可出现呼吸表浅、急促或呼吸变慢而费力、张口呼吸等呼吸困难症状及潮式呼吸;因无力咳嗽、分泌物潴留,常能听到痰鸣音。

3. 消化与泌尿系统改变 病人胃肠蠕动逐渐减弱,气体积聚于胃肠,可出现呃逆、恶心、呕吐、腹胀,还可发生大小便失禁或便秘、尿潴留等。

4. 肌肉运动系统改变 临终病人肌肉失去张力,全身肌肉弛缓性瘫痪,可出现仰卧时全身和床褥伏贴、下颌下垂、嘴微张、眼球内陷、上睑下垂、吞咽困难等。由于肛门及膀胱括约肌松弛,病人可出现大小便失禁。

5. 面容、感知觉及语言改变 临终病人常见希氏面容(Bush's face),表现为面肌消瘦、皮肤呈铅灰色、鼻翼翕动、双眼半睁呆滞、瞳孔固定、对光反射迟钝。临终病人语言逐渐困难、混乱,视觉逐渐减退,而后则仅有光感或视力丧失,听力通常最后消失。

6. 中枢神经系统改变 若疾病未侵犯中枢神经系统,病人可始终处于神志清醒状态。若病变侵及或影响中枢,则可能出现意识模糊,最终瞳孔对光反射、吞咽反射和听力完全消失。一般临终前意识状态可以分为三期:①昏睡,对周围事物无反应,强刺激可暂时苏醒,随即又转入睡眠状态;②木僵(stupor),是一种可唤醒的无意识状态,对周围事物无反应;③昏迷,意识完全丧失,呼唤和其他刺激均不能使病人清醒。

7. 疼痛 大部分临终病人主诉全身不适或疼痛,表现为烦躁不安,血压及心率改变,呼吸变快或变慢,瞳孔散大,大声呻吟,出现疼痛面容,即五官扭曲、眉头紧锁、眼睛睁大或紧闭、双眼无神、咬牙等。

(二) 临终病人的身体护理

1. **循环系统护理** 密切观察病人生命体征及尿量的变化,及时做好记录。当桡动脉搏动测不到时,可测颈动脉、股动脉或用听诊器听心音。观察四肢颜色及温度变化,保持病人体温,必要时采取热水袋保暖。备好抢救器材。

2. **呼吸系统护理** 病情允许时可采取半坐卧位或抬高头与肩,神志不清者采取侧卧,或仰卧位头偏向一侧,以利于呼吸道分泌物引流。床边放置吸引器,及时吸除痰液和口腔分泌物,以保持呼吸道通畅。当呼吸浅表、急促、困难或有潮式呼吸时,立即给氧。

3. **消化系统护理** 了解病人的饮食习惯,提供家庭式饭菜,少食多餐,调剂花样品种,必要时给予鼻饲或胃肠外高价营养,保证病人营养的供给;做好口腔护理;采取措施预防便秘、腹泻,一旦发生,尽早解除痛苦。

4. **排泄护理** 尿潴留病人可留置导尿管,便秘者可给予灌肠或其他通便措施,大小便失禁者做好会阴部皮肤清洁护理,以减轻病人躯体及精神上的痛苦。

5. **皮肤护理** 对不能活动者,应帮助病人采取舒适的体位,勤翻身,经常按摩受压部位和骨突处,保持衣服、床单位的清洁和干燥。

6. **环境调节** 保持病室安静、空气新鲜、通风良好,但应注意保暖,尽量给病人以舒适与安慰。医院某些制度对临终病人可酌情处理,不要墨守成规。

7. **疼痛控制(pain management)** 治疗和护理疼痛的原则是尽早、适当地解除疼痛。一旦确定病人存在疼痛,应及时制订护理计划,采取措施减轻疼痛。

(1) 药物控制(medication management):常采用三步阶梯止痛法。①第一步止痛,针对轻度疼痛,使用非麻醉性镇痛药,如阿司匹林、对乙酰氨基酚等,以及一些支持疗法,如给予镇静药等;②第二步止痛,针对中度持续疼痛或加重疼痛,使用弱麻醉性镇痛药,如布桂嗪、可待因、美沙酮等;③第三步止痛,针对强烈持续疼痛,使用强麻醉性镇痛药,如吗啡、哌替啶等。

(2) 非药物控制:①松弛术,通过按摩或调整体位使机体充分松弛,降低肌肉紧张度,减缓焦虑和疲劳,有助于睡眠和使镇痛药更好地发挥作用。②音乐疗法,具有镇静、缓解疼痛,减轻孤独、伤感,增强生活信心等作用。③针灸疗法,根据疼痛部位,采用不同的穴位针灸,减轻疼痛。④神经外科手术疗法,可通过阻断神经系统传递作用,使疼痛局限并延缓疼痛发作时间;或通过植入给药泵、神经刺激术和神经切除术等外科手段止痛,对中枢性疼痛及传入神经阻滞性疼痛较有效。

二、临终病人的心理变化及护理

(一) 临终病人的心理变化

临终意味着疾病治疗无望,死亡将不可避免。由于疾病的折磨,对生的依恋、对死的恐惧及对亲人的牵挂等,临终病人的心理状态和行为反应极其复杂多变。几十年来,国外学者对临终病人的心理状况进行了大量调查研究。其中美国医学博士伊丽莎白·库伯·罗斯(Elisabeth Kuble-Ross)对死亡和临终的研究最为人们所公认。她将身患癌症病人从获知病情到临终整个阶段的心理行为反应过程总结划分为五个阶段,即否认期、愤怒期、协议期、忧郁期和接受期。

1. **否认期(denial)** 当病人听到自己患不治之症,即将面临死亡时常会说:"不,不是我,可能搞错了,不可能是真的。"他们怀着侥幸心情四处求医,希望是误诊,无法听进对病情的任何说明与解释，同时也无法处理有关的问题或做出任何决定。有些人会持续否认至死亡。

2. **愤怒期（anger）** 当病情趋于加重，否认难以维持，处于此期的病人常常表现出生气与激怒，经常斥责医护人员和家属，心里充满嫉妒与怨恨，甚至拒绝治疗。

3. **协议期（bargaining）** 愤怒的心理消失后，病人开始接受自己患了不治之症的事实。为了延长生命，有些病人认为许愿或做善事能扭转死亡的命运；有些人则对过去做的错事表示后悔，变得很和善，愿意努力配合治疗，以换取生命的延续。

4. **忧郁期（depression）** 随着病情的日趋恶化，病人清楚地看到自己正接近死亡，任何努力都无济于事，表现出明显的忧郁和悲哀，产生很强的失落感，甚至有轻生念头。此时有的病人开始交代后事或请求会见亲朋好友，愿意所爱的人守候在身边。

5. **接受期（acceptance）** 此时病人对死亡已有所准备，恐惧、焦虑、悲哀也许都已消失，显得很平静、安详，身心均已极度衰弱，对周围事物失去兴趣，常处于嗜睡状态。

上述五期变化因个体差异并非绝对前后相继，它们可能重合，可能提前或推后，亦可能停留在某一阶段。

（二）临终病人的心理护理

1. **否认期** 护士应与病人坦诚沟通。不要将病情全部揭穿，以维持病人的一点希望。也不要对病人撒谎，应因势利导，使病人逐步适应现存事实。同时可以顺应病人意愿，给予复查，以缓冲病人突然遭受的心理创伤。尤其要争取家属的合作，密切观察病人动向，防止发生自杀等不幸。

2. **愤怒期** 应提供一定的时间和空间，让病人自由地表达或发泄其内心的忧虑、不满和恐惧。护士此时一定要怀着一颗爱心，耐心倾听病人的心声，使其情绪得以释放，必要时辅以镇静剂以稳定情绪。对病人的不礼貌言行应忍让克制，遇有破坏性行为要予以制止和防卫。

3. **协议期** 此期的心理反应对病人是有益的，因为他能配合治疗并试图延长生命。护士应主动关心病人，尽可能满足他们提出的各种要求，创造条件，实现病人的愿望，使其配合用药，减轻痛苦，控制症状。

4. **忧郁期** 此期是临终病人心理非常痛苦的时期。护士应多给予同情和照顾，允许家属陪伴，让病人有更多的时间和亲人待在一起，并尽量帮助病人完成他们未竟的事宜。

5. **接受期** 此期护士应为病人创造安静、舒适的环境和气氛，不要过多打扰病人，不要勉强与其交谈。要尊重病人的选择和信仰，给家属提供更多陪伴、护理病人的机会。

三、临终病人家属的护理

（一）临终病人家属的压力

病人的临终过程也是其家属心理应激的过程，也会经历否认期、愤怒期、协议期、忧郁期、接受期的心理反应阶段。临终病人常给家庭带来生理、心理、社会压力。他们在感情上难以接受即将失去亲人的现实，在行动上四处求医以求得奇迹出现，延长亲人的生命。当看到亲人死亡不可避免时，他们的心情十分沉重、苦恼、烦躁不安。临终病人家庭可出现以下改变：

1. **个人需求的推迟或放弃** 一人生病，牵动全家，尤其是面对临终病人，更会造成经济条件的改变、平静生活的失衡、精神支柱的倒塌。家庭成员在考虑整个家庭的状况后，会对自我角色与职责的扮演进行调整，如升学、就业、婚姻。

2. **家庭中角色与职务的调整与再适应** 家庭重新调整有关成员的角色，如慈母兼严父、长姐如母、长兄如父等保持家庭的稳定。

3. 压力增加,社会性互动减少 照料临终病人期间,家属因精神的哀伤,体力、财力的消耗,而感到心力交瘁,可能对病人产生欲其生,有时又欲其死,省得连累全家的矛盾心理,这也常引起家属的内疚与罪恶感。长期照料病人减少了与亲友、同学间的社会互动,再加上中西文化的差异,我们倾向于对病人隐瞒病情,避免其知晓后产生不良后果而加速病情的发展,因此既要压抑自我的哀伤,又要不断地隐瞒病情,更加重家属的身心压力。

(二) 临终病人家属的护理

1. 满足家属照顾病人的需要 1986年,费尔斯特和霍克(Ferszt & Houck)提出临终病人家属的七大需要:①了解病人病情、照顾等相关问题的发展;②了解临终关怀医疗小组中,哪些人会照顾病人;③参与病人的日常照顾;④知道病人受到临终关怀医疗小组良好照顾;⑤被关怀与支持;⑥了解病人死亡后相关事宜(处理后事);⑦了解有关资源,如经济补助、社会资源、义工团体等。

2. 鼓励家属表达感情 护士要与家属积极沟通,建立良好的关系,取得家属的信任。与家属会谈时,提供安静、隐私的环境,耐心倾听,鼓励家属说出内心的感受、遇到的困难,积极解释临终病人生理、心理变化的原因,减少家属疑虑。

3. 指导家属对病人的生活照料 指导、解释、示范有关的护理技术,使其在照料亲人的过程中获得心理慰藉。

4. 协助维持家庭的完整性 协助家属在医院环境中,安排日常的家庭活动,以增进病人的心理调适,保持家庭完整性。如共进晚餐、看电视、下棋等。

5. 满足家属本身的生理需求 对家属多关心体贴,帮助其安排陪伴期间的生活,尽量解决实际困难。

第三节 死亡后护理

一、尸体护理

尸体护理(postmortem care)是对病人临终关怀的最后步骤,是整体护理的具体表现。做好尸体护理不仅是对死者人格的尊重,更有利于家属心灵上的安慰,体现了人道主义精神和护理职业道德的高尚。

【目的】
1. 使尸体整洁,姿势良好,易于识别。
2. 给家属以安慰。

【操作前准备】
尸体护理应在医生开具死亡诊断书(medical certificate),确认病人死亡后进行。

1. 评估病人 了解医疗诊断(是否传染病)、死亡原因;死者的面容、体表有无伤口及导管;死者的民族、宗教信仰、有无遗愿;主要家属的心理状态及合作程度。

2. 用物准备 治疗盘内备衣裤、尸单、尸体识别卡(表22-1)3张,以及血管钳、不脱脂棉花适量、剪刀、绷带、松节油。有伤口者需备换药敷料,按需准备擦洗用物,必要时备隔离衣和手套。

3. 环境准备 安排单独的房间或用屏风遮挡。

4. 操作者准备 衣帽整洁,洗手,戴口罩。

表 22-1 尸体识别卡

```
姓名_____  住院号_____  年龄_____  性别_____
病室_____  床号_____    籍贯_____  诊断_____
住址_____
死亡时间_____

                                        护士签名_____
                                   _____医院
```

【操作步骤】

尸体护理操作步骤见表 22-2。

表 22-2 尸体护理

步骤	要点说明
1. 备物填卡 填写尸体识别卡3张,备齐用物携至床旁	若家属不在,医院应尽快通知家属来院探视遗体
2. 劝慰家属,撤去治疗用物 劝慰家属,请家属暂离病房,用屏风遮挡,撤去治疗用物,将床放平,使尸体仰卧,头下垫一枕,双臂放于身体两侧,用大单遮盖尸体	屏风遮挡,维护病人隐私权;头下垫枕,防止面部淤血变色
3. 处理伤口 有伤口者更换敷料,如有引流管应拔出后缝合伤口,或用蝶形胶布封闭,再用棉垫盖好包扎	
4. 清洁尸体 (1) 洗脸,协助闭上眼睑;嘴不能闭紧者,轻揉下颌,或用绷带托住;如有义齿代为装上;为死者梳理头发 (2) 脱去衣裤,依次洗净上肢、胸、腹、背、臀及下肢,如有胶布痕迹用松节油擦净	尊重忌讳死者不闭眼的传统习俗,且死者遗容整洁,对家属也是一种心理安慰
5. 堵塞孔道 用棉花堵塞口、鼻、耳、阴道、肛门等孔道。穿上衣裤,系一尸体识别卡在死者手腕部,撤去大单	
6. 包裹尸体 将尸单斜放床或平车上,先将尸单两端遮盖头部和脚,再将两边整齐地包好;在胸、腰及踝部用绷带固定,系第二张尸体识别卡在腰部的尸单上	以免液体外溢,棉花不能外露 以免认错尸体
7. 送太平间 移尸体于平车上;盖上大单,将尸体送太平间,置于停尸屉内,系第三张尸体识别卡于停尸屉外;取回大单,连死者其他被服一并消毒、清洗	
8. 处理医疗文件 洗手后,填写死亡通知书2张(分送医务处和病人家属);在当日体温单40~42℃之间用红钢笔纵写死亡时间;停止一切医嘱(包括药物、治疗及饮食等);按出院手续办理结账;有关医疗文件及床单位处理方法同出院病人	如死者患传染病,应按传染病终末消毒处理
9. 整理遗物 清点遗物交给家属,若家属不在,应由两人共同清点,将贵重物品列出清单,交护士长保存	
10. 处理床单位 清洁、消毒死者所用过的一切物品,床单位的处理与出院病人的处理相同。如死者为传染病病人,应按传染病终末消毒处理	

【注意事项】
1. 尸体护理应在病人死亡后尽快进行,以防尸体僵硬。
2. 应维护尸体隐私权,不可暴露遗体,并安置于自然体位。
3. 进行尸体护理时态度严肃认真,尊重死者,满足家属的合理要求,如宗教仪式和特殊的风俗习惯等。

【操作后评价】
1. 尸体整洁,外观良好。
2. 家属对尸体护理表示满意。

二、丧亲者的护理

丧亲者即死者家属,主要指失去父母、配偶、子女者(直系亲属)。失去亲人,是一个重大的生活事件,在霍姆斯(Holmes)和拉赫(Rahe)编制的社会再适应评定量表(SRRS)中,按照生活改变单位(LCU)排列出重大的生活事件,其中丧偶高达100LCU,是最强的应激事件,直接影响丧亲者的身心健康,因此对丧亲者做好护理工作是十分重要的。

(一)丧亲者的心理反应

心理反应阶段持续时间不定,丧偶可能需2年或更久,一般需1年左右时间。根据安格乐(Engel)理论,可分6个阶段。

1. **冲击与怀疑期** 本阶段的特点是拒绝接受丧亲,感觉麻木,否认,暂时拒绝接受死亡事件,让自己有充分的时间加以调整。此期在意外死亡事件中表现得最为明显。

2. **逐渐承认期** 意识到亲人确已死亡,于是出现空虚、发怒、自责和哭泣等痛苦表现。此期典型特征是哭泣。

3. **恢复常态期** 家属带着悲痛的心情着手处理死者的后事,准备葬礼。

4. **克服失落感期** 此期是设法克服痛苦的空虚感,但仍不能以新人代替逝去的、可依赖的人,常常回忆过去的事情。

5. **理想化期** 此期死者家属产生想象,认为逝去的人是完美的,为过去对已故者不好的行为感到自责。

6. **恢复期** 此阶段机体的大部分功能恢复,但悲哀的感觉不会简单消失,常忆起逝者,并永远怀念逝者。恢复的速度受所逝去人的重要性、对自己的支持程度、原有的悲哀体验等因素的影响。

(二)影响丧亲者心理反应的因素

1. **对死者的依赖程度** 家人对死者经济上、生活上、情感上依赖性越强,面对病人死亡后的调适越困难,常见于配偶关系。

2. **病程的长短** 急性死亡病例,由于家人对突发事件毫无思想准备,易产生自责、内疚心理;慢性死亡病例,家人已有预期性心理准备,则较能调适。

3. **死者的年龄** 死者的年龄越轻,家人越易产生惋惜和不舍,增加内疚和罪恶感。家属的年龄反映人格的成熟,影响到解决处理后事的能力。

4. **其他支持系统** 家属存在其他支持系统(亲朋好友、各种社会活动、宗教信仰、宠物等),且能提供支持满足其需要,则较易调整哀伤期。

5. **失去亲人后的生活改变** 失去亲人后生活改变越大越难调适,如中年丧偶、老年丧子。

（三）丧亲者的护理

1. **做好尸体护理** 体现了对死者的尊重，对生者的抚慰。

2. **鼓励家属宣泄感情** 死亡是病人痛苦的结束，而丧亲者则是悲哀的高峰，必将影响其身心健康和生存质量。护理人员应认真倾听其诉说，进行全面评估，针对不同心理反应阶段制订护理措施。

3. **做好心理疏导和精神支持** 提供有关知识，安慰家属面对现实，使其意识到安排好未来的工作和生活是对亲人最好的悼念。

4. **尽力提供生活指导和建议** 如经济问题、家庭组合、社会支持系统等，使丧亲者感受人世间的情谊。

5. **丧亲者随访** 目前在国外，临终关怀机构通过信件、电话、访视对死者家属进行追踪随访。

案例分析题

李先生，55岁，肝癌。卧床整整1年，呼吸困难，咽一口饭得歇半天。疼痛难忍，只能靠镇痛药艰难度日。生病前长得身材魁梧、风度翩翩，此时病人已骨瘦如柴，他最怕熟人来探视，曾经多次拔掉输液管，都被抢救了过来。

请问：

（1）临终病人的心理如何变化？

（2）如何做好临终病人的心理护理？

（纪忠红　邹晶莹）

第二十三章

医疗和护理文件的记录

> **学习目标**
>
> 1. 掌握医嘱种类、处理方法、注意事项;掌握病室交班报告书写顺序及要求。
> 2. 熟悉医疗和护理文件的记录和保管要求。
> 3. 了解医疗和护理文件记录的意义。
> 4. 能够正确绘制体温单及处理各种医嘱,准确书写出入液量记录单、特别护理记录单、病区交班报告等护理文件,保证护理文件的准确性、规范性。

医疗和护理文件(medical and nursing documents)是医院和病人的重要档案资料,记录了病人疾病的发生、诊断、治疗、护理、发展及转归全过程,是现代医学的法定文件,由医生和护士共同完成。因此,必须书写规范,妥善保管,以保证其正确性、完整性和原始性。虽然全国各医院医疗和护理文件记录的方式不尽相同,但遵循的原则是一样的。

第一节 医疗和护理文件概述

医疗和护理文件包括病历、医嘱单、体温单、护理记录单、病区交班报告等内容。护士在医疗和护理文件的记录和管理中必须明确记录的意义,做到认真、细致、负责,并遵循专业技术规范。

一、医疗和护理文件记录的意义

(一)提供病人信息的资料

医疗和护理文件是临床医疗护理工作的原始文字记录,是医护人员进行正确诊疗、护理的依据,同时也是各级医护人员之间交流和合作的纽带。

(二)提供教学与科研资料

标准、完整的医疗护理记录能反映病人疾病治疗的全过程和影响疾病转归的因素,可作为教学提供案例讨论和个案分析的素材,同时也是开展科研工作有价值的资料来源,尤其是在回顾性研究、流行病学调查等方面具有重要的参考价值。

(三)提供评价依据

医疗和护理文件反映医院的医疗、护理质量,是衡量医院工作和科学管理水平的重要标志之一。它既是医院医疗护理管理的重要信息资料,又是医院等级评定、医护人员考核的参考资料。

（四）提供法律证明文件

医疗和护理文件也是法律上的证明文件，在发生医疗纠纷、人身伤害、保险理赔等情况时，病案是正确处理医疗事故、医患矛盾的具有法律效力的依据。

二、医疗和护理文件记录的要求

由于医疗和护理文件是一种法律文件，因此在记录时必须坚持以下要求：

（一）及时

医疗护理记录必须及时，不得拖延或提早，更不能漏记、错记，以保证记录的时效性。因抢救危急病人未能及时记录的，应在抢救结束后 6h 内据实补记，并注明抢救完成时间和补记时间。各项记录均应注明年、月、日，采用 24h 时间制记录方式，如 2022 年 3 月 10 日下午 4 时 5 分，应写作 2022-03-10,16:05（月、日、分为个位数时，就在数字前加 0）。

（二）准确

记录的内容必须真实、准确、实事求是，尤其是对病人的主诉和行为应进行详细、真实、客观的描述，而不是护士的主观解释和有偏见的资料。记录病人的主观资料时，应准确记录病人原始自诉内容，并括在引号内，同时，应补充相应的客观资料。

（三）完整

各种记录单的眉栏、页码分页填写完整，每项记录后不留空白，各项记录书写结束时应签全名，以明确职责，上级医护人员审阅修正及签名应用红墨水。如实习护士、试用期护士书写的护理记录，应经注册护士审阅、修改并签名，注明修改日期。进修护士由接收进修的医院，根据其胜任本专业工作的实际情况认定后书写护理记录。如果病人出现病情变化、拒绝治疗、有自杀倾向、请假外出等特殊情况，应详细记录，及时汇报并做好交接班。

（四）简要

记录内容应尽量简洁、重点突出、层次分明；表述准确，语句简练、通顺，避免笼统、含糊不清或过多修辞，以方便医护人员迅速获取所需信息。

（五）规范

各种记录要用医疗机构规定的钢笔或签字笔书写，一般白天用蓝（蓝黑、黑）色，夜班用红色，同一份病历应用同一种笔书写。书写工整、清楚，标点符号正确，书写不超过格线。在书写过程中，若出现错字、错句，应在错字、错句上用双横线标示，就近书写正确文字并签全名，不得采用刀刮、胶粘、涂黑、剪贴等方法抹去原来的字迹。各种症状和体征，要用医学术语和公认的缩写记录。

三、医疗和护理文件的管理

医疗和护理文件的管理是医院信息系统管理的重要组成部分。医疗和护理文件管理的任务就是完整、及时地将病人的临床记录收集、归档、编目、保存，提供临床第一手资料。

医疗和护理文件管理的基本要求：

1. 病人住院期间及出院的病案，应按规定次序排列，次序见第九章病人入院和出院护理中相关内容。

2. 病案必须保持清洁、完整，防止污染、拆散、破损和丢失。病案内容不得擅自涂改、贴补和漏页。

3. 病人及其亲友不得翻阅和摘抄病案内容。

4. 病案不得外借,医疗事故技术鉴定委员会、检察院、法院、公安部门调查需要时,应持证件,经医院医务处(科)签批,方可查阅、摘抄。复印只限于法律需要。有关单位需了解财务情况可查阅医嘱等相应部分。

5. 出院或死亡病人的病案整理后由病案室收回,集中统一存档、保管,保证病案的完整与安全,并按卫生行政部门规定的保存期限保存。住院病历保存期不得少于30年,需要保存门诊病历的医院或专科,其门诊病历保存期不得少于15年,病室报告本由病区保存1年。

6. 医院病案管理委员会负责对病案质量进行抽查、分析和评定,要定期检查医院病案质量,并加强对医务人员进行病案质量规范教育和培训,把病案质量管理纳入医院全面管理的范畴。

第二节 医疗和护理文件的书写

情景案例

孙某,女,22岁。因大面积烧伤入院,病人神志清楚,体温39.5℃,脉搏106次/min,呼吸28次/min。医嘱要求准确记录该病人的出入液量。

请问:

1. 该病人出入液量的记录内容有哪些?
2. 如何正确记录该病人的出入液量?

医疗和护理文件的书写包括体温单、医嘱单、出入液量记录单、特别护理记录单、病区交班报告、护理病历等的填写。

一、体温单

体温单(temperature chart)用于记录病人体温、脉搏、呼吸及其他情况,如出入院、手术、分娩、转科或死亡时间,大便次数、出入液量、血压、体重等。住院期间体温单排在病历的首页,以便于查阅。体温单见附23-1。

(一) 眉栏

1. 用蓝(蓝黑、黑)钢笔或签字笔填写姓名、科别、床号、住院号、入院日期等项目。

2. 用蓝(蓝黑、黑)钢笔或签字笔填写"日期"栏,每页第1日应写年、月、日(如2016-03-26),其余6d只写日。如在6d中遇到新的月份或年度开始时,则应填写月、日或年、月、日。

3. 用蓝(蓝黑、黑)钢笔填写"住院日数",入院日起为"1",连续写至出院。

4. 用红色钢笔或签字笔填写"手术(分娩)后日数"时,以手术(分娩)次日为第1日,依次填写至14d为止。如在14d内行第2次手术,则将第1次手术日数作为分母,第2次手术日数作为分子填写。例:3/7,分母7代表第1次手术后7d,分子3代表第2次手术后3d。

(二) 40~42℃横线之间

入院、转科、手术、分娩、出院、死亡时间用红色钢笔或签字笔纵行在40~42℃间相应时间格内填写,时间应使用24h时间制并精确到分钟,一律用中文书写。转科时间由转入病区填写,如"转入××科二十时三十分"。

(三) 体温、脉搏、呼吸曲线的绘制

1. 体温曲线的绘制

(1) 体温符号:口腔温度以蓝"●"表示,腋下温度以蓝"×"表示,直肠温度以蓝"○"表示,耳温以蓝色"△"表示,相邻两次温度用蓝线相连。

(2) 物理降温半小时测得的体温,划在物理降温前体温的同一纵格内,以红"○"表示,并以红虚线与物理降温前体温相连,下一次体温应与物理降温前体温相连。

(3) 当脉搏与体温重叠在一点时,如系口腔体温,先画蓝点表示体温,再将红圈画于其外表示脉搏;如系直肠体温,先画蓝圈表示体温,其内画红点表示脉搏;如系腋下体温,先画蓝叉表示体温,再用红圈画于其外表示脉搏。

(4) 病人体温突然上升或下降应予复测,若复测符合,则在原体温上方用蓝笔以小写英文字母"v"(verified)表示核实。

(5) 体温低于35℃,于35℃线下用蓝笔纵写"不升"二字,前后体温不相连。

(6) 病人如因外出进行诊疗活动及请假等原因未测体温,在体温单34~35℃之间用蓝笔纵写"拒测""外出""请假",前后两次体温断开不连接。病人离院请假应经医生书面同意并签字,假条存入病历。

2. 脉搏、心率曲线的绘制

(1) 脉搏以红"●"表示,心率以红"○"表示,相邻两次脉搏或心率均用红线相连。

(2) 脉搏短细时,相邻心率红线相连,相邻脉率红线相连,在心率与脉率之间以红钢笔或签字笔斜线涂满。

(3) 使用心脏起搏器的病人,心率应以"H"表示,相邻两次心率用红线相连,如起搏心率和体温重叠,在体温上方写"H"。

(4) 脉搏或心率大于180次/min,在180次/min处画红点或红圈,并向上画"↑"。

3. 呼吸曲线的绘制　　呼吸不做常规测试和绘制,特殊需要时按医嘱执行。

(1) 呼吸以蓝"●"表示,相邻两次呼吸以蓝线相连。

(2) 若呼吸与脉搏相遇,先划呼吸符号,再用红钢笔或签字笔在其外划红圈。

(3) 使用呼吸器的病人,呼吸应以◎表示,相邻两次呼吸用蓝线相连。

(四) 底栏

底栏包括入液量、大便次数、尿量、血压、体重、皮试及其他等,此部分主要用蓝(蓝黑、黑)钢笔或签字笔填写在相应栏内,数据以阿拉伯数字记录,免写计量单位。

(1) 入液量:按护理常规或医嘱将24h总入液量填入体温单摄入量栏内,每日记录1次,以毫升(mL)为单位。

(2) 尿量:以毫升(mL)为单位,记前一天24h的尿液总量,每日记录1次。如导尿则以"C"表示,例"1 500/C"表示导尿排尿1 500mL。

(3) 排出液量:按护理常规或医嘱将24h总出液量填入体温单排出量栏内。每日记录1次,以毫升(mL)为单位。

(4) 大便次数:每24h填写一次,记录前一天14:00至当天14:00时的大便次数。如无大便,则以"0"表示,大便失禁或人工肛门则用"※"表示,灌肠符号用"E"表示。如1/E表示灌肠后1次大便,0/E表示灌肠后无大便排出,$1\frac{2}{E}$表示灌肠前自行排便1次,灌肠后排便

2次。

(5) 血压:以毫米汞柱(mmHg)为单位。新入院病人应记录血压,住院病人每周至少记录血压1次。若医嘱为测血压2次/d,则记在该日表格的左右两侧;若医嘱为测血压3次/d及以上,应记录在特别护理记录单上;如测的为下肢血压须注明"下"。

(6) 体重:以千克(kg)单位填入。病人入院时应测体重1次,住院期间根据病情需要,按医嘱测量记录。暂不能被测者在体重栏注明"卧床"。

(7) 皮试:根据需要将所做皮试结果记录在相应栏内,用红色钢笔或签字笔写"(阳性)"、蓝(蓝黑、黑)钢笔或签字笔写"(阴性)",不用"(+)""(-)"表示。

(8) 其他:作为机动,根据病情需要记录相关项目,如特别用药、腹围、记录管路情况等。

(9) 页码:蓝(蓝黑、黑)钢笔或签字笔逐页填写。

> **知识拓展**
>
> **电子体温单**
>
> 随着现代科学技术的飞速发展,医院信息化的普及,部分医院陆续开始使用电子体温单。电子体温单采用信息录入、储存、查询、打印等一系列电子信息自动化程序,只要键入正确的信息,呈现出的版面清晰、完整、美观、准确、规范,而且具有预警系统,避免了手绘体温单出现的画图不准确、字迹潦草、涂改、错填、漏填、信息不符、续页序号错误等问题。但是电子体温单面临着数据的安全性和保密性、程序设计缺陷等方面的问题,还需不断改进和完善,以便满足现代医疗护理发展的需求。

二、医嘱单

医嘱(order)是医生根据病人病情需要,为病人诊治拟定的书面嘱咐,由医护人员共同执行。医嘱单(prescription chart)是医生直接开写医嘱所用,也是护士执行医嘱的依据,护士在执行医嘱时必须清楚自己应承担的法律责任。医嘱单见附23-2和附23-3。

(一) 医嘱的内容

医嘱的内容包括日期、时间、床号、病人姓名、护理常规、护理级别、隔离种类、饮食、体位、各种检查和治疗、药物的名称及剂量和用法、术前准备、医生签名、护士签名。

(二) 医嘱的种类

1. 长期医嘱(standing order) 有效时间在24h以上,当医生注明停止时间后医嘱失效。如维生素C 0.1g t.i.d.;青霉素80万U i.m.b.i.d.。

2. 临时医嘱(stat order) 有效时间在24h以内,一般只执行一次,有的医嘱需立即执行。如地西泮10mg i.m.st.。有的需在限定时间内执行,如会诊、手术、检查等。另外,出院、转科、死亡等也列入临时医嘱。

3. 备用医嘱 根据病情需要又分为长期备用医嘱和临时备用医嘱两种。

(1) 长期备用医嘱(p.r.n order):有效时间在24h以上,必要时用(p.r.n.),每次执行之间有间隔时间,由医生注明停止时间后方失效。如哌替啶50mg i.m.q.6h. p.r.n.。

(2) 临时备用医嘱(s.o.s order):仅在12h内有效,必要时用(s.o.s.),只执行1次,过期未执行则失效。如散利痛0.5g s.o.s. p.o.。

（三）医嘱的处理

1. 医嘱处理原则 先急后缓，先临时后长期，先执行后抄写。即先执行临时医嘱，再执行长期医嘱，最后转抄到医嘱单上，执行者签全名。

2. 医嘱处理方法

1）长期医嘱：长期医嘱转抄于执行单上（服药单、治疗单、注射单、饮食单等），抄录时必须注明执行的具体时间并签全名。

2）临时医嘱：需立即执行的医嘱，护士执行后均应及时注明执行时间并签全名。限定时间内执行的临时医嘱，护士应及时抄录至临时治疗本或交班记录本上。会诊、手术、检查等各种申请单应及时送到相应科室。

3）备用医嘱

长期备用医嘱：每次执行后须在临时医嘱单上记录、签名，并注明执行时间，供下班护士参考。

临时备用医嘱：执行后按临时医嘱处理。若12h内未使用，用红色钢笔在该项医嘱栏内写"未用"两字并签全名。

4）停止医嘱：执行停止医嘱时，将服药单、治疗单、注射单、饮食单等执行单上的有关项目注销，同时注明停止日期和时间，并在长期医嘱单的原医嘱后填写停止日期、时间并签全名。

5）重整医嘱：长期医嘱单超过3张或医嘱调整项目较多时需重整医嘱。重整医嘱时，由医生进行，在原医嘱单最后一项医嘱下面用红色钢笔划一红线，表示以上医嘱全部作废，然后在红线下面正中用蓝（蓝黑、黑）钢笔或签字笔写上"重整医嘱"（红线上下均不得有空行），再将红线以上未停止的需要继续执行的长期医嘱，按原来的日期排列顺序，依次抄于红线下，抄录完毕核对无误后签上全名。当病人手术、分娩或转科后，也需要重整医嘱，即在原医嘱最后一项下面划一红横线，并在其下用蓝（蓝黑、黑）钢笔或签字笔写"术后医嘱""分娩后医嘱""转科医嘱"等，然后再开始写新医嘱，红线以上的医嘱自行停止。医生重整医嘱后，由当班护士核对无误后在整理之后的有效医嘱执行者栏内签上全名。

6）取消医嘱：如需要更改和取消医嘱，应用红色钢笔在医嘱第二个字上重叠书写"取消"两字，并由医生签全名。

（四）注意事项

1. 处理医嘱时应注意力集中，做到认真、细致、准确、及时。

2. 医嘱必须有医生签字，护士方可执行。在一般情况下不执行口头医嘱，如因抢救危急病人需要下达口头医嘱时，护士应当复诵一遍，双方确认无误后方可执行。抢救结束后，医生应当即时据实补记医嘱。

3. 处理医嘱时，如发现有疑问，必须核对无误后方可执行。

4. 临时医嘱需下一班执行时，应在交班报告上注明。

5. 医嘱须每班、每日核对，每周总查对，查对后签名。

各医院医嘱的书写方法不尽相同，目前大部分医院，由医生将医嘱写在医嘱单上或输入电子医嘱，护士按不同的医嘱内容转抄到各执行单上或按不同的医嘱内容录入计算机生成各执行单。有的医院可能仍在使用医嘱本，即由医生将医嘱写在医嘱本上，护士按不同医嘱内容转抄到医嘱单及执行单上。

> **知识拓展**
>
> **移动护士工作站**
>
> 　　移动护士工作站是现有的医院信息系统(HIS)在床旁工作的一个手持终端执行系统。它以 HIS 为支撑平台,以手持设备(PDA)为硬件平台,以无线局域网为网络平台,充分利用 HIS 的数据资源,实现了 HIS 向病房的扩展和延伸,同时也实现了"无纸化、无线网络化办公"。PDA 携带方便,通过移动护士工作站可实现床旁病人信息查询、生命体征录入、跟踪医嘱全程、护理工作量统计、条码扫描等功能,为医院护理中心获取及时准确的信息资源提供了依据,帮助医院优化流程、提高医疗效率,实现"以病人为中心"的管理理念。信息化技术的广泛应用,也推动了医院护理的信息化建设,已被越来越多的医院引进并研发完善功能,是数字化医院发展的趋势。

三、出入液量记录单

　　正常人体每日液体的摄入量和排出量之间保持着动态的平衡。记录病人昼夜摄入和排出量是了解病情、协助诊断、决定治疗方案的重要依据,适用于休克、大面积烧伤、大手术后或心脏病、肾脏病、肝硬化腹水等病人。出入液量记录单(intake and output chart)见附23-4。

(一)记录内容和要求

　　1. 摄入量(intake)　　摄入量包括每日饮水量、输液量、输血量、食物中的含水量等,记录要准确,病人饮水容器应固定,并测定容量。凡固体食物应记录其单位数目,如馒头2个、饼干4块、米饭1碗50g、苹果1个等,再根据医院常用食物含水量(表23-1)及各种水果含水量核算其含水量(表23-2)。

　　2. 排出量(output)　　排出量包括粪便量和尿量。对尿失禁的病人应采取接尿措施或留置导尿管,以使计量准确;能自行排尿者可记录其每次尿量,24h 后总计,也可将每次排出的尿液集中倒在一容器内,定时测量记录。此外,对其他排出液,如胃肠减压吸出液、胸腹腔吸出液、呕吐液(呕血、痰液)、伤口渗出液、引流出的胆汁等,也应作为排出量加以测量和记录。

表 23-1　医院常用食物含水量

食物	单位	原料重量/g	含水量/mL	食物	单位	原料重量/g	含水量/mL
米饭	一中碗	100	240	松花蛋	1个	60	34
大米粥	一大碗	50	400	藕粉	一大碗	50	210
大米粥	一小碗	25	200	鸭蛋	1个	100	72
面条	一大碗	100	250	馄饨	一大碗	100	350
馒头	1个	50	25	牛奶	一大杯	250	217
花卷	1个	50	25	豆浆	一大杯	250	230
烧饼	1个	50	20	蒸鸡蛋	一大碗	60	260
油饼	1个	100	25	牛肉		100	69
豆沙包	1个	50	34	猪肉		100	29
菜包	1个	150	80	羊肉		100	59
水饺	1个	10	20	青菜		100	92
蛋糕	1块	50	25	大白菜		100	96
饼干	1块	7	2	冬瓜		100	97
油条	1根	50	12	豆腐		100	90
煮鸡蛋	1个	40	30	带鱼		100	50

表 23-2　各种水果含水量

名称	重量/g	含水量/mL	名称	重量/g	含水量/mL
西瓜	100	79	葡萄	100	65
甜瓜	100	66	桃子	100	82
西红柿	100	90	杏子	100	80
李子	100	68	柿子	100	58
樱桃	100	67	香蕉	100	60
黄瓜	100	83	橘子	100	54
苹果	100	68	菠萝	100	86
梨	100	71	柚子	100	85

（二）记录方法

1. 用蓝（蓝黑、黑）钢笔或签字笔填写出入液量记录单的眉栏项目，如床号、姓名、住院号、科别、诊断等。

2. 晨7时到晚7时前用蓝（蓝黑、黑）钢笔或签字笔记录，晚7时至次晨7时前用红钢笔或签字笔记录。

3. 同一时间的摄入量和排出量在同一横格上记录，不同时间的摄入量和排出量应各自另起一行记录。

4. 当日晨7时至次日晨7时为24h。24h出入量由夜班护士在晨7时记录的下面用红钢笔或签字笔画一横线，将24h总结的出入量用红钢笔或签字笔记录在红线下空格中。未满24h总结用红钢笔或签字笔写明具体时数，如"16h出入量总结"。

5. 记录要及时、准确。

四、特别护理记录单

特别护理记录(nursing document for critically ill patient)是对于危重、大手术后、特殊治疗或需严密观察病情的病人，护士对其住院期间护理过程进行客观记录，以便及时了解和全面掌握病人情况。特别护理记录单见附23-5。

（一）记录内容

记录内容包括病人姓名、科别、住院号、床号、页码、记录日期和时间，出入液量、体温、脉搏、呼吸、血压等病情观察，用药情况、护理措施和效果，护士签名等。危重病人的记录内容应根据相应专科的特点进行书写。

（二）记录方法

1. 用蓝（蓝黑、黑）钢笔或签字笔填写眉栏各项，包括病人姓名、年龄、性别、科别、床号、住院号、入院日期、医疗诊断等。

2. 护理记录内容应当根据相关专科护理特点，在病情栏内如实记录病情观察情况、采取的护理措施和实际效果。每班记录一次，病情变化及时记录。

3. 晨7时至晚7时记录用蓝（蓝黑、黑）钢笔或签字笔书写。晚7时至次日晨7时的记录用红色钢笔书写。

4. 及时、准确地记录病人的体温、脉搏、呼吸、血压、出入量等。记录出入量时，除填写量外，还应将颜色、性状记录于病情栏内。

5. 24h出入总量、病情、治疗护理由夜班护士在晨7时用红色钢笔总结。

6. 病人出院或死亡后,特别护理记录单应随病历留档保存。

此外,除了特别护理记录单外,护理观察记录单还包括一般护理记录单和手术护理记录单。一般病人护理记录是指护士根据医嘱和病情对一般病人住院期间护理过程的客观记录;手术护理记录单是巡回护士对手术病人手术中护理情况及所用器械、敷料的记录。

五、病区交班报告

病区交班报告(change-of-shift report)是值班护士书写的书面交班报告,接班护士可通过阅读交班报告,了解病室全天工作动态,了解病人的病情变化、身心状况及需要、继续观察的问题和继续实施的措施。病区交班报告见附23-6。

(一) 交班内容

1. 出院、转出、死亡病人应报告出院者离开时间、转出者转往的医院或科室和转出的时间、死亡者简要报告抢救过程及死亡时间。

2. 新入院或转入病人应报告入院或转入的时间、行动状况(步行、平车、轮椅)、主要症状、发病经过、存在的护理问题、给予的治疗和护理及注意事项等。

3. 危重病人应报告生命体征、病情变化、特殊抢救措施、护理措施、效果及下一班需重点观察和注意的事项等。

4. 手术病人

(1) 术前病人:术前准备情况,包括手术部位皮肤准备、胃肠道准备、各种药物试验和术前用药等。

(2) 术后病人:术后当日病人应记录采用何种麻醉方法、行何种手术、手术情况、回病房时间、清醒时间、回病室后的情况,如血压的变化、伤口情况(有无渗血渗液)、各种引流管是否通畅、引流液的性质、大小便情况,以及应用止痛剂的时间、剂量及药物的效果等。

5. 产妇应报告胎次、产式、产程、分娩时间、会阴切口和恶露情况等,还应报告自行排尿时间和新生儿性别及评分。

6. 老年、小儿及生活不能自理的病人应报告生活护理情况,如口腔护理、压疮护理及饮食护理等。

在报告上述病人的症状、体征的同时,应同时报告病人的心理状态、需求,使各班次的心理护理更有针对性、连续性。

(二) 书写顺序

1. 用蓝(蓝黑、黑)钢笔或签字笔填写眉栏所列各项病室、日期、时间、病人总数、入院、出院、转入、转出、危重、手术、分娩、死亡人数。

2. 根据下列顺序按床号先后书写报告。先写当班离开病室的病人(出院、转出、死亡),再写当班进入病室的病人(新入院、转入),最后写本班病室内重点病人(危重、手术、分娩或有异常情况的病人)。

(三) 书写要求

1. 在经常巡视和了解病情的基础上做好记录。使交班报告能真实、完整地反映在班期间病人的病情动态。

2. 详细交代下一班次需要继续观察的重点或实施的护理措施,为下一班工作做好准备。

3. 白班用蓝(蓝黑、黑)钢笔或签字笔书写,中夜班用红钢笔或签字笔书写,不得涂改,并签全名。

4. 对新入院、转入、手术、分娩及危重病人,在诊断下分别用红钢笔或签字笔注明"新""转入""手术"和"分娩",危重病人在诊断下用红钢笔或签字笔标记"危"或"※"。

5. 中夜班值班应记录病人的睡眠情况。
6. 每个病人情况记录之间应有空行隔开。

六、护理病历

在应用护理程序过程中,将病人的评估资料、护理诊断、护理措施和效果评价等使用护理表格进行规范的书面记录就构成了护理病历(nursing history)。

目前,各医院护理病历的设计不尽相同,一般包括入院评估表、住院评估表、护理计划单、护理记录单、出院指导和健康教育等。

(一)病人入院评估表

用于对新入院病人进行初步的护理评估,并通过评估找出病人的健康问题,确立护理诊断。主要内容包括病人的一般资料、现在健康状况、既往健康状况、心理状况、社会状况等。各医院根据具体情况自行设计入院评估表。入院评估表见附23-7。

(二)住院评估表

为及时、全面地掌握病人住院期间的病情动态,护士需对所分管的病人进行评估,评估的时间可视病情轻重定为每班、每日或数日评估一次,评估的内容可根据病种特点和病情情况设计成不同的表格,以方便评估和记录。住院评估表见附23-8。

(三)护理计划单

护理计划单是护士对病人实施护理的具体方案。内容包括护理诊断、护理目标、护理措施、效果评价等。

(四)护理记录单

护理记录单是护士运用护理程序的方法为病人解决问题的记录。其内容包括病人的护理诊断/问题、护士所采取的措施及执行措施后的效果等。常采用的记录方式有两种:P(problem)、I(intervention)、O(outcome)格式和S(subjective data)、O(objective data)、A(assessment)、P(plan)、E(evaluation)格式,即PIO和SOAPE记录方式。

(五)健康教育计划单

健康教育计划是为恢复和促进病人健康,并保证病人出院后能获得有效的自我护理能力而制订和实施的帮助病人掌握健康知识的学习计划与技能训练计划。主要内容包括住院期间的健康教育计划和出院指导。

(六)其他评估单

临床上根据病人的各种高危风险,还制定了关于压疮、疼痛、坠床跌倒、深静脉血栓、营养、心理等评估表,以期全面评估病人情况,便于治疗和护理的开展。具体内容见附23-9至附23-12。

案例分析题

赵先生,51岁。因淋雨而出现寒战、咳嗽、咳痰、胸痛2d入院。体格检查:腋温39.7℃(物理降温后38.9℃),脉搏92次/min,呼吸21次/min,血压118/80mmHg,两肺底可闻及干湿啰音,心(-),腹(-)。医疗诊断:急性肺炎。医嘱:青霉素皮试,青霉素800万单位静脉滴注 q.d.;查胸部X线片,血常规。

请问:
(1)应如何绘制该病人的体温?
(2)上述医嘱分别属于何种医嘱?

(涂丽霞)

附 23-1 体温单(范例)

姓名 ×××   科别 脑外科   病区 一   床号 19   住院号 2022××××

日期	2022-03-29	30	31	04-01	02	03	04
住院日数	1	2	3	4	5	6	7
手术或产后日数			1	2	3	4	5

时间: 2 6 10 14 18 22（每日）

脉搏(次/分) / 体温(℃)

- 180 / 42
- 160 / 41
- 140 / 40
- 120 / 39
- 100 / 38
- 80 / 37
- 60 / 36
- 40 / 35
- 20 / 34

标注：入院十时三十分；手术十三时四十分；出院十三时十分

	03-29	30	31	04-01	02	03	04
入量(mL)			2 500	2 000			
大便(次)	1	1	0	1	1	1	1
尿量(mL)			2 000	1 600			
排出量			引流液450mL	呕吐液300mL			
血压(mmHg)	110/80						
体重(kg)	65						
皮试	青皮试(阳性)						
其他							

图例：口温 ●　腋温 ×　肛温 ○　耳温 △　脉搏 ●　心率 ○　呼吸 ●

附23-2 长期医嘱单(范例)

姓名 ×××　　科别 呼吸内科　　病区 一　　床号 12　　住院号 2022××××

起始		医嘱	医师签名	执行者签名	停止		医师签名	执行者签名
日期	时间				日期	时间		
2022-03-16	10:20	呼吸内科常规护理	××	×××				
		一级护理			03-22	08:00	××	×××
		软质饮食			03-22	08:00	××	×××
		给氧 prn			03-22	08:00	××	×××
		头孢立新 0.25g q.i.d			03-20	08:00	××	×××
		维生素 C 0.1g t.i.d	××	×××				
03-20	08:00	0.9%氯化钠溶液 250mL						
		青霉素 480万U i.v.gtt b.i.d	××	×××	03-24	08:00	××	×××
03-20	08:00	盐酸氨溴索片 30mg t.i.d	××	×××				
03-22	08:00	二级护理	××	×××				
		普食	××	×××				
03-24	14:00	重整医嘱	××	×××				
03-16	10:20	呼吸内科常规护理						
		维生素 C 0.1g t.i.d						
03-20	08:00	盐酸氨溴索片 30mg t.i.d						
03-22	08:00	二级护理						
		普食	××	×××				

附 23-3　临时医嘱单（范例）

姓名 ×××　　科别 呼吸内科　　病区 一　　床号 12　　住院号 2022××××

日期	时间	医嘱	医师签名	执行时间		执行者签名
2022-03-16	10:20	血常规	××	03-16	10:30	××
		尿常规		03-16	10:30	××
		大便常规+隐血		03-16	10:30	××
		生化全套		03-17	06:00	××
		心电图		03-16	10:30	××
		X线胸片		03-16	10:30	××
2022-03-16	10:20	青霉素皮试 st.	××	03-16	10:30	××

附23-4　出入液量记录单(范例)

姓名　×××　　科别　神经内科　　病区　九　　床号　12　　住院号　2022××××

日期	时间	入量		出量		签名
		项目	量(mL)	项目	量(mL)	
2022-03-17	9:00	10%GS	500			
		速尿	2			××
	9:30	饮水	100	尿	400	××
	12:30	面条	250			××
	13:00	10%GS	500	呕吐	100	××
	13:20			尿	200	××
	15:00			引流液	200	××
	17:00	面条	250			×××
	18:00	饮水	150	尿	200	×××
	21:30			尿	100	×××
03-18	01:30			引流液	200	×××
	07:00			引流液	200	×××
	07:00	22小时总入量	1 752	22小时总出量	1 600	×××

附23-5 特别护理记录单(范例)

姓名 ×××　　科别 消化内科　　病区 三　　床号 12　　住院号 2022××××

日期	时间	体温℃	脉搏次/min	呼吸次/min	血压mmHg	入量-药物名称	入量-药物量	入量-食物名称	入量-食物量	出量-名称	出量-量	病情
2022-03-22	08:00	38.7	100	26	160/95	10%GS	500mL					急性面容、呼吸困难、胸痛 ×××
						止血敏	40mg					
						VitC	1g					
	09:00		104		156/92							×××
	09:30									呕吐	400mL	恶心,呕吐,呕吐物为黄绿色液体 ×××
	10:00		98		150/95					尿	300mL	×××
	11:00		96		155/92							×××
	12:00		94		165/98							×××
	13:00		100		156/94							×××
	13:30					10%GS	500mL					
						青霉素	480万U					×××
	14:00	37.8	98	24	150/90							×××
	15:00		92		146/90							×××
	16:00		90		148/92							×××
	16:20									尿	250mL	诉恶心,胸痛 ×××
	17:00		98		146/90							×××
	18:00	37.2	94		146/86							××
	19:00		96		150/85	10%GNS	500mL					××
	20:00		90		145/85							××
	21:00		92		140/84							××
	22:00		90		145/86					尿	300mL	××
	23:00		86		142/85							××
	24:00		82		140/85							××
03-23	01:00		86		142/85					呕吐	300mL	×××
	02:00		84		146/87							×××
	03:00		86		150/90							×××
	04:00		85		145/88							×××
	04:30											胸痛稍缓解 ×××
	05:00				152/90							×××
	06:00	37.1	90		148/89							×××
	07:00					23小时总结 总入量1 500mL 总出量1 550mL							
03-23	07:30		94		140/90							诉恶心 ××

附23-6 病区交班报告(范例)

日期　2022-03-16　　　　　病室　九

	日班　病人总数:41	中班　病人总数:41	夜班　病人总数:41
床号	入院:1　出院:1　转出:1	入院:0　出院:0　转出:0	入院:0　出院:0　转出:0
姓名	转入:0　手术:0　分娩:0	转入:0　手术:0　分娩:0	转入:0　手术:0　分娩:0
诊断	初生:0　病危/重:1　死亡:0	初生:0　病危/重:1　死亡:0	初生:0　病危/重:1　死亡:0
06床　××	今日出院		
17床　×××	今日转神经外科,继续治疗		
08床　××× 风心、房颤 **新**	病人,男性,52岁,因"反复哮喘伴胸闷1年加重3天"于10:00扶行入院。入院时神志清,呼吸稍促,不能平卧。T:37.0℃,P:100次/min,R:25次/min,BP:118/80mmHg。医嘱给予吸氧、强心、利尿等治疗。经持续低流量给氧,现诉胸闷、气喘较前好转。请晚夜班加强观察。	病人晚间病情平稳,持续低流量给氧,呼吸平稳,无特殊主诉,入睡好。T:36.7℃,P:92次/min,R:22次/min,请夜班继续观察。	病人仍持续低流量给氧,呼吸平稳,无特殊主诉,睡眠6小时,晨起无不适。T:36.5℃,P:92次/min,R:22次/min,BP:110/75mmHg。
15床　×× 急性心肌梗死 **危**	病人因"急性心肌梗死"于2天前收入监护室治疗,现病情平稳。T:36.9℃,P:86次/min,BP:128/85mmHg。现精神好,无特殊不适。目前仍予扩冠、抗凝等处理。病人目前仍需卧床休息,请晚夜班加强观察。	病人晚间呼吸平稳,无不适主诉,无心前区疼痛及胸闷现象。P:80次/min,BP:120/80mmHg,心律齐,22:00安静入睡,请夜班继续观察。	病人夜间睡眠好,呼吸平稳,晨起无不适,无心前区疼痛及胸闷现象。T:36.3℃,P:84次/min,BP:120/85mmHg。

签名:×××　　　　　　　签名:××　　　　　　　签名:×××

附 23-7　入院评估表（范例）

科别_____　病区_____　床号_____　入院日期时间_____　住院号_____

姓名：_____　性别：_____　年龄：_____　职业：_____　籍贯：_____　文化程度：_____　资料收集时间：_____

入院方式：□急诊　□步行　□扶走　□轮椅　□平车　□抱入　**入院诊断**：_____

入院介绍：□住院须知　□对症宣教　□作息、探陪　□规章制度

主诉（主要症状）：_____　　**资料来源**：_____

过敏史：□无　□有：药物_____　食物_____　其他_____

既往史：□高血压　□心脏病　□糖尿病　□脑血管病　□手术史　□精神病　□无　□其他_____

食欲情况：□正常　□减低　□亢进　　**咀嚼困难**：□无　□有　原因_____

吞咽困难：□无　□有　原因_____　**辅助睡眠**：□无　□有　药物_____

排泄情况：小便：□正常　□保留尿管　□失禁　□尿频　□尿急　□尿痛　□尿潴留　□其他

　　　　　　　大便：□正常　□失禁　□腹泻____次/日　□便秘____次/日　□便血　□人工肛门　□其他

　　　　　　　引流：□无　□有　性状_____　□通畅　□不通畅

自理能力：□完全自理　□部分依赖　□完全依赖

活动障碍：□无　□全瘫　□截瘫　□偏瘫（□左　□右）　□肢体_____

吸烟：□无　□有　每日_____支　　**饮酒**：□无　□有　每日_____/斤

住院顾虑：□无　□有　□经济问题　□自理能力　□角色改变　□疾病预后

　　子女：□无　□有　子____个　女____个

生命体征：T____℃　P____次/分　R____次/分　BP____mmHg　**体重**：____kg　□卧床

意识：□清醒　□嗜睡　□意识模糊　□昏睡　□浅昏迷　□深昏迷　□谵妄　□其他

瞳孔：□等大　□不等大　左____mm　右____mm　　**光反应**：□存在　□迟钝　□消失

视觉：□正常　□下降　□偏盲　□失明　□其他　　**听觉**：□正常　□弱听　□失聪　□其他

营养状态：□正常　□肥胖　□消瘦　　　　　　　**语言交流**：□正常　□沟通障碍　□失语

皮肤状况：□完好　□异常_____　**压疮高危**：□是　□否　压疮评分_____（附表23-9）

舒适程度：□舒适　□疼痛　□无　□有（部位_____）其他_____

跌倒/坠床风险评估：跌倒/坠床高危　□是　□否　评估得分_____（附表23-11）

医疗费用：□自费　□医保　□农村合作

　　　　　　　责任护士签名_____　　护士长签名_____

附23-8 住院评估表(范例)

姓名_____ 科别_____ 病区_____ 床号_____ 住院号_____

项目				日期						
呼吸	A. 咳嗽　　B. 气急　　C. 哮喘　D. 咳嗽困难　E. 其他____									
循环	A. 心悸　　B. 水肿　　C. 晕厥　D. 高血压　　E. 低血压　F. 其他____									
意识	A. 正常　　B. 嗜睡　　C. 烦躁　D. 谵妄　　　E. 昏迷　　F. 其他____									
皮肤	A. 完整　　B. 感染　　C. 压疮　D. 其他____									
口腔	A. 清洁　　B. 口臭　　C. 出血　D. 黏膜完整　E. 黏膜破溃　F. 其他____									
排尿	A. 正常　　B. 失禁　　C. 潴留　D. 困难　　　E. 血尿　　F. 其他____									
排便	A. 正常　　B. 未解便　C. 便秘　D. 腹泻　　　E. 失禁　　F. 其他____									
食欲	A. 正常　　B. 差　　　C. 其他____									
活动	A. 正常　　B. 受限　　C. 其他____									
日常生活	A. 自理　　B. 协助　　C. 其他____									
安全	A. 易跌伤　B. 易坠床　C. 易烫伤　D. 其他____									
舒适	A. 轻度疼痛　B. 剧烈疼痛　C. 不适　D. 其他____									
睡眠	A. 正常　　B. 紊乱　　C. 其他____									
心理	A. 稳定　　B. 焦虑　　C. 恐惧　D. 抑郁　　　E. 其他____									
健康知识	A. 了解　　B. 缺乏　　C. 其他____									
护士签名										

附23-9 压疮评估护理记录单(范例)

科室_____ 床号_____ 姓名_____ 性别_____ 年龄_____ 住院号_____ 入院诊断_____

一、一般情况

神志：□不清　□嗜睡　□昏迷　营养：□一般　□消瘦　□肥胖　□恶病质　体位：□自如　□被动　□强迫

饮食：□正常　□食欲减退　□限制饮食　□禁食　□鼻饲饮食　四肢活动：□自如　□障碍　□偏瘫　□畸形

其他：□疼痛　□石膏固定　_____

二、压疮危险因素评估(Norton评分)

项目/分值	4分	3分	2分	1分	评估日期			
身体状态	很好	一般	较差	很糟				
精神状态	灵敏	冷淡	混乱	昏迷				
活动能力	可自由走动	步行需帮助	轮椅	卧床				
灵活程度	不受限	轻微受限	非常受限	完全受限				
失禁情况	没有	偶尔	经常尿失禁	大小便失禁				

1. 评分总分范围5~20分，分值越少，病人器官功能越差，发生压疮的危险性越大。
2. 评估分值：15~18分为低度危险，9~14分为中度危险，6~8分为高度危险，6分以下为极度危险。
3. 评分结果6分以下需填写难免压疮上报表，24小时内上报护理部。
4. 评分结果6~8分的病人在做好预防及护理措施的同时，床头悬挂预防压疮警示牌，严格交接皮肤情况，每日填写压疮评估护理记录单。
5. 评分结果≤18分的病人在做好预防及护理措施的同时，床头悬挂预防压疮警示牌，严格交接皮肤情况，每周填写压疮评估护理记录单。

三、动态评分

日期	时间	皮肤情况	Norton评分	压疮评估			护理措施	效果评价	护士签名
				发生部位	面积 cm²	分期			

采取的护理措施：

1. 每班检查皮肤情况　2. 鼓励患者适当活动　3. 给予定时翻身，减少组织压力　4. 使用气垫床
5. 正确使用石膏夹板和绷带　6. 在骨隆突出处和身体空隙处垫软枕　7. 促进局部血液循环　8. 改善机体营养状况　9. 健康教育指导　10. 保持患者局部皮肤清洁、干燥及床单元清洁、平整、无皱褶、无渣屑
11. 避免摩擦力和剪切力的作用　12. 创面换药　13. 其他_____

效果评价：1. 痊愈　2. 好转　3. 无变化　4. 面积扩大　5. 其他部位新发压疮

附23-10　疼痛评估记录单(范例)

姓名_____ 性别_____ 年龄_____ 科室_____ 床号_____ 住院号_____

基本资料	职业_____学历_____婚姻_____民族_____宗教信仰_____ 入院日期_____出院日期_____主要诊断_____手术日期_____ 麻醉方式_____手术名称_____镇痛泵□是　□否 脊柱：□颈椎□腰椎□其他　关节：□关节置换术□关节镜□其他 创伤：□钢板固定　□髓内钉　□联合　□其他 疼痛评估标准：□NRS：　　无痛　　　　　　中度疼痛　　　　　　　最痛 　　　　　　　　　　　　0　1　2　3　4　5　6　7　8　9　10 □WONG-BAKER： 　　　　　　　　　0　　　　2　　　　4　　　　6　　　　8　　　10 　　　　　　　无疼痛　有一点疼痛　轻微疼痛　疼痛明显　疼痛较严重　剧烈疼痛 手术史_____手术前疼痛史：□有　□无

日期	时间	疼痛原因	疼痛性质	疼痛类型	疼痛部位	程度分数	患者影响	通知医生	签名

疼痛原因：①创伤　②手术　③功能锻炼　④换药　⑤其他_____
疼痛性质：①刀割样痛　②绞痛　③烧灼样痛　④刺痛　⑤压痛　⑥胀痛　⑦钝痛　⑧其他_____
疼痛类型：①持续性　②阵发性　③间隙性　④进行性加重　⑤放射性　⑥其他_____
疼痛部位：①切口　②头颈部　③腰背部　④臀部　⑤关节　⑥上肢　⑦下肢　⑧____⑨其他_____
疼痛对患者的影响：①影响睡眠　②翻转不安、无法入睡　③烦躁、情绪低落、食欲低下
　　　　　　　　　④生活自理能力受限　⑤其他_____

附：疼痛评估评分标准	疼痛等级	评分		
	无痛	0分	无痛	
	轻度疼痛	1~3分	1分	安静平卧不痛，翻身咳嗽时疼痛
			2分	咳嗽疼痛，深呼吸不痛
			3分	安静平卧不痛，咳嗽深呼吸疼痛
	中度疼痛	4~6分	4分	安静平卧间隙疼痛(开始影响生活质量)
			5分	安静平卧持续疼痛
			6分	安静平卧时疼痛较重
	重度疼痛	7~10分	7分	疼痛较重，翻转不安，疲惫，无法入睡
			8分	持续疼痛难忍，全身大汗
			9分	剧烈疼痛，无法忍受
			10分	疼痛时感觉生不如死

附 23-11　坠床跌倒风险评估单（范例）

科室_____　姓名_____　性别_____　年龄_____　床号_____　住院号_____　诊断_____

	评估内容	分值	评估标准	分值	标准分	评估日期	
跌倒或坠床	精神状况	3分	昏睡或昏迷		1		
			嗜睡		2		
			意识模糊或躁动或谵妄或痴呆		3		
	活动情况	4分	仅能床上活动		2		
			行走需要帮助或使用辅助工具或步态不稳或站立时平衡障碍		4		
	年龄因素	2分	>60岁或<12岁		2		
	疾病因素 □低血压（包括体位性低血压） □眩晕症　□帕金森综合症 □癫痫发作　□贫血 □短暂性脑缺血发作（TIA） □严重营养不良　□关节疾病	3分	患一种疾病		2		
			患两种及其以上疾病		3		
	用药情况 □麻醉药　　□抗组胺类药 □缓泻剂或导泻药 □利尿剂　　□降压药 □降糖药　　□抗惊厥药 □抗抑郁药　□镇静催眠药	3分	使用任意一类药物		1		
			使用任意两类药物		2		
			使用任意两类以上药物		3		
	感觉功能	3分	单眼或双眼矫正视力<0.3		1		
			单盲或视野缺损		2		
			双盲或双眼包扎		3		
	跌倒史	2分	入院前3个月内有跌倒史		2		
评估得分							
评估人签名							

注：
1. 分数高表示风险增加：轻度风险：3～8分；中度风险：9～14分；高度风险：15～20分。
2. 60岁以上的病人均要进行评估。入院后每周评估一次，手术后重新评估；每项评估情况请在相应评估项目上作出评分。

附 23-12　深静脉血栓（DVT）Autar 评分单（范例）

姓名_____　性别_____　年龄_____　科室_____　床号_____　住院号_____　诊断_____

年龄（周岁）	分值	体重指数（BMI） 体重（kg）/身高（m）^{2}	分值	活动	分值
10～30 岁	0	体重不足　16～18	0	自由活动	0
31～40	1	体重适中　20～25	1	运动受限（需辅助工具）	1
41～50	2	超重　　　26～30	2	运动严重受限（需他人协助）	2
51～60	3	肥胖　　　31～40	3	使用轮椅	3
61～70	4	过度肥胖　≥40	4	绝对卧床	4
70 以上	5				
创伤风险（术前评分项目）	分值	特殊风险：口服避孕药	分值	评估时机	
头部受伤	1	20～35 岁	1	①高风险人群入院 24h 内、手术后患者即时完成； ②≥15 分者根据活动内容的改变及时评估，（至少每三天一次）； ③<14 分者每周评估一次。	
胸部受伤	1	>35 岁	2		
脊柱受伤	2	激素治疗	2		
骨盆受伤	3	怀孕/产褥期	3		
下肢受伤	4	血栓形成	4		
高风险疾病	分值	外科手术（只选择一个合适的手术）	分值	预防策略： 低危：走动＋弹力袜 中危：弹力袜＋肝素＋静脉泵 高危：弹力袜＋肝素＋静脉	
溃疡性结肠炎	1	小手术<30min	1		
红细胞增多症	2	择期大手术	2	评估指引	
静脉曲张	3	急诊大手术	3	分值范围	危险等级
慢性心脏病	3	胸部手术	3	≤10	低风险
急性心肌梗死	4	腹部手术	3	10～14	中风险
恶性肿瘤（活性）	5	泌尿系手术	3	≥15	高风险
脑血管疾病	6	神经系统手术	3	总分	
静脉栓塞病史	7	妇科手术	3	评估人	
		骨科（腰部以下）手术	4	评估日期	

注：评估各项目在相应分值处打√，各项分值相加计算总分数。

参考文献

[1] 李小寒,尚少梅.基础护理学[M].6版.北京:人民卫生出版社,2017.
[2] 葛均波,徐永健,王辰.内科学[M].9版.北京:人民卫生出版社,2018.
[3] 陈孝平,汪建平,赵继宗.外科学[M].9版.北京:人民卫生出版社,2018.
[4] 万学红,卢雪峰.诊断学[M].9版.北京:人民卫生出版社,2018.
[5] 杨宝峰,陈建国.药理学[M].9版.北京:人民卫生出版社,2018.
[6] 王庭槐.生理学[M].9版.北京:人民卫生出版社,2018.
[7] 王建枝,钱睿哲.病理生理学[M].9版.北京:人民卫生出版社,2018.
[8] 李乐之,路潜.外科护理学[M].6版.北京:人民卫生出版社,2017.
[9] 尤黎明,吴瑛.内科护理学[M].6版.北京:人民卫生出版社,2017.
[10] 李小妹,冯先琼.护理学导论[M].4版.北京:人民卫生出版社,2017.
[11] 杨艳杰,曹枫林.护理心理学[M].4版.北京:人民卫生出版社,2017.
[12] 姜小鹰,刘俊荣.护理伦理学[M].2版.北京:人民卫生出版社,2017.
[13] 周春美,张连辉.基础护理学[M].3版.北京:人民卫生出版社,2014.
[14] 姜安丽,钱晓路.新编护理学基础[M].3版.北京:人民卫生出版社,2018.
[15] 沈洪,刘中民.急诊与灾难医学[M].3版.北京:人民卫生出版社,2018.
[16] 邱海波,杨毅.重症医学[M].2版.北京:人民卫生出版社,2016.
[17] 吴丽荣,张春梅.护理学基础[M].2版.北京:人民卫生出版社,2019.
[18] 吴玉芬,杨巧芳,夏琪.静脉输液治疗专科护士培训教材[M].2版.北京:人民卫生出版社,2021.
[19] 孙玉梅,张立力.健康评估[M].5版.北京:人民卫生出版社,2021.
[20] 张培金,唐丽玲,钱丽华,等.医务人员锐器伤研究进展[J].安徽预防医学杂志,2021,27(5):382-385.
[21] 柯愈诗,张纯芳,裴玲燕,等.中药新型外用制剂研究述评[J].中医学报,2018,33(5):835-839.
[22] 胡永慧,佘一鸣,韩立云,等.中药透皮贴剂的临床应用进展[J].中草药,2017,48(13):2787-2792.
[23] 曾连,周建荣.糖尿病病人胰岛素笔使用的研究进展[J].全科护理,2015,3(22):2142-2145.
[24] 徐微,龚静华,张丽亚.胰岛素笔规范使用的个体化教育[J].中西医结合护理(中英文),2018,4(7):41-44.
[25] 许志文,谢翔,黄立峰,等.高温雾化吸入顺铂联合康莱特治疗晚期肺癌的临床研究

[J].中国现代医生,2016,54(28):87-90.

[26] 邢秋月,王建茹,刘欣燕,等.高温雾化吸入药物检测肺门支气管内药物浓度值评价疗效的研究[J].河北医药,2009,31(24):3367-3368.

[27] 胡俊,雷军,杨远旺.人破伤风免疫球蛋白在破伤风预防中的应用[J].中国医药科学,2021,11(16):181-183.

[28] 邓飞鹏.比较马血清破伤风抗毒素与人破伤风免疫球蛋白的过敏反应[J].中国实用医药,2019,14(32):73-75.

[29] 张雪梅,胡秀英.我国安宁疗护等发展现状、存在的问题及发展前景[J].中华现代护理杂志,2016,22(34):4885-4888.

[30] LUTZ S. The history of hospice and palliative care[J]. CurrProbl Cancer,2011,35(6):304-309.

[31] SCHANK J E. The NPUAP meeting-this was no consensus conference[J]. J Am Coll Clin Wound Spec,2016,7(1/3):19-24.